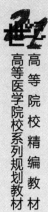

21世纪高等院校精编教材
高等医学院校系列规划教材

医学论文写作

（第2版）

姚仁斌 ◎ 主编

Medical

Thesis Writing

北京师范大学出版集团
安徽大学出版社

图书在版编目(CIP)数据

医学论文写作/姚仁斌主编. —2版. —合肥:安徽大学出版社,2019.7
ISBN 978-7-5664-1821-0

Ⅰ.①医… Ⅱ.①姚… Ⅲ.①医学—论文—写作 Ⅳ.①R

中国版本图书馆 CIP 数据核字(2019)第 173933 号

医学论文写作(第 2 版)   姚仁斌 主编

出版发行:	北京师范大学出版集团 安 徽 大 学 出 版 社 (安徽省合肥市肥西路 3 号 邮编 230039) www.bnupg.com.cn www.ahupress.com.cn
印　　刷:	合肥现代印务有限公司
经　　销:	全国新华书店
开　　本:	184mm×260mm
印　　张:	27.25
字　　数:	542 千字
版　　次:	2019 年 7 月第 2 版
印　　次:	2019 年 7 月第 1 次印刷
定　　价:	49.00 元

ISBN 978-7-5664-1821-0

策划编辑:刘中飞　武溪溪		装帧设计:李　军	
责任编辑:武溪溪		美术编辑:李　军	
责任印制:赵明炎			

版权所有　侵权必究

反盗版、侵权举报电话:0551—65106311
外埠邮购电话:0551—65107716
本书如有印装质量问题,请与印制管理部联系调换。
印制管理部电话:0551—65106311

本书编委会

主　编　姚仁斌

副主编　赵东城　曹雅坤

编　者　(以姓氏笔画为序)

王兰英　刘　畅　刘　璐

刘佳佳　刘俊华　李冬利

何　莉　周　洋　赵东城

俞荷俊　姚仁斌　姚荣英

钱中清　曹雅坤　章新生

秘　书　卢玉清

前　言

作为高等教育机构，大学有两个基本的任务，一个是通过教学传播知识，另一个就是通过科研来创造和发现新的知识。科研项目是思维能力和实践能力的双重体现，将科研成果总结成论文，是本科人才培养方案不可或缺的重要组成部分，是培养过程中实现培养目标的重要阶段。当今时代，医学科学技术迅猛发展，知识日新月异，需要论文这种形式去传播、交流，掌握和运用医学论文的写作技巧有一定的现实意义。

一篇医学论文的好坏，取决于文章内容和写作方法。如果内容充实、先进，有创新，有实用价值，加上精湛的写作技巧，可大大提高其质量；相反，不讲究写作规范和技巧，文章将大为逊色。如何撰写医学论文，怎样撰写一篇高质量的医学论文，是一个值得重视的问题。规范的学术论文其实对写作者的要求极高。文献阅读与分析、数据采集与实验、图表的制作、论文的撰写、英文摘要的翻译，缺一不可。编写一本适合本科生的《医学论文写作》教材，使医学生了解医学论文写作的基本理论和一般规律，熟悉医学论文的特点和写作技巧，熟练掌握常用医学论文的写作方法，有利于培养学生学习能力、实践能力和创新能力，提高论文的写作水平。

2015年，我们编写出版了《医学论文写作》，至今已4年过去。2017年12月，《医学论文写作》获批成为安徽省高等学校省级质量工程项目规划教材；2018年3月，启动了新一轮的修订工作，同月召开了修订会议，与会者对本次编写提出了很好的意见和建议，明确了修订任务和目标，并确定了编写人员，邀请了在第一线从事教学和编辑工作、有着丰富经验的专家、学者，在此表达深切的谢意。

本次修订更注重实用，突出"互联网＋"时代特色，强化医学生学术道德培养，内容将更加丰富。编写过程中，参阅了4年来使用教材中的一些意见，修改了原教材中一些不准确的地方，并根据学科的发展，增加了一些新的内容。

(1)教材内容体系规范、完整。按照国际标准(ISO)、中华人民共和国国家标准(GB)、《科学技术期刊编排格式》《中国高等学校自然科学学报编排规范》等规范编写。修订后的全书主要由三篇组成，第一篇是医学论文写作基本流程与要求，包含医学论文的基本概念、如何选题、如何科研设计、如何收集资料、基本格式和要求等；第二篇是不同类型医学论文写作，包括护理学论文、医学学位论文、文献综述及医学英语论文写作；第三篇是论文写作过程中及写作后处理，包括学术不端及伦理要求，统计学处理，常见的一些标准，如量、单位、数字的规范表达，论文的修改与评价，投稿与发表等。学生可以浅入深地了解医学论文写作的步骤和要领，掌握起来更加容易。

（2）教材内容理论与实践紧密结合。原教材主要以理论阐述为主，本教材内容修订后除了各种概念、规范的介绍之外，还穿插各种医学论文中的实例进行解释分析。

（3）可读性更强。全书按照论文写作的全域流程谋篇布局，具有更强的可读性，力求每个章节理论与实例分析相结合，并补充提供一定的拓展阅读材料，如学时有限，部分章节可由学生自学完成。

（4）顺应时代发展。李克强总理提出的"互联网＋"是中国工业和信息化深度融合的成果与标志，也是进一步促进信息消费的重要抓手。本书编写时充分考虑这一特点。另外，当前学术不端行为时有发生，本书重点编写了这方面相关内容。

本书共分3篇，14章，73小节。书后附录了一些与医学论文写作有关的资料，供医学科技工作者、研究生、大学生撰写医学论文时查阅。

由于编者的学识和水平有限，书中疏漏和不尽如人意之处在所难免，恳请编辑学方面专家和广大读者批评、指正。

姚仁斌
2019年5月30日

目 录

第一篇　医学论文写作基本流程及要求

第一章　总论 ··· 3
第一节　医学论文的概念 ·· 3
第二节　医学论文的特点 ·· 4
第三节　医学论文的基本要求 ··· 5
第四节　医学论文的分类 ·· 7

第二章　医学论文的选题 ·· 11
第一节　选题的意义及类型 ·· 11
第二节　选题的基本原则、基本要求及常见缺陷 ························ 13
第三节　选题的来源 ·· 17
第四节　选题的程序、方法及技巧 ··· 22

第三章　医学论文中的科研设计 ·· 29
第一节　科研设计意义与选题定题 ··· 30
第二节　科研设计基本要素 ·· 32
第三节　科研设计中的对照与分组 ··· 37

第四章　医学文献信息的搜集与处理 ······································· 43
第一节　医学文献检索基础 ·· 43
第二节　医学文献检索语言、途径与策略 ································· 45
第三节　医学文献资源的获取 ·· 51
第四节　医学文献的管理与利用 ··· 74

第五章 医学论文基本格式及写作要求 ································ 79

- 第一节　文题 ·· 79
- 第二节　文章编号 ·· 83
- 第三节　作者署名及单位署名 ··· 83
- 第四节　中文摘要 ·· 87
- 第五节　关键词 ··· 91
- 第六节　中图法分类号、文献标识码、DOI 码与基金项目 ····· 95
- 第七节　引言 ·· 96
- 第八节　材(资)料与方法 ·· 98
- 第九节　结果 ·· 102
- 第十节　讨论 ·· 107
- 第十一节　结论 ··· 109
- 第十二节　致谢 ··· 110
- 第十三节　参考文献 ·· 111

第二篇　不同类型医学论文写作

第六章　护理学论文写作 ·· 123

- 第一节　护理论文的类型 ·· 123
- 第二节　护理论文的基本要求 ··· 131
- 第三节　护理论文的选题 ·· 132
- 第四节　护理论文的写作方法 ··· 134
- 第五节　护理论文写作中的常见问题 ································· 147
- 第六节　护理论文发表注意事项 ·· 159

第七章　医学学位论文写作 ··· 162

- 第一节　学位论文的分类 ·· 162
- 第二节　学位论文论证角度与方法 ···································· 163
- 第三节　学位论文的写作程序 ··· 166

第八章　文献综述写作 ·· 172

- 第一节　文献综述的作用 ·· 172
- 第二节　文献综述的特点 ·· 173

第三节　文献综述的类型 …… 174
第四节　文献综述的写作 …… 176

第九章　医学英语论文写作 …… 186

第一节　标题页的英文书写 …… 186
第二节　英文摘要与关键词的书写 …… 191
第三节　医学论文正文英文书写 …… 206

第三篇　论文写作过程中和写作后处理

第十章　医学论文学术不端与伦理要求 …… 233

第一节　学术不端行为根源与危害 …… 233
第二节　学术不端行为界定与防范 …… 235
第三节　医学论文的伦理要求 …… 240

第十一章　医学论文常见统计学处理 …… 246

第一节　t 检验 …… 246
第二节　方差分析 …… 255
第三节　χ^2 检验 …… 264
第四节　秩和检验 …… 275
第五节　直线相关分析 …… 285
第六节　直线回归分析 …… 288
第七节　多元线性回归分析 …… 294
第八节　二分类 logistic 回归分析 …… 298

第十二章　科技论文中常用标准与规范表达 …… 304

第一节　量与符号 …… 307
第二节　我国法定单位概述 …… 318
第三节　单位名称和符号 …… 325
第四节　词头 …… 331
第五节　应停止使用的非法定单位 …… 333
第六节　数字用法 …… 336
第七节　中国人名、地名汉语拼音字母拼写规则 …… 349
第八节　数学符号与数学公式的规范表达 …… 352

第十三章　医学论文修改与评价 ······ 356

第一节　医学论文的修改 ······ 356
第二节　医学论文的常见问题及处理 ······ 361
第三节　医学论文的评价 ······ 385
第四节　医学论文的校对 ······ 389

第十四章　医学论文的投稿与发表 ······ 393

第一节　概述 ······ 393
第二节　医学期刊的分类和投稿期刊的选择 ······ 398
第三节　投稿 ······ 402
第四节　论文的发表过程 ······ 405
第五节　退稿 ······ 408
第六节　校对样稿 ······ 412

附录 ······ 415

附录一　医院、科室及医务人员中英文对照 ······ 415
附录二　部分医学名词术语新旧对照 ······ 417

参考文献 ······ 423

第1篇 医学论文写作基本流程及要求

第一章 总 论

第一节 医学论文的概念

一、什么是论文

《现代汉语词典(第7版)》中给论文下的定义是:凡是"讨论或研究某种问题的文章"均叫论文。由此可见,论文必须要有讨论的主题和研究目的,有论点和论据,有准确而翔实的结果和明确的结论。

二、什么是医学论文

美国生物学编辑协会把科技论文定义为:一篇能被接受的原始科学出版物必须是首次披露,并提供足够的资料,使同行能够:①评定所观察到的资料的价值;②重复实验结果;③评价整个研究过程的学术;此外,它必须是易于人们的感官接受、本质上持久、不加限制地为科学界所使用,并能为一种或多种公认的二级情报源(如《化学文摘》等)所选用。

综合上述观点,从广义上说,讨论和研究医学学术、技术和理论问题的文章都可以称为医学论文。从狭义上说,医学论文是人们对其学术成果与科技信息运用文字、数据、符号、图表加以表达的,并进行科学概括,符合一定的规范且公开发表的文章。

医学论文主要反映的内容包括:医学新理论、新技术、新方法的研究和应用,祖国医学研究的新进展,临床经验的总结等。其主要阐述医学卫生领域中重要的理论和技术问题,探讨人类疾病的发生、发展规律,寻找预防和控制疾病的方法。

第二节　医学论文的特点

撰写医学论文时,要把握医学论文的特点。医学论文同常见的一些体裁文章,如科普论文、社科论文、散文等显著不同,其特点鲜明,内容的广泛性、体裁的多样性、篇幅的灵活性和格式的规范性,给我们撰写医学论文带来了很大的方便。

一、篇幅短

相对于其他科技论文,医学论文的篇幅较短,这也是医学论文的显著特点。国内许多医学期刊对论文的篇幅有明确限制,如研究原著一般不超过4 000字,综述不超过5 000字,短篇报道、研究简报不超过1 500字,病例报告不超过1 000字等。500字左右的病例报告,在医学期刊上屡见不鲜。

二、图表多

图表是通过图示、表格来表示某种事物的现象或某种思维的抽象观念,具有直观、形象的特点。医学是一门实验性很强的学科,既包含了许多功能学科,也涉及许多形态学科。疾病的发生、发展同时伴随着机体生化改变、功能紊乱和形态异常。因此,以揭示人类疾病发生、发展规律为目标,以反映医学研究新成就为主要特征的医学论文,不可避免地要用许多图和表,以揭示疾病发生、发展过程中复杂的数量关系和形态改变。因此,医学论文的一个显著特征是图表多。

三、数字多

大体上,科技论文都有一个共同的特点,即数字多。病人和实验动物的数量、药品和试剂的剂量、体内各种生化物质的含量、各种计量单位等,都是用数字表示的。而这些数字多数情况下需用阿拉伯数字才更合适。因此,医学论文中数字的使用相当普遍。

四、规范强

早在1979年,国际医学期刊编辑委员会就公布了《生物医学期刊投稿的统一要求》(以下简称《统一要求》),首次提出了论文的IMRAD格式,即引言、方法、结果和讨论(introduction, methods, results and discussion),对医学论文这几个部分的写作都作了明确规定。这就是著名的温哥华格式,也是最早的关于论文写作的纲领性文献。目前,国内外绝大部分医学期刊都接受了温哥华格式。因此,医学论文写作必须符合温哥华格式。温哥华格式从1979年公布到目前,已经修订4次(共5版),充分体现了与时俱进的学术风格。不断地修改完善《统一要求》,使医学论文的规范化程度越来越高。

五、重复性高

重复性高主要体现在两个方面。一方面,随着科学技术的发展,互联网的普及,数字化期刊的出现,查找文献资料的便捷,论文重复性较高。中国知网推出的"学术不端行为检测"在一定程度上遏制了抄袭,也给编辑部审核稿件的真实性提供了一种途径。另一方面,论文所介绍的方法、技术要有可重复性,能接受时间的检测。

第三节 医学论文的基本要求

各类医学论文尽管在写作目的、内容、形式上有所不同,但其基本要求是一致的,即客观地反映事物的本质及其内部规律。一篇好的医学论文,要具有科学性、先进性、真实性、实用性、简洁性、可读性、规范性等。

一、科学性

一篇医学论文的首要条件是必须有科学性。科学性是医学论文的生命,也是医学论文的核心。如果论文失去了科学性,不管文笔多么流畅,辞藻多么华丽,都毫无意义,只能造成人力和时间的浪费。所谓"科学性",首先是指论文所介绍的方法、论点,是否用科学方法来证实,是否经得起实践的考验。这就要求:

(1)进行科研设计时即有周密的考虑,排除一切对结果可能干扰的不利因素。

(2)论文所得结论来自临床和实验的观察结果,整个实验或治疗过程经得起任何人在任何时间和地点用相同的条件重复论证,并得出相同的结果。

(3)目的明确,言之有物,实验数据精确可靠,论点正确无误,引文用词准确可靠。

(4)无论理论研究和实验研究,对其结果的分析要从实际资料出发,得出恰当的结论,客观公正、实事求是地评价自己和别人的工作。

科学性还要求论文资料翔实、内容先进。资料翔实,指论文内容、材料、结果必须是客观存在的事实,能够经得起科学的验证和实践的考验。要对每一个医学概念、数据等准确无误地理解和运用,坚持唯物辩证法的立场,实事求是,保持严肃认真的态度,做到立论客观,论据充分,论证严谨。不能主观臆断,更不能为达到"预期目的"而歪曲事实,伪造数据。内容先进,要求论文理论和实践水平能够代表当今国内外医学发展水平,如果失去了这一点,论文也就失去了价值。

二、先进性

先进性是指论文的创造性,即创新性,包括新的技术与方法、新成果、新理论、新观点和新结论。创新是医学论文的灵魂,也是衡量论文质量的主要标准。主要体现在理论上和实践上都能独树一帜,不重复他人的研究。当然,创造性的水平有高有低,可以是前所未有的新发现;也可以是国际领先、填补国内空白或国内领先等。领先水平的确认,应在全面查阅国内外文献的基础上确定,或经同行专家鉴定得出结论,切忌自吹自擂,妄称"首创"。

三、真实性

实事求是是每一个科学工作者都应具备的优秀品质和工作作风。搞科研、写论文都应实事求是,有一说一、有二说二,切忌捕风捉影、弄虚作假,按自己的主观愿望和猜测设计和撰写科研论文。近几年相继发现了不少弄虚作假现象,引起了期刊编辑界的高度重视,促进了各期刊编辑对科学欺骗(scientific fraud)和科学处理失误(scientific misconduct)的研究。这一点应引起医学科学工作者的高度重视。

四、实用性

实用性是指论文的实用价值,论文所反映的主题具有明显的社会效益和经济效益,论文所反映的科研成果能较好地转化为生产力,并为推动科学研究的发展和科学技术的进步服务。医学研究论文应对维护和促进全人类的健康有重大的指导应用价值。总之,一切为了人类的需要,一切为了社会的需要,这就是实用性的最高体现。

五、简洁性

医学论文的一个特点就是篇幅短,这就要求我们行文简洁严谨,重点突出,文字语言规范、简明,能用一个字表达清楚的就不用两个字,不需要各种修辞手段和华丽的辞藻。文章尽可能简短,材料、方法部分应简明扼要,结果部分可用较少的图表说明较多的问题,讨论部分不赘述已公认的东西,不重复已有的论点。总之,用最短的文字说明要阐述的问题,以减少阅读时间,使读者用较短的时间获得更多的信息。

六、可读性

写论文的目的就是进行学术交流,最终是给人看的,因此,论文必须具有可读性。在当今知识爆炸的年代,科研信息浩如烟海,公开发表的论文成倍增长,若不重视论文的可读性,就不可能唤起读者的阅读兴趣,其信息交流价值就会受到极大限制,相应缩小了论文的科学价值。文章的可读性表现在以下几个方面:内容全面,格式规范,结构合理,层次清楚,语句通顺,行文流畅,用词准确,言简意赅,具有很强的逻辑性。

七、规范性

医学论文是一种规范化的文体,有其特有的格式和极其严格的要求。国际和国家标准都对论文的题目、写作者、摘要、引言、方法、结果、讨论和参考文献的写法提出了具体的要求;对图、表、数字、计量单位、名词术语、标点符号都进行了规范。不符合规范的医学论文往往影响医学论文的应用价值,对于交流产生不利的影响,也不容易发表。

第四节 医学论文的分类

医学论文所涉及的范围很广,论文的种类繁多,其分类方法也多种多样,可以按照论文写作目的、论文资料来源、医学学科或课题的性质、研究内容及资料内容、论文的体裁等进行分类。

一、按论文写作目的分类

(一)学术论文

学术论文是对医学科学领域中的问题进行总结、研究、探讨,表述医学科学研究的成果、理论性的突破、科学实验或技术开发中取得新成就的文字总结,作为信息进行交流。

学术论文类型多种多样,以表达方式分,有专题式、综合式、提出假说式、商讨式、比较式等;以内容分,有理论型和实验型。它是学术会议交流的主要内容,也是医学期刊的主要内容。

(二)学位论文

学位论文是为了申请授予相应的学位或某学科学术职称资格而写的论文。作为考核及评审的文件,用以表明写作者从事科研取得的成果和独立从事科研工作的能力。可以是单篇论文，也可以是系列论文的综合。学位论文主要反映写作者具有的科研能力及学识水平。学位论文包括毕业论文、学士论文、硕士论文和博士论文。

二、按论文资料来源分类

根据医学论文使用资料的来源，通常将论文分为原著和编著两大类。

(一)原著论文

原著论文又称为原始论文，即著作的原本，是写作者经过具体选题所进行的调查研究、实验研究、临床研究的结果和临床工作经验的总结，是写作者的第一手资料(即直接资料)。其内容比较广泛，可以是实验研究、临床观察、调查报告、病历报告和病历讨论；也可以是医学理论上的创新见解和新的科研成果；还可以是某种新理论、新技术应用于实际所取得的新进展的科学总结。原著论文既是具体单位和个人科研水平的重要标志，又是医学科研工作者提出的某些假说和观点的主要载体。它的主要形式有论著、著述、短篇报道(如病例报告、技术革新成果和经验介绍)等，医学期刊文章主要由原著论文组成。原著论文应有写作者自己的见解及新观点、新理论和新方法。这些论文是医学期刊刊登的一种主要文体。

(二)编著论文

编著论文的主要内容来自已经发表的资料，即以间接资料为主，属于第三次文献。结合写作者个人的部分研究资料和经验，把来自多种渠道的、分散的、无系统的、重复的，甚至矛盾的资料，按照个人的观点和体系编排起来，使读者能够在较短的时间内了解某一学科领域或某一专题的发展水平及进展情况。在医学图书中编著所占的比例较大（如教科书、参考书、专著等），在医学期刊中的综述、讲座、专题笔谈、专题讨论等多属于编著之列，其中以综述为代表。

编著性论著虽不完全是笔者亲身所做的研究，但它充满着新观点、新见解、新设想和新资料。它为原著性论文提供大量最新信息，使医学某一领域或某一专题更加系统化、条理化、完整化和理论化，是医学论文的重要组成部分之一。

三、按医学学科的性质分类

(一)基础医学论文

基础医学是研究人体的解剖和生理功能、致病因素以及人体对致病因素的入侵和药物或其他治疗措施的干预所作出的反应，认识健康和疾病相互转化的规律的学科。基础医学论文多数属于基础理论研究范围，包括实验研究和现场调查，少数属于技术交流范围，即介绍实验技术，有关仪器的设计、制造及使用等。

(二)临床医学论文

临床医学是研究人体各系统疾病发生的机制、诊断和治疗,促进疾病向健康转化并寻找其中规律的学科。临床医学论文多为应用研究范围,可分为诊断、治疗、护理等方面,有理论研究和技术报告,目前属回顾性总结分析的论文较多。

(三)预防医学论文

研究人群中疾病的发生、发展和流行规律及其预防措施,防止发生健康向疾病转化并寻找其中规律的学科称为预防医学。预防医学论文多为应用研究范畴,可分为卫生保健、防疫、流行病学调查等。

(四)康复医学论文

康复医学是研究如何恢复人类健康所应有功能的学科。它包括基础医学、临床医学的内容,还有各种恢复功能的疗法,如体育疗法等。康复医学论文包括实验研究、应用研究和各种医疗康复机械的研制及其调查报告。

以上四种分类只是学科中较常见的形式,尚有护理学、影像医学、检验医学、精神卫生学等很多形式。

随着科学技术的发展,人们对医疗、卫生、保健的需求不断提高,医学模式正在发生新的转变。以上四种分类往往有交叉,例如临床医学的论文有基础理论的研究,临床治疗的研究,还有流行病学调查的内容,成为综合性医学论文。

四、按研究内容及资料内容分类

(一)实验研究论文

用人工处理因素给予受试的人或动物后再观察、研究、评价其效果的论文。

(二)调查研究论文

调查研究论文是指在一定范围的人群内,对某种疾病(传染病、职业病、地方病等)的发病情况、病因病理、防治效果进行流行病学调查研究,对防治方案等提出评价的论文。流行病、地方病或卫生学等方面常用。不加人工的处理因素。

(三)实验观察论文

不加人工的处理因素,对一定的对象进行观察而取得的资料。我们常见的护理学论文多属于此类。

(四)资料分析论文

用以往的资料通过统计学处理后再进行分析。常见的如临床病例分析等。

(五)经验体会论文

综合既往的资料和部分自己的实验观察与调查研究,然后将经验体会进行归纳而形成的论文。

五、按论文的体裁分类

体裁即文章的表现形式。医学论文的表现形式复杂，多种多样，往往体现在期刊的栏目上。常见的有以下几种。

（一）论著

论著是一种最常见的体裁，是医学论文中最具典型性和代表性的文体，多为科研论文。基础医学多系通过科学实验的直接观察，发现和收集新的材料，并有新的创见。科学上许多突破性成果就是通过这类研究所取得的。临床研究多系专题研究总结，也属实验研究论文，按设计项目做记录，对结果进行归纳和总结。

（二）经验交流

经验交流内容可包括科研方法、科研经验、临床病例分析、病例报告（个案报告）以及临床病例讨论等。经验交流可为深入研究某些问题提供资料。比如疾病的首次发现、首次报道，虽例数不多，只要资料翔实，便可进行交流。至于对某种疾病的诊疗所做的回顾性总结，经过分析找出其规律性，并从理论上加以阐述，从而进一步指导临床实践，无论经验或教训均可交流。

（三）技术与方法

主要介绍新技术、新方法的应用，并说明其原理及有关知识。技术与方法的写作范围很广，其内容包括新开展的各种手术方法、新诊疗方法、新经验技术及其他辅助检查技术、各种新型设备的应用以及在原有技术基础上进行革新等的经验和成果。

（四）文献综述

文献综述是医学文章中常见的文体，也是医学期刊中不可缺少的栏目。是写作者从一个学术侧面围绕某个问题收集与其相关的文献资料，以自己的实践经验为基础，进行消化整理、综合归纳、分析提炼而形成的概述性、评述性的专题学术论文。

（五）述评或专题笔谈

述评或专题笔谈是近年来出现的一种新的文体形式。由期刊社组织一些有理论基础和实践经验的专业工作者，一般邀请的对象在其研究领域具有权威性，针对某一疾病、某一诊断方法、某一疗法、某一术式等进行的论述和评价，或就当前的热点问题进行评论。

（姚仁斌　赵东城　钱中清）

第二章　医学论文的选题

医学范畴中的选题包括科研课题的选择，也包括论文题目的选题。前者主要指的是选定科研的主攻方向，后者则是选定写作的主题。科技论文是科研工作者对其创造性研究成果进行理论分析和科学总结，并公开发表的科技写作文体。论文是建立在研究的基础上的，科研是论文的前提，有了前提方可有科学研究提炼、总结，最终形成文字，二者关系紧密相连，不可分割。一般来说，科研课题选定后，同时也决定了论文的题目，二者是相互一致的。选题根据需要不同划分为以下两个类型：一是理论性选题。该选题属于基础研究范围，以揭示研究对象的本质及其发展规律为目的，更多的是解决"为什么""是什么"的问题。二是应用性选题。该选题围绕重大或广泛的应用目的，通过科学研究，提出达到此目的或完成任务的具体措施，核心是对策和方法，更多的是解决"为什么""怎么办"的问题。

选题的好坏直接影响着医学论文的成败。好的文章题目不仅能引人入胜，更能确切地将文章内容的精髓传递出来，读者即使借助目录，也能迅速地找到自己所迫切需要的内容。医学论文的选题往往与作者从事的专业和科研工作紧密相连，一般都反映了科研工作的局部或整体。选题的成功与否不仅决定了论文的可读性，而且对是否能被编辑部采用并顺利发表也起着十分重要的作用。因此，撰写医学论文时应在选题上花费气力，下大工夫，切不可草率和盲目行事。

第一节　选题的意义及类型

医学论文写作与研究工作的各个环节紧密相关。论文的价值取决于主题，主题的确定取决于研究工作，研究工作是否有意义，又取决了课题的选题，即学术论文的撰写所要研究的问题是从科研选题开始的。

选题即选择一个科研题目，就是提出问题，提出了一个有价值而又适合研究者个人能力与客观条件的课题，是每项科研工作的首要环节，即工作的起点。

科研课题是研究者对某一问题的理论认识和实践手段的概括，课题是经过充分的思想准备和实践准备提出来的,它集中体现了选题的科学思维、理论深度和实践能力,反映了命题者与实践者的智慧经验与技巧。科研题目是贯穿科研工作的主线,是整个科研工作的主导思想,课题选择正确与否,决定着科研工作的成败。选题的关键是明确课题是否重要,是否有先进性。

选题不只是横向专业知识和科学信息理论上的提炼,还是对医学发展实践的纵向挖掘,离开了这一点,许多课题可能永远实现不了预期目的。

正如爱因斯坦曾经说过的:"提出一个问题往往比解决一个问题更重要。"当然,爱因斯坦所说的"问题"不是一个一般化的问题,而是可以进行研究的问题,即课题。而这些课题也并非一蹴而就,可能需要经过一段时间的研究和积累,最终方能确定的。因此,作者进行选题的过程,实际上是一个观察、阅读、思考的过程。选题上作者应结合自己的专业,权衡自己的知识,熟悉什么就写什么,做到"量力而行"和"量才而用",有的放矢。

一、选题的意义

选题是决定成败的关键。对写作者来说,编辑部采不采纳你的论文,要看你的选题对不对路;对编辑部来说,读者看不看你的论文,也是取决于论文的选题合不合他的需求。因此,论文的题目要求具体、简洁、鲜明、确切,并要有特色。古人云:"名不正言不顺,言不顺则事不成。"从某种意义上说,选题亦有正名之意。作为医学论文来说,更是如此。因为医学论文表达的内容较具体,它有一个明确的范畴,所以写作者要准确地表达论文的内容和性质。由此可见,选好题是写作的重要环节,对写好医学论文有着十分重要的意义。

二、选题的类型

医学论文的选题根据研究的对象、问题性质的不同,可有以下五种选题。

(一)实验观察性质的选题

此类选题多属于解剖、生理生化、病理、药理、微生物等基础医学研究和药物疗效、毒性的临床观察以及技术、新疗法等临床医学方面的研究。这类选题要有一定的实验条件,掌握必需的技术方法。如《内吗啡肽-1 后处理对大鼠心肌缺血再灌注损伤的影响作用》《肝细胞癌中 M2 巨噬细胞标志物与 NF-κB p50 相关性研究》等。

(二)调查研究性质的选题

此类选题多属于流行病学、地方病学、卫生学、临床病例资料、社会卫生学、心理学、医学教育学方面的研究。如人口构成、疾病分布、大气污染与疾病、微量元素与健康等。这类题目多涉及现场工作,往往要在现场发放问卷进行数据收集分析。如《安徽省高校学报编辑心理健康现状调查》《医学院校本科生〈医学论文写作〉课程需求分析》《石英砂企业工人的社会网络特征调查》等。

(三)分析资料性质的选题

此类选题主要是由医疗及卫生有关部门提供的病例资料,经过统计学处理并对结果概括分析,写作者应注意资料的可靠性和完整性。如《基层卫生岗位临床技能需求调查统计分析》《蒙城县中医院 2017、2018 连续 2 年医院感染横断面调查结果分析》等。

(四)经验体会性质的选题

此类选题是写作者在自己研究工作结果的基础上,着重对某一个问题进行探讨、商榷、讨论、争议以及对某一个新方法、新技术的经验总结。既有部分实验观察的内容,又有对既往资料分析、讨论和本人的不成熟经验、体会。如《基于三维 CT 重建的计算机模拟技术在 DDH 病人个体化手术方案设计中的应用》《强直性脊柱炎合并甲状旁腺功能亢进症 1 例附文献复习》《婴幼儿法洛四联症根治术 77 例治疗分析》等。

(五)文献资料综述性质的选题

此类选题是在收集某一课题近期国内外进展性资料,经过综合归纳而成的。此类课题应掌握文献检索方法,注意资料收集应较全、较新,能代表本课题当前的先进水平。如《职业暴露麻醉废气的危害及防护的研究进展》《卵巢交界性肿瘤病人保留生育功能治疗的研究进展》等。

第二节 选题的基本原则、基本要求及常见缺陷

一、选题的基本原则

要能够正确而恰当地选题,首先要明确选题的原则,明确了选题原则,就能比较容易地选定一个既有一定学术价值,又符合自己志趣,适合个人研究能力的较为成功的论文题目。一般来说,选择医学论文题目要遵循以下几条原则。

(一)需求性原则

这是选题的首要原则。科研工作所要解决的基本问题不是空中楼阁,而是医学实践中所遇到的最基本问题或者亟待解决的难题,如直接威胁人类健康、死亡率高的心脑血管疾病、恶性肿瘤、糖尿病、艾滋病、阿尔海默兹症以及公共突发事件所引起的高致病性流行病(如 SARS、埃博拉和霍乱)等的治疗手段与预防措施等。基础医学研究的选题偏重于新发现、新理论研究,其研究成果要有利于加强

对疾病的深入认识,促进医学科学研究工作的发展;临床医学研究的选题应注意解决临床诊治和护理中的问题,其研究成果要有利于指导和改进临床诊断、治疗,直接为病人解除痛苦。无论选择哪类研究的选题,其出发点都应该是促进医学科学发展,推动医学科学进步,也就是所研究的成果能产生社会效益和经济效益,为增进人类的健康服务。

(二) 科学性原则

任何医学论文,其首要条件是必须有科学性,选题也应当是科学的。选题的科学合理性是科研能否达到预期目的、取得成功的重要前提。选题要根据现代科学的基本原理、个人经验体会、前人认识的科学总结来确定。必须细致、严密、反复推敲,符合客观实际和已经证明是正确的科学原理和法则,而不能违背这些科学原理和法则或是没有科学理论依据支撑的自行选题。为了保证科学性,必须做到以下几点:

(1) 选题时要以辩证唯物主义为指导思想,与客观规律相一致。
(2) 以事实为依据,从实际出发,实事求是。
(3) 正确处理继承与发展的关系,选题不能与已确认的基本科学规律和理论相矛盾。
(4) 充分反映出研究者思路的清晰度与深刻性。
(5) 选题应尽可能具体、明确。

选题的成败主要取决于设计的科学性,其中包括专业设计和统计设计。在专业设计时,被试因素、受试对象与效应指标的选择,应当尽量做到技术路线清楚,科学严谨,研究方案具体,实验步骤合理,实验方法和设备先进。在统计设计时,应当正确选用实验设计或调查设计类型。

(三) 创新性原则

创新是科学研究的固有特性,是科学研究的生命线。缺乏创新性,就会失去科研立题的命脉。若为理论课题,要求有新观点、新发现,得出新结论;若为应用课题,则要求发明新技术、新材料、新工艺、新产品,或是把原有技术应用于新领域。创新性是科研的灵魂。创新是科学研究的生命所系,它能体现科学研究的真正价值。创新性是衡量一篇医学论文最重要的价值标准。所谓"创新性",一方面是填补医学史的空白,开创前所未有的工作,如孟德尔发现遗传定律、爱因斯坦发现相对论,都是前所未有的开创性工作,也可以说是世界公认的创新。另一方面是发展已有的医学成就。因开创前所未有的工作,不是大多数科学工作者所能达到的,医学研究也不应苛求前所未有。如果是在前人已有的基础上继续突破,无论在方法上、操作技术上和理论上及结果的解释上有所发现、有所前进,用目前已有的方法,在前人研究的基础上补充了新内容、新观点,发现了新规律;对观察方法和统计方法的改进;或在推理、逻辑思维、演绎、归纳等方法的改进都是创新,只要是含有这些创新意义的选题,就具有较高的学术价值与水平,而非"低水平重复"。

(四)可行性原则

选题应坚持求实精神,不能超脱现实承受能力,应是可行的。一要充分估计到自己的知识储备情况和分析问题的能力;如果理论基础比较好,又有较强的分析概括能力,那就可以选择难度大一些、内容复杂一些的题目,对自己定下的标准高一些,这样有利于锻炼自己,增长才干;如果自己觉得综合分析一个大问题比较吃力,那么题目就应定得小一些,便于集中力量抓住重点,把某一问题说深说透。二要考虑到是否有资料或资料来源。资料是论文写作的基础,没有资料或资料不足就写不成论文,即使勉强写出来,也缺乏说服力。三是题目的难易要适中。选题既要有"知难而进"的勇气和信心,又要做到"量力而行"。四是题目的大小要适度。一般来说宜小不宜大,宜窄不宜宽。题目太大把握不住,研究难以深入细致,容易泛泛而论。五是要了解所选课题的研究动态和研究成果,大致掌握写作中可能遇到的困难,以避免盲目性和无效劳动。

课题的可行性评估主要有以下几个方面:

(1)人力。主要包括课题人员的研究兴趣、知识和能力水平、特长、合作伙伴和指导教师等因素。

(2)财力。主要包括实验经费、资料收集所需经费、调研经费等。

(3)物力。包括学校现有的实验设备和校外能利用的实验设备、研究的地方和场所、研究资料的来源以及实验用药品等。

(4)时间。课题研究的时间大致可分为预研究时间、实验和收集资料的时间、讨论交流的时间、撰写报告的时间和汇报时间。

(五)协作性原则

选题中应充分发挥多学科、多专业的相互配合,在经费、人力、物力使用上统筹安排,保证课题的顺利实施。医学课题在综合研究、综合协作方面更显重要,如有些疾病的病因不仅涉及病理、微生物等医学基础学科,而且涉及环境、生物、地理、地质、水文等学科。如一篇关于乳腺癌病因的研究性论文,可能不仅涉及肿瘤科的知识,还可能涉及遗传基因学、流行病学、免疫学、病理学等相关学科的知识。

(六)效益性原则

选题的效益性是要求选题时应考虑到预期成果可能收到的效益。对于基础医学的选题,要求考虑具有理论意义与潜在的应用价值;对于临床应用医学的研究选题,要求考虑经济效益或社会效益。另外,选题的投入产出,以及与预期经济效益之间的收益关系等也是选题时必须重视的因素之一,而且这也是获得支持与资助、确保选题完成的重要条件之一。选题效益性的另一层意思是,要求选题前尽可能掌握目标期刊的性质、办刊宗旨、读者对象及其风格、报道重点、组稿计划以及近期发表过哪些医学选题的文章,需要哪方面的医学选题等,以便自己的医学论文选题能够尽快被期刊编辑部接受,避免选题重复雷同。

二、选题的基本要求

(一)科学的假说

科学的假说和翔实丰富的原始资料是论文选题的基本前提。科学的假说是题目的"灵魂",它是根据医学的基本理论与实践,根据前人对这个问题的研究总结及个人的经验体会,经过科学的逻辑思维而形成的理论认识,也就是有待于实践证明的理论。假说是否科学、严密,决定着题目是否具有生命力,是否有成功的可能性。从狭义上来说,题目就是一个待用实践证实的科学假说的概括。

(二)要有创新

创新体现了作者的创造性,是医学科研选题的重要特点,也是题目得以成立的基本依据和价值所在。选题最忌无意义地重复前人的工作。选定科研题目可从下面几方面考虑是否有创新性:

(1)应注意到选题所研究的内容与提出的问题是前人未涉足的领域,即填补某一项科学空白。

(2)前人对此虽有研究,但选题者本人在选题中提出新的观点和预测试验结果,对既往的理论认识有所发展和补充。

(3)国内外对此虽有过一些资料,但尚需结合我国医学实际情况进行研究,从而填补国内空白,引进新的医学技术。

(4)古医籍或前人虽有记载,但不完善,不成体系,不能上升为一个基本理论,尚需通过逻辑思维加以归纳提高,形成对科学实践有指导意义的新理论。

(三)具体明确

选题应尽可能具体明确,它说明研究者的思维清楚。题目的假说越集中,实验观察对象、使用的方法和效应之间的联系、因果关系就越明确,预期效果越可信,回答的问题越深刻。

(四)实事求是

选题时一定要从主观上明确自己的专业以及自身的水平,不能好高骛远,应写自己最熟悉的领域,扬长避短,力求和自己所学的知识和专业对口,充分发挥自己的专业特长。建议从小处着手,便于把握文章的主旨,以小见大。同时在客观条件上,还应从以下几方面考虑完成选题的可能性:①是否有经费来源;②实验条件是否具备,如研究手段、动物供应、临床病例、研究时间、协作条件等资源配置能否保证研究课题的顺利完成。从多角度论证,选题之后,最好对自己的选题进行必要的、全面的论证,以确定所选课题是否合适,有无科学价值。

三、选题的常见缺陷

(一)选题盲目

表现为选题不考虑选题的价值、选题的创新、选题的需要及所投期刊的宗旨等。在撰写论文时,对选题要有严密的构思,应当注意选题实现的可能性,选题的实用价值,选题针对的读者对象,阅读拟投期刊近几年的论文,做到知己知彼。

(二)选题空洞

主要指论文选题不具体,缺乏实质性内容。在选题时,尽量注意选题要从小处着手,针对性强。

(三)选题陈旧

临床上大家已熟知或各医院早已开展的方法、技术,若作者以此为选题,文章没有新意,常常是白费工夫。这就要求作者多读书,写作之前查阅相关文献,了解本专业最新进展。

(四)选题重复

这是医学论文投稿中的常见问题,主要表现在:

(1)标题重复(字面意思重复)。

(2)中心论点重复(即论文大纲、摘要、主要关键点重复)。

(3)行文思路、提取关键词重复。如小儿手足口病的诊治、糖尿病足的护理等,一般来说,医学期刊刊登此方面的文章已很多,再去选择此类题目,没有新观点,没有新经验,编辑部是不会采用的。但有一点,这类选题能挖掘到一个"亮"点,也是有意义的,这就要求临床上善于观察和思考,能够找出有分量的选题。如小儿川崎病,报道比较多,但若从小儿不完全川崎病来报道,就有新意了。或者对于骨折病人的术后并发症护理干预的报道已经较为常见,作者可以针对性地选择骨折术后出现的疼痛及其满意度进行护理干预,以此进行选题,肯定更有创新性。

第三节　选题的来源

医学科研和医学论文的选题都是来自医学科学实践中所提出的问题,但按题目的出处,可分为以下几个方面。

一、指令性课题

(一)国际合作题目

由世界卫生组织等根据人类医学发展面临的重大课题和亟待解决的共同问题而制定的课题,往往是总体和方向性的课题,在区域上可能跨越多个国家,时间上有时跨越几个年代。

(二)国家课题

由上级卫生主管部门根据国家卫生事业发展的需要下达的科研题目称为国家课题,也多属于带有方向性和指导性的课题。一般来讲,国家课题可以保证科研选题的正确方向,而且内容比较广泛,大都是医疗实践要求解决的问题,所以在国家题目中选题,是选题方法中的重点方案。国家课题中往往一个课题就是一个方向的,研究者要根据设备条件和能力及专长等,认真考虑用什么研究手段、实验对象和实验指标,从哪一个角度,在哪一级水平上来落实和完成。如国家下达的科研课题是"胃癌的病因学研究",作为选题者,既可从病理学角度选定"胃癌脱落细胞学的观察"这一课题,来分析胃癌发生的病理学基础;也可用免疫学方法,选定"胃癌与细胞免疫的关系"这一课题,探讨胃癌发病与免疫的联系;还可根据流行病学资料,选定"胃癌高发区居民食品中亚硝胺的分析"这一课题,研究胃癌的致病因素(见图 2-1)(附表 2-1 安徽省科研项目分类表)。

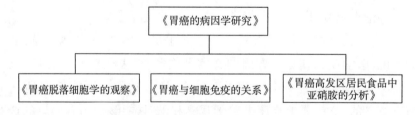

图 2-1　国家课题按学科分类的示意图

表 2-1　安徽省科研项目分类表

等级	自然科学类	社会科学类
一类	国家自然科学基金重点项目 国家自然科学基金重大项目 国家自然科学基金重大研究计划项目(经费 100 万元以上) 国家杰出青年科学基金 863 计划课题(经费 100 万元以上) 973 课题(经费 100 万元以上) 国家科技支撑计划课题(经费 100 万元以上)	国家社科基金重点项目 国家软科学研究计划重大项目

续表

等级	自然科学类	社会科学类
二类	国家自然科学基金项目 国家自然科学基金委员会科学部主任基金 国家自然科学基金专项项目 863课题(经费30万元以上) 973课题(经费30万元以上) 教育部新世纪优秀人才支持计划国家政策引导类科技计划(星火计划、农业科技成果转化资金支持项目、火炬计划、国家重点新产品计划、国际科技合作计划) 国家各部委、各省、自治区、直辖市委托专项课题(经费40万元以上) 企业以产学研合作方式委托研发类课题(其中到校经费中研究经费50万元以上)	国家社科基金项目 国家软科学研究计划项目 教育部新世纪优秀人才支持计划 教育部哲学社会科学研究重大课题攻关项目 国家政策引导类科技计划(国家软科学研究计划) 国家各部委、各省、自治区、直辖市委托专项课题(研究经费20万以上) 企业以产学研合作方式委托咨询类课题(研究经费30万元以上)
三类	省自然科学基金项目 863课题(经费10万元以上) 973课题(经费10万元以上) 教育部科学技术研究项目 教育部留学回国人员科研启动基金 省优秀青年科技基金 省科技攻关计划项目 省教育厅自然科学研究重点项目 国家重点实验室和国家工程(技术)研究中心开放基金 中国博士后科学基金资助 国家各部委、各省、自治区、直辖市委托专项课题(经费20万元以上) 企业以产学研合作方式委托研发类课题(其中到校经费中研究经费25万元以上)	教育部人文社会科学研究项目 全国教育科学规划课题 教育部留学回国人员科研启动基金 高等学校博士学科点专项科研基金(新教师基金课题) 省软科学研究计划项目 省哲学社会科学规划项目 省教育厅人文社会科学研究重点项目 中国博士后科学基金资助 国家各部委、各省、自治区、直辖市委托专项课题(研究经费10万元以上) 企业以产学研合作方式委托咨询类课题(研究经费15万元以上)

(三)区域性课题

由地方政府和卫生行政主管部门针对本地区的多发病、常见病、地方病所制定的解决区域性医学问题的课题。

二、自拟课题

自拟课题即个人选题,可以根据国家课题的方向,选择自己感兴趣的具体课题,也可以在自己的工作中结合自己的专业确定选题。自拟课题通常都是选题方法涉及面小、题材具体而丰富,而且可以随时修正的选题。医学工作者可根据自己的业务专长、工作特点,结合医疗卫生工作的实际需要,从医学基础理论和临床实践方面,来选定国家计划外的科研课题。个人选题来源十分丰富,医学工作者在工作中遇到各种医学技术和医学理论上的问题,需要研究和解决,需要改进、提高和总结。其中包括改进诊断和治疗方法;发现新型、罕见的病症和病情规律;调查疾病的流行动态;改进药品和仪器的使用方法;总结对某种疾病的护理经验等。就连误诊的教训、治疗失败的经验,也可作为科研课题加以总结,撰写科研论文。如《3D打印技术在桡骨远端不稳定性骨折微创治疗中的应用》《剖宫产术后再次妊娠经阴道分娩47例临床结局分析》《经单鼻孔蝶窦切除垂体腺瘤术后并发尿崩症分析》等。

个人选定科研课题,经过一定时期的工作,取得有意义的成果,对医学发展确有贡献,也会被纳入国家、省、市科研规划中来,成为国家课题。所以,个人选题和国家课题,在医学实践的基础上,在人民健康的迫切需要的原则下是一致的,相辅相成的。从科研工作的特点来看,国家课题也要通过个人选题来落实和完成。

三、从文献中选题

(一)寻找科学领域里的空白点

在查阅文献时注意空白点,发现了空白点,立即对这方面的历史和现状作全面了解,证明确实是空白点,前人没有研究过,即可选题。由于在空白领域内从事某项科研工作是平地而起,选什么课题都是新的,都是前人没做过的工作,容易出成果。

(二)通过文献启发选题

在查阅文献时可受到启发,通过文献启发进行选题的方法,其范围是极为广泛的,并且可选出大量与新技术相结合的课题,使课题具有先进性和生命力。这种选题方法可随时把选题记录下来,不断积累自己的科研思路和科研课题。

(三)在文献的基础上提出新见解、新论点

医学的发展是无止境的,一个问题在过去或现阶段已解决,过一段时间可能又有新的认识。在掌握有关文献的基础上,可从新的角度,提出新的课题,得出新的结论。

四、选题的扩大

实践是无限的,探索也是无穷的。在从事一项科研课题的研究时,总会使选题连续扩大,其途径有以下几个方面。

(一)随时注意新课题的线索

在科学研究中,总会发现一些新的、原来设计未想到、既往观察未见到的现象,甚至仅是细枝末节上的差异。如果能敏锐地观察和捕捉这些看来是偶然出现的现象和差异,其实可能就是客观事物运动发展无限性的必然反映,经重复观察无误,再与既往的观察经验进行对比分析,就能肯定问题的所在,找到新研究课题

的线索。把这些新的线索,从医学理论上进行分析,又会形成新的科学假说,并提出证实这一假说的手段。这样,就有了新的题目,科研工作就会步步深入、连续不断地进行下去,这就是为什么有的科学家围绕自己从事的专题,花费了毕生精力。

(二) 改变选题的组合因素,编制新的课题

医学科研课题中包括受试对象、处理因素、实验效应三个组成因素,即我们常说的研究对象、研究方法和研究问题。所以,可以有意识、有目的地改变这三个因素中的任何一个,在理论认识上只要有一点"出新",就可以成立一个新课题。例如,某课题受试对象是大白鼠,处理因素是放射线,指标是睾丸细胞染色体形态。若将三个组成因素分别改变为人、苯、淋巴细胞染色体或大白鼠、镉、骨髓细胞染色体,则可形成另外两个新的选题。

因此,在实际的研究中根据课题的研究方法不同,研究的对象不同,研究的要求不同,课题的陈述也可以灵活运用。但不论用什么样的陈述,归根到底,课题的陈述必须清楚。

下面是课题常用的陈述形式:

×××的现状和展望

×××的调查研究

×××的研究综述

×××的实验研究

×××的分析和对策研究

×××初探

×××对×××的影响(研究)

×××的×××测定

×××的处理方法的研究

×××在×××中的应用

在改变三因素组合编制新课题中,边缘学科起很大作用。把两种不同分支学科搭配起来,组成边缘地带,这是有价值的生长点,是科研选题新的来源。例如,把癌的发病率数字放在地理资料中分析,作出癌地理分布图,形成癌谱,对癌的病因学研究极有价值;把克山病发病资料和地理地貌资料结合起来,发现克山病的病区属于地质上的"缺硒带",这对克山病病因的探索是一个新发展。当前,在现代科学领域中,出现许多边缘学科,这些资料在科研选题中应当多加注意。

(三) 开辟新领域,扩大选题范围

医学工作者一生中都难以预料在哪一个固定专业方面获得成就,而且历史和现实往往有这种情况:一位医学工作者所作的杰出贡献,还不是他本人所学的专业。被恩格斯称为19世纪三大发现之一的细胞,其发现者是一个裁缝;被誉为微

生物学之父的巴斯德是一位化学家。国外许多医生所取得的博士学位不是医学，而是哲学博士，这是基于他们除了从事医生工作之外，在其他自然科学领域中亦有所贡献，发表过高水平的论文。所以，不应拘泥于自己的专业，固守自己的阵地，而应当把眼界扩大些。凡是在自己眼前闪过的，如有可行性，有所作为，都不应放过。

当然，在开辟新领域，从事自己原来不甚熟悉而又有价值的课题时，会遇到专业知识不足的问题。但是，具有高等教育文化水平和自然科学知识基础，有较好的思维能力和掌握科研基本功的人，根据研究课题的需要，在短时间内学习、积累一些有关资料，重新组织头脑中知识的组成结构，总会钻研进去，取得进展的。

(四) 从"阴性"资料或者"废料"中找选题

随着医学研究的发展，各级医院的医学科研项目迅猛增加，科研工作者在申报自己的研究课题前已做了大量前期准备工作。但在科研的具体实施过程中，还是会发现一些新的现象或问题，对其进行细致的分析和研究，可能会获得新的选题。比如，经常会出现按设计从事实验或观察，结果没有达到原实验目的，积累了许多不合原假说的、可能要废掉的材料。这时切不可灰心，将材料扔掉；而要沙里淘金，充分研究这些材料，看其中是否有"复生"的基础，是否能把有用的材料提取出来，浓缩集中，说明另外一个问题，把假说转移，从反面挖掘进行选题。

第四节 选题的程序、方法及技巧

医学研究和论文撰写是目的性很强的活动，只有确定了科研课题，才能明确工作的方向和目标。因此，掌握医学研究选题的程序和方法是至关重要的。

一、选题的程序

选题是医学科研或医学论文写作的第一步。许多自然科学家、心理学家认为，科学研究与创造是"从提出问题开始的"。选择课题，就意味着发现问题和提出问题，就需要"确定""选择"，这就必须借助于他的直觉思维能力。而科学直觉思维又正是导致科学假说提出的重要条件，因为提出假说也离不开直觉的判别、想象、启发和选择。

(一) 提出问题

一个完整的、严谨的科研题目，不会瞬息间形成，而是要经过一个酝酿、思考，甚至可能是相当长的构思过程。但无论是医学实践的需要，还是文献资料的提示，问题的线索都是在脑海里显现出来的，这种瞬息的灵感，哲学上称作初始意念。初始意念,虽然可能是幼稚的、不完善的,但都是非常可贵的,历史上许多重大的科研课题、重大的发现、有些甚至是推动了人类历史的发明与创造,无不出于初始意念。在大量实践与观察的基础上,人们的大脑中储存了各方面的信息,信息储存得越多,通过大脑的整合作用,对偶然现象产生联想的可能性越大,当机遇出现时,越易出现瞬息闪念的升华。18世纪中叶,苏格兰医生曾发现食用柑橘和柠檬能治疗航海中船员经常发生的坏血病(维生素C缺乏症)。这不仅提示了人们发现和认识长期航海的船员易发生坏血病及柑橘和柠檬中存在抗坏血病的物质,而且后来人们把这些现象联系起来,将这种物质提纯,发现了维生素C。因此,作为一名医学科技工作者,要具有敏锐的思想,善于在医学实践中发现问题,勇于提出问题,为选择课题打好基础。只有问题提得有水平,课题选择才会有高度。

(二)整理选题

初始意念的形成,只是提出了问题,将这种初始意念系统化、深刻化、完善化,变成系统的理论认识,形成科学的假说,是整理选题的过程。所谓科学的假说,就是对科学上某一领域提出新问题,并对这个问题提出未证实或未完全证实的答案和解释。假说是理论思维的一种重要形式,是检索自然科学理论过程中的一个不可缺少的重要阶段。建立科学假说的条件有四个:①要符合自然科学的基本原理;②基于以往的科学资料;③具有个人的实践经验;④能被重复验证。在整理选题中,首先要证实假说的科学成分,即是否是以一定科学实践和事实根据提出来的,或者是已有文献记载同种问题作为类比,还要通过查阅文献寻找恰当的手段验证这种假说。

(三)调整选题

在研究过程中,如果有了新的发现,可以扩充新的内容,甚至拟定新的题目,这在调整选题中是常有的。科学发展历史上的重大发明,也不是预先完全确定好的目标。如X线的发明,1892年,勒纳德在集中研究阴极射线的性质时,观察到克鲁克斯管附近有荧光,而这种现象还可追溯到1879年,法国的克鲁克斯在做真空管放电试验时,就发现管子附近的照片底片有模糊阴影。后来,伦琴证实了造成模糊阴影的就是X线,但这种现象却是研究其他课题时的伴随现象,为了捕捉和发现科研工作中新的生长点,应针对课题实施过程中出现的新现象,及时对课题进行必要的调整。另外,如果发现已确定的选题,目前手段难以达到,一定要仔细考虑已确定的选题是否有不妥之处,可进行删改、缩小,甚至取消。一个成熟的科研选题,从选题到研究工作的完成,是在不断地调整中逐渐完善的。

(四)确立选题

确立选题又叫"立题",假说已有,证实手段已选定,最后工作就是经过科学的构思,用最精练、最明确的文字表达出来。①体现出科研设计的三要素,每项研究都要有施加因素,观察对象和对施加因素的效果反应。一篇提炼精确的命题,可以概括出这三个要素。②含蓄体现假设内容,文题中不能明确表达假说内容,但可以从三要素的关系初步判断出假说的内容和要证实的结论。③附加限定成分,如初步研究、实验观察、临床分析等,使题目内容局限,研究问题有余地。④动名词结尾,用以表达研究题目的性质和特点,如调查报告、方法、探讨等。

二、选题的方法

选择课题的方法,一般来说,应根据医学科学的发展趋势,结合作者个人的实际条件,选择有利于展开的课题。

(一) 立足专业选择课题

在本专业领域内选择课题,是最基本的选题方法。在自己本专业领域内,对各种需要研究和探讨的问题有较全面了解,只要平时善于思考,多观察,多质疑,就能选取有意义、有深度、有创见的课题。具体可从以下几方面着手。

1. 从发现新问题、解决新问题上选题　随着科学技术的迅速发展和生产力水平的不断提高,人类社会进入了一个崭新的历史阶段。为适应现代社会发展的需要,医学科学也在不断取得新进展。一位医生对一位病人的那种古老的自然关系已经不复存在,各种技术设备和仪器装置把医疗卫生工作推向新的发展阶段,医生的任务已经不只是局限于"临床"。基础医学、预防医学、康复医学、特种医学、医学工程学等都成为他们需要研究的领域。现代科学技术和生产力的发展,使沿袭数百年的生物医学模式再也不能适应新环境的需要,许多新情况、新问题,亟待正确认识和解决。选取这类课题,可以说最具有时代精神和现实意义,这也是时代赐予研究者展示才华、作出贡献、有所建树的千载难逢的良机。

因此,选取这方面的课题,应用发展的观点、全新的概念,去研究和解决新问题,找出规律,正确预测发展趋势或提出解决问题的新思路、新方案。应避免就事论事,防止片面、狭隘、绝对和极端;避免用旧理论、旧框框去套新情况、新问题;避免用旧理念去理解新事物。也要防止专赶时髦的、一窝蜂现象及肤浅片面、人云亦云而无独到见解的倾向。

2. 在热门、焦点问题上选题　热门、焦点问题是社会普遍关注的问题,也是亟须解决的现实问题。研究和解决这些问题,具有直接的现实意义,有时甚至可以收到立竿见影的效果,产生直接的社会效益或经济效益。这类课题,对于关注现实的人们都具有极大的吸引力。研究这类问题,有较为优越的客观条件。首先,这种人们普遍关注的客观现实问题,研究者像其他人一样,也有较深的个人感受,易于激发研究的兴趣;其次,这类问题会较为集中地不断在各种传媒上出现有关信息,较易获得文字、音像等资料;再次,研究人员还可深入实际进行实地调查,取得第一手资料。

选取热门、焦点问题作为研究课题,应避免现象罗列或泛泛而谈。应当用前瞻的眼光,用新的观念剖析其历史根源或现实的深层原因,应作出令人信服的理性分析,挖掘其蕴涵的意义,找出规律,指明发展趋势,或者提出相应的对策及治理措施等。

3. 在更新观念上选题　当代医学科学的发展,日益显示出科学所固有的特征。这就要求从事医学科学工作者,更加自觉地学习和运用辩证唯物主义的科学思维方法,推动医学科学向更高、更新的阶段发展。在医学科学研究的发展上,在对问题的认识不断深化的进程中,某些旧课题往往一再被重新提出,再加以研究。因为真理不会穷尽,人类的认识永无止境。对同一问题,前人总是从他们所处的当地的时空环境、当时的认识水平和个人特有的角度出发。随着时间的推移、历史的发展、时空的变换、视野的扩大、方法的进步、观念的改变及认识的变化,后人对同一问题可以从新的角度去研究。而实际情形往往是角度一变,新意即出。

用这种方法选题,应当尽可能完备地集合研究前人已有的论述,以避免重复已有的观点,导致劳而无功。要以新的角度、新的观念,写出自己的领悟,提出新颖独到的见解,从而实现新的超越。

4. 在冷门、盲点上选题　冷门,一般指某一时期被人们忽视或忽略的问题;盲点是指客观存在的、但由于人们本身的原因未被发现、未被触及的问题。人们之所以认为是冷门和盲点,一是远离当时的热点、焦点;二是一时被认为无关紧要的问题;三是尚未被人意识到的问题。其实,课题的价值并不在于是否一时的时髦,也不取决于在某一时期为人们所注目,科学课题自有其本身的价值,一旦被人们发现和开掘出来,便会如地下油海的喷涌、水里珍珠的闪现,定会引起人们的重视,并以其意想不到的光热造福人类。人们一旦发现冷门、盲点的价值并研究出成果,冷门、盲点便会向热点、焦点转化。因此,这类选题不仅很少与人"撞车",而且容易取得成功,又可拓宽研究的视野。同时,也能体现一个研究者见微知著的科学敏感与慧眼独具的才华。

5. 在医学学科前沿上选题　随着科学技术的发展,各学科在宏观和微观上都有重要进展。就医学来说,宏观上从研究个体走向群体、走向社会;从单纯生物学观点扩大到心理学、社会学、人类学等学科的范围。从微观上说,生命科学的研究,其中包括医学,从定性走向定量,进到分子甚至量子水平。自然科学和工程技术的进展正在改变着医学的面貌。新的技术革命正在向医学创新提供新的可能。对于人体,生命、健康、疾病和医学的认识都在进步之中。医学上尚未解决的一些难题,可望在不久的将来出现突破。

在学科前沿上选课题，意义深远而重大，其难度也最大。选取和研究这类课题，须对学科前沿状况有全面深入的了解，须有很强的创造力和勇于开拓的创新精神。选择这类课题，应量力而行，避免盲目，好高骛远。高新课题的研究，单靠勇气和雄心是难以取得成功的，必须有扎实的专业基础、深厚的理论功底、科学的思维方法和研究方法。

(二)在医学学科边缘上选择课题

医学科学是研究人的生命活动过程的本质，也是研究人类同疾病作斗争和防治疾病发生、发展的科学。它不仅涉及生物科学，而且与人的思维活动、心理过程和社会生活都有密切关系。因此，医学科学不是一门纯粹的自然科学，而是一门自然科学与社会科学相结合的应用科学。这是当今医学科学发展的趋势和特点。我们的课题研究及论文撰写应紧紧跟踪这种发展趋势，在学科的边缘上寻求突破。由于当今学科林立，其边缘课题比比皆是。因而，突破点也较易找到，而且这种处于学科边缘的课题，又大多是尚未涉及的领域，较易获得突破、取得成果。

选取这类边缘课题，应避免沿用旧的医学模式，避免模仿和类推。因为，各种边缘课题都有自身的特点与特色，必须抓住其特点，突出其特色，找到其特殊性和特有的规律。选取此类课题，应该对两门或更多的相关学科有较深、较独到的研究，才会产生真知灼见。应防止一知半解而生拉硬扯、牵强附会，避免非科学的标新立异。

(三)在经常思索的问题中选择课题

研究课题取得成果，撰写论文获得成功，主要不在于研究者知识的广度，而在于认识的深度。一位具有一定知识基础的人，只要对某一领域的问题经常深入思考，不断质疑，不断探究，就可能产生独到见解，有所发现。这类问题也许与研究者的专攻学科不太一致，但只要有所创见，再进一步系统地研究，就有可能写出高质量的论文，有可能获得成功。

这类课题，应避免停留在一般性的思考水平上，如果认识不深刻、不新颖，没有创新和独到之处，则不可选取该课题。同时，要防止自己认为对课题认识较深，但实际却远没有登堂入室，被这种错觉所迷惑。作者必须既具备经常深入思考的优势，又要对有关理论进行研究，证实确有见地，方可选取此类课题。许多自学成才的专家，许多由一种专业转入另一种专业而作出卓越贡献的科学家，都雄辩地证明了：只要对某一领域确有创见，不论是否是原有专业，都能作出贡献。论文的课题选择同样如此。

(四)通过查阅文献资料选择课题

1. **触发与课题**　在查阅文献资料、做目录卡片或对目录卡片进行分类整理的过程中，大脑的思考就开始工作了。有时，某些题目会触发自己确定某一课题。

这种选择课题思考是比较简单的,不过心理准备必须是充分的,由于对这方面的知识有一些积累,因此,一经触发,就定出了这个课题。

2.触发、兴趣与课题　多数情况下,选课题是不会轻易就能够得到可心的题目。往往要在对目录卡片进行反复的分类整理过程中,自然会发挥每个人各自不同的大脑优势,兴奋点与注意力会分别侧重或集中到某些问题上。人们自然会在有兴趣、认为有研究价值的问题中选出一个。围绕它,对目录卡片检索那部分资料,认真进行阅读探索。这种探索不是单纯地从探讨文献资料中提出问题,而是要在这些感兴趣的资料触发下,寻求产生自己新的课题。

3.触发、兴趣、思考、想象与课题　在查阅文献资料过程中,人们不是消极地、被动地接受那些资料的触发,而是充分运用自己的思考力(如分析、综合、演绎、归纳、分类、组合、反逆、类推等),对它进行积极加工。这是一种创造性的想象,要不间断地进行下去。要穷思苦想,这是一种发挥想象力的创造,它既是痛苦的,也是令人喜悦的。这种追求常常可达到入迷的程度,吃饭在想,走路也在想。这种丰富的想象,最后会像照相机缩小光圈那样集中于一点,于是我们所追求的课题就产生了。

(五)查阅参考题目选择课题

从基本文献材料入手,了解本学科的研究历史与现状,明确过去的研究成果、已经达到的程度与今后要解决的问题,从而选定课题,这是要花费相当多时间的。为了指导科学研究与论文写作,有关的科研机构、科研管理部门及高等院校,都有预先拟好的科研课题和论文参考题目。对于这些课题或题目,不一定要原封不动地拿来,而可以根据自己的具体情况,对题目作进一步的限定,或写某一题目的某一方面。因为这些课题或论文参考选题,一般都比较宽泛,或只是拟定的选题范围,或只是指明一定的研究方向,目的是引发选题的思路,提供一个选题的目标。因此,选用时需作进一步的限定。当然,有些课题或论文题目也可以用原题,不作改动或限定。利用查阅参考题目选课题,可以省却研究、翻阅大量文献资料的功夫。

三、选题的技巧

(一)建立对应性选题

借鉴医学期刊近年来已刊出论文的选题,可从横纵向联系、分和而论或对立而论等哲学概念寻找对应性选题。

1.从医学论文的层次结构来看,病因、诊断、治疗是纵向联系,就某一个问题的横向比较是在同一层次上的横向联系,不同药物的治疗比较分析是横向结构的写作方法,如《氯诺昔康与曲马多、芬太尼术后镇痛效果的比较》。

2. 从某一个问题的整体方面去研究为"和",而从一个问题的片段去研究,或针对一个具体方面去探讨为"分"。观察术中某药对病人的血压、心率的影响,心律变化,呼吸循环的各种指标、血气分析、酸碱平衡、电解质变化或不良反应等,或如何去预防这些不良反应都是整体中的具体问题,这种选题比较具体,研究起来相对花费的时间少,但能够深入、细致下去,如《吗啡、芬太尼、曲马多术后镇痛对血清 β-内啡肽和白细胞介素-6 水平的影响》。

3. 一种新药物或者诊治方式应用于临床之后,多数的选题是介绍其成功的经验,而对立观点是观察诊疗失败的教训或临床中的不良反应,如《误诊为类风湿关节炎的肺癌 1 例报道》。

(二)补充和丰富他人的观点

选题中难免会有雷同之处,但这不完全等于重复性的选题。相反,可从他人的文题中发现问题,得到启示,在此基础上产生新的观点,使之更加全面、更加丰富。例如《不同剂量丙泊酚对心肺转流下心内直视手术病人肾小球功能的影响》观察丙泊酚 $10\ mg \cdot kg^{-1} \cdot h^{-1}$ 可减轻心肺转流所致的早期肾小球功能损害;《氟比洛芬酯对消化道肿瘤手术后炎症细胞因子表达的影响》报道氟比洛芬酯除能镇痛外,还可减轻术后炎性反应。

(三)根据个人专长和地区、医院特色选题

临床医生应按照个人的专长与经验,并根据不同地区的环境特点、气候因素、民族居住地域自行选择论文题目。这种选题技巧几乎每位作者都可应用,例如《安徽省农村居民健康体检现状影响因素分析》《上海市莘庄社区中老年人体质量指数与常见慢性病之间关系分析》等。

(四)从学术争论中选择课题

由于人们对事物的认识不同,看问题的角度不同,以及受各种主客观因素的影响,难免对同一问题有着不同的观点。学术上,百家争鸣是很正常的。根据学术争鸣的焦点进行选题,提出并论证自己的观点,常能引起审稿者的注意,刊出后亦会受到读者群的关注,例如《流动人口产前保健及孕妇学校工作的研究进展》《人工流产现状及其影响因素》等。

(五)其他学科的新成果、新技术、新方向

重视其他学科领域的新成果、新技术、新方向,从中进行选题,效果往往不错,如《大脑中央前沟立体定位数据集的构建及其平面投影回归分析》。不同学科的交叉也可以引发新的选题,如《从文本类型学角度论医学翻译的"信、达、雅"》等。

(刘　畅)

第三章　医学论文中的科研设计

选题是解决"做什么",而设计是解决"怎么做"。科研设计是为了顺利地实现选题目标而制定的行动方案或计划,即科学研究具体内容的方法和计划安排。它是科研设计的先导和指南,也是实验数据统计处理的前提,关系到能否按选题愿望出成果、成果的创造性大小、可靠性如何。科研设计是对所研究课题的目的、内容、方法和结果的设想和计划,它有利于保证和增强科研过程的科学性,保证研究成果能确切地回答科研题目提出的问题,有利于多出、快出成果,同时保证实验数据的可统计性。

在一定理论和实践研究基础上,选择并确定某一科学问题,通过科学的论证,设计形成一整套比较成熟的解决这一科学问题的全面设想和方案,称为科研设计。在科研设计过程中,研究人员需将这一科学问题加以条理化,并系统地说明研究者对此问题的认识,以及将要进行何种实验或观察,其具体研究方法如何,预期的研究目标是什么,用多长时间来完成,已有的研究工作基础和存在的主要困难有哪些等,按照一定的格式编写成文字资料。科研设计既无现成公式可套,也无捷径可走,研究者需要根据具体的科学问题,设计并提出相应的研究方案。一项科研工作能否取得预期的、有价值的成果,或者一篇学术论文水平之高低,相当程度上取决于科研设计的质量与水平。在科研课题的申报过程中,科研课题的申报书或标书实际上也就是科研设计书。

科研的一般步骤或程序是:查阅文献及立题→初步设计→预备性实验→修改并确定设计→正式实验→数据处理→补充设计及实验→结果统计分析→撰写论文及成果。当然它不是千篇一律的,可因科研性质的不同,根据其繁简程度,适当增删。进行科研设计的目的,就是要做到有计划、有步骤、有目的地完成科研任务,克服盲目性。设计要周密,安排要合理,科学性要强,最大限度地获得丰富而可靠的资料,对实验结果及误差的大小有比较准确的估计,使科研结果具有适用性、独创性、可重复性和经济性。因此,科研设计要周密,安排要合理。

医学科研设计包括专业设计和统计学设计。专业设计是指运用专业理论知识和技术来进行设计,主要是为了确保实验观察结果的有用性和独创性。从专业理论角度来选定具体的科研课题，提出假说，围绕检验假设制定技术路线和实验方案。专业设计的正确与否是科研成败的决定因素。统计学设计是运用数理统计学理论和方法来进行设计。减少抽样误差和排除系统误差，保证样本的代表性和样本间的可比性，确保实验观察内容的合理安排，以便使实验结果进行高效率的统计分析，以最少的实验观察次数（例数）得出相对最优的结果和可靠的结论。因此，统计学设计能够对科研结果可靠性和经济性进行保驾护航。

第一节　科研设计意义与选题定题

科研设计与整个科学研究过程密切相关，是一项科研工作的先导，是科研进程中的依据，是实验数据统计处理的前提，是所得结果准确、可靠的保证。

一、科研设计意义

1. 增强科研过程中的科学性，使误差控制到最低限度，保证科研结果准确可靠。科研设计中的一些不当之处，如观察病例数太少或实验组与对照组病情轻重不一致等，例数少会使抽样误差变大，各组病情不同会使组间分配误差增加，这些误差都会影响研究结果，使之不准确，甚至得出错误的结论。

2. 保证科研结果确切。能确切地回答科研题目所提出的问题，避免"文不对题"或"跑题"的情况发生，也有助于确保所进行的科研项目符合有用性和目的性（也包括可行性），避免花费大量的时间和精力做出的科研成果脱离自己最初的构思和设计目标，而事倍功半，甚至背道而驰。

3. 有利于多出和快出成果，使科研工作多、快、好、省地进行，避免走弯路，减少不必要的工作或多余性的重复工作，保证了科研设计在减少或者排除系统误差前提的情况下的可重复性，也实现了经济性，节约了大量的人力、财力和物力。如果科研设计良好，就能用比较少的人力、物力和时间，获得较好的结果，达到事半功倍的良好效果。若是采用近代的多因素科研设计方案的话，可以在较少的实验中同时对多种因素加以探讨，达到高效率的目的。例如随机区组设计、析因设计和拉丁方设计等。近年来出现的序贯设计方案的主要意义就在于随着实验的进行逐渐增加例数直至恰到好处为止。它既可避免不必要的过多例数，又能保证统计分析上有意义的足够例数，所以是很合理的实验设计方案。临床科研中病例一般都是逐渐收进的，尤其宜于采用此种设计方案。

4. 保证实验数据的可统计性。一般在科研的总结阶段都要对实验数据加以统计处理，而供统计处理用的数据应当合乎要求，那些杂乱无章、差错迭出、标准

(条件)不一、主观拼凑的数据不值得统计分析。所以,只有在良好的科研设计思想指导下获得的实验数据,才值得统计处理。

5.保证了实验数据的独创性,即先进性。在科研设计初期,就通过大量阅读各种国内外的先进参考文献,确保所做课题的领先性和独创性。由于科学研究是在一般认识的基础上对尚未进行过研究的事物或者理论进行研究,从而揭示其事物矛盾的内部联系,正确且严谨地回答和解决所提出的问题,因此其先进性至关重要。

二、科研选题与定题

作者所选的题目应能验证一个假说,具有学术和科学价值。这里仅就与科研设计有关的选定题目问题来加以说明。

(一)选定题目要明确

科研题目切忌含糊笼统,研究目的要非常明确,所要解决的问题应十分清楚。如果把医学科学研究比作战争的话,那么科研题目就有战略性题目与战役性题目之分。例如恶性肿瘤的病因学研究属于战略性题目,而肺癌与吸烟的关系则属于战役性题目。后者包括于前者之中,是前者的一个具体且小的分支。战略性题目是总的奋斗方向,战役性题目则是一个具体的进攻目标。其他诸如远期完成的题目与近期完成的题目、总题目与分题目、大题目与小题目等,也都有类似的关系。这里所说的科研设计是指战役性科研题目设计,这是因为战略性题目太大、太广、太抽象,无从着手设计,也就根本定不出具体计划。如果不慎把战略性题目当成了战役性题目,则会做起来费时费力,浪费相当大的精力,搞得很复杂,结果往往还会因为诸如例数不够、工作量过大、技术无法实现、考虑不全等问题导致半途而废。因此只有采取"看菜吃饭"的办法,量体裁衣,利用已有的设备做现实可以完成的研究,即制定非常明确、具体的科研题目,才能确保设计出切实可行的科研计划方案。

(二)选定题目要有依据

严格地说,选定题目的依据不属于科研设计的范畴,而属于要由熟悉该题业务行情的专家来审议的问题。但习惯上,在审查科研设计时,总要看立题的依据是否合适,假若选题不当,那么就根本没有必要针对该题进行设计了。

医学科研选题既可以解决当前现实问题(如某病治疗方法、预防措施等)为主,也要注意考虑国家国防、卫生事业以及医学科学发展本身的需要(如长寿、细胞起源等理论研究),既要积极承担国家题目,也要适当安排发展本学科所需的(但对国家全局来说可能是非重点的)以及个人原有专长(一个人的科研课题应相对稳定,因为需要很多准备劳动)的题目,既要紧密结合临床防治实践,也要注意相应的医学基础理论的研究。科研选题本身的复杂程度和技术难度各不相同,选题时应当结合自己的实际情况,量力而为,不要太大、太空或不分轻重缓急,应根据自己的主客观条件和团队情况选定经努力后可以解决的课题。

选定题目的依据可以是国家、省、市或院校下达的科研任务,也可以是某一带有启发性的现象,这可能来源于各种情报资料(主要通过查阅文献资料、举办座谈会座谈了解、采访有关专业人员、现场进行调查研究、总结过去工作、预初试验等方式)。首先需要根据情报资料结合单位人员的主客观条件明确主攻方向,然后通过文献资料了解与该科研项目有关问题的国内外现状及进展、解决了哪些问题、还存在着什么问题、有何矛盾之处、争论的关键何在、发展趋势如何以及有什么新动态等,只有这样,才能知己知彼,使题目有创见、有新意,方能在学术上有深度、有水平。

(三)科研题目的性质

不同性质的科研题目,其科研设计的侧重点是有所区别的。医学科学研究的性质从不同角度来说一般可分为:实验性研究或调查性研究;理论性研究或应用性研究;创新性研究或追试性研究,等等。如果是实验性研究,那么就应着重考虑被试因素、实验方法、指标和对照等问题。如果是调查性研究,则应着重考虑调查范围、调查对象、样本标准、抽样方法、例数多少和调查提纲等。理论性研究应着重在提出假说和验证假说的科研构思上。而追试性研究则应力求使实验条件和被追试科研工作的实验条件一致,以期能在相同条件下验证其结果的是与否。

(四)科研题目的预见性

这里所说的"预见性",是指对该题可能获得结果的预期估计而言。若选题得当,立题的事实或理论依据充分,则预见性大,如果有预备试验的基础,则预见性就会更大。对于研究性或初作科研的人员来说,应当选择预见性大的题目。

第二节 科研设计基本要素

一、被试或处理因素

被试或处理因素(以下简称因素)、受试对象和因素的效应,是医学科学研究中的三个基本组成部分。一般地说,医学科研的目的就是阐明某因素或某些因素对受试对象有什么效应或影响。

(一)因素的性质

因素一般多是外加于受试对象上的,通常称为处理因素。例如各种病原微生物和寄生虫等生物因素；创伤、高温、低温、激光、电离辐射、电流等物理因素；无机毒物、有机毒物、生理性毒物和军用毒物等化学因素；长期的忧虑、悲伤、恐惧等精神因素；遗传物质改变等遗传因素。然而，受试对象本身原有的某些特点如性别、年龄和疾病等也都可以成为被试因素。如研究冠心病发病率，则性别是因素；如研究血脂含量的差异，则年龄是因素；如观察慢性肝炎、肝硬化和肝癌病人免疫反应的异同，则肝脏疾患是因素。

(二) 被试因素的数目及水平

传统的习惯做法是每次实验只观察一个因素的效应，称之为单因素设计。其优点是目标明确，简单易行，条件好控制，结果一目了然；缺点是如果有多种因素有待试验的话，这种设想每次解决问题少，研究进度慢，有时因素虽然是一个，但可有几个"水平"(或等级)。所谓"水平"，是指同一因素在量上的不同程度。

由于现代统计学在实验设计方面有了长足的进步，有可能在一次实验中同时观察多种因素的效应，即为多因素设计。作者应采用特殊的设计方案，如析因设计等。当然，每种因素也可以有不同的水平，此时称之为多因素多水平设计。设计时必须抓住因素中的主要矛盾，找水平中具有代表性的几个关键点。多因素往往有多、快、省的优点，但也有方法繁杂、条件不易控制等缺点。

总之，一次实验中观察的因素和水平数不宜过多。

(三) 因素的强度

任何性质的因素都有一个"量"的大小问题，这就是因素的强度。如药物剂量的大小、放疗射线的强弱、接种菌量的多少、温度的高低等。因素的强度如果有几个等级，就是上面所说的"水平"了。

因素的强度应适宜，过强则超出实际可能的范围或伤害受试对象，过弱则观察不出应有的效应。

(四) 因素及施加方法的标准化

因素的性质、强度及施加方法等应通过查阅文献和预备实验找出各自的"最适条件"，然后制定有关常规及标准，并应相对固定，在正式试验中尤其不允许轻易改变，这就叫作标准化。标准化的目的在于保证在正式研究过程中，被试因素的各种条件前后始终一致，保证不中途跑题，保证因素与效应的明确因果关系，保证科研结论可靠。科研设计中因素的标准化必须具体而细致。

二、受试对象

受试对象可以是人、动物或微生物，也可以是取自人或动物体的材料（器官、血液或组织等），还可以是正常的或病理的。

(一)受试对象应具备的基本条件

①对被试因素敏感;②对被试因素有一定的特异性;③对被试因素的反应较稳定;④病例易于积累,动物则便宜、易得。

(二)选择受试对象时需考虑的问题

受试对象为动物时,需考虑种属(犬、猫、家兔、豚鼠等)、品系、性别、年龄、体质量、健康状况等。如为人时,除一般条件外,尚需考虑社会因素、家庭情况和心理状态等。若为临床研究,则应考虑病种、病情、病期和病理等问题,所以必须认真考虑,精心选择。

(三)受试对象的病理强度

在临床研究中,为了不漏掉或隐藏可能发现有效防治因素的苗头,病人或动物病理模型的病情不宜过重,病程不宜太长。否则,病情过重,防治因素的阴性结果不能成立,因为如果用之防治轻症,可能就表现出效果了。所以在科研设计中的初筛试验应贯彻轻症原则,如有效,再试用于重症。

(四)受试对象的标准化

概括地说,受试对象的标准化就是在设计中常规的受试对象的组成、标准、来源及选择方法等的方案和常规,并在全研究过程中不轻易改动。

受试对象的标准化确定以及其后的受试对象的选择标准,应根据科研题目的性质而定,设计时应提出确定选择标准的依据或理由。

临床研究中受试者多,最根本的问题是诊断必须明确可靠,毫无疑义。病型分期标准或病情轻重、急慢的判断标准也应同时制定好。

在一些基础医学研究中,往往用正常健康的受试对象,如身体的各种常数、生理、生化正常值等的研究。

(五)受试对象的集中性与代表性

受试对象的集中性指受试对象在各方面的一致程度,越一致则集中性越强,可称之为纯化对象或对象的构成均匀。集中性的优点是因为对象很一致,所以个体差异所得误差很小。此外,由于病种、病情单一整齐,因此研究结论明确并易于被突出显示出来。反之,病种不集中,治疗的效果可能被掩盖。必须强调的是,有时不能照顾代表性,如已知年龄对结果有影响,则应选用同年龄组的对象。

(六)受试对象的例数

受试对象的例数究竟需要多少,不能一概而论,它与以下三种因素有关。

1. 指标的性质　指标是用来判断某现象(如某病、某效应、某过程等)是否存在(有效)的准则或根据,如血压可作为判断某药有无降压作用的根据。计数指标时例数需要多,如一批病人中清点死亡率、发病率,或一个地区居民人口中计算发病率,χ^2测验法是计数指标测量的常用方法。计量指标时需要较少,计量指标是用一个已知量做标准,来与未知量比较的过程,如用血压计量血压等。计量指标比技术指标精确,可得出更精确更有把握的结果。

2.误差的大小(计数指标时与阴性和阳性的百分率有关,计量指标时为标准差的大小) 误差大则需要例数多,误差小则需要例数少。

3.被试因素效应的强弱 亦即实验组数据与对照组数据的差值,差值大则需要例数少,差值小则需要例数多。

一般来说,计数指标时每组不得少于 20 例(对构成指标而言,如为频率指标,则例数需要很多才行);计量指标时每组不得少于 5 例。

三、效应与观察指标

任何效应都是通过具体的指标观察、检测出来的,可以把指标看作鉴定效应的尺度。所以选定指标是科研设计中至关重要的问题。

(一)指标的分类

1.按照性质指标可分为技术指标和计量指标两大类。只能以"是"或"否"回答的,并计数"是""否"反应各多少例的指标都属于计数指标。频率指标等也属于计数指标。如一批病人中清点死亡率、发病率,通过调查死亡多少、未死亡多少和发病多少、未发病多少,或一个地区居民人口中计算发病率,χ^2测验法是计数指标测量的常用方法。凡受试对象在量上可计测程度不同的指标都属于计量指标,如血压、血糖、血钾值等。计量指标是用一个已知量作标准,来与未知量比较的过程。计量指标比计数指标精确,可得出更精确更有把握的结果。

2.按照指标所反映的机体基本特征,观测指标可分为功能指标(如生理、病理生理、生物化学、药理指标等)和形态指标(如解剖学、组成学、组织化学指标等)。

3.按照量度和表达方式可以分为量反应指标(反映本身表现程度的大小,如血压升降值等)、质反应指标(反映本身属性表现与否及其程度,如死亡与否,其程度以正负反映的百分率表达,存活数为正反应数,死亡率反映负反应程度)和时反应指标(指标反映出现反应所需的时间、住院治疗的时间等)。

4.按照反映对象特性的方式,可以分为直接指标和间接指标。前者直接反映研究对象的特性,如冠状动脉血流量的测定作为治疗心绞痛药物疗效的直接指标。后者间接反映研究对象的特性,如动物注射垂体后叶素后缺血性心电图,作为间接反映冠状动脉血流量减少的间接指标。

5.按来源进行分类,指标可分为主观指标和客观指标。前者来源于被研究者主体所能意识感知的指标,如疼痛、腹胀、饥饿及其他症状。后者来源于不依赖被研究者主体意识而可用一定客观方法如仪器设备测量记录下来的指标,如心电图、眼压、血脂水平等。

6. 按反映事物的专一性，可分为综合性指标和专一性指标。前者反映多种事物特性综合表现的指标，如脑电图是大脑各部分细胞生物电的综合表现，是一种综合指标，不能专一地反映大脑特定部分的生物电活动。后者是比较单纯专一地反映某特定事物特性的指标，如用玻璃电极描记丘脑内侧核单个神经元的放电，这个指标就比脑电图单纯和专一。

7. 按结构、观测指标可分为绝对指标和相对指标。前者由绝对值如均数所构成，如血脂水平、用药前后血脂水平相差的绝对值。后者由相对值如比率所构成，如用药前后血脂水平之差与用药前血脂水平之比，即血脂增减的相对值。相对指标主要是为了便于比较。

(二)指标的数目

由于研究题目的不同，所采用指标的数目也就可多可少。效应的表现可能是多方面的，因此，观察指标也可有多种。不能说指标越多越好，这是因为任何事物都有主要矛盾，指标也是如此，有的能反映效应最本质的东西，有的则仅反映表面现象。因此，过多的指标是不需要的，但指标也不能单一，这样没有把握。

(三)指标的条件

1. **关联性** 所谓"关联"，就是指选用的指标必须与科研题意有本质上的联系，并能确切地反映出被试因素的效应，这又称为指标的有效性。这是指标应具有的首要条件，只有这样才能明确而敏感地反映出被试因素的效应。

2. **主观性** 客观指标是指能客观记录、不易受主观因素影响的指标，如心电图、血管造影等。有些指标虽然看上去是客观指标，但判断上却受主观性的影响，如血压由检查者的听觉而定等。

3. **精确性** 指标的测定应当有一定的精确度，这样科研结果的可信性才有保证。一般可用同一样本重复检测的办法来验证指标的精确性，数据动摇小者精确性好，否则精确性差。精确度常有两层含义：一是指标的正确性，亦即是否能如实地反映客观情况；二是指标的精密性，也即所得数据的精密程度。

4. **灵敏性** 指标的灵敏性与指标的有效性之间存在着一定的关系，如果有效性很差，当然就谈不上什么灵敏了。灵敏性是指只当作用量增减时指标效应量也能随着增减，而且幅度较大，对作用量变化的分辨力比较高。提高指标的灵敏性是检出效应微量变化的关键环节，提高的手段主要靠检测方法和仪器的改进。由于某些作用量的变化不只会引起指标效应量的量变，还有可能引起质变，例如大剂量的催眠药引起麻醉昏迷就发生了质变。因此，指标的灵敏性要具体问题具体分析，不能一概而论，要考虑它的适用范围，超出范围则变成不灵敏指标，失去意义。选取指标时要选取那些同质阶段的范围较宽的指标。指标的灵敏度有时还与测试方法有一定的关系，例如隐性糖尿病病人空腹血糖指标可能正常，但糖耐量曲线却显示出糖尿病的特征变化。心电图指标也是如此,安静心电图有时可不显示冠心病的特征变化(有材料表明25%～50%的广泛冠脉病变病人安静时可无心电图的变化),但在给机体以额外负荷(如运动)时就可能把冠心病的特征变化显示出来。由此看来,在增加负荷下动力学地观察测试指标数据资料,有时可作为提高指标灵敏性一种方式,而且可能更好地反映情况,患病机体在通常情况下尚有代偿适应能力,而增加负荷时代偿适应能力低下的矛盾就暴露出来了。

5.特异性　指标应具有一定的特异性,特异性高的指标易于揭示出事物的本质,并且不易受其他因素的干扰,不特异的指标易受其他因素影响而使结果不准确。而某些非特异指标在限定的条件下,也能成为相对特异性指标。

(四)指标的标准化

应事先规定好指标观察的常规,如观察方法、标准、时间、记录法及记录格式等,尽量形成标准化的观察指标。

第三节　科研设计中的对照与分组

一、对照

有比较才能鉴别,只有对照才是比较的基础。同时,只有对照才能估计各种偏因,使真正处理因素所起的作用显示出来。然而,过去很多医学论文的科学性方面存在着各种不同程度的问题,这些问题中的一半以上是"对照"方面的问题,有的根本没有对照,有的对照不合理、不完善或对照各组之间没有可比性,直接影响了论文的质量。

(一)对照的意义

有的学者认为,如果在研究中不能进行合理的对照,那么最好先放弃该项研究,直到什么时候有条件作科学对照了,再开始研究工作。对照的意义主要如下。

1.通过对照取得研究指标数据的差异　观察一种药物是否有效、某一疗法是否有用、某个因素是否对某项指标有影响,这都要在各种形式的相互比较、相互对照中求得答案,这就是逻辑学中的"对比"方法。医学研究中,对照的意义尤其重要,如果不通过适当形式的严格对照,就很难说某药或某疗法有治疗效果。

2.通过对照消除非被试因素对结果的影响　非被试因素是指被试因素以外的其他各种因素。医学研究的受试对象是人或动物以及取自它们的材料,而研究中所涉及的又是生命现象和人类疾病的过程,因而十分深奥、复杂,且有许多未知数。这些特点决定了医学研究易受各种各样因素的干扰,这些干扰因素根本无法

——加以控制,致使医学研究中误差的必然存在和误差的不可避免。这些误差的影响有两种情况:一是使实验数据发生单方向偏移,因而直接影响均值或百分率等结果的准确性;二是使实验数据发生对称性的双向动摇,只影响数据的分散度而不改变均值或百分比等结果数据的绝对值。

3.对照的其他作用　①找出综合因素中的主要矛盾;②验证实验方法的可靠性;③修正实验数据;④找出实验的最适条件;⑤分析实验中的问题或差错的原因。

(二)对照的原则

对照必须遵循一定的原则进行,否则对照将失去意义,不但对照无效,反而易造成假象,导致错误的结论。

1.组间一致原则　医学研究中多采用群体,亦即组与组之间的比较形式,如实验组和对照组。为了使它们之间具有"可比性",必须力求保证两组之间除被试因素外,其他各方面的条件都要一致,统计学称此为组与组之间的均衡设计。

保证组间一致原则应着眼于:①观察对象方面:如为病人,组与组之间在一般情况、病情性质和轻重程度的组成上都要一致,如为动物,种系、体质量分布上也要一致;②实验条件方面:如病室条件、饮食、治疗程序、处理步骤、使用仪器等,组与组之间应一致;③操作或观察者方面:如由两人观察结果,绝不允许一个人专门操作或观察实验组,另一个人专门观察对照组;④时间方面:为了保证组间一致,实验组与对照组的工作应同时平行进行。

组间一致的程度越好,则被试因素的效应越能突出地表现出来,因其他因素的偏差影响被消除了。实验组与对照组的组间一致,是通过两组结果数据相减消掉偏差的办法的重要前提。

2.消除组间心理影响的差别　这里所说的实际上是如何在心理影响方面保证组间一致。医学研究中心理影响不容忽视,特别在研究对象是人的时候尤为突出。为了消除心理影响,在无处理对照时应给对照组病人以安慰剂;在有处理对照时就无需安慰剂,因为也给予治疗因素了。双盲原则对消除不公正的心理影响(有意或无意)十分有效。所谓"双盲",是指病人本身和结果判定人员,两者都不知道哪个病人是属于哪组的。动物实验中不存在"双盲"问题,只需结果判定人员一盲即可。

3.各组例数应相等　从统计学理论来看,实验组与对照组的例数相等是最合理的,因为此时两组间合并误差最小,差值的显著性最高。

4.前后对照的原则　除了时间不同外,处理前与处理后的各种条件都应按组间一致原则均衡设计,亦即前后条件一致。只有被观察指标对时间先后变化稳定者,才能用前后对照。

5. 受试对象的病理程度应适宜　设立对照时病理程度应较轻,如果病人病情过重或实验动物病理模型太重,则药物或疗法的效果就不易显示出来。

(三)对照的方法

医学研究除了单纯性调查研究以外,一般都需要有对照。对照按研究目的和性质不同而有多种形式,其常用者主要如下。

1. 无处理对照　对照者或对照组不进行特殊处理,如根本不给任何处理,或只给生理盐水或安慰剂等。分为以下三种:①正常对照:以正常人或正常动物的各种数据或反应作为对照。如各种生理和生化数值、化验数值、病理改变等,多用此种方法进行对照。②非正常对照:以病人或病理模型动物作为对照。如为动物时,只给予0.9%氯化钠注射液对照即可。这是实验研究中最常用、最有效的对照。③处理前后对照:将处理后的数据与处理前(无处理)的数据相对照。应明确指出的是,基础医学研究(如生理、生化、药理等)中常用前后对照,因为这些实验过程一般在短时间内即可完成,容易做到前后条件一致;而临床上符合此种对照的情况不多,应尽量少用。

2. 有处理对照　对对照者或对照组给予一定处理,不过这种处理在性质、程度和构成性质上与实验者或实验组不同而已。可分为以下五种:①已知因素对照:对某一新药或新疗法进行疗效观察时,可用临床上有效的已知药物或疗法作为对照,故有相互对照之称。②同一处理但强度不同或方法不同的对照:如同一药物口服时的疗效与注射的效果相对照,即属于此种对照方法。③复合处理对照:如欲观察一种新药对感染性疾病的疗效,但对这一新药的疗效又没有十分把握时,为了病人不出问题,可采用复合处理对照法。用两组病人,甲组用新药加青霉素复合治疗,乙组单用青霉素治疗。④观察"交互作用"时的对照:如欲观察两种被试因素之间是否有"交互作用",则对照方法需用三组,即甲因素组、乙因素组、甲+乙组。甲+乙组如为甲、乙两组效应之单纯代数和,则无"交互作用",如超过或不及则有协同或拮抗作用。⑤筛选处理对照:已证明某一中药方剂有效,为了找出其中哪一味药起主要作用,可将原方剂与去除或替换了其中某味或某几味药的方剂相对照。如用此法反复对照,会找出发挥疗效的主要药物。

3. 同时自身对照　前面所述各种对照方法,除了前后对照可以在自身进行外,其他对照都要在不同的个体或群体之间进行。同时自身对照是一种难得的常见对照方法,因其在同一个体上进行,故误差可较小。

4. 实验方法上常用的对照　有的对照要在正式实验前进行,即为预备实验;有的则在实验后又要反过来探讨某问题,称为追加实验。现就其主要的对照介绍如下。①标准对照:为了证明实验方法已过关,应用标准阳性因素作对照,以排除"假阴性"的可能;还应用阴性因素作对照,以排除"假阳性"的可能。②空白对照:

在生物化学性实验中,根据实验性质须进行许多空白对照,如试剂空白、血样空白、底物空白等。③最适条件的摸索:可通过不同温度、pH、试剂浓度、反应时间等一系列对照,找出最适实验条件。④效应特异性对照:也称实验对照,它与剔除处理对照有类似之处。⑤检查误差:如固定实验条件同时实验多例动物,检查个体差异大小;一个动物在不同时间重复实验,可检查个体本身的变动情况;同一样品分为多份同时检测,以检查操作误差;不同人进行同一实验,以检查操作者误差。⑥不同方法对照:同一性质的问题,最好用两种指标、两种方法去实验,以互相对照验证。⑦潜在对照:尽管对照是十分必要的,但在特殊或极端情况下,也可以没有对照。例如急性粒细胞性白血病,如能治好一两例,不用什么对照,也是很了不起的效果。这时不是没有对照,因为该病以往100%的高病死率,本身就是一个严格的"潜在"对照。

(四)对照中常出现的问题

①组间不一致、不完善或不合理的对照;②对照组例数太少;③不具备前后对照前提的前后对照;④对照不足和对照不对题;⑤对题重叠或多余。

二、实验分组的方法

分组是科研设计的重要环节。分组合理与否,直接影响结果的可靠性。分组处理是为了进行比较,为了进行合乎于逻辑的判断,也是为了从比较中验证研究的目的。分组一定要科学,具体地说就是要随机化(randomization)。随机化就是使各个观察单位都有同等机会被分配到各组中去,而不夹杂任何主观因素。

(一)分组原则

一是随机化,二是保证组间一致。分组时的随机化是指每个受试对象分到各组去的机会都是相等的,换句话说,每个对象分到哪一组去只能听凭机会的安排。大样本时随机化分组是适宜的,而小样本时随机化不能保证组间一致,所以小样本时要用人为和随机相结合的方法来保证组间一致性,其实质是更好地体现随机化原则,它与"主观选择"有本质上的区别。

(二)小样本分组法

小样本时采用人为和随机相结合的分组法。主要有以下两种。

1.配对法 配对法是把各方面条件相似的或在主要影响因素方面相似的对象配成对子或配成仨,而后再按随机化原则把各个"对"中的对象一入实验组,一入对照组,如为仨,则将每三个对象按随机化原则分到三个组中去。

配对设计的优点在于:①尽可能地排除非处理因素对实验结果的干扰;②在设计时严格控制了非处理因素,使两组的均衡可比性提高,减小了抽样误差;③由于配对设计的抽样误差较完全随机设计小,在相同样本含量条件下,配对设计所需的样本含量较小。其缺点在于配对条件不易严格控制,当配对失败或配对欠佳时,反而会降低实验效率。

2. 分层(stratify)法 就是按非被试因素中的几个主要影响因素(即层次,如性别、病情等),先将对象分为若干群,然后再按随机化原则把每群的对象分到各组中去。分层越细,则组间一致越能保证,但过细是不可能的,一般有二或三个层次即可。

(三)随机化分组法

常用的随机化分组方法主要有以下三种。

1. 完全随机设计 完全随机设计又称成组设计,可以有以下两种形式:①采用完全随机分组的方法将全部同质受试对象随机分配到各个处理组,各组分别接受不同的处理。如在《非血运重建急性冠状动脉痉挛综合征病人强化抗血小板治疗临床分析》中,研究者将符合诊断条件的急性冠状动脉综合征病人200例,随机分为两组,一组为对照组,一组为治疗组。两组入院期间均给予常规治疗,出院后对照组继续给予拜阿司匹林,治疗组给予拜阿司匹林和氯吡格雷治疗,随访1年观察比较两组疗效。②分别从不同的总体中进行随机抽样,观察同一指标,进行对比研究。在进行此类研究时,一定要注意影响研究指标的主要非处理因素各组应齐同可比。如《超声检出脂肪肝与血脂水平及肝功能关系分析》中,研究者随机选择该院经超声诊断为脂肪肝病人86例,另随机选择健康对照者98例,观察每例受试对象的血清总胆固醇、三酰甘油等指标,比较脂肪肝病人与健康对照者各检测指标间的差异。研究者选择研究对象后对两组受试对象的性别、年龄进行了比较,其差异无统计学意义,提示两组齐同可比。

完全随机设计的优点是:①设计方法简单、易行;②统计分析方法简单;③存在缺失数据时,仍可进行统计分析。其缺点是:①样本量小时,抽样误差较大;②由于对实验的非处理因素缺乏有效的控制,故组间均衡可比性较配对设计和随机区组设计差;③完全随机设计只能安排一个处理因素,不能满足多因素的实验要求。

如果要分为两组,可将观察对象编上号,再在随机数字表中任选一个数字,从此数开始向任意方向顺序抄写与被观察数目相同的随机数字,并与观察对象的号码相对应,然后将随机数字单数与双数各编成一组。

2. 配偶设计 把研究对象条件相同者配成对子,并标出甲、乙,再按上法在随机数字表中抄录与对子数相同的随机数字。如随机数字为单数,则将对子中的甲动物(或病人)编入实验组;如随机数字为双数,则将对子中的乙动物(或病人)编入实验组。对子中的另一个便可直接分配到对照组。

3. 随机区组设计(random block design) 这是配偶设计的扩大。如实验中有三个对比组,用 15 只动物进行观察,则将条件近似的每 3 只动物作为一个区组,共分为五个区组(1~3 为一区组,4~6 为二区组,依次类推)。然后在随机数字表中顺序抄录 10 个随机数字。

(王兰英)

第四章　医学文献信息的搜集与处理

与其他专业领域的信息资源相比,医学信息资源具有数量大、增长快及类型多等特点。医学及生命科学学术期刊约占整个自然科学领域学术期刊总量的三分之一,每年新出版的医学论文超过100万篇,为各学科之首。信息搜集与利用贯穿科研选题、论文撰写以及临床和教学工作的全过程。文献是最主要、最重要的信息源,是指为了表达思想、学习、参考、存储、交流的需要,通过一定的记录方式将知识或信息记录在某种事物载体上形成的产品。记录科技知识的载体称为科技文献;凡属于医学科学范畴并记录医学科学知识的载体称为医学文献。在浩瀚的文献海洋里,要迅速而准确地查检到对自己的课题有用的文献信息,是每一个科学工作者必备的基本功。

第一节　医学文献检索基础

医学文献是人类在与疾病作斗争的过程中,用文字积累起来的智慧结晶,是医学科技事业发展必不可少的参考资料。作者在撰写医学论文时,首先必须对本课题的历史、现状、国内外的研究状况,前人做了哪些工作,采用的是什么方法,还存在着哪些问题,以及相邻学科的发展对该课题提供了什么新的有利条件等进行全面的了解,而这些只有通过查阅有关的医学文献才能获得。因此,查阅医学科技文献是撰写医学论文最重要的一个环节,也是医学论文资料收集的一个重要来源。

一、文献检索在论文写作中的作用

1.可提供选题的依据　确定课题过程中,对已有研究必须充分了解。前人有哪些研究成果? 他们是怎么研究的? 研究重点是什么? 研究方法是什么? 哪些问题已解决或基本解决? 哪些问题尚未解决? 哪些有待进一步修正或补充?

国内外对此问题的主要分歧是什么？焦点在哪里？有哪几种代表性事件？代表人物是谁？对于前人还未涉足的课题,则要通过相关文献的查阅,从侧面了解课题的研究价值。可从哪里入手？可采用哪些方法和手段？相近学科或课题能否借鉴？所有这一切问题的回答,在没有占有文献的基础上,是不可想象的。

2. 可扩大视野　马克思曾将利用文献比作站在巨人的肩膀上。充分占有文献可以开拓研究者的思路,深化对问题的认识,启发深层次的思考。经常查阅文献可站在研究领域的最前沿,可跟踪了解国内外的最新研究成果和方法,并从中得到启发,寻找解决问题的可能答案,使所研究的课题站在更高的起点上。

3. 可避免不必要的重复　文献检索的一个基本目的就是避免重复劳动,避免重复解决别人已经解决的问题,避免重犯别人已经犯过的错误,少走弯路,提高研究效率。

文献检索在整个研究中的作用甚至是很重要的,研究成果的价值与占有文献的数量和质量相关。在文献资料缺乏、情报信息不灵的情况下做研究,往往不是盲目瞎碰,就是低水平的重复,是对人与资源的浪费。

二、医学文献的特点

医学文献是科技文献的重要组成部分。现代医学与其他学科广泛交叉。因此,医学科学工作者必须从多学科、多角度、多层次、多方位对医学深入研究和探索,这就要求不但要查阅医学文献,还要查阅与医学相关学科的文献,就必须了解医学文献的特点。医学文献具有以下特点：

1. 数量急剧增长,总量居各学科首位　医学是一门发展迅速的科学,记录和反映医学科学发展的医学信息资源数量急剧增长。医学和生命科学相关书刊数量占科技类书刊总量的近1/3,医学文献信息资源的数量居所有学科文献数量的第1位。

2. 文献类型多样,数字型资源成为主要形态　医学信息资源的载体类型多样,既有印刷型的图书、期刊、特种文献(会议文献、科技报告等),也有非印刷型的缩微资料、视听资料以及电子出版物、网络型文献等。同时,随着卫生信息化的发展,大量的电子病历、个人健康档案等成为重要的数字医学信息资源。

3. 文献资源分布相对集中,学科之间存在交叉　现代科学发展的趋势之一就是学科之间不断交叉渗透,形成新的学科,如医学信息学的产生就是医学与信息学交叉渗透的结果。相关学科之间的交叉和渗透也影响着文献的分布,医学领域的信息资源除了集中发表在该领域的书刊上外,一部分还可能分散在物理学、化学、数学、计算机科学、管理科学甚至其他综合性的自然科学领域的信息资源中。

4. 半衰期短,信息更新速度加快　文献的寿命通常用半衰期来表示,有关研究表明:医学文献的平均半衰期为4.8~7.7年,最短的只有3年,而其他学科文献的半衰期平均为5.0~16.1年。

三、医学文献的类型

按载体类型,文献信息资源可以分为印刷型、电子型及声像型三种。

1. 印刷型 以纸张为载体,是印刷术发明以来的传统文献形式,也是目前出版物的主要形式,包括石、铅、油、胶印等。其特点是不用特殊材料,便于直接阅读,可以广泛流传,但携带不方便,保存占用空间大,识别收藏难于实现机械化,易受虫蛀、水蚀,整理保存需要花较多的人力。

2. 电子型 采用电子手段,将文献信息数字化(通过编码和程序设计将文献的原有语言形式变成计算机可存取、阅读的数字化形式),储存于磁盘、光盘等载体上,并借助于计算机及现代化通讯手段传播利用的一种新的文献类型。主要包括以数字化的方式将文本、图像、声音等多媒体形式表述的知识信息存储于光和磁介质上,借助于网络传播并通过计算机等设备进行阅读或下载的连续性出版物(称为电子期刊或数字化期刊)或书籍(称为电子图书或数字化图书),及其信息集合(称为全文数据库)等。

电子出版物的问世是信息时代的重要标志,它改变了书刊的物理形态,开辟了一种新的信息传播渠道,极大地提高了文献信息的传递效率,加快了社会信息化的进程。目前,电子型文献信息正以其容量大、形式多、出版快、成本低,以及检索、阅读、复制便捷等独特的优点为越来越多的人所接受和利用。

3. 声像型 又称声像或直感资料,是指以磁性或感光材料为载体,以特殊方式直接记录声音和图像所产生的一种文献形式,包括唱片、录音带、录像带,以及高密度视听光盘等。既可长期保存,又可反复播放和复制。使人们通过形象、逼真、生动的动态信息更为直观地感受和认识事物。声像型文献信息通过数字化转换成多媒体形式已成趋势。同时,以传统感光材料为载体,用摄影方法制作的胶卷或胶片等缩微型文献亦多为数字化方式所取代。

第二节 医学文献检索语言、途径与策略

检即检查,索即寻求。所谓"文献检索",就是运用科学的方法,借助一定的检索工具和设备,从经过标识整理储存在某种载体(卡片、书刊、胶卷、磁带或光盘)上的有序文献集合中,找出特定用户在特定时间所需要的特定情报资料的过程。

一、文献检索语言

文献检索语言是一种人工语言,用于各种检索工具的编制和使用,并为检索系统提供一种统一的、作为基准的、用于信息交流的一种符号化或语词化的专用语言。因其使用的场合不同,检索语言也有不同的叫法。例如在存储文献的过程中用来标引文献,叫标引语言;用来索引文献则叫索引语言;在检索文献过程中则为检索语言。简言之,检索语言是用来描述信息源特征和进行检索的人工语言,可分为规范化语言和非规范化语言(自然语言)两类。

(一)检索语言的作用

检索语言在信息检索中起着极其重要的作用,它是沟通信息存储与信息检索两个过程的桥梁。在信息存储过程中,用它来描述信息的内容和外部特征,从而形成检索标识;在检索过程中,用它来描述检索提问,从而形成提问标识;当提问标识与检索标识完全匹配或部分匹配时,结果即为命中文献。检索语言的主要作用如下:

1. 特征　标引信息内容及其外表特征,保证不同标引人员表征文献的一致性。

2. 相关性　内容相同及相关的文献信息加以集中或揭示其相关性。

3. 有序化　检索使文献信息的存储集中化、系统化、组织化,便于检索者按照一定的排列次序进行有序化检索。

4. 一致性　便于将标引用语和检索用语进行相符性比较,保证不同检索人员表述相同文献内容的一致性,以及检索人员与标引人员对相同文献内容表述的一致性。

5. 最高全准率　保证检索者按不同需要检索文献时,都能获得最高查全率和查准率。

(二)检索语言的分类

按照文献的内容特征,即依据文献所论述的主题、观点、见解和结论以及构成原理作为文献存储的标识和文献检索提问的出发点而设计的检索语言,主要包括以下几类。

1. 分类语言　将表达文献信息内容和检索课题的大量概念,按其所属的学科性质进行分类和排列,成为基本反映通常科学知识分类体系的逻辑系统,并用号码(分类号)来表示概念及其在系统中的位置,甚至还表示概念与概念之间关系的检索语言。

《中国图书馆分类法》(Chinese Library Classification,CLC)简称《中图法》,是我国目前影响最大、使用最广的一部大型综合性分类法,经过多次修订,目前最新版本为第 5 版。《中图法》是一部等级体系分类法,按照知识体系分为 22 个基本大类。医药卫生相关文献归入"R"大类,该大类下又包括预防医学、卫生学、医学(中国医学、基础医学、临床医学及各科、特种医学)及药学等 17 个二级类目。各级类目按照一般到具体、简单到复杂的原则,逐级展开。分类号用拉丁字母和阿拉伯数字相结合的混合号码作为标识,每 3 位阿拉伯数字后以"."间隔。比如胆囊疾病的分类号表示为"R575.5"。

表 4-1 R(医药、卫生)类二级类目

R1 预防医学、卫生学	R74 神经病学与精神病学
R2 中国医学	R75 皮肤病学与性病学
R3 基础医学	R76 耳鼻喉科学
R4 临床医学	R77 眼科学
R5 内科学	R78 口腔科学
R6 外科学	R79 外国民族医学
R71 妇产科学	R8 特种医学
R72 儿科学	R9 药学
R73 肿瘤学	

2. 主题语言 主题语言是指经过控制的,表达文献信息内容的语词。主题词需规范,主题词表是主题词语言的体现,词表中的词作为文献内容的标识和查找文献的依据。最常用的医学主题词表是美国国家医学图书馆(NLM)出版的《医学主题词表》(Medical Subject Headings,MeSH)。

MeSH 是 NLM 研制的用于标引、编目和检索生物医学文献的英文受控词表。它是对生物医学文献进行主题标引以及检索生物医学文献数据库的指导性工具,对提高查全率及查准率具有十分重要的意义。

目前,NLM 使用 MeSH 为 MEDLINE/PubMed 数据库的 5 200 多种世界一流的生物医学期刊进行标引。同时,也对 NLM 包含图书目录、文档和视听资料的数据库进行标引。通常数据库中每条书目信息和一组描述其内容的 MeSH 词相连,因此可以使用这些 MeSH 词汇来查找这些特定主题的文献。另外,MeSH 在全世界其他多个国家也得到了广泛的应用,如中国医学科学院医学信息研究所等机构将英文版的 MeSH 翻译成了中文,并在中国生物医学文献数据库中提供 MeSH 的中文及英文的电子版,便于中文文献的主题标引和检索。

MeSH 的概念体系由主题词、限定词、补充概念和款目词组成。款目词是主题词的同义词或相关词,帮助将自由词引见到主题词的表达方式。如当用户使用"cancer of the breast"检索乳腺癌的文献时,MeSH 会通过"cancer of the breast See breast neoplasms"来指引用户使用主题词"breast neoplasms"。根据主题词的词义范畴和学科属性,MeSH 将全部主题词分门别类地归入 16 个大类(每个大类均用一个拉丁字母表示),每个大类下进一步细分,逐级展开,揭示不同主题词

之间的隶属、并列等概念相互关系，即树状结构表。限定词又称副主题词，通常用组配符"/"与主题词一起使用，进一步对主题词作范畴限定，以提高信息揭示的专指度，当前版本 MeSH 包含 83 个副主题词，如"诊断""药物治疗"等。为及时反映医学科学的最新进展，MeSH 每年更新。

3. 关键词语言　指从文献内容中抽出来的关键的词，这些词作为文献内容的标识和查找目录索引的依据，关键词不需要规范化，也不需要关键词表作为标引和查找图书资料的工具。

4. 自然语言　指文献中出现的任意词。

二、医学文献检索途径

文献检索往往是根据文献的某种外表特征和内容特征来查找文献，通常把这些特征称为文献的检索途径。常用的医学文献检索途径有以下几种。

(一)以文献的外表特征检索

1. 题名途径　这种途径是利用文献的书名、篇名、刊名作为检索入口查找文献。只要书刊名称或文章篇名准确，其查阅速度是较快的。

2. 著者途径　按文献作者编排的著者索引，即根据著者姓名的字顺检索的途径，就是著者途径。它是按照著者姓名的顺序编排，利用著者索引，关键在于掌握姓名顺序排列的方法。在国外几乎没有一种检索工具不附有著者辅助索引。

3. 文献类型途径　这种途径的检索工具包括报告号索引、查刊号索引、专利号索引和会议号索引。

(二)以文献的内容特征检索

1. 分类途径　按照文献在分类体系中的位置(类目名称或分类号)作为检索入口查找文献的途径，可满足用户从学科、专业等内容出发获取文献的需要，就是分类途径。如 SinoMed 提供的分类途径，即以文献在《中国图书馆分类法》中的分类号作为检索入口来查找文献。这种途径的科学性是很强的，它反映了学科概念的上、下、左、右关系，较好地体现了学科的系统性。但是在检索时需注意，选用的上、下位类目要得当，否则也容易扩大检索范围或偏检。

2. 主题途径　根据文献主题内容编制的主题索引即为主题途径，是通过文献内容的科学性质的主题经过规范化的名词或词组，按照一定规则进行检索的方法。关键在于选准所需主题内容的标题词、叙词和关键词。

3. 分类主题途径　这种途径是力求取以上二者的优点，避免其不足而设置的一种检索途径。美国的《生物学文摘》目次表是一个有代表性的例子。

4. 关键词途径　这种途径是指文献的题目或内容中起重要作用的词汇，按这种词汇的字顺排列起来的检索途径。

5. 其他途径 如号码途径、分子式途径、地名或地区途径等。这些途径是某些专业性或特种类型文献检索工具所特有的辅助性检索途径。

三、医学文献检索策略

由于医学文献数量大,检索方法及检索工具种类多,因此,需在检索前制定相应的检索策略,从而提高文献检索的查全率、查准率,降低漏检率和误检率,一般过程如下。

(一)分析检索课题,明确检索要求

分析检索课题的目的是使用户搞清楚其课题要解决的问题,即它所包含的概念和具体要求及它们之间的关系。这是制定检索策略的根本出发点,也是检索效率高低或成败的关键。

1. 分析课题的主题内容 即分析课题的主题内容、所属学科性质,明确研究课题所需的信息内容,从而提出能准确反映课题核心内容的主题概念。

2. 确定课题的文献类型 通过对课题进行主题分析后,确定所需信息的文献类型。如果属于基础理论性探讨,就要侧重于查找期刊论文和会议论文;如果是尖端技术,则应侧重于科技报告;如属于发明创造、技术革新,则应侧重于专利文献;如为产品定型设计,则需利用标准文献及产品样本。明确课题对检索深度的要求,弄清用户是需要提供题录、文摘还是原始文献。

3. 确定检索时间范围 根据课题研究的起始年代和研究的高峰期确定检索的时间范围。

4. 分析用户的检索评价要求 分析用户对检索评价指标是查新、查准还是查全。一般来说,若要了解某学科、理论、课题、工艺过程等的最新进展和动态,则要检索最近的文献信息,强调查"新";若要解决研究中某具体问题,找出技术方案,则要检索有针对性、能解决实际问题的文献信息,强调查"准";若要撰写综述、述评或专著等,强调查"全"。

(二)选择检索系统,确定检索方法

根据检索课题的要求,选择最能满足检索要求的检索系统或工具书。一个计算机检索系统往往包含若干个数据库,进入系统后,常会有主体分类目录供用户选择。数据库的选择一般遵循四个原则:

1. 内容 包括数据库的内容、学科范畴、文献质量、数据库类型(如数值、事实、文摘、全文等)和文献来源(如期刊论文、会议论文、专利文献、科技报告等)。

2. 覆盖范围 即数据库的规模,涉及时间范围、地理范围、机构来源、文献量等。

3. 更新 即数据库更新的及时性,更新频率和周期。

4. 成本　即所需的检索费用,如数据库的使用费用、检索结果输出费用等。

(三)确定检索途径,编写检索策略表达式

根据信息需求或检索课题的已知条件和检索要求以及所选定的信息检索系统所提供的检索功能,确定适宜的检索途径,如主题途径或关键词途径等。

检索途径确定后,编写检索策略表达式,即将选择确定的作为检索标识的作者姓名、主题词、关键词以及各种符号如分类号等,用各种检索算符(如布尔算符and、or、not等)组合,形成既可为计算机识别又能体现检索要求的提问表达式。

(四)评价检索结果,修正检索策略

按照预定的检索策略进行检索,并对检索结果的相关性进行分析、评价,如果满足自己的检索需求,则根据需求采用一定的输出方式将检索结果输出。如对检索结果不甚满意,此时应对检索策略进行调整,以获取更好的检索结果。

(五)文献筛选,原文获取

根据检索策略所获得的检索结果还需要进行评判、筛选,再根据选中文献的线索或链接获取所需文献全文或部分信息。

由于选择检索工具的类型不同,如为全文检索系统,则能够方便地直接获取全文;如果是书目型检索系统,则需记录命中文献的出处,通过其他途径,如本馆馆藏、馆际互借、网上搜索引擎、期刊主页、开放获取期刊网站或者直接向著者索取等方式获取原文。

(六)优化检索策略,提高检索效果

一般检索策略的优化有两个方向:一是扩大检索范围,提高查全率;二是缩小检索范围,提高查准率。

主要措施有:①重新选择数据库;②选择多种/最佳检索方式;③重新选择检索途径;④重新构建检索表达式。

案例分析:以每一个科研工作者应该学会的一项基本功——文献综述的写作为例,阐述文献检索策略的制定及调整过程。

案例:某作者要撰写"肿瘤免疫治疗最新进展"的医学综述,需要查阅中文相关文献。

步骤1　检索目的分析:该课题为课题普查型的检索,是针对某一课题查找系统的详尽的资料,这类检索要求查全率高,往往要检索若干年的信息。

步骤2　课题内容特征分析:该课题属于肿瘤学一般性问题这一学科,包含"肿瘤"和"免疫"两个概念组面,而"治疗"和"最新进展"这两个词在论文中都不太可能出现,而是以其他更具体的字词出现,文章中用来表示"治疗"的词还会有"抗""控制"和"杀灭"等,"最新进展"一词用发表论文的年限来体现。其中,"免疫"根据机体免疫效应机制包括"主动免疫"和"被动免疫"等分支概念,"癌症"的

分支概念则更多,包括各种类型的癌症名称和肿瘤。

步骤3 课题形式特征分析:由于要查最新进展,因此将检索年限限定为最近5年。检索侧重查全,文献类型选择最能体现最新进展的期刊文献、会议文献和博士学位论文。文献语种根据要求选择中文。

步骤4 选择检索系统和数据库:由于课题侧重查全,涉及的检索词较多,应选择文献收录量大、检索功能强的检索系统。中文数据库选择中国生物医学文献数据库、CNKI中国期刊全文库、CNKI中国博士学位论文全文库、万方中国学术会议论文全文数据库等。

步骤5 实施检索:先选择检索途径为题名途径和关键词途径两种途径,以提高查全率。再拟定检索词,"肿瘤"有众多概念面,如果选择癌症和各种癌症名称作为检索词,则检索会变得很繁杂,所以将检索词提炼为:癌,肿瘤;免疫概念组面的检索词为:免疫。

第三节 医学文献资源的获取

现代医学科学发展迅速,知识更新速度加快,面对海量的文献信息资源,医学科研人员要提高科研水平,完成科研选题,撰写医学论文,必须掌握多种获取文献和利用文献的方法。

一、医学图书馆资源服务

进入网络信息时代,图书馆的内涵、结构与功能也在悄然地演化,但是,它所承载的传承与传播知识的学术使命,依然是永恒的。图书馆有选择地对文献资源和网络信息资源进行系统的、专业化的收集、加工、整理、储藏或导航,并向读者提供各种文献信息服务,因此,要充分有效地利用图书馆的各种资源和服务。

(一)医学图书馆资源的组织与利用

1. 馆藏目录查询　　馆藏目录(OPAC)是检索图书馆馆藏资源的重要工具。通过查询OPAC,了解某个图书馆各类书刊的馆藏信息,包括是否有馆藏、馆藏位置、是否可以借阅等。不同的OPAC系统提供的主要检索功能大致相同,一般来说可以进行题名、责任者、主题词、ISBN/ISSN、分类号、索书号、丛书名等多个字段的检索。此外,OPAC还设置了分类浏览、期刊导航、新书通报等多项功能。

2. 一站式检索和图书馆资源发现系统　　通过一站式检索平台,可由一个统一的检索界面同时检索多个不同的数据库,解决了不同数据库检索方法差异带来的使用不便问题,利于快速、全面地查找到多个来源的信息。

图书馆资源发现系统通过深度整合印本书刊的OPAC信息、订购的电子资源(各类数据库)以及网络免费资源,为用户提供功能更加强大的信息检索和发现服务。目前国内一些图书馆已经开通了资源发现系统检索服务,如清华大学图书馆的"水木搜索"、上海交通大学图书馆的"思源探索"等。

3. 联合目录查询　联合目录查询系统可检索到多个图书馆的馆藏书目信息,从而帮助读者查找所在图书馆没有收藏的文献,进一步申请馆际互借及原文传递服务。医学领域国内常用的联合目录主要有中国科学院国家科学图书馆的联合目录、协和图书馆负责维护的全国外文生物医学期刊联合目录以及CALIS联合目录等。

UNICAT(http://union.csdl.ac.cn)是中国科学院国家科学图书馆推出的联合目录集成服务系统,是一个多学科综合性的联合目录系统,实现对电子期刊、印本资源、数据库、开放获取数据库及期刊信息的集成揭示。

全国外文生物医学期刊联合目录(http://www.library.imicams.ac.cn/lm/)是由中国高等医药院校图书馆协会主编,联合国内医药院校、科研单位、医院等近百所医学图书馆共同参与完成。该目录按期刊收藏年代分成两部分,一部分为1983—2000年联合目录,另一部分为1999—2018年预订期刊联合目录。目前预订期刊联合目录共包括生物医学印本期刊4 600多种,语种涵盖英文、日文、俄文、韩文,以及港、澳、台等地区出版的中文期刊。

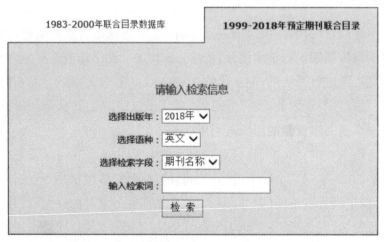

图4-1　外文生物医学期刊联合目录

(二)医学图书馆信息服务

1. 文献借阅、馆际互借与文献传递　多数图书馆为读者提供开架式的书刊借阅服务,读者可通过 OPAC 系统续借和预约图书。馆际互借是不同图书馆之间进行资源共享的一种方式。读者通过图书馆的馆际互借服务可以借阅本馆没有收藏的书刊。文献传递是建立在馆际互借基础之上的,读者申请文献传递服务时,需要提供文献的题名、著者、刊名、卷期、页码等信息,图书馆将所需的文献复制品以有效的方式和合理的费用,直接或间接传递给读者。文献传递的方式有多种,读者可以通过邮件、传真、邮寄或者其他网络工具获取文献。

2. 参考咨询、定题服务及查新查引　读者在查询或者利用文献信息资源时,可以通过参考咨询服务得到图书馆员的帮助。参考咨询服务方式多样,读者可以到图书馆咨询,也可以通过电话、邮件、网络等在线咨询。

定题服务是指根据读者的需求定期或不定期检索该专题的文献信息,从而帮助读者追踪了解国内外的研究进展,及时获取相关专题最新的文献信息资源。

查新也称科技查新,通过文献调研为查新委托人提供文献信息资料,从而评价某一科研项目或课题的新颖性及创新性。查引也称查收查引,一般指根据科研人员对于查找时间范围、地域(语种)范围、查找对象范围的要求,利用文摘数据库、引文数据库作为检索工具,依据作者姓名、作者单位、文章篇名、期刊名称及会议名称等,查找文献被 Web of Science™ 核心合集、MEDLINE 等数据库收录及被引用情况,并出具相关检索证明,为成果鉴定、基金遴选、机构和人才评估提供客观参考。

3. 学科信息门户与学科化服务　学科信息门户是针对某一专题或学科,全面收集相关的网络信息资源,经过有序化组织,提供用户便捷使用的学科信息导航系统。如中国医学科学院医学信息研究所建立的中国卫生政策知识服务平台(http://www.healthpolicy.cn)就是一个卫生政策研究信息门户,整合了国内该领域相关的政策法规、学术报告、期刊论文、网络信息、专家机构等内容,可按照热点专题、资源类型浏览检索,为国内卫生政策研究人员提供内容全面、便捷有序的学科信息资源。

图书馆的学科化服务是通过学科馆员联络科研用户,及时了解其学科信息需求,提供个性化的信息服务,评估和推荐该学科领域重要的信息资源、提供信息查询和使用培训等。学科馆员还深入某学科或者科研团队的科研、教学活动中,提供专题信息分析和信息咨询。

4. 移动图书馆、信息共享空间等新型服务　图书馆常用的移动服务包括短信服务、移动 OPAC、WAP 服务等。读者可通过手机短信获取最新书目信息、数据库培训以及讲座等信息;可以通过手机访问馆藏 OPAC 系统,在线借阅图书,通过手机订阅催还提醒、预约到书提醒、图书馆资源动态、最新消息等。另外,用户可登录移动图书馆 WAP 网站,在线浏览检索图书馆的电子资源,通过手机直接阅读文献。

为促进医学科研协作交流,图书馆提供有关机构知识资源管理、信息交流空间等新型服务。如建立机构知识库,收集、管理科研机构的知识资源。集成数字资源、网络环境、计算机设施和物理空间,提供信息共享空间、科研协作空间等,读者可以像借阅图书一样借阅或预约信息空间,方便科研协作和交流。

另外,还可以通过图书馆的 RSS 订阅服务、My library 等个性化信息推送服务,了解数据库培训、课程课件、协作与投稿培训、图书馆资源与服务介绍等信息内容。

二、常用机检数据库

(一)中国生物医学文献数据库(CBM)

由中国医学科学院医学信息研究所/图书馆开发研制的中国生物医学文献服务系统(SinoMed),整合了中国生物医学文献数据库(CBM)、西文生物医学文献数据库(WBM)、北京协和医学院博硕学位论文库等多种资源,是集检索、免费获取、个性化定题服务、全文传递服务于一体的生物医学中外文整合文献服务系统。CBM 检索服务平台内容涵盖了基础医学、临床医学、预防医学、药学、中医药学、卫生管理等生物医学各个领域。在 SinoMed 首页点击"中国生物医学文献数据库"即可进入 CBM 检索界面。

1. 检索方法与技巧

(1)快速检索:快速检索是 CBM 的默认检索方式,其功能类似于搜索引擎,系统默认在数据库的全部可检字段中进行"智能检索"。在检索框中输入检索词或检索表达式,点击"检索"按钮执行检索(见图 4-2)。

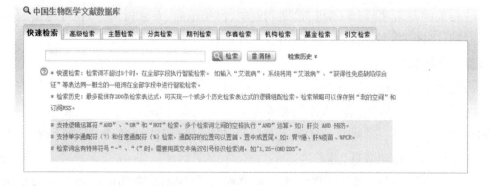

图 4-2　CBM 快速检索

(2)高级检索:采用自由词检索和字段检索结合的方式,通过表达式构建器生成专业的检索表达式(见图4-3),具体操作步骤如下:

①根据需要选择检索入口:SinoMed现提供常用字段、全部字段、中文标题、英文标题、摘要、关键词、主题词、作者、第一作者、作者单位、刊名、基金等检索入口,其中"常用字段"是为方便同时在多个字段中进行检索而设置的,是中文标题、摘要、关键词和主题词这四个常用检索项的组合。

②在表达式构建输入框中输入检索词:根据需要选择是否进行"智能检索""精确检索",并选择逻辑组配符,点击"发送到检索框"按钮;如需要构建多个检索词组配的表达式,只需再次执行上述操作并选择合适的逻辑组配符即可;对检索框中的检索表达式确认无误后,点击"检索"按钮执行检索。

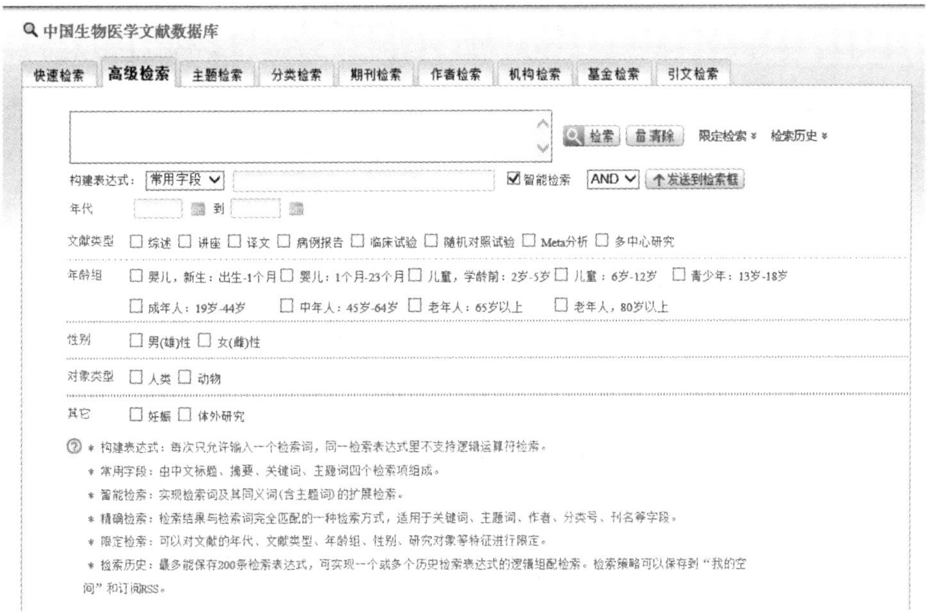

图 4-3 CBM 高级检索

(3)主题检索:主题检索是 CBM 的主要特色。CBM 使用 MeSH 中译本和《中国中医药学主题词表》对所收录的文献进行主题标引,主题检索是利用这两个表提供的主题词进行的检索。与自由词检索相比,主题检索能更好地提高检全率和检准率。主题检索的步骤如下:

①点击"主题检索"进入主题检索页面,在中/英文主题词输入框键入完整的检索词或片段,点击"查找"按钮,系统显示含有该检索词的主题词列表(见图4-4)。列表中带有"见"字的词条,左侧为主题词的款目词(同义词),中间为正式主题词;词条中无"见"时,前后均为主题词。浏览该列表,选择所需要的主题词。

②点击该词,进入主题词注释信息显示页面。该页面提供加权检索、扩展检

索的选择和副主题词限定选项(见图 4-5),以及主题词注释和主题树等信息(见图 4-6)。选择是否加权、是否扩展,添加相应的副主题词后,选择逻辑运算符 AND,点击"发送到检索框"将检索式添加到检索框,点击"主题检索"完成检索。

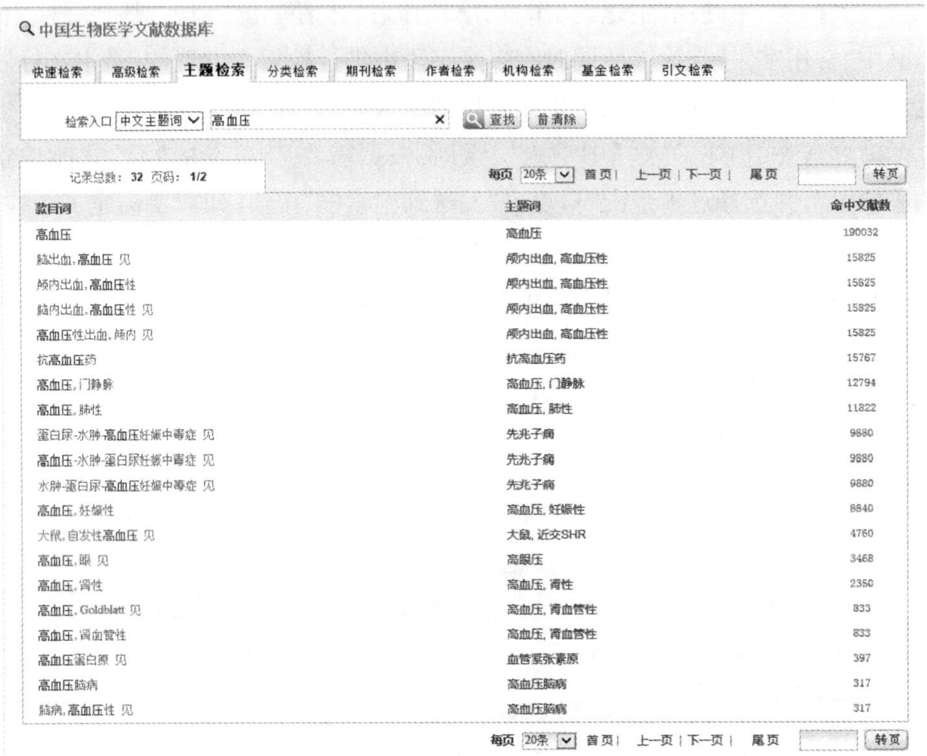

图 4-4 CBM 主题词列表

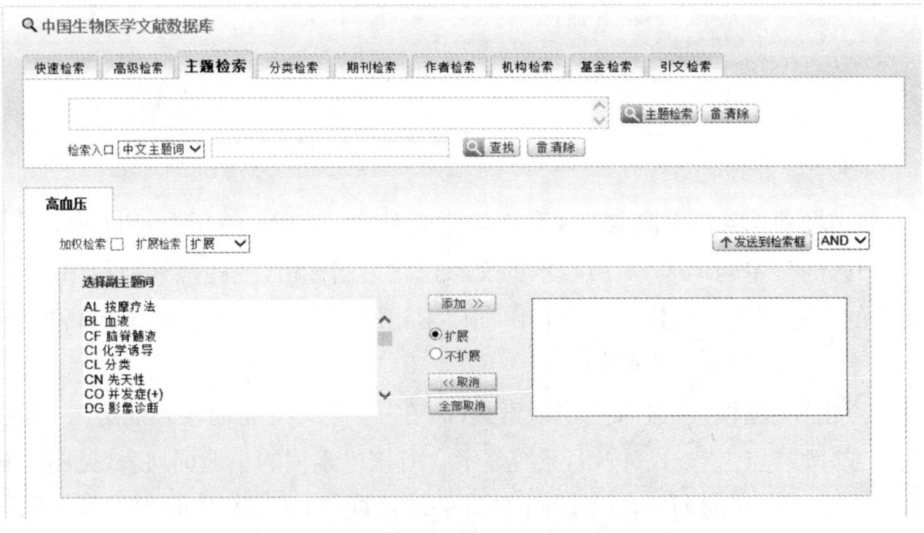

图 4-5 主题检索选项和副主题词限定选项

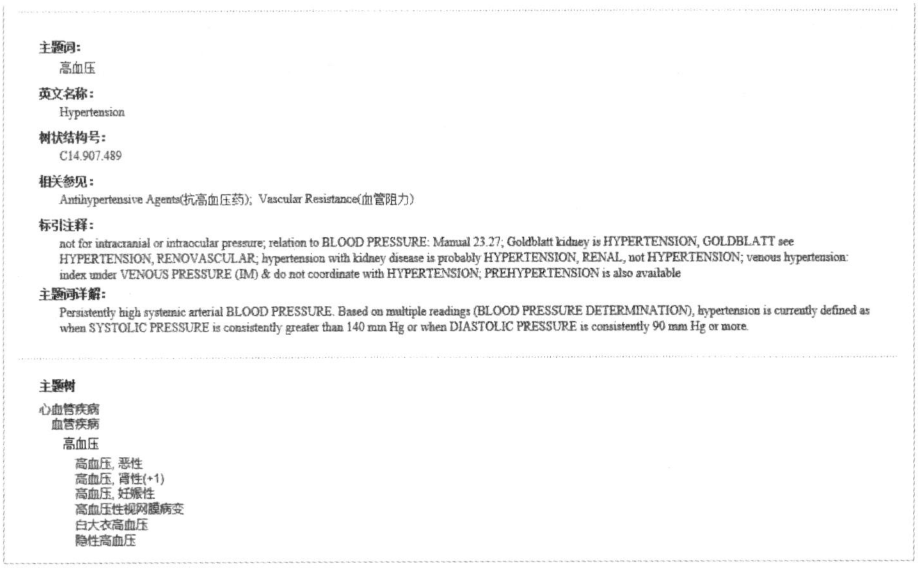

```
主题词：
 高血压
英文名称：
 Hypertension
树状结构号：
 C14.907.489
相关参见：
 Antihypertensive Agents(抗高血压药); Vascular Resistance(血管阻力)
标引注释：
 not for intracranial or intraocular pressure; relation to BLOOD PRESSURE: Manual 23.27; Goldblatt kidney is HYPERTENSION, GOLDBLATT see
 HYPERTENSION, RENOVASCULAR; hypertension with kidney disease is probably HYPERTENSION, RENAL, not HYPERTENSION; venous hypertension:
 index under VENOUS PRESSURE (IM) & do not coordinate with HYPERTENSION; PREHYPERTENSION is also available
主题词详解：
 Persistently high systemic arterial BLOOD PRESSURE. Based on multiple readings (BLOOD PRESSURE DETERMINATION), hypertension is currently defined as
 when SYSTOLIC PRESSURE is consistently greater than 140 mm Hg or when DIASTOLIC PRESSURE is consistently 90 mm Hg or more.

主题树
 心血管疾病
  血管疾病
   高血压
    高血压,恶性
    高血压,肾性(+1)
    高血压,妊娠性
    高血压性视网膜病变
    白大衣高血压
    隐性高血压
```

图 4-6　主题词注释和主题树

主题词注释信息页面功能：

①主题词注释：包括主题词的中英文名、款目词（同义词）、相关主题词、树状结构号、标引注释、主题词定义等。主题词注释信息可以帮助用户正确使用主题词，为选择更合适的主题词提供线索。

②主题树：也叫树状结构表，揭示主题词之间的隶属关系。通过主题树可查看当前主题词所在词树（学科）的位置，了解其上下位的主题词。用户可根据检索需要选择更泛指的上位词或更专指的下位词自动进行扩检或缩检。

③副主题词：用于对主题词的某一特定方面加以限定，强调主题概念的某些专指方面。如"高血压/药物作用"表明文章讨论的是药物对高血压的影响。每个副主题词都有特定的使用范围，与主题词组配有严格的规则。点击某个副主题词，系统会显示该副主题词的注释信息。

④加权检索：表示仅对主要概念主题词（加星号"＊"的主题词）进行检索，它是保证检索提问词与检出文献的相符性达到最大值的一种检索方法，可以大大提高检准率。若进行加权检索，需要勾选"加权检索"选框。

⑤扩展检索：是指当前主题词及其下位词同时进行的检索，可大大提高主题检索的检全率。CBM系统默认状态即为扩展检索，若不进行扩展检索，需要选择"不扩展"选项。注意：部分副主题词之间也存在上下位关系。如副主题词"诊断"的下位词有"病理学""超声检查"和"放射摄影术"等。系统同样默认为副主题词扩展检索。

（4）分类检索：即从文献所属的学科范围进行的检索。相对于主题检索，其更适用于学科范围明确的概念，充分发挥族性检索优势（见图4-7）。

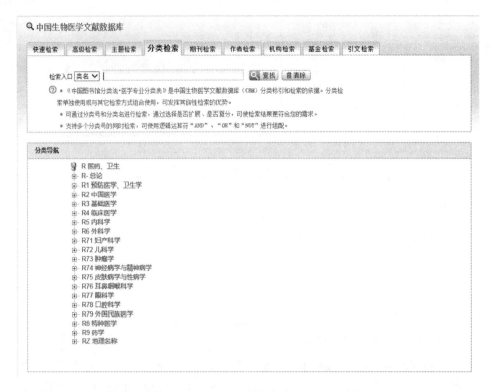

图 4-7　CBM 分类检索

①分类号、分类名检索：在检索入口选择类号或者类名，然后输入已知的类号或者类名，点击"查找"进行检索，进入类名检索界面。

②分类导航：CBM 根据《中国图书馆分类法·医学专业分类表》将所有文章聚类，通过逐层点击"＋"和"－"缩放分类目录，逐级浏览分类号和分类名。点击分类名可进入类名检索和注释界面。

分类检索界面显示了某个分类号的类名、类号注释以及分类树，在检索时可选择是否扩展和复分。扩展是指同时检索该分类号的下位类，选择复分号是指用通用复分号或专类复分表继续细分，相当于进行进一步的限定。选择好是否进行扩展检索和复分之后，点击"发送到检索框"，执行"分类检索"即可找出某类文献（见图 4-8）。

（5）期刊检索：通过期刊列表来检索有关的文献信息。具体操作步骤包括：通过检索入口选择刊名、出版地、出版单位、期刊主题词或者 ISSN 直接查找期刊；也可通过"期刊分类导航"或"首字母导航"逐级浏览查找期刊信息。

（6）作者检索：作者检索提供作者的精确检索和第一作者单位限定功能，能够比较有效地解决"同名作者""同构异名"问题，提高作者检索的检准率。输入作者姓名或名称片段，点击"查找"按钮，系统返回命中作者列表。勾选感兴趣作者后点击"查找"按钮，精确检索选中作者发表的所有文献。若勾选了"第一作者"，选择作者后点击"下一步",可以显示选中作者在系统中的单位分布,根据实际需要对第一作者单位进行选择,可多选,然后点击"查找"按钮浏览选中作者发表的文献。同时在"高级检索"页面选择"作者"或"第一作者"检索字段,也可查找某作者的文献。

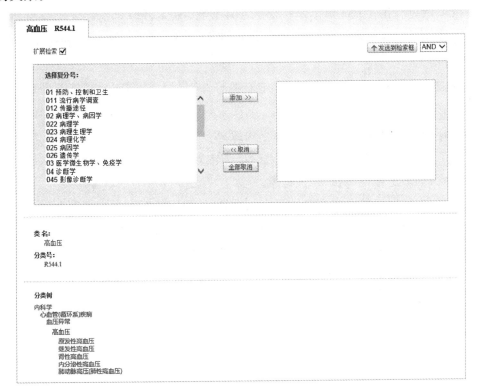

图 4-8　分类表注释信息页面

2. 数据库辅助检索功能

(1)二次检索:在已有检索结果的基础上再次进行检索,新的检索词或表达式与前一次的逻辑关系为"AND"。二次检索可以缩小检索范围,提高检准率。

(2)限定检索:限定检索与二次检索不同,是指对用户设定的检索年限、文献类型、年龄、性别等方面的检索需求进行检索,提高检准率。

(3)检索历史:检索历史全程记录用户的整个检索过程及结果(所采用的检索策略),检索序号由上至下逆序显示。检索历史中的检索表达式可以保存、删除和推送。用户既可以查看检索结果,也可以从中选择一个或多个检索表达式并用逻辑运算符"AND""OR"或"NOT"组成更恰当的检索策略。

3. 检索结果处理

(1)结果显示与保存:完成一次检索即进入检索结果页面,也可以点击检索历史中的表达式或命中数进入检索结果页面。在该页面上方,可以看到全部文献命中数,以及核心期刊、中华医学会期刊和循证医学的文献命中数;在命中数下方可以通过"显示""每页""排序"和"结果输出"下拉菜单提供的选项对检索结果的显示、输出进行设置。若用户订购了维普中文全文库,可以直接点击标题后面 PDF 图标获取全文。

(2)结果分析:CBM 提供在线文献分析功能,从不同维度对检索结果进行分析,方便用户了解某领域的主要研究人员、研究热点、学科发展轨迹和趋势、核心期刊等信息。

在检索结果页面(见图 4-9),点击右侧栏"结果聚类"的"分析"按钮即可进入检索结果分析页面,系统可自动从"主题""学科""期刊""作者""时间"和"地区"六个方面对检索结果进行分析。在结果聚类列表中选择感兴趣的主题、期刊、作者等,点击"结果浏览"可查看指定结果的详细内容。若点击"结果限定",系统会以所选项目为限定条件,执行二次检索。

用户也可以直接点击检索结果页面右侧"结果聚类"下方的"主题""学科""期刊""作者""时间"或"地区"板块,系统会按照所选项目提供聚类导航,在导航中点击感兴趣的类目即可查看检索结果中与所选主题相关的文献。

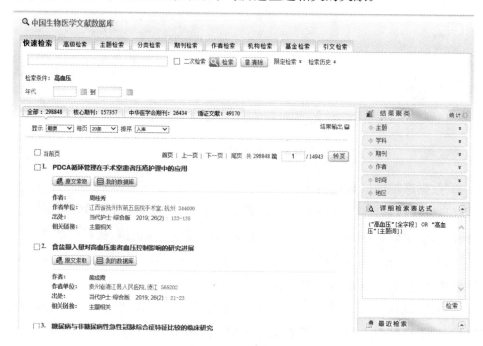

图 4-9　CBM 检索结果页面

(二)PubMed

PubMed 是互联网上使用最广泛的免费 MEDLINE,是美国国家医学图书馆(NLM)所属的国家生物技术信息中心(NCBI)于 2000 年 4 月开发的,基于 WEB 的生物医学信息检索系统,它是 NCBI Entrez 整个数据库查询系统中的一个。

PubMed 收录了 MEDLINE、Pre-MEDLINE、OLDMEDLINE、Publisher-Supplied Citations 四个数据库的资源，内容涵盖基础医学、临床医学、护理学、口腔医学、兽医学、营养卫生、卫生保健系统、药理和药剂学、卫生管理、医学信息学等领域。PubMed 是目前使用频率最高、影响力最大、最具权威性的医学网站（见图 4-10）。

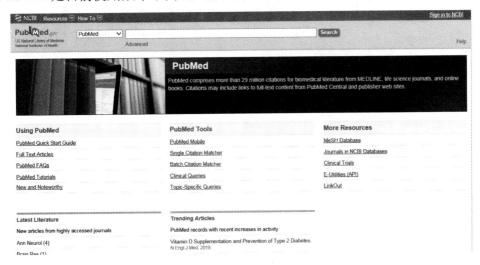

图 4-10　PubMed 主页面

1. PubMed 检索方法

（1）主题检索：在 PubMed 主页的检索框中键入英文单词或短语（大写或小写均可），PubMed 即使用其词汇自动转换功能进行检索，并将检索结果直接显示在主页下方。例如：键入"vitamin c common cold"后按"回车键"或点击"Search"，PubMed 开始检索并将检索结果显示出来。

（2）著者检索：当所要查询的是著作者时，在检索框中键入著者姓氏全称和名字的首字母缩写，格式为"著者姓空格名字首字母缩写"，例如 Smith JA，系统会自动到著者字段去检索，并显示检索结果。

（3）刊名检索：在检索框中键入刊名全称或 MEDLINE 形式的简称、ISSN 号，例如：molecular biology of the cell，或 mol biol cell，或 1059-1524，系统将在刊名字段检索，并显示检索结果。

（4）日期或日期范围检索：可以在检索框中键入日期或日期范围，系统会按日期段检索，并将符合条件的记录予以显示。日期的录入格式为 YYYY/MM/DD；如：1999/09/08。也可以不录月份和日子，如：2000 或 1999/12。

2. PubMed 检索途径

（1）基本检索：在检索框中输入有实际意义的英文检索词，点击"Search"按钮，即获得检索结果，在检索结果页面左侧可对检索结果进一步限定，如文献类型（article types）、文本类型（text availability）、出版日期（publication dates）、实验对象(species)、语种(languages)等,使检索范围更加缩小。使用限定检索后,检索新课题时需要点击检索结果页面左侧栏上方或者检测结果数下方的"Clear all"链接,将之前的限定条件清除,否则已限定的内容会继续保留。右侧可见详细检索策略(Search details),即系统自动执行的检索策略(见图4-11)。

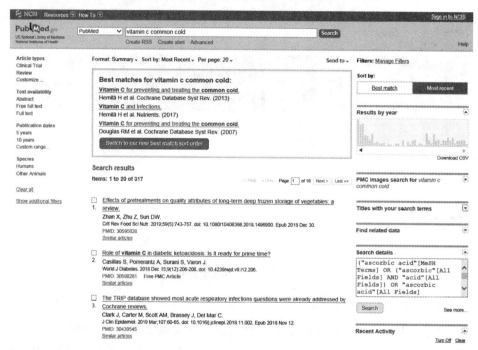

图4-11 PubMed基本检索结果界面

(2)高级检索:PubMed高级检索提供了Search Builder、Builder和History三种功能(见图4-12)。

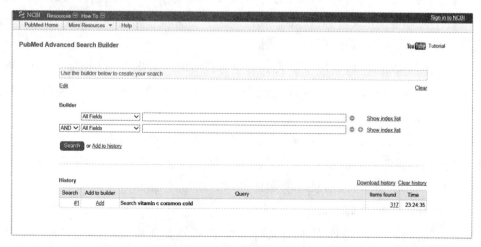

图4-12 PubMed高级检索界面

①Search Builder：点击"Search Builder"下方的"Edit"按钮，用户可在 Search Builder 输入框中直接编写检索表达式，然后点击下方的"Search"按钮进行检索。一般情况下，Search Builder 与 Builder 是联合使用的。

②Builder：在 All Fields（全部字段）下拉列表中选择检索字段，在检索框输入检索词后，可从输入框右侧的"Show index list"（系统提供的与所输检索词相关的索引表）中选择具体的索引词或词组，并自动进入检索词输入框，此时系统会自动加双引号（""）进行精确短语检索。若检索词为多个，可通过逻辑运算符 AND、OR、NOT 进行逻辑运算。检索表达式会自动添加到 Search Builder 输入框，点击其下方的"Search"按钮即可执行检索。

③History：检索历史提供用户浏览所有的检索表达式，可用逻辑运算符对各检索式进行检索策略构建。也可执行将某一检索表达式删除、显示其命中文献数、检索细节以及保存到 My NCBI 中等操作。

(3) 主题检索：主题检索（MeSH search）是指通过 MeSH 提供的词汇进行的检索。在 MeSH 中实际包含了两类词汇：一类是主题词（headings），也称叙词（descriptor），是指能够揭示和描述文献重点讨论内容，并对自然语言进行规范化处理的词语。另一类是副主题词（subheadings），又称限定词（qualifiers），是对主题词起限定作用的一类词汇，目前共有 83 个，如"/诊断""/治疗""/并发症""/副作用"和"/药理学"等，可提高检索结果的准确率。

主题检索步骤如下：

①在 PubMed 主页点击右下方的"MeSH Database"进入主题检索。

②在 MeSH Database 界面输入检索词，点击"Search"按钮，进入主题词轮排表，界面给出与该检索词相匹配或相关的主题词。选中所需的主题词。如不需要组配副主题词，可直接点击页面右侧栏上方的"Add to search builder"按钮，将选中的一个或多个主题词（需要逻辑运算）发送至"PubMed search builder"，然后点击"Search PubMed"按钮执行检索。如需组配副主题词，则在轮排表界面点击所选主题词，进入主题词详细信息界面，该界面提供了主题词词义注释、历史变更、可组配的副主题词、适用范围、入口词、树状结构等内容。可进行主题词扩展检索、不扩展检索（Do not include MeSH terms found below this term in the MeSH hierarchy）、加权检索（Restrict to MeSH Major Topic）和主副主题词组配检索（见图 4-13、图 4-14）。

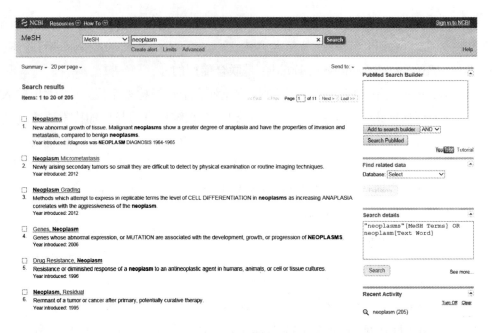

图 4-13　主题词轮排表界面

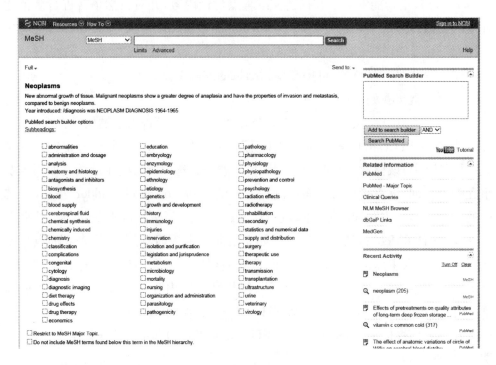

图 4-14　主题词详细信息界面

3. PubMed 提供的服务项目

(1)Journals in NCBI Database：可通过输入期刊刊名、ISSN 或 Medline 刊名缩写查询期刊的出版资讯。

(2) Single Citation Matcher：使用栏位化的检索方式，找寻特定刊名、卷期、作者、篇名的文献资料。

(3) Batch Citation Matcher：以指令式的方式批次检索资料库中相关的文献，只要输入刊名、年代、卷期、起始页、作者名、关键词其中部分栏位资料即可。

(4) Clinical Queries：临床查询，是专门为临床医生和临床试验工作者设计的服务。主要包括三部分：①Clinical Study Categories，用于查询临床研究方面的文献；②Systematic Reviews，用于查询循证医学方面的文献；③Medical Genetics，用于查找医学遗传学方面的文献。

(5) LinkOut：LinkOut 为 PubMed 提供使用者链接外部网路资源的功能选项，链接内容包括国外图书馆馆藏目录、线上电子全文、书目资料库清单、消费者健康资讯、研究参考资料等资讯。如有外部资源的链接，使用者可在 PubMed 摘要书目中看到 LinkOut 选项。

(6) My NCBI：在 MY NCBI 服务页建立个人检索账号/密码后，即可使用个人化检索服务，该服务提供储存/删除检索结果、My LinkOut 设定及文献传递等个人化服务。

4. 全文获取　PubMed 会为部分检索结果提供与全文数据库（包括 PMC）或免费在线期刊网的超链接服务，用户通过超链接可到全文库或在线期刊网中下载保存所需文献全文。检索结果的 Summary 和 Abstract 格式均支持该服务，但 Summary 格式仅支持免费全文链接服务，在 PMID 号后会有"Free Article"（链接到 PMC 之外的全文库）或"Free PMC Article"（链接到 PMC）咖啡色字样标注。Abstract 格式除支持免费全文链接服务外，还支持需付费方可下载的全文链接服务，在可提供全文链接的记录最下方会有相关图标的超链接，点击超链接图标可在相应的网站或者数据库中获取 PDF 格式的免费全文。

(三) 中国知网(CNKI)

知网，是国家知识基础设施（National Knowledge Infrastructure，NKI）的概念，由世界银行于 1998 年提出。CNKI 工程是以实现全社会知识资源传播共享与增值利用为目标的信息化建设项目，由清华大学、清华同方发起，始建于 1999 年 6 月。CNKI 工程集团经过多年努力，采用自主开发并具有国际领先水平的数字图书馆技术，建成了世界上全文信息量规模最大的"CNKI 数字图书馆"，并正式启动建设《中国知识资源总库》及 CNKI 网络资源共享平台，通过产业化运作，为全社会知识资源高效共享提供最丰富的知识信息资源和最有效的知识传播与数字化学习平台（一般评定职称所说的中国期刊网，就是中国知网）（见图 4-15）。

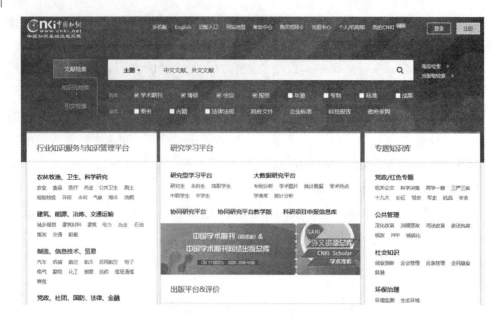

图 4-15 中国知网主页面

中国学术期刊网络出版总库(CAJD)是世界上最大的连续动态更新的中国学术期刊全文数据库,是"十一五"国家重大网络出版工程的子项目,是《国家"十一五"时期文化发展规划纲要》中国家"知识资源数据库"出版工程的重要组成部分。以学术、技术、政策指导、高等科普及教育类期刊为主,内容覆盖自然科学、工程技术、农业、哲学、医学、人文社会科学等各个领域。收录国内学术期刊 8 000 多种,全文文献总量 5 400 万篇。产品分为十大专辑:基础科学、工程科技Ⅰ、工程科技Ⅱ、农业科技、医药卫生科技、哲学与人文科学、社会科学Ⅰ、社会科学Ⅱ、信息科技、经济与管理科学。十大专辑下分为 168 个专题。收录自 1915 年至今出版的期刊,部分期刊回溯至创刊。其提供的检索途径主要有高级检索、专业检索、作者发文检索等(见图 4-16)。

1. 检索方法与技巧

(1)浏览。

①学科分类浏览:数据库将所收录的全部内容按学科领域划分为十大专辑,提供学科分类检索途径,呈树状分级排列,可清晰显示学科间层次关系。用户可以通过点击类目名称前的"+"逐级展开类目到最小知识单元,显示最小知识单元中包含的全部论文。例如,依次点击医药卫生科技——肿瘤学——乳腺肿瘤,即可检出全部有关乳腺肿瘤的文章。另外,检索用户也可以将学科专辑浏览与检索途径相结合,将检索范围限制到某一个专题下,提高检索准确度。数据库默认检索范围是全部学科领域,也可勾选单个或多个学科领域,缩小检索范围。

②期刊导航:在数据库检索主页,点击界面右上角的"期刊导航",即进入期刊

第四章 医学文献信息的搜集与处理

导航界面。数据库提供多种途径的导航方式，方便检索用户从不同的角度获取感兴趣的期刊。主要的期刊导航包括学科导航、核心期刊导航、数据库刊源导航、出版地导航、出版周期导航、主办单位导航、发行系统导航等。期刊导航的主页中可以进行期刊的查询，提供刊名、主办单位、ISSN 和 CN 四种检索期刊的方式。用户可根据导航分类直接查找、浏览期刊的内容，也可将导航与期刊检索结合起来查找期刊。点击刊名链接进入期刊界面，可浏览该期刊所有目次内容，也可以进行刊内文献的检索。

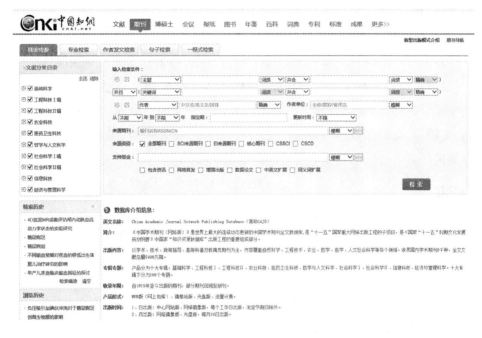

图 4-16 CAJD 高级检索界面

（2）高级检索：在输入检索条件的字段下拉框里有主题、篇名、关键词等 7 个检索字段可选，检索词间可使用"并且""或者""不包含"三种方式进行逻辑关系的组合检索。点击检索项前的"＋"增加逻辑检索行，添加另一个文献内容特征检索项；点击"－"减少逻辑检索行。高级检索界面提供了灵活多样的检索限定，包括检索用词出现的次数（词频）、检索年代范围、期刊范围、是否精确匹配等。词频，即输入的检索词在所选择的检索项（即检索字段）中出现的频次。词频为空，表示在选择的检索项中至少出现 1 次检索词；如果为数字"3"，则表示检索词在检索项中至少出现 3 次。

2. 检索结果的处理

（1）知网节扩展检索：在检索结果页面上点击每一文献题名，进入当前篇名文献细览区，即知网节，提供单篇文献的详细信息和扩展信息浏览。知网节包含了单篇文献的详细信息，即题名、作者、作者单位、文献出处、中英文关键词、摘要、中英文主题词等细览全文快照搜索。

①知网节提供中/英文关键词、中/英文主题词链接功能：将鼠标放置在文献细览界面的任一中/英文关键词或中/英文主题词时，便可获取该词汇在"知识元""工具书""文献检索"中的相关信息，并可查看该关键词或主题词的全部文献且以所限定年限倒序排序输出。

②知网节中还提供以节点文献为中心的知识网络：可以看到所引用参考文献的记录、被引用情况及相关文献的记录，具体包括引文网络、参考文献、共引文献、引证文献、相似文献、同行关注文献、相关作者文献、相关机构文献、文献分类导航、文献分别来自于哪个数据库等各种扩展信息。

(2)检索结果的分组、排序和导出：CAJD 中的检索结果可按照相关度、发表时间、被引频次和下载频次进行排序，可快速筛选出最相关、最新、高质量及高关注度文献。此外，检索结果还可按照多种方式——来源数据库、主题词类别、学科类别、关键词、文献作者、作者单位、文献出版来源、发表年度、研究层次、研究资助基金等进行分组分析与聚类，实现知识挖掘。CAJD 提供 9 种题录保存格式：简单格式、详细格式、引文格式、自定义格式、Refworks、EndNote、NoteExpress、查新格式和同方知网 pdl。

(3)全文下载：中国知网提供 CAJ 和 PDF 两种全文格式。点击"CAJ 下载"或"PDF 下载"，根据系统提示选择打开或保存(注：CAJ 格式文件需用同方独有全文浏览器 CAJ Viewer 进行阅读)。

(四)万方数字化期刊全文数据库

万方数据知识服务平台是万方数据股份有限公司的产品，汇集了学术期刊、学位论文、学术会议、中外专利、中外标准、科技成果、新方志、法律法规、外文文献、科技专家等资源，内容涵盖自然科学和社会科学各个专业领域。万方数据股份有限公司还为医学用户专门设计推出了万方医学网，集中提供医药卫生类文献资源的服务。2008 年，该公司分别与中华医学会、中国医师协会等多个医学领域内的权威机构建立了医学期刊全文数据独家战略合作伙伴关系，获得 220 多种中华医学会和中国医师协会期刊的独家数据库与网络发行权。万方医学网还提供临床诊疗知识库、医学图书、会议导航、中医药系统、视频数据库等专题、特色服务。

万方数字化期刊全文数据库，即中国学术期刊数据库(CSPD)，是万方数据知识服务平台的重要组成部分。CSPD 收录自 1998 年以来国内出版的各类期刊 8 000 余种，其中核心期刊 3 200 余种，年增 300 万篇，每周更新 2 次。CSPD 的使用方法主要有四种：期刊浏览、快速检索、高级检索和专业检索。

1. 期刊浏览 用户可以按照期刊的学科分类、刊首字母、收录地区等选择期刊。同时还将本周更新期刊列于页面的上部。点击刊名或期刊封面图片即可通过选择年、卷、期来阅读某刊的全文文献(见图4-17)。

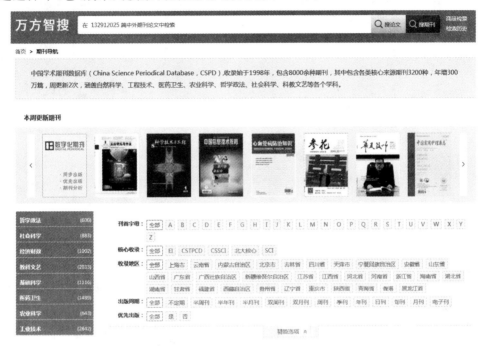

图 4-17　CSPD 期刊浏览界面

2.快速检索　在 CSPD 期刊浏览界面上方的检索框中直接输入关键词,点击"搜论文"即可查阅相关文献;输入期刊全称或部分刊名,点击"搜期刊",可查阅相关期刊。

3.高级检索　点击 CSPD 期刊浏览界面上方检索框右侧的"高级检索"链接进入高级检索界面(见图4-18)。CSPD 的高级检索实质是一个跨库检索系统,在页面上侧选择文献类型,除期刊论文外,还有学位论文、会议论文、专利等内容。通过对检索信息的限定如检索字段、逻辑组配(与、或、非)和匹配程度(精确或模糊),及发表时间限制,从而完成检索。并可通过"检索历史"来查看之前的检索策略、数据库和检索时间(见图4-18)。

4.专业检索　供用户根据系统的检索语法将自己的检索课题编制成检索表达式进行检索。如:题名:(高血压)and 题名:(药物治疗)。

(五)维普数据库

中文科技期刊数据库(以下简称维普数据库),是维普信息资源系统中的一个产品,为全国最大的综合性文献数据库,其全文和题录文摘版一一对应,自1989年至今累计收录期刊 14 000 余种,现刊 9 000 余种,文献总量 6 000 余万篇,是我国数字图书馆建设的核心资源之一,是高校图书馆文献保障系统的重要组成部分,也是科研工作者进行科技查证和科技查新的必备数据库。

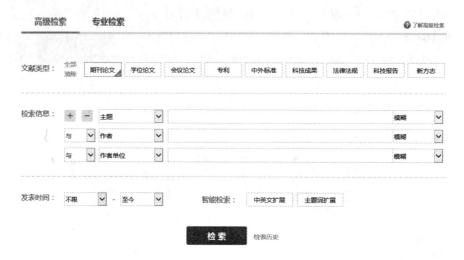

图 4-18　CSPD 高级检索界面

1. 检索方法　维普数据库主要有四种检索方法:快速检索、高级检索、检索式检索(即专业检索)和期刊导航。其检索技巧与上文介绍的万方数据库相似。其中维普数据库进行高级检索时,提供一些智能检索功能供用户使用,如同义词扩展。在检索字段中输入检索词"艾滋病"后,点击"同义词扩展"按钮,出现该词的同义词显示窗口,用户可根据需要选择其中的部分词或全部词,点击"确定"后,检索可获得更全的检索结果(见图 4-19)。

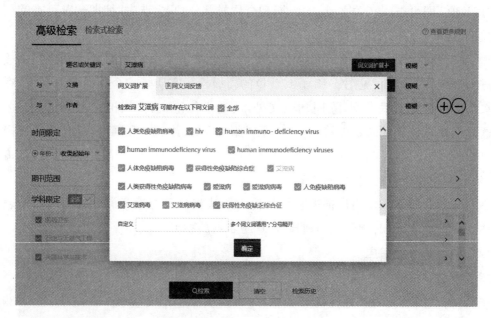

图 4-19　维普数据库高级检索界面

2. 特色服务　维普数据库提供期刊评价报告和期刊开放获取的特殊服务。期刊评价报告提供其数据库收录的所有中文科技期刊近几年的评价报告供用户浏览,包括期刊的被引次数、影响因子、立即指数、发文量、被引半衰期等指标。期刊开放获取可进行开放获取期刊的查阅,并提供多种期刊开放获取平台链接,从而方便用户进行相关文献的免费获取。

三、网络搜索引擎

网络信息资源是指通过计算机网络可以利用的各种信息资源的总和。其具有以网络为传播媒介,数量巨大、增长迅速,传播方式的动态性等特点。利用好的搜索引擎可以帮助用户快速高效地获取网络信息,而开放获取资源则可以提供大量免费的学术文献。互联网搜索引擎是万维网中的特殊站点,专门用来帮助人们查找存储在其他站点上的信息。搜索引擎有能力告诉你文件或文档存储在何处。

(一)Google Scholar

Google(http://www.google.com.hk)是全球最知名的搜索引擎,在多个国家的搜索引擎市场占据着主导地位。Google 被公认为全球最大的搜索引擎,在全球范围内拥有无数的用户。Google 允许以多种语言进行搜索,在操作界面中提供 30 余种语言选择。Google Scholar(http://scholar.google.com.hk)是一个可以免费搜索学术文章的 Google 网络应用。该项索引包括了世界上绝大部分出版的学术期刊,可广泛搜索学术文献。用户可以从一个位置搜索众多学科和资料来源,如来自学术著作出版商、专业性社团、预印本、各大学及其他学术组织的经同行评论的文章、论文、图书、摘要和文章。Google Scholar 可帮助用户在整个学术领域中确定相关性最强的研究。

(二)百度学术搜索

百度学术搜索(http://xueshu.baidu.com)是百度旗下的提供海量中英文文献检索的学术资源搜索平台,2014 年 6 月初上线,涵盖了各类学术期刊、会议论文,旨在为国内外学者提供最好的科研体验。百度学术搜索可检索到收费和免费的学术论文,并通过时间筛选、标题、关键字、摘要、作者、出版物、文献类型、被引用次数等细化指标提高检索的精准性。在百度搜索页面下,会针对用户搜索的学术内容,呈现出百度学术搜索提供的合适结果。用户可以选择查看学术论文的详细信息,也可以选择跳转至百度学术搜索页面查看更多相关论文,让用户自由选择。在百度学术搜索中,用户还可以选择将搜索结果按照"相关性""被引频次""发表时间"三个维度分别排序,以满足不同的需求。

(三)有效利用网络搜索引擎

1. 弥补传统检索的"盲区"　传统检索所用的数据库在资源存储形式、学科范围、检索方式等方面存在一定的限制。而搜索引擎则是全方位、多角度搜索,不但能搜索各种格式的文件,而且没有学科的限制,边界广,这正好弥补了对检全率的要求。对于某些特殊的检索需求,如查找某一产品的外形,可以充分利用搜索引擎的图片查询功能。有些搜索引擎不但能搜到图片,而且连多媒体、网站链接都可以搜索到,这对某些特殊的检索需求起到关键作用。

2. 提高传统检索的时效　随着新产品、新技术更新速度加快,传统数据库更新速度已显得相对滞后,期刊论文的滞后少则 1 个月,多则达半年及以上。搜索引擎以其更新及时的特点正好弥补了传统数据库的不足,尤其是在新产品检索时,更应该进行互联网信息查询。

3. 降低传统检索的成本　搜索引擎基于互联网上的免费资源,在传统检索方法中有效运用搜索引擎,能够大大降低检索成本,提高检索效率。

4. 只能作为课题检索的辅助手段　由于网络搜索引擎涵盖的内容过于宽泛、发布信息的方式过于随意、信息量过于庞杂,因此,在科技信息检索中,搜索引擎只能作为检索的辅助手段,不能替代传统检索方式。只是在某些特殊的检索课题上,可以借助搜索引擎了解与检索课题有关信息,增加检索人员对课题的把握度,辅助解决"查全率"和"查准率"问题。

四、医学全文文献获取

医学文献信息资源和文献全文服务是医学工作者从事医学研究与科技创新工作的重要基础和保障。了解本领域的学科资源,掌握获取全文资源的手段是有效和充分利用本学科信息资源的基础。全文文献相对文摘、题录型等二次文献更能直观地反映作者研究的重点、方法和成果,以及研究所采用的案例和研究得到的数据和结论等信息,而这些信息可以给后来的研究者提供思路或者借鉴。因此,如何快捷地获取全文是医学科研工作者非常关注的问题。

(一)利用 PubMed Single Citation Matcher 快速查找全文文献

单篇引文匹配器(Single Citation Matcher)可以方便快速地检索到特定的引文。用户可以通过输入引文所在的期刊名称、年代、卷期和页码来查找,也可以通过输入题名中的关键词来查找某篇文献的准确信息。这些字段可根据需要任意选择自由组合,以便检索的实现。在检索结果的题录信息页面通常会给出该电子期刊的网址,并直接指向该全文文献网络链接。

(二)利用 Google Scholar 查找全文文献

Google Scholar 是一个可以免费搜索学术文章的网络搜索引擎,内容涵盖自然科学、人文科学、社会科学等多种学科。目前,Google 公司与许多学术出版商进行了合作,例如 ACM、Nature、IEEE、OCLC 等。这种合作使用户能够检索特定的学术文献,通过 Google Scholar 从学术出版者、专业团体、预印本库、大学范围内以及从网络上获得学术文献,包括来自所有研究领域的同级评审论文、学位论文、图书、预印本、摘要和技术报告。

此外,由于用户所在机构订购的资源相对有限,通过检索 Google Scholar,可以让用户发现可能一些机构存储网站或科学家的个人主页可以提供免费的全文文献资源,获得意外的收获。

(三) 开放获取期刊全文查询

开放获取（Open Access, OA）期刊的运行模式是作者（或机构）付费出版,读者免费使用。开放获取期刊以网络电子期刊为主,包括新创办的和由已有传统印刷期刊转变而来的电子版期刊。目前,OA 出版形式大致可以分为两类：一是 OA 期刊,是基于 OA 出版模式而创办的期刊；二是开放存档,即研究机构或作者本人将未曾发表或已经在传统期刊发表过的论文作为开放式的电子档案储存。目前国际上已建有多个专门的 OA 期刊网站,生物医学领域常用的 OA 期刊库主要有 DOAJ、BMC、PubMed Central 等。

(四) 丁香园

丁香园(http://www.dxy.cn/)是中国最大的面向医生、医疗机构、医药从业者以及生命科学领域人士的专业性社会化网络,提供医学、医疗、药学、生命科学等相关领域的信息交流。丁香园网站提供的"文献求助"板块每天吸引着大量渴望获得生物医学外文全文文献的读者,同样也有广大来自全国各大院校甚至国外的医学科研人员志愿者为他人免费查询并提供全文文献传递服务。在该网站免费注册后的用户即可登录丁香园文献求助检索界面。

(五) 小木虫

小木虫(http://xmuchong.com/)是中国最有影响力的学术站点之一。创建于 2001 年的小木虫论坛,会员主要来自国内各大院校、科研院所的博硕士研究生和企业研发人员,这里拥有旺盛的人气、良好的交流氛围及广阔的交流空间,已成为聚集众多科研工作者的学术资源、经验交流平台。内容涵盖化学化工、生物医药、物理、材料、地理、食品、理工、信息、经管等学科。网站论坛设立的"文献求助"板块每天都吸引着包括生物医学领域科研人员在内的广大读者索取或义务提供文献信息。

(六) 直接与文章作者联系索取全文

如果通过以上方法仍然无法获得所需要的全文文献,可以根据文献题录信息中提供的作者 E-mail 地址向作者索要全文,一般建议首选。由于通信作者往往是课题组人员的导师,全文内容不一定完全掌握或不能及时提供全文,因此建议首选向论文的第一作者索取全文。虽然能否得到文献或得到的文献是否及时都是较难确定的,但是直接向著者索取原文不仅是比较经济获得原文的好方法,也是进行学术交流的好途径。

第四节　医学文献的管理与利用

信息技术与医学研究的快速发展,带来了医学文献的激增。通过掌握各种文献信息搜集的方法,可以快速、准确地查找到与某一特定课题相关的文献信息。那么,如何高效地管理检索到的成百上千篇文献,如何鉴别、筛选、评价这些文献,如何恰当、充分地利用选中的文献,是医学科研人员在从事科研工作及撰写医学论文时需要掌握的基本技能。

一、文献信息分析

文献信息分析主要是指以对大量已知文献信息的内容进行整理和科学抽象为主要特征的信息深加工活动。在此过程中,要对文献信息的价值进行评估,然后选取可靠的、先进的、实用的文献信息进行整序、统计分析,提取其中隐含的知识,从而获得增值的文献信息知识。文献信息的搜集、整理、检索等活动,最终是为了文献信息的利用,而信息利用必不可少的前提是要对信息进行分析。

文献信息分析的具体步骤如下。

1. 获取样本　首先确定欲分析的主题范围,在相应的文献数据库中检索到与该主题相关的文献记录,并下载相关文献记录。在文献信息分析中,一般要求文献记录需达到一定的数量,以避免随机因素造成的误差。对于文献量较大的主题,普通的计算机运算能力难以处理的,可以分时间段(如每5年)、按照语种或者期刊的特征将文献记录分割处理,也可以用特定软件采取随机抽样的办法抽取样本。

2. 抽取字段　从已经下载的文献记录中抽取出将要分析的字段,比如期刊名称、作者姓名、主题词等,一般规范的文献数据库中这些字段都有固定的标识和位置,可以编制程序自动寻找和抽取所需的字段数据。

3. 频次统计　从下载的文献记录集合中抽取相关指标(如期刊、作者、引文等)进行频次统计,将统计指标按照出现频次由高到低排列,截取其中高于某个阈值的部分,如高频主题词、高频期刊、高产作者等,作为进一步分析的样本。

4. 排序结果分析　由于这些指标中出现频次较高的部分代表了该领域的重要事物,因此对于这些高频指标的分析可以表现出科研活动的结构。如某一领域的高频主题词代表了该领域研究人员发表论文中包含较多的主题概念,可以反映出该领域的研究热点;高频期刊可以反映发表该主题较多的期刊有哪些,甚至相关文献数量在不同年代的分布也可以反映该学科处于什么样的发展阶段。

5. 共现分析　通过两个条目同时出现的现象来发现条目之间存在着联系;条目间的共现频次高低,说明它们存在联系的程度。如论文著者的共现可以显示著者之间的科研合作关系,两篇论文如果在发表后经常被同行引用,说明它们的主题之间也有着密切的联系。这是共现分析的理论基础。

对于书目文献数据库中的某些字段,如果存在着两个以上的条目,对这些条目就可以进行共现分析。例如一篇论文可以有多个著者,因此就可以进行著者间的共现分析,即著者间的合著现象的分析。此外,论文的主题词、关键词、引文,乃至引文的作者、期刊等都可以进行共现分析。

6. 聚类分析　聚类分析是指将物理或抽象对象的集合分组,利用统计分析软件,根据共现矩阵,采用聚类分析、社会网络分析等方法对相关指标进行聚类和表示,使其成为由类似的对象组成的多个类的分析过程。从数据的角度讲,聚类是通过计算分类对象在各个属性上的相似程度,将对象分类到不同的类或者簇的过程,使得同一个类中的对象有很大的相似性,不同类的对象间有很大的相异性。聚类与分类的主要区别在于聚类所要求划分的类预先是未知的。

7. 内容分析　对通过共现聚类分析后得到类别进行内容分析,以此说明该领域的科学研究活动的基本状况,如研究热点等。

二、文献信息评价

搜集的文献信息经初步的筛选和阅读,要进一步决定信息资料的取舍。如何正确评价所获得的资源,筛选出有价值、高质量的信息,需要以正确的方法做指导。具体的评价标准和途径,可以概括如下。

1. 可靠性　文献信息的可靠性一般包括四个方面的含义:①真实性;②完整性;③科学性;④典型性。

评价文献信息可靠性取决于其所依附的文献的可靠性。一般可归结如下:

(1)看作者:如知名专家、学者及其他科技人员撰写的文献一般比实业、商业、新闻界人士撰写的文献准确、可靠。

(2)看出版机构:如著名高校、权威出版机构出版的文献可靠性较强。

(3)看文献类型:如专利、标准文献比一般书刊可靠性大,产品说明书比产品广告可靠性强;期刊文章往往被视为声誉最好的信息源,因为文章在发表之前,要接受其他知名学者的审阅和挑选,即"同行评审"。

(4)看来源:如官方来源的文献比私人来源的文献可靠,专业机构来源的文献比一般社会团体来源的文献可靠。

(5)看被引用率:反复被他人引用的文献可靠性要强。

(6)看引文:引用(或参考)的文献权威性越强,可靠性越好。

(7)看程度:如最终报告比进展报告可靠,正式标准比试行标准或标准草案可靠。

(8)看内容:文献本身论点鲜明、论据充分、数据翔实、逻辑结构严谨,则可靠性强。例如,阅读"研究方法"部分时,尤其要注意取样方法是否合适,是否是有代表性的样本,即考虑到相关群体和情况可能出现的种类的样本。评价文献中样本规模和统计学意义,评价文献研究中是否有控制变量,例如是否使用对照组。注意文献中看法、事实、专家意见的区分以及与证据的关系。看法是被认为是真的,但没有注明或充分证据的观念。看法可能是一个人或很多人的观点。事实是可以通过经历、直接观察、测试或与证据比较来检查和证明的信息。专家意见是建立在专业知识上的,这些知识往往需要很长时间的积累,或是建立在研究或直接经验之上的。

(9)看实践:已实际采用或被实践检验证明能达到预期目的的信息可靠性强。

2. 先进性　文献信息的先进性是指该信息所报道或反映的内容是否在某一领域原有基础上提出了新的理论、新的观点、新的假说、新的发现,或者对原有的理论、原理、方法或技术加以创造性地开发和利用。先进性是一个相对的概念,是与原有的基础相比较而言的,通常可以用时间、空间、内容三个矢量合成的结果来衡量。

(1)文献外部特征:①看文献类型:正在进行中的项目的试验小结、刚刚更新的数据库以及新近发表的专利文献、研究报告、会议文献等所含信息的先进性强;②看出版机构:权威出版机构出版的文献水平较高,所含信息的先进性强;③看发表时间:最近发表的文献信息的先进性强。

(2)文献计量学特征:根据文献数量的变化所反映出来的某领域发展的阶段和水平以及文献半衰期的变化所体现出来的文献信息老化规律,可判断文献是否先进。

(3)文献内容特征:根据文献内容在理论上是否提出了新的观点、新的假说、新的发现,在应用上是否提出了新的原理、新的设计、新的方法或者开创了应用新领域等,判断信息是否先进。

(4)信息发生源:不同信息发生源地区或部门的基础条件、文化传统、宗教习惯、社会政治制度、生产力发展水平等方面的差异性,决定了反映这些地区或部门现实状况和水平的文献信息先进性也参差不一。

(5)实践效果:根据文献信息对实践的贴近程度和超前水平以及文献信息使用后所产生的经济效益、社会效益和环境效益的大小,可判断文献信息是否先进。

3. 适用性　所谓"适用性",是指文献信息对于信息接收者可资利用的程度。一般来说,文献信息的适用性取决于课题和信息用户两大因素,如所选课题或拟选课题的背景、内容、难易程度、研究条件以及信息用户的信息吸收能力、条件、要求等。原始信息的适用性评价通常是在可靠性和先进性评价的基础上进行的,即对可靠而先进的信息按照适用性的要求作进一步的筛选。

(1)看信息发生源和信息吸收者吸收条件的相似性:任何信息都是在一定的条件下发生的。评价原始信息是否适用于文献信息分析与利用,可以看其是否具有与利用者相似的条件。一般来说,具备发生源或吸收者吸收条件相似的原始信息是适用的;反之,是不适用的。

(2)看实践效果:一般来说,实践证明具有良好的经济效益、社会效益和环境效益的信息是适用的;反之,是不适用的。

(3)看战略需要:文献信息的评价不但要解决当时、当地存在的问题,而且要服从社会发展的长远需要。因此,某信息是否适用,除了要考虑其是否适应当时、当地需要外,还应当考虑其是否在未来适用。

三、文献信息利用

文献信息利用是文献信息搜索、整理、评价和分析等环节的延续,也是上述一系列信息活动的最终目标。获取和利用文献信息是科研工作的重要组成部分,也是科研人员的基本功之一。一般估计科研人员获取文献信息的时间约占整个科研工作的1/2,而利用文献信息则贯穿科研工作的始终。在科研工作的不同阶段,文献信息利用的特点各不相同。

(一)科研选题阶段

选题阶段必须对课题的可行性和新颖性进行论证,深入地利用文献信息,能使科研人员明确了解科研课题的概况,并在此基础上确定这一课题的水平、意义及所在领域的影响。

(二)计划制订阶段

科研规划和计划是科研管理的核心,也是科研工作的保证。在制订科研规划和计划时,需要时刻掌握和了解该领域的进展和最新成果,以便确定能否把国内外最新科技成果用在自己的研究项目中。

(三)课题进行阶段

在科研选题阶段和计划制订阶段,科研人员虽然阅读和研究了大量文献信息,但作为研究过程的起点毕竟是初步的,课题必须进一步具体化。在课题进行阶段,必须不断深入地研究前人的文献,在坚实的理论和前人工作的基础上,调整科研计划,更新试验方法,启迪自己的思维,并进一步明确课题中包含的问题,透过表面的现象的问题抓住内层的实质的问题,把模糊的不确切的问题变成清晰的确切的问题。在课题进行阶段,可以通过定题服务,定时定期地对信息进行分析,以求及时掌握最新成果。

(四)课题结束阶段

在此阶段主要是针对成果鉴定和课题总结的要求获取和利用相关的背景材料。首先需要大量的文献信息作论据。往往由科研管理部门组织科技查新,召开同行专家、工程技术人员、权威部门的有关人员、管理人员、用户单位的技术人员参加的鉴定会,对科研成果的创造性、科学性、实用性作出切合实际的评价。其次是多数的科研成果都以学术论文、研究报告的文献形式表现出来,使科研成果变成社会的知识。在撰写作品过程中,凡参考借鉴或直接引用的文献内容、实验数据等一般以注释、参考文献等形式指明出处。科研工作利用的文献类型是多种多样的,但不同类型的研究其文献信息利用的侧重点有所不同。例如,基础研究工作多利用理论性较强的一次文献,如期刊、学位论文、科技报告、考察与研究报告、会议论文等,其次是一些相关的标准和专利文献;应用研究工作和开发研究工作主要利用有关新产品、新技术、新工艺等方面具体的文献信息,包括技术期刊、标准、专利、产品样本、图纸、技术报告、实用手册等,而对会议论文和学位论文需求较少。

(周 洋)

第五章 医学论文基本格式及写作要求

医学论文格式是论文的框架,是论文内在逻辑的视觉化。目前,医学论文的撰写普遍采用国际医学期刊编辑委员会(International Committee of Medical Journal Editors,ICMJE)推荐的 IMRAD 格式,即引言(introduction)、方法(method)、结果(result)和讨论(discussion)。一篇完整的医学论文应包括以下内容:文题(tide)、作者署名(signature)、研究单位(department)、摘要(abstract)和关键词(key word)、正文(text)、致谢(acknowledgement)、参考文献(reference)等。可概括为三个部分,即前置部分、主体部分和附录部分。前置部分包括文题、作者署名、研究单位、摘要和关键词;主体部分包括引言、材(资)料与方法、结果、讨论、致谢、参考文献等;附录部分包括图、表、照片和作者附言等。

下面详细讨论各项内容的撰写格式和要求。

第一节 文 题

医学论文的文题又叫题目、标题。它是对论文主要内容和中心思想的高度浓缩、概括和总结,反映论文最重要的特定内容,是最准确、最简明的词语逻辑组合,是论文写作的总纲。文题写作的成败有时可能直接影响论文能否通过审稿,关系论文能否顺利发表。因此,论文文题的写作是十分重要的。文题的构成一般含研究对象、论文所解决的问题及其贡献所在,供读者了解论文的中心内容,便于决定关键词、撰写文摘、编制题录和索引等。

一、文题的功能与作用

(一)提供首要信息

文题位于论文之首,是读者最先接触的信息,是论文内容的高度概括和总结。所以,有人说文题是摘要的摘要。主题决定文题,文题必须准确反映主题。

(二)编制目录

论文的文题是编制期刊目录的唯一信息源,是文后参考文献著录和编制二次文献题录重要的、不可缺少的内容。

(三)筛选阅读

文题是读者筛选阅读论文的重要依据。一般来说,读者拿到一本期刊并不是无重点、无主次、无先后顺序、不加选择地阅读所有内容,而是先浏览期刊目录,根据文题确定哪些需要重点阅读、哪些粗略阅读、哪些根本不需要阅读。

(四)标引检索

目前,国内外数据库均可以通过文题进行检索,这是文献标引和检索的重要依据。

二、文题的构成要素

文题是论文的主要内容和中心思想的高度概括,其构成主要有四个要素,我们拟题时要围绕这四个要素,用最简明、精练的语言提炼。

(一)明确研究对象

医学论文中的研究对象主要是人和实验动物。如《脑梗死病人超敏 C 反应蛋白和同型半胱氨酸检测的临床意义》和《内吗啡肽-1 后处理对大鼠心肌缺血再灌注损伤的作用》。这两个文题中的研究对象分别为脑梗死病人和大鼠。

(二)突出研究目的

一篇论文的文题必须准确反映论文的研究目的。事实上,读者主要是根据论文的文题来判断论文的研究目的的。如《婴幼儿法洛四联症根治术 77 例疗效分析》一文,从该文题可以看出,论文研究的目的是观察外科手术根治婴幼儿法洛四联症的疗效及可行性。从《依达拉奉治疗脑干出血 20 例疗效观察》一文的文题可知,该文的研究目的是观察依达拉奉治疗脑干出血的疗效及安全性。

(三)阐述主要贡献

如果可能的话,文题中应体现本研究的贡献,尤其是创新及重要的发现。如《CT 引导下经皮肺活检对肺曲霉病的诊断价值》一文,从文题不难看出,该研究的主要贡献就是发现在 CT 引导下经皮肺活检技术确诊肺曲霉病,是一种安全、可行、有效的方法。

(四)点明研究方法

如果有必要,论文的文题中应点明研究方法。一般来说,文题中提到的研究方法应该是自己创立或改良的新方法,或者是绝大多数同行还未知的研究方法,也可以是传统方法在新领域的应用等。如《超声引导下穿刺活检对大网膜肿块的诊断价值》和《流式细胞术检测中性粒细胞产生活性氧方法学探讨》的文题就是一语道破了作者的研究方法。

应该说明的是,以上四个要素在文题中不要求同时具备,应根据需要而定,以达到准确、具体、醒目为目的,以唤起读者的阅读兴趣为宗旨,以博得审稿专家和编辑的认可为标准。

三、文题的撰写要求

(一)新颖醒目

文题应突出论文的创新性、特异性,以吸引读者的兴趣。文题好比论文的眼睛,修饰文题像画龙点睛。用词要新颖有特色,不要千篇一律地冠上"研究""分析""探讨"之类的陈词俗套,以免给人陈旧、模仿、重复的印象。谈及文题的新颖醒目,要求用词不要千篇一律,但也不要求在文题上大做文章,有标新立异之嫌,实际上文不切题,有失真实。我们主张的是在事实的基础上,尽量少用陈词俗套,使文题比较醒目,下面举几个例子来说明这个问题。

如《奥卡西平治疗偏头痛 66 例疗效观察》和《小切口人工股骨头置换术治疗老年股骨颈骨折 21 例》。这两个文题没有多余的陈词,而且意思表达简洁明快,能达到醒目的要求。再看一个文题:《鼠周围神经端侧缝合与侧侧缝合方式的比较研究》,该文题本来要记述比较,如果去掉"研究"二字,读起来并不影响文题所要表达的意思,即"两种术式的比较",而且文题还比较醒目。还有一个例子:《显微外科治疗皮质中央区脑膜瘤 24 例体会》,该文题没有用多余的陈词,而且意思表达简洁明快,的确是比较不错的文题,能达到醒目的要求。

(二) 简短精练

文题宜简短、精练,高度概括,着重表达"最重要的特定内容",使读者一目了然,过目难忘。一般 20 个字左右,在这方面,也就是讨论文题长短的问题,过长过短都不是好文题,一个好的文题要做到简短精练,用最少的语言把问题高度概括,反映出文章最重要的内容。

有些作者,文题写得太短,例如"肾移植术后黄疸",显然,这样的题目无法帮助读者了解文章的"最重要的特定内容"。人们搞不明白作者要讲黄疸的哪方面内容,是诊断、治疗、诱因,还是预防呢?

更多情况下是文题写得过长,过长的文题往往比短者更缺少意义。例如《部分离体动物组织复阻抗频率特性(100 Hz~10 MHz)测量系统及初步测量结果》,该文题洋洋洒洒,26 个汉字(不包括括号内容),是不是该篇文章真的需要这种写法才能表达完善呢? 文题中的"部分离体动物组织"是指犬和兔离体组织,该测量系统是实验创新的,但不只是适用于犬和兔,其他动物也可以(按其原理),但从文题中所获信息认为该系统只适用于"部分离体动物";再者初步测定结果中"初步"也有不符之处,因为文中大多讲述和展示的是对"部分结果"分析讨论的数据。如果把文题改写成《复阻抗频率特性测量系统及对离体动物组织的测量分析》,既可以更确切地反映文章内容，又不失简短精练的要求。毫无疑问，大多数过长的文题有一个很糟糕的原因，就是使用了"多余的词"。这些多余的词常用在题目的开头，例如："关于……研究""关于……调查""关于……观察"等。

（三）具体确切

文题应具体、确切地表达论文的特定内容及其特点，恰如其分地反映研究的范围和深度，使读者一看就明了本文的目的和意义，有见题如见内容的效果。让我们来分析一下这个文题：《腹股沟疝术后疼痛的处理》，从表面上看该文题显得很简短精练，没有多余的词。但是，该文题不具体也不确切，因为腹股沟疝有直疝、斜疝和滑动性疝之分，不同类型的腹股沟疝选择不同的手术方式，即腹股沟疝修补术。因此，该文题既缺少腹股沟疝的类型，又缺少手术方法，如果改为《腹股沟斜疝无张力修补术后疼痛的处理》，可以比较确切地反映整篇文章的研究内容。

总结列举文题的缺点，主要是用词不确切。比如《蚌埠市龙子湖区女性乳腺普查结果分析》的文题，从字面上看，那就是作者对龙子湖区所有成年女性，或者所有已婚女性，或者所有45岁以上的女性进行乳腺哪些方面的检查，才能称得上普查；否则，就是现况调查或叫抽样调查，两种概念完全不同；作者的摘要中也没有交代清楚。从正文的方法中得知，作者在龙子湖区宣传乳腺健康预防知识，将自愿参加的21~75岁1 288名女性进行问卷调查并行乳腺钼靶检查。对可疑病例再进行病理活检，以排除乳腺癌。那么该文题就应修改为《蚌埠市龙子湖区1 288名女性乳腺钼靶检查结果分析》更为确切。

通常在科研写作中特别是在写文题时，一个很好的原则是：使用确定的词，大家熟悉的词和简短的词。

（四）准确得体

文题应紧扣主题，即题、文相符，题要得体、文要切题，防止题大文小，空洞无物，名不符实，或题、文不符，产生歧义。

准确得体，就是要求写作时不要跑题。文题所反映的是整篇文章最重要的内容、最实质性的东西，所以文题与全文一定要紧密相扣，以免使读者产生歧义。这里最容易犯的错误是文题过分夸大研究范围。例如《补骨脂中化学成分的研究》，该文题太泛，看不出作者要研究补骨脂中什么化学成分。通读全文才知，作者运用色谱仪对补骨脂中的化学成分甲醇浸膏进行分离，鉴定甲醇浸膏的抗氧化和抗肿瘤活性。该文题修改为《补骨脂抗氧化和抗肿瘤活性作用的研究》更准确。很显然，该文题有过分夸大研究范围的嫌疑。因此，文题要求做到准确得体，实事求是。

例如《五年来烧伤创面菌群变化与耐药性分析》，乍一看这个文题应该是研究范围相当广泛，统计量是很巨大的，因为五年来，烧伤病例之多，创面菌群之众，也着实可观。然而细看文章,主要研究的是某医院 600 余例金黄色葡萄球菌和绿脓杆菌感染情况,很显然,该文题有过分夸大研究成果的嫌疑。

第二节 文章编号

文章编号是为保护知识产权,防止盗版、剽窃、抄袭、复制他人学术文章,使作者的知识产权得到进一步保护,更便于期刊文章的检索、查询、全文信息索取和远程传送以及著作权管理。《〈中国学术期刊(光盘版)〉检索与评价数据规范》(以下简称《规范》)规定了公开发行期刊上发表的文章必须编号,且该编号在全世界范围内是该篇文章的唯一标识。

1. 文章编号是由该期刊的国际标准刊号、出版年、期次号及文章的首页码和页数 5 段共 20 位数字组成,其结构为:

文章编号:XXXX-XXXX(YYYY)NN-PPPP-CC

其中:XXXX-XXXX 为该文章所在期刊的国际标准刊号(ISSN);YYYY 为文章所在期刊的出版年;NN 为文章所在期刊的期次,PPPP 为文章首页所在期刊的页码;CC 为文章共占的页数;"-"为连字符。

2. 期次为两位数,当实际期次为一位数字时,需在前面补"0",如第 8 期应为 08,12 期则为 12。文章所在首页码为四位数字,实际所在的首页不足四位者,应在前面补"0",如 8 页应为 0008,88 页应为 0088,485 页应为 0485,1108 页则为 1108。文章共占有的页数为两位数字,实际页数不足两位数者,应在前面补"0",如 5 页应为 05,而 12 页则为 12,转页要计算在内。

3. 文章编号是由期刊编辑部给定的,作者在撰写文章时,应在开头标注上文章编号 4 个字,如知道所投稿件的期刊国际标准刊号,可将此项写上。

4. 中文文章编号的标志为"文章编号"。

5. 文章编号位于文章开头,空两格书写,有的杂志位于文献标志码后。一般放在文章开头较好。

例 文章编号 1000-2200(2019)01-0005-03 为发表在《蚌埠医学院学报》(国际标准刊号 ISSN 1000-2200)2019 年第 1 期第 5~7 页(共 3 页)上。

第三节 作者署名及单位署名

医学论文均应署上作者(笔者或整理者)的姓名及其单位,以表示对论文内容负责(文责自负),是作者对医学科学事业付出辛劳应得的荣誉和著作权的依据,也是文献检索的需要。

一、作者署名

撰写医学论文时,均应置上作者署名、整理者或执笔者的姓名。这表示作者对文稿内容的负责,同时也是作者获得奖励的依据。

(一)署名的意义

署名是一件严肃而认真的事情,它意味着社会对写作者辛勤劳动的承认和尊重,而更重要的是它反映了一种责任。因为署名作者可能会给作者带来荣誉,也可能会带来损害。既然是作者,就有责任和义务对文章发表后的结局负责。一篇医学论文发表后的结局可能是好的,好的结局会给作者带来鲜花和掌声;但也可能是坏的,坏的结局会给作者带来讥讽、谴责甚至法律纠纷等。因此,作者对署名问题应认真对待,既是对自己负责,也是对别人负责。

1. 承担社会责任 作者署名首先意味着负责任,即负学术责任和法律责任。

2. 代表成果归属 作者署名指明了科研成果的归属,同时也是拥有著作权的凭证。作者署名也是处理著作权纠纷的重要依据。

3. 文献检索的需要 文献索引一般分为四种,即著者索引、文题索引、主题索引和分类索引。著者索引是文献检索的重要途径之一。

4. 引用参考文献的需要 引用参考文献应标明原作者。因此,作者署名是读者引用和著录参考文献的重要内容。

5. 职称晋升和奖励的依据 发表论文的数量和质量是职称晋升的重要依据。根据作者署名,各级职称评审委员会才能准确评价职称申报者的科研水平和贡献。同时,作者署名是科研工作者申报科研成果奖的资格凭证,也是各级政府实施科研奖励的重要依据。

6. 通信联系的需要 作者署名是编者与作者、读者与作者通信联系必不可少的内容。

所以说,署名涉及权利、责任、荣誉、联系等问题,作者应认真对待。

(二)署名的条件

国际医学杂志编辑委员会(ICMJE)在作者身份的标准中明确规定,身为作者须符合以下三个条件:①参与研究的构思、设计或分析以及资料的解释;②撰写论文或参与论文重要内容的修改;③同意最后的修改稿发表。目前国内还没有统一的作者身份判定标准,可参照此标准,结合我国实际,署名时应做到:①作者应是自始至终参加了该课题的研究工作,并参加了论文写作的全过程且作出主要贡献者;②作者应对该课题的研究成果具有答辩能力,并能解答本文,对论文全部内容负责;③作者应是论文的执笔者,至少应参加过文稿的讨论或定稿。对参加局部工作或某些试验、参加结果讨论的人员以及译者、审稿者、校对者、提供部分病例和各种资料的单位和人员,都不应该作为作者署名,可列入致谢中。

(三)第一作者应具备的条件

①选定科研课题、解答本文,直接参与本文工作并作出了主要贡献;②该文责任的主要承担者;③科研工作的主要全程参加者。

(四)通信作者应具备的条件

通信作者一般指供读者联系的人,是整个课题的法定负责人,通常可能是导师、教授或者研究单位的项目负责人,在整个研究中提供了指导性意见;或者提供研究经费、试验场所、实验室、仪器设备等。论文发表后,若在社会上引起反响,必然会有通信联系。比如说,大学生或者研究生,没有自己的办公室和实验室,毕业后工作单位可能要换,或者是继续升学读书。这样的话,通信交流很不方便,所以,应该署名通信作者。

最重要的是,对于通信作者的署名条件,不得不考虑与国际接轨的问题,且国外杂志社最注重通信作者的署名条件,就是论文投国外杂志时主要责任者放在最后,并注明是通信作者,这可能就是所谓的"U"字形排列。因此,通信作者必须是第一作者的导师或者是上一级职称的人;同等职称或比第一作者低一级者,一般不应作为通信作者。

(五)署名的形式

作者署名的形式有三种,即个人署名、多位作者署名和集体署名。研究论文主要由个人完成,宜采用个人署名。科研劳动的特点决定了个人署名是作者署名的基本形式。由多位作者共同完成的,宜采用多位作者署名。由集体共同设计、协作完成的科研论文应采用集体署名。如某些重大的科研项目,往往需要多个专业、甚至多个单位的许多科研人员共同协作才能完成,人与人、单位与单位之间很难分出贡献大小,署名先后顺序亦不容易确定,此种情况应采用集体署名。

(六)署名的要求

1. 论文署名排列顺序,应按照在该研究的全过程中所作的贡献大小,而不应按学术威望和职位高低以资格排列名次。

2. 一篇论文的署名不宜过多,一般不超过6人,署名人数一般以原稿为准,中途不得更改。论文的整理者、执笔者等的署名一般置于文末,参考文献之前,并加圆括号,协作者或提供某项帮助者,可在文末列入致谢中,加圆括号,但应征得被致谢者的同意。

3. 参加研究者或某作者已死亡,应在姓名外加黑线框。

4. 作者署名宜位于文题之下,居中。如是单名,则姓与名之间空一字格。如为复姓,姓和名之间不加空格。

5. 译文文摘的署名应在全文末右下方,用圆括号括起,译者与校对者之间空一字格。

6. 应署真名、全名,不应署笔名。国内作者的中文署名写全名,其外文署名按1978年国务院规定一律用汉语拼音,姓前名后。若两字拼音连写出现元音字符相接而其音节可能发生混拼时,则在两元音字符间的上方加隔音号(')，以示区分。

7. 学位论文的署名应按"实事求是、论功署名"的原则,不计资历深浅、不论学衔高低,而应根据在研究工作中所负的责任和所起的作用来决定。

8. 多学科综合研究课题的署名,课题组组长的署名一般排列在前,组员按贡献大小依次排列在后。若在总的研究课题中又有分课题的情况下,分课题单独发表时,分课题的组长可以名列在前,组员按在研究过程中贡献大小排列。

(七)中国人名英译

国家标准(GB)规定,中国人名英译采用汉语拼写方案,如"姚仁斌"译为 Yao Renbin,姓和名分写,复姓和双名两音节间不加连字符。但随着改革开放政策的不断深入,我国同国际间的学术交流日益频繁,作为学术交流主要载体的科技期刊,其编者就必须考虑如何与国际接轨。由于我国关于中国人名英译的国家标准有些不尽如人意之处,所以,许多期刊为适应国际交流的需要,未采用国家标准,造成目前中国人名英译的混乱局面。

目前,中国科技期刊中出现的人名英译方式以"Yao Renbin"或"YAO Renbin"等最为常见,也最为合适,它既能让西方人明白,又符合我国的民族风格和习惯。

二、作者单位

作者单位是指作者从事本文工作时的单位。文中列出作者单位是为了方便读者、作者及编者之间的联系。

(一)目的

列出作者单位有两个目的:一是辨认作者,二是联系作者,提供作者的通信地址和邮政编码。虽然对多数研究单位来说,通常不需要列出街道地址,但应提供作者的通信地址和邮政编码。

(二)具体写作方法

许多来稿中,单位署名非常混乱,作者在撰稿时,没有按照所投期刊的编排格式,而是随心所欲地书写,造成中英文单位署名不规范的局面,给编辑人员带来许多麻烦。因此,有必要细讲具体的书写方法。

1. 单位署名应写全称。若单位名称不能准确反映单位所在地,还应标注单位所在地及邮政编码。

例 王××,李 ×

[作者单位] 蚌埠医学院 病理生理学教研室,安徽 蚌埠 233030

2.研究生、大学生、进修生和实习生均按完成论文时的所在单位署名,还需加上通信作者署名。作者工作单位发生变时,更可在原单位后加圆括号注明现在所在单位。如第一作者已调离,还应标注现在单位、所在地及邮政编码。不得将原单位更改为现单位,因为该论文的知识产权是原单位的。

例 张××,赵××,欧阳××,王××

[作者单位]安徽省蚌埠市第二人民医院 普外科,233000(张××现工作于江苏省南京市第三人民医院 骨科,邮政编码)

[通信作者]王××,博士,硕士研究生导师,主任医师. E-mail:……

3.若是两个或者两个以上单位,可在作者署名右上角加阿拉伯数字标注。

例 赵××^{1},李 ×^{2},孙 ×^{3},张××^{4},王××^{1}

[作者单位]安徽省五河县人民医院 1.呼吸内科,2.神经内科,4.消化内科,233300;3.解放军第一二三医院 呼吸内科,安徽 蚌埠 233000

值得注意的是,多单位、多科室的书写格式往往出现单位重复标注的现象。

例 张××^{1},雷 ×^{2},孙 ×^{3},李××^{4},王××^{1}

[作者单位]1.哈尔滨医科大学附属第四医院 神经内科,黑龙江 哈尔滨 150001;2.哈尔滨医科大学附属第四医院 药学部,黑龙江 哈尔滨 150001;3.哈尔滨医科大学附属第一医院 神经内科,黑龙江 哈尔滨 150001;4.哈尔滨医科大学附属第一医院 心内科,黑龙江 哈尔滨 150001

该单位改为:

[作者单位]哈尔滨医科大学附属第四医院 1.神经内科,2.药学部,黑龙江 哈尔滨 150001;哈尔滨医科大学附属第一医院 3.神经内科,4.心内科,黑龙江 哈尔滨 150001

4.英文摘要中,研究单位之后应给出国家名。应注意的是,研究单位的标注形式应与所投期刊的格式要求完全一致。

第四节 中文摘要

《期刊编排格式》(GB/T 3179—2009)中规定,科技期刊发表论文应附有摘要。因此,摘要是医学论文中不可缺少的组成部分。摘要是以最少的文字向读者介绍论文的主要观点和主要内容。它是论文内容不加注释和评论的简短陈述,是全文内容的高度浓缩,亦是全文的精华所在。它以准确而简洁的语言来说明论文的目的、方法、结果(包括重要数据)和结论,以便让读者以最少的时间了解全文的概貌。

一、摘要的意义和作用

医学论文冠以摘要发表具有十分重要的意义和作用:①方便读者阅读和整理文献,有利于读者收集和保存资料。②有利于读者筛选阅读论文,提高读者阅读的针对性和时效性。③有利于二次文献的加工和整理,大大缩短文摘等检索刊物的出版时滞,对计算机文献数据库的建立也有十分重要的意义。它在实现作者写作—编辑加工—情报加工一体化方面起着十分重要的作用。

二、摘要的起源和发展

20世纪60年代以前,国内外医学期刊和其他科技期刊均未见应用摘要者,多是在文末附有"小结",英文用"summary"一词。1961年,《加拿大医学会杂志》(Canadian Medical Association Journal,CMAJ)在国际上率先将文末的"小结"改为正文开始前的"摘要"。不久以后,许多杂志纷纷响应,如《美国医学会杂志》(The Journal of American Medical Association,JAMA)、英国《柳叶刀》(The Lancet)杂志、《英国医学杂志》(British Medical Journal,BMJ)等相继应用了摘要。

1979年,《中华医学杂志》在中国期刊界率先应用了摘要。随后,中华医学会主办的各专业医学杂志纷纷开始应用摘要,受到读者广泛欢迎。1982年,国家标准局发布的《科学技术期刊编排规则》(GB 3179—1982)中规定,发表科技论文应附有摘要。之后,国内科技期刊也相继应用了摘要。

三、摘要的分类

中国国家标准《文摘编写规则》(GB 6447—1986)中,将文摘分为报道性摘要(informative abstract)、指示性摘要(indicative abstract)和报道-指示性摘要(informative indicative abstract)。

(一)报道性摘要

报道性摘要是指一次文献的主题范围及内容梗概的简明摘要,相当于简介。报道性摘要一般用来反映科技论文的目的、方法及主要结果与结论,在有限的字数内向读者提供尽可能多的定性或定量的信息,充分反映该研究的创新之处。科技论文如果没有创新内容,如果没有经得起检验的与众不同的方法或结论,是不会引起读者阅读兴趣的。因此,建议学术性期刊(或论文集)多选用报道性摘要,以"摘录要点"的形式报道主要研究成果和比较完整的定量及定性的信息,能向读者介绍论文的主要内容。篇幅以 300 字左右为宜。

(二)指示性摘要

指示性摘要是指明一次文献的论题及取得成果的性质和水平的摘要,其目的是使读者对该研究的主要内容(即作者做了什么工作)有一个轮廓性的了解。创新内容较少的论文,其摘要可写成指示性摘要,一般适用于学术性期刊的简报、问题讨论等栏目以及技术性期刊等只概括地介绍论文的论题,使读者对论文的主要内容有大致的了解。篇幅以 100 字左右为宜。

(三)报道-指示性摘要

报道-指示性摘要是以报道性摘要的形式表述论文中价值最高的内容,其余部分则以指示性摘要形式表达。篇幅以 100~200 字为宜。

以上三种摘要分类形式都可供作者选用。一般地说,向学术性期刊投稿,应选用报道性摘要形式;只有创新内容较少的论文,其摘要可写成报道-指示性或指示性摘要。论文发表的最终目的是被人利用。如果摘要写得不好,在当今信息激增的时代,论文进入文摘杂志、检索数据库,被人阅读和引用的机会就会少得多,甚至丧失。一篇论文价值很高,创新内容很多,若写成指示性摘要,可能就会失去较多的读者。

国外文献中,把摘要分为信息性摘要(informative abstract)、描述性摘要(descriptive abstract)和评论性摘要(critical abstract)等。信息性摘要等同于报道性摘要;描述性摘要类似于指示性摘要;评论性摘要则侧重于说理和评价,多用于理论型和综述论文。

1987 年,美国《内科学纪事》杂志开始采用结构式摘要(structured abstract,SA)。1991 年 6 月,《新乡医学院学报》在国内率先应用结构式摘要。目前,结构式摘要已推广应用于几乎所有医学期刊。因此,本节主要介绍结构式摘要的撰写格式。

四、摘要的内容

摘要主要包括五方面内容:①研究的目的和范围(研究的宗旨和解决的问题);②基本步骤和方法(研究对象、研究途径、实验范围、分组方法和观察指标);③主要发现(重要数据及其统计学意义);④主要结论(关键的论点);⑤经验教训和应用价值。

但不是每篇摘要都要涉及上述五方面内容,而主要写能够表现本篇论文特点的部分,一般性的知识应尽量不写或少写。一篇写得好的摘要能使读者迅速而又准确地了解文章的基本内容,对此是否感兴趣,从而是否需要阅读全文。在大多数重要的期刊中,摘要一般不超过 250 字,不应提及文章中没有涉及的内容或结论,也不要引用参考文献。

五、结构式摘要

传统式摘要无固定的规范和要求,作者写作时往往抓不住重点,致使科技期刊摘要的质量参差不齐,甚至在科研设计和实施的过程中遗漏项目。结构式摘要项目齐全,重点突出,层次清楚,要求明确,使作者在科研设计与实施及论文撰写过程中不至于漏项。

(一)结构式摘要的优点

1. 信息量大,能准确而全面地反映论文的实质内容,便于读者用最短的时间了解最多的、有价值的信息。

2. 便于读者准确筛选阅读所需要的文献资料。

3. 便于二次文献的加工和整理,缩短文摘杂志的出版时滞,便于计算机数据库的建立和应用。

4. 便于专家审稿,这是结构式摘要的特殊目的。

5. 便于撰写论文和编辑加工。

(二)结构式摘要的缺陷

有人认为结构式摘要的重要缺陷是字数偏多。据统计,结构式摘要比传统式摘要的用词量多48%,如传统式摘要字数按150~250个计算,则结构式摘要字数为220~360个,但仍不超过Medline数据库所要求的250~400个实词。应该说结构式摘要的长度正好符合Medline数据库的要求。笔者在编辑实践中发现,有些论文的摘要尽管字(词)数已超过限定的数量,但是仍不能充分表达该文的实质性内容。所以,摘要的字(词)数应根据需要而定。

(三)结构式摘要的写作内容

目前,科技期刊多采用四项式结构式摘要,内容包括研究的目的、方法、结果和结论。这就是人们通常说的结构式摘要的"四大要素"。

1. 目的(objective,aim,purpose) 简要而准确地叙述该文的研究目的,若有多个研究目的,应择其主要者加以说明。必要时给出与研究目的有关的信息。

2. 方法(method) 简要说明研究课题的基本设计,使用了什么材(资)料与方法,如何分组对照,研究范围和精确程度,数据是如何取得的,应用何种统计学方法等。重点说明研究设计及实施过程。

若为动物实验,应交代实验动物的名称、动物的选择与分组情况、样本的获得与处理、方法和步骤、实验记录与数据获得的方法、观察指标、评价指标与标准等。

若为临床研究,应交代病人疾病名称及其他的人口统计学特征、病人的分组情况、处理方法、样本的获得与检测方法、药物的剂量与给药方法(或手术方法等)、疗效评价标准、统计学处理方法等。

3. 结果(result) 应重点描述本研究得出的主要结果,包括观察结果、实验测定的数据结果、病人的治疗结果及统计学处理结果等。

4. 结论(conclusion) 阐述本研究得出的主要结论及实际应用价值,提出有待于进一步研究的问题。

例

[摘要] **目的** 调查分析居民对新医改政策绩效的评价,为卫生决策部门调整和完善卫生政策措施提供循证依据。**方法** 采用自行设计的《城乡居民新医改政策绩效评价调查问卷》,使用便利抽样的方法,对以安徽省为主的包括18个省市的3 511名城乡居民进行入户调查。**结果** 3 501人中有921人(26.3%)认为目前的医药卫生政策是公平的;3 497人中有1 155人(33.0%)认为医药卫生政策总体上是有效率的;3 506人中有838人(23.9%)认为在医改中公平最重要,558人(15.9%)认为效率最重要,2 110人(60.2%)认为都重要;3 500人中有366人(10.5%)认为医疗卫生体制改革监管体系是完善的;3 492人中有662人(19.0%)认为目前的医药卫生体制改革总体上来说是成功的;3 435人中有1 141人(33.2%)认为我国医疗卫生体制改革政策的公益性有可能实现;3 493人中有755人(21.6%)对目前的医药卫生体制改革满意,629人(18.0%)不满意;不同性别居民对题项"您认为我国医疗卫生体制改革政策的公益性有可能实现吗?"的评价无统计学意义($P>0.05$),对其他7个题项的评价均有统计学意义($P<0.05\sim P<0.01$);不同学历层次居民对"您认为在医改中最重要的是公平还是效率?"的评价无统计学意义($P>0.05$),对其他7个题项的评价均有统计学意义($P<0.01$);不同年龄段居民对8个题项的评价均有统计学意义($P<0.01$)。**结论** 医改成效与社会期望之间存在一定差距;居民追求医改中的公平、效率和公益性,希望进一步完善医疗卫生体制改革的监管体系。

结构式摘要的撰写格式一定要符合所投期刊的编排格式。写作时不能为单纯追求信息量大而繁杂冗长;也不能单纯考虑字数的限制而缺少重要的信息。

第五节　关键词

关键词是从文章内容中提炼出来的最能反映主要内容的名词、词组或短语,是最能说明全文含义的词,可为编制索引和检索系统使用,以便进入计算机检索系统中。在科学技术信息迅猛发展的今天,全世界每天有几十万篇科技论文发表,学术界早已约定利用主题概念词去检索最新发表的论文。作者发表的论文不标注关键词或叙词,文献数据库就不会收录此类文章,读者就检索不到。

关键词选得是否恰当,关系该文能否被检索到和该成果的利用率。其特点为:反映文章的主要内容;体现文章的种类、目的及实施措施等;在全文中出现的次数最多;一般在文题及摘要中提炼。

凡期刊文章的文献标志码为 A、B、C 三类者,均应标注中文关键词。

一、关键词分类

关键词包括主题词和自由词。

(一)主题词

主题词是指收入《汉语主题词表》、中国图书馆图书分类法(R 类)与医学主题词表(MeSH)等词表中可用于标引文献主题概念的规范化词或词组。

(二)自由词

自由词是指反映该论文主题中新技术、新学科尚未被主题词表收录的新产生的名词术语,或在主题词表中找不到的词。

二、标引关键词应遵循的基本原则

(一)专指性原则

一个词只能表达一个主题概念称为专指性。只要在叙词表中找到相应的专指性叙词,就不允许用词表中的上位词(S 项)或下位词(F 项);若找不到与主题概念直接对应的叙词,而上位词确实与主题概念相符,即可选用。例如:"肺肿瘤"在叙词表中可以找到相应的专指词"肺肿瘤",那么就必须优先选用。不得用其上位词"呼吸系肿瘤"标引,也不得用"肺"与"肿瘤"这两个主题词组配标引。

(二)组配原则

关键词作为文献检索的标志,其选择正确与否直接关系到文献检索的效率,影响到科技文献的有效传播和利用。关键词一般在 MeSH 中选取。有时,MeSH 表中不能完全覆盖相关专业的主题概念,这时就要考虑组配问题。组配标引是主题标引的一种基本规则,是加强文献主题表达的专指性、揭示主题与主题间逻辑关系和多项成簇的多途径检索手段。

叙词组配应是概念组配,主要有四种形式。

1. 并列组配 并列组配是指一个表示事物的叙词和另一个表示事物某个属性或某个方面的叙词所进行的组配,其结果表达一个专指概念。根据文章内容选择其中的 1 个。

例如:《无创双水平气道正压通气改善低氧高碳酸血症的临床应用》一文,"低氧高碳酸血症"标注关键词为"高碳酸血症;低氧血症"。

2. 交叉组配 交叉组配是指两个或两个以上具有概念交叉关系的叙词所进

行的组配,其结果表达一个专指概念。例如:"胸膜钙化",可用"钙质沉着"和"胸膜疾病"这两个泛指概念的词确切地表达叙词表中没有的专指概念。

3. 限定组配　通过组配,对主要研究对象作进一步的修饰和限定。

例如:《羟苯磺酸钙治疗慢性肾衰竭 39 例疗效观察》一文,"慢性肾衰竭"可标为"肾衰竭,慢性"。

4. 提级标引　标引时,词表中有时找不到完全一致的词,可以根据文献的主题概念,选取最直接的上位词。

例如:《子宫颈环形电切术治疗子宫颈上皮内瘤变 83 例疗效分析》一文,上位词为"子宫颈疾病"。

有学者提出在组配时,存在"中式西化"倒错标引,例如:《滑膜刨削对关节镜清理术治疗老年骨性膝关节炎疗效的影响》一文,关键词为"关节炎,膝;关节镜清理术;滑膜刨削术",其中首标词为"关节炎,膝",这种语序倒装是错误的。笔者认为,作为第一关键词,可以采用倒装形式,其余的关键词则应以符合语言习惯的顺着形式标出,否则,关键词就失去了它作为自然语言的特性。

(三)自由词标引

下列几种情况下关键词允许采用自由词标引:①主题词表中明显漏选的主题概念词;②表达新学科、新理论、新技术、新材料等新出现的概念;③词表中未收录的地区、人物、产品等名称及重要数据名称;④某些概念采用组配,其结果出现多义时,被标引概念也可用自由词标引。

自由词尽可能选自其他词或较权威的参考书和工具书,选用的自由词必须达到词形简练、概念明确、实用性强。采用自由词标引后,应有记录,并及时向叙词表管理部门反映。

三、关键词标引要求

1. 标引关键词要从文稿的主题分析开始,即对文稿的内容和中心思想进行浓缩、提炼,剖析主题结构,确立主题类型。

2. 关键词是文稿论述的核心,应包括:①主要论述的课题;②某种实验研究的直接目的和结果;③某种疾病的预防、诊断和治疗等重要的手段、方法的创新;④文稿中论述篇幅较多的内容;⑤尽管材料不多,但材料新、有新见解或为读者所关心的问题。

3. 关键词常用较定型的名词,多是单词或词组,要写原形词而不用缩略词。其概念要精确,有较强的专指性。应尽可能在最新的 MeSH 中选用。中文译名按 1981 年中国科技情报研究所和北京图书馆主编的《汉语主题词表》、中国医学科学院医学情报研究所 1992 年编制的《医学主题词注释字顺表》(MeSHAAL)及

1985年后逐年新增的主题词或使用最新的专业词汇。未被词表收录的新学科、新技术中的重要术语和词,可作为自由词标注。中医中药关键词可从高等医学院校《中医药学主题词表》编制的词录中选用。此外,还可以使用最新权威性词汇,如《英汉生物医学词汇》《英汉医学词汇》等。

4. 汉语和英语中均有一词多义或一义多词现象,应以词表中的词为准。

5. 注意关键词的中文排列顺序。为了适应族性检索需要,词表中许多词的排列顺序不同于汉语排列习惯,如"贫血,再生障碍性"等,不能任意颠倒,按中文习惯写成"再生障碍性贫血"等。

6. 自由词的使用。如词表中没有某一特定概念的主题词供选用,而该特定概念又是不可忽视的主题,就不得不用词表以外的自由词作关键词。随着医学科学技术的不断发展,新的名词不断出现,尤其是我国中医中药和中西医结合方面的名词在词表中更缺乏,适当选用自由词是必要的。

7. 注意自然语言与规范主题语言的转换,如"血清"和"血浆"可以同"血液"转换等。有些约定俗成的词要转换成通用学科或规范化专业主题词,如"怀孕"转换成"妊娠"等。

8. 应掌握"精与准"的原则,在精与准且反映主要内容的前提下,以少为宜,但不能少于3个,且应尽量选用规范化的语言。每篇论文具体标引几个关键词,应视论文的内容和范围而定,但应掌握"精与准"的原则,在反映论文基本或主要内容的前提下,以少为宜。

9. 有英文摘要者,英文关键词应与中文关键词一致。

四、关键词标引的数量、范围与书写

一般每篇文章可选3~8个关键词,一般不应少于3个,关键词的选取按《文献主题标引规则》(GB/T 3860—2009)的原则和方法参照各种词表和工具书选取;未被词表收录的新学科、新技术中的重要术语以及文章题名中的人名、地名也可作为关键词标引。

关键词一般都出现在文题与摘要中,文题中约出现85%,摘要中占90%。一般是文中出现次数最多的词,依据出现次数的多少先后排列。

中文关键词前应冠以"关键词"三字作为标志,中文关键词位于中文摘要下方,与"摘要"二字对齐,每个关键词之间用分号";"分开,以便于计算机自动切分,最后一个关键词后无标点符号。

第六节　中图法分类号、文献标志码、DOI 码与基金项目

一、中图法分类号

图书分类法是按照一定的思想观点,以科学分类为基础,结合图书资料的内容和特点,分门别类组成的分类表。为从期刊文献的学科属性实现族性检索,并为文章的分类统计创造条件,凡具有文献标志码的文章均应标志分类号。

目前,大多数期刊社均采用北京图书馆出版社出版的《中国图书馆分类法》(第 4 版)进行分类。一篇文章一般标志 1 个分类号,多个主题者可标志 2 个或 3 个分类号,主分类号排在第一位,多个分类号之间应以分号";"分隔。中图法分类号一般位于关键词的下方,与关键词排列对齐,可与文献标志码、DOI 码位于同一行。英文摘要的下方不设分类号。

二、文献标志码

为便于文献的统计和期刊评价,确定文献的检索范围,提高检索结果的适用性,每一篇文章或资料标志一个文献标志码。规范共设置以下五种:

A:理论与应用研究学术论文(包括综述报告)。

B:实用性技术成果报告(科技)、理论学习与社会实践总结(社科)。

C:业务指导与技术管理性文章(包括领导讲话、特约评论等)。

D:一般动态性信息(通讯、报道、会议活动、专访等)。

E:文件、资料(包括历史资料、统计资料、机构、人物、书刊、知识介绍等)。

不属于上述五类的文章以及文摘、零讯、补白、广告、启事等不加文献标志码。

文献标志码一般位于中图法分类号之后,可与中图法分类号在一行上。

例　[中图法分类号] R 339.22　　　　　　　　[文献标志码] A

三、DOI 码

DOI (Digital Object Identifier)——数字对象标志符,是一种对包括互联网信息在内的数字信息进行标志的工具。DOI 的结构式:<DIR>.<REG>/<DSS>,分为前缀和后缀两部分,中间用一斜线分开,前缀中又以小圆点分为两部分。"doi:10.13898/j.cnki.issn.1000-2200.2019.01.001"是一篇该刊论文的 DOI,其中"10"为数字对象标志符代码;"13898"为管理或发行者代码;"j.cnki.issn.1000-2200"为该期刊的 ISSN 号;"2019.01.001"为刊出某篇文章的代码,2019 为出版

年份,"01"是期数,"001"是文章顺序数。利用 DOI 码可以检索到这篇文章。DOI 可和分类号、文献标志码排在同一行上。

四、基金项目

基金项目是指文章产出的资助背景,属于文章题名注释的一种,如国家自然科学基金、教育部博士点基金等。获得基金资助产出的文章应以[基金项目]作为标志,注明基金项目名称,并在圆括号内注明项目编号。

基金项目名称要按照国家有关部门批准的中文全称填写;多项基金项目依次列出,其间以分号";"隔开。

例 [基金项目]国家自然科学基金项目(59637050);安徽省教育厅自然科学研究项目(2006kj394B)。

第七节 引 言

引言又称导言、绪言、序言和导语,是论文开头部分的一段短文,也是论文主题部分的开端。引言是对正文主要内容的简要说明,对正文起到提纲挈领和引导阅读兴趣的作用;使读者在阅过文题、摘要和引言后,不仅了解该文的主要内容和观点,还感到有参考价值和通读全文的必要。

一、引言的写作内容

引言作为论文的开头,以简短的篇幅介绍论文的写作背景和目的、缘起和提出研究要求的现实情况,以及相关领域内前人所做的工作和研究的概况,说明本研究与前人工作的关系,目前的研究热点、存在的问题及作者的工作意义,引出本文的主题给读者以引导。

引言也可点明本文的理论依据、实验基础和研究方法,简单阐述其研究内容;三言两语预示本研究的结果、意义和前景,但不必展开讨论。引言的内容应包括:为什么要进行这项研究?立题的理论或实践依据是什么?拟创新点是什么?理论和/或实践意义是什么?

总结上述意思,引言大体上包括下列三个方面的内容:

1.本文研究的背景材(资)料 可适当介绍背景材(资)料,简要阐述该项研究的理论基础,并引用参考文献。说明相关领域前人的工作和本文研究工作的空白。

2.本研究的起源 也就是问题的由来,为什么要研究,已经取得的主要成绩。

3. 本研究的目的和意义 说明开展该项研究的原因,即将要说明什么问题,有什么重要性,该项研究的结果能否为临床的诊断与治疗提供理论依据。

例 科学测评人群慢性病的患病状况对公共卫生政策的制定、实施、绩效评估、反馈修订等有着非常重要的意义[1-4]。健康相关行为是指人类个体和群体与健康和疾病有关的行为[5]。吸烟、大量饮酒、吃腌制食品、经常不吃早餐等不健康相关行为是慢性疾病的主要风险因素,不吸烟、少量饮酒、每天吃早餐、坚持适度体育锻炼等健康相关行为是慢性病的保护因素[5-8]。我国目前老年人口的比例逐年增加,老龄化程度在加深,速度在加快[9]。老年人是医疗卫生服务的主要消费群体,老年人的医药费用是其他人群的 2.5 倍,60 岁以后所消耗的医疗费占一生医药费的 80% 以上[10]。慢性病患病情况和健康相关行为也是测评卫生政策绩效的重要指标。本研究旨在通过对蚌埠地区老年人的健康相关行为和慢性病患病情况进行调查研究,评估人口社会因素、健康相关行为因素对老年人慢性病患病状况的影响,为科学合理配置医疗卫生资源、正确制定卫生政策、有针对性开展社区卫生服务提供依据,为科学评价卫生政策绩效提供支持。现作报道。

这篇引言指出了本研究的背景知识、研究方法、研究目的和意义,从"解释说明、提出问题、概括全文、引出下文"四个层次来着手,给人的感觉是简单直观,能起到吸引读者的作用,不失为一篇较好的引言。

二、写作要求

基于引言的特点,在撰写引言时要求如下。

(一)开门见山

避免大篇幅地讲述历史渊源和立题研究过程。

(二)言简意赅

不应过多叙述同行熟知的及教科书中的常识性内容,确有必要提及他人的研究成果和基本原理时,只需以参考引文的形式标出即可。在引言中提示本文的工作和观点时,意思应明确,语言应简练。

(三)突出重点

回顾历史要有重点,内容要紧扣文题,围绕文题介绍背景,用几句话概括即可;在提示所用的方法时,不要求写出方法、结果,不要展开讨论;虽可适当引用过去的文献内容,但不要长篇罗列,不能把引言写成该研究的历史发展;不要把引言写成文献小综述,更不要重复说明教科书上已有,或本领域研究人员所共知的常识性内容。

(四)实事求是

在引言中,评价论文的价值要恰如其分、实事求是,用词要科学,对本文的创新性最好不要使用"本研究国内首创、首次报道""填补了国内空白""有很高的学术价值""本研究内容国内未见报道"或"本研究处于国内外领先水平"等不适当的自我评语。

(五)不用套话

引言的内容不应与摘要雷同,注意不用客套话,如"才疏学浅""水平有限""恳请指正""抛砖引玉"之类的语言。

(六)不列序号和小标题

不写"0 引言"或者"1 引言";也不用"引言"二字。直接写引言的内容即可。

(七)特殊要求

引言的篇幅一般不要太长,太长会致读者乏味,太短则不易交代清楚,一篇 3 000~5 000 字的论文,引言字数一般掌握在 200~250 字为宜。引用参考文献最好不超过 3 条,仅需列出与背景材(资)料有关的主要参考文献;引言最好不分段论述,不要插图、列表,不进行公式的推导与证明。系列文章的引言不要重复。

引言一般不分段,长短视文章内容而定,涉及基础研究的文章引言可长,涉及临床病例分析的文章引言宜短。国外大多数论文引言较长,一般在千字左右,这可能与国内外期刊严格限制论文字数有关。

第八节　材(资)料与方法

材(资)料与方法是医学科研的基础。不管是基础研究还是临床研究,缺少了材(资)料与方法,即缺少了实验对象与手段,科研本身就是一句空话。如果说引言是解决"为什么研究"的问题,那么,材(资)料与方法则主要是解决"用什么做和怎样做"的问题。材(资)料与方法不但是科研设计实施的基础,而且是论据的主要根据和阐明论点、引出结论的重要前提,在全文中起着承上启下的作用。作者准确翔实地介绍这部分内容,不仅可启迪读者与编者的科技实践意识,而且可增强论文的真实性与可靠性,并便于他人重复其实验或观察结果,促进技术交流和传播。医学论文的种类繁多,形式也不尽相同,但均需包含材(资)料与方法部分。

根据研究对象的不同,可用"材料与方法"(来源于人之外的)、"资料与方法"(来源于人的)、"调查方法"等。

一、材料与方法的写作内容

(一)仪器设备

主要仪器的研制和生产单位、名称、型号、出厂时间、使用及操作方法、主要参数、仪器类型与精密度等。

(二)主要药品与试剂

写出药品、试剂的名称(尽量用国际通用的化学名,而不用商品名)、成分、纯度和浓度、剂量、制造单位、出厂时间、批号、实验配制方法等,必要时说明来源。

(三)动物

介绍动物名称、种系、数量、分级、性别、体质量、来源、年龄和身长、营养及健康状况,选择标准、分组。

(四)详细的实验方法

主要是实验步骤。

(五)统计学方法

采用何种统计学方法。

例

1 材料与方法

1.1 主要试剂和仪器 刺五加注射液(黑龙江格润药业有限责任公司,批号:20130711),硫普罗宁片(河南省新谊药业股份有限公司,批号:20131103);无水乙醇(北京化工厂)。谷胱甘肽(GSH)、丙二醛(MDA)检测试剂盒由南京建成生物工程研究所提供。DK-8A 电热恒温水浴箱(上海医用恒温设备厂),FC204 型电子分析天平(上海第二天平仪器厂),DG3022 型酶联免疫检测仪(中国人民解放军第四军医大学,国营华东电子管厂联合研制),罗氏全自动生化分析仪(瑞士罗氏公司)。

1.2 动物 昆明种小鼠,体质量 18～22 g,雄性。购于安徽医科大学实验动物中心,在温度 20～24 ℃、湿度 50%～60% 的环境中饲养。

1.3 方法

1.3.1 小鼠急性酒精性肝损伤模型的建立及给药方法 选择昆明种雄性小鼠 60 只,随机分为正常组、模型组和刺五加高、中、低量组,硫普罗宁阳性药对照组,每组各 10 只。造模方法:除正常组蒸馏水灌胃外,其余各组均于每日上午用 50% 乙醇按 12 mL/kg 灌胃 1 次,连续 10 d。同时,每日下午治疗组小鼠分别按低(50 mg/kg)、中(100 mg/kg)、高(200 mg/kg)剂量灌胃给予刺五加注射液,阳性药对照组按 30 mg/kg 给予硫普罗宁混悬液,均为每天 1 次,正常组和模型组给予同体积的蒸馏水。

1.3.2 检测指标 (1)肝脏指数=肝脏质量/体质量×100%。(2)生化指标检测:末次灌胃后,禁食不禁水 16 h,摘除眼球取血,离心后送至蚌埠医学院第二附属医院检验科,检测血清中天门冬氨酸氨基转移酶(AST)、丙氨酸氨基转移酶(ALT)及三酰甘油(TG)含量。(3)肝组织匀浆中的 MDA、GSH 含量测定:剖腹取肝,0.9%氯化钠注射液漂洗,吸水纸吸干,取肝右叶 0.2 g 左右,剪碎后加入 9 倍的 0.9%氯化钠注射液,冰浴制备 10%的肝匀浆,3 500 r/min 离心 15 min,取适量上清液,根据试剂盒说明书检测肝匀浆中 MDA、GSH 的含量。(4)肝脏病理学检查:取肝脏左叶,放入 10%甲醛溶液中固定,经过脱水、透明、浸蜡包埋,切片,贴片和苏木精—伊红染色,在显微镜下观察肝脏组织病理变化并摄片。

1.4 统计学方法 采用方差分析和 q 检验。

二、资料与方法的写作内容

(一)一般资料
资料来源及时间、病例数、性别例数、年龄范围、随机分组情况、职业(必要时)、疾病名称、病例选择标准或疾病分型(级)标准、病情、病程等。

(二)临床表现
主要指症状和体征。

(三)辅助检查
与诊断有关的检查。

(四)治疗方法
如系手术,应注明手术名称、术式、麻醉方法等;如系药物治疗,则应注明药物的名称(一般用通用名而不用商品名)、来源(包括批号)、剂量、施加途径与手段、疗程,中草药还应注明产地与制剂方法。

(五)观察指标
某种方法治疗后,所要观察的项目。

(六)疗效评价标准
包括痊愈、显效、好转和死亡;或完全缓解、部分缓解、无效和死亡。这些标准需要引用参考文献作为依据。

(七)统计学方法
采用何种统计学方法。

在一篇具体的论文中,以上七点不一定都具备,用几点就写几点,主要根据文章的内容而定。

例

1 资料与方法

1.1 一般资料 选取我科住院治疗的重症手足口病患儿 42 例,均符合 2010 年版《手足口病诊疗指南》关于重症手足口病诊断标准,除手、足、口、臀部皮疹表现外,满足以下 1 条或 1 条以上临床表现:(1)意识状态异常:嗜睡、谵妄、易惊、视听幻觉;(2)脑膜刺激征:头痛、呕吐、颈项强直;(3)肢体运动异常:肌张力减低、肢体麻痹、无力、抖动;(4)抽搐:阵发性抽搐、强直阵挛性抽搐;(5)腰穿脑脊液、脑电图或神经系统影像学之一有异常。将42例患儿随机分为常规治疗组20例和丙种球蛋白治疗组22例,2组患儿的年龄、性别等一般资料均具可比性。

1.2 方法 所有患儿均给予常规治疗,即利巴韦林 10 mg·kg^{-1}·d^{-1},喜炎平 0.3 mL·kg^{-1}·d^{-1},甘露醇每次 0.5~1.0 g/kg,20~30 min 快速静脉输注,每 6~8 h 1 次,根据病情调整给药剂量及间隔时间。丙种球蛋白治疗组在常规治疗基础上加用丙种球蛋白,其中有14例单纯应用丙种球蛋白治疗(单纯治疗组),总量 2.0 g/kg,分 2 d;有8例在丙种球蛋白治疗的同时联合应用甲泼尼龙治疗(联合治疗组),甲泼尼龙剂量为 1~2 mg·kg^{-1}·d^{-1},连用 3 d 后逐渐减量停用。

1.3 观察指标 观察各组体温恢复和皮疹消退情况及神经系统症状改善时间,各组无效或进展病例数。

1.4 疗效判断标准 痊愈:体温正常,神经系统症状消失,无新鲜皮疹,无神经系统症状;好转:发热缓解,神经系统症状减轻,无或有轻微的神经系统体征;无效:症状和体征均无改善或加重。

1.5 统计学方法 采用方差分析和 q 检验及秩和检验。

三、写作要求

材(资)料与方法部分涉及科研(临床)工作中的重要信息,是反映医学论文结果的真实性和结论的可信性基础。作者应高度重视,把要交代的信息交代清楚。

1.应清楚地说明观察对象或实验对象(病人或实验动物,包括对照)的选择情况。应注明仪器的生产单位,详细描述实验方法,以便他人重复实验结果。列出研究方法所用的参考文献,对已发表但未为人们所熟知的方法提供参考文献,并作简要描述。如:"超滤法白蛋白钴结合试验测定血清缺血修饰白蛋白的检测方法参照文献[列文献]"。

2.若在他人研究方法的基础上作了改进,一句话带过,引用文献即可;再说明改进的理由,并对使用的限制作出解释。然后详细介绍改进的方法。

3.随机临床试验,应提供主要信息;如果受试者是人,应说明研究是否符合伦理学要求。

4.分组应遵照随机的原则。统计学方法描述要准确。

5.药物用通用名,剂量应准确。正确应用法定计量单位及医学名词。

6.最好给出权威性的评定标准。如:"按中华医学会耳鼻咽喉分会杭州会议的疗效评定标准[列文献]"。

第九节 结 果

研究结果是论文的重要内容,要求将研究、观察、测定所得的原始资料和数据,经过审查核对、分析归纳和统计学处理后得出的结果用文字、图或表的形式具体、翔实、准确地表达出来,但三者不应重复。结果内容是论文的主体和核心部分,是作者研究成果的结晶,也是立论和实际临床应用的依据。结果的内容表达如何,直接关系到论文的整体水平。

一、组成

"结果"一节,通常由两部分组成:①对实验作全面的叙述,提出一个"大的轮廓",但不要重复原先在"材(资)料与方法"中已提到的实验细节。②提供详细的数据。当然,如何将数据提出来并不是那么简单的事。不要把实验全过程所记录的数据都写到手稿上,应该提出有代表性的、与本文写作有关的数据。

二、表达形式

结果的表达形式有文字、表和图三种。

一般来说,同一研究的数字结果,其表达方式可以采用文字、图或表互相转换。既可以用文字表达,也可以用图或者用表来表达。其中的图表给人以形象直观、简洁明了、对比鲜明的阅读效果,可起到美化和调节版面的作用。文字与图表是相辅相成的,而且由于与表格的同时使用,文字叙述要求更加精练。但单纯文字的结果内容不宜用图或者用表来表达。图表要有自明性,做到不看文字就明白图或表所反映的内涵。但是,除了图表本身要有必要的文字说明外,正文也要对图表作恰当的表述,并标明图几或表几在文中的位置。也就是说,先见图几、表几的文字简述,再见图表。绝不可简单到无文字叙述,直接讲某项结果见图几或者见表几的程度,也不可对图表作详尽无余的复述。而是用文字概括图表的内容,简述图表的特征和要点,以帮助读者迅速、正确地理解图表的涵义,起到既不浪费读者时间,又不使读者产生歧见的效果。

(一)文字的表达形式

文字叙述是结果中应用最广的一种表达方式,其优点是表达问题清楚方便。能用简明文字表达清楚的,则不必赘述;如数据较多,用文字不易说清楚的,应结合图或表来陈述。

文字叙述要简明扼要,力求用最少的文字、最简洁的语言把结果表达清楚,文字表达主要是陈述本文取得的结果,不必强调过程,不要重复"材(资)料与方法"中的步骤或者其他内容,更不要将结果提升为理论上的结论,所以一般不引用文献。结果部分应根据不同情况分段叙述,可设小标题,小标题之下亦可再设分标题。

例 (以下所有举例中的英文缩略语,作者均在引言或方法中介绍过)

28例DVT病人经溶栓后栓子均明显溶解,急性期溶栓有效率达100%。经球囊扩张或球囊扩张加支架置入术后病人下肢肿胀、疼痛、淤血颜色明显好转,患肢周径明显缩小。出院后随访6个月至5年,10例溶栓后单纯球囊扩张病人中,出现下肢色素沉着2例,并伴有轻度浅表静脉扩张;18例溶栓后行支架置入病人中,1例出现下肢色素沉着伴轻度浅表静脉扩张。术后患肢均有不同程度的久站后肿胀感。

(二)表的表达形式

表是简明的、规范的科学语言,用词简练,易于比较,可使大量的数据系统化,便于阅读、记忆,是科技论文中不可缺少的表达手段,在论文中起着重要作用。文字能说清楚的,就不用表。表要简明扼要、重点突出、内容精练、科学性强、栏目清楚、数字准确、一目了然,有自明性。表内计量单位要规范,同一项目保留小数位数一致。

一般主张采用三线式表,即由顶线、标目线和底线这三条横线组成框架,两侧应是开口的。顶线与标目之间为栏头,标目与底线之间为表身。栏头左上角不用斜线,但栏头允许设一条或数条横线。一般表的行头标示组别,栏头标示反应指标。但这种划分并不是固定的,可根据情况灵活安排。表题位于表的上方,表的下方还可以加注释,但注释所标注的符号要与表中一致。

一般来说,一个完整的统计表包括6个方面:

1. **表序** 表序即表格的序号。论文中的表序按表格在文中出现的先后顺序用阿拉伯数字连续编码,如"表1""表2"等。如果一篇论文中只有一个表格,则表序编为"表1"。

2. **表题** 表题指表格的名称,也是表格的主题,是用来说明表格内容的。表题应完整,准确得体,简短精练,避免应用泛指性的词语作标题,如"数据表""对比表""计算结果"等。

3. **标目** 标目是表格内的项目,用以指明表内数字的含义,可分为总标目、横标目和纵标目。各标目均应以简明的文字表示,应按逻辑顺序、时间先后或数量大小排列。一般来说,横标目表示观察指标的变化;纵标目表示观察对象,位于表的左列。

4. **数字** 表内的数字必须准确,位次要对齐,小数的位数要一致。表内不留空格,无数字用"—"表示;暂缺或未记录用"…"表示;实测数据是"0",则应填"0"。表内的数字一般不带单位,百分数也不带百分号(%),应把单位符号或者百分号归并在表头的纵标目中。如果表内所有标目中的单位相同,可把该单位标示在表题的后方。

5. 表注 表中的某些内容常需要解释、补充,整个表格有时也需要作总体说明,这时可将表中的符号、标记、代码以及需要说明的事项,以最简练的文字附注于表下。如果表注不止1条,则可给每条表注编上序号,按顺序排在表下。表注的序号或符号(*、△、▲等)应与表内项目相呼应,表注中的符号或序号标在表内相关数值或文字的右上角。

6. 统计学量值 一个完整规范的表格,需在表内列出统计学量值。代表检验方法的值(如 t 值)保留2位有效数字;P 值可不列出,以>0.05、<0.05 或<0.01 表示。

例

2组病人心功能均明显改善,而且对于血浆细胞因子以及逆转心脏的重塑也起到了良好的作用。2组病人治疗前 LVEF、LVEDD、LVESD 差异均无统计学意义($P>0.05$),治疗后 LVEF、LVEDD、LVESD 均较治疗前明显改善($P<0.01$)。观察组治疗后 LVEF 明显高于对照组($P<0.01$),而 LVEDD 和 LVESD 下降幅度均大于对照组($P<0.05$ 和 $P<0.01$)(见表1)。

表1 2组病人治疗前后 LVEF、LVEDD、LVESD 的变化比较

分组	n	LVEF/%	LVEDD/mm	LVESD/mm
治疗前($\bar{x}\pm s$)				
观察组	37	33±3	61±9	55±6
对照组	37	33±3	60±10	53±6
t	—	0.00	0.45	1.43
P	—	>0.05	>0.05	>0.05
治疗后($\bar{d}\pm s_d$)				
观察组	37	20±6**	−14±8**	−11±6**
对照组	37	14±6**	−10±6**	−6±6**
t	—	4.30	2.43	3.58
P	—	<0.01	<0.05	<0.01

注:组内配对 t 检验;**$P<0.01$。

(三)图的表达形式

图是一种形象化的表达形式,可以直观地表达研究结果,并可相互对比,能把事物间的相互关系和变化趋势清晰地表达出来。它形象而真实,可以超越语言表达障碍,是信息传递的自然媒介。能用文字说清楚的,就不用图。图的设计应正确、合理、易懂,图中的字母、数学符号必须清晰、匀整,缩印后仍易辨认。

图题位于图的下方,注释可放在柱或线附近。图应配以适当的文字对图的概貌、特征、要点作必要的提示,这样可起到图文并茂的阅读效果。

例

CAⅨ阳性主要表现为癌细胞细胞膜呈现棕黄色颗粒状染色,正常卵巢组织中CAⅨ表达为阴性(见图1、图2)。

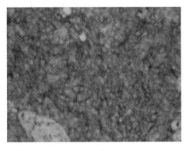 

图1　CAⅨ在卵巢癌组织中的阳性表达　　图2　CAⅨ在卵巢癌组织中的阴性表达

在实际写作过程中,由于图与表的同时使用,文字叙述要更加洗练。文字表达主要是陈述本文取得的结果,不必强调过程,也不要重复"材料与方法"的内容,更不要将结果提升为理论上的结论,所以一般不引用参考文献。

三、写作要求

结果的写作一定要采取实事求是的科学态度,遵守全面性和真实性的原则。

(一)准确无误

写作时必须反复核对原始实验记录,尤其是通过实验获得的各种数据结果,必须准确,统计学处理方法及结果应正确。

(二)实事求是

论文写作时,不应按自己的假设或主观愿望随意更改或编造实验数据和观察结果,尤其要如实报道失败的教训。

(三)重点突出

通过实验和观察,往往获得许多数据和资料,写作时一定要重点突出、详略得当,重点介绍对读者有价值的、与资料目的密切相关的结果。

(四)图表简洁美观

图表简洁包含两方面的含意:一是指图和表应简单明了;二是指图和表不宜过多,一般不应超过6幅图或6个表。另外,在准确表达结果的基础上,应做到图表设计合理、美观大方。

四、内容要求

(一)围绕主题

一项研究特别是一项大型研究,研究者可能想通过周密的思考和设计,得出几个甚至多个方面的结果和结论,以便从不同角度写出几篇甚至多篇论文。但具体就某一篇论文而言,一般只能有一个主题,除了主题之外,也可以有其他内容,但其他内容相对于主题而言都是次要的。为了让读者了解研究的主旨,不误解作者的意图,作者在撰写结果时,要紧扣主题,切忌面面俱到,什么都想说,结果很可能什么都说不清楚。

(二)要分清主次

如上所言,一篇论文往往只有一个主题,尽管结果指标可能有多个,但根据其与主题的关系,应有主次之分,即一篇论文的结果有主要结果和次要结果。主要结果是预定的最重要的结果,常决定样本量的大小。一般而言,应该用较多的文字报道主要结果,次要结果可简要介绍,一些无关的结果可不做介绍。在报道的先后次序上,应先报道主要结果,后报道次要结果。

(三)结果要客观

在撰写结果时,要持科学、务实的态度,是什么结果就写什么结果,而不要受人为因素的影响。是作者希望或预期的结果,应该报道;与研究假设或与研究者的主观愿望相违的结果,也应如实介绍,不能随意取舍。不理想的或意想不到的结果可能反映研究的设计和方法存在着缺陷,也可能会孕育新的发现和认识,有的可能对读者是有用的,可间接地告诫读者在这方面的研究上少走弯路。因此,报道结果要客观,实事求是,而不可随意取舍。

(四)图表和文字不要重复

为了使结果更直观、简洁,使用图表时应注意一个问题,若某内容在图表中已经有所表示,一般无须再用文字复述同样的内容,以免给人以烦琐、多余之感。

五、注意事项

1. 无论研究结果如何,是成功的或失败的,只要是真实的都是有价值的,不可随意摒弃。如把不符合主观设想的数据或结果随意删除,将失去真实性。

2. 未经统计学处理的实验观察记录和数据称为原始数据,由此得出的结论是不可靠的。

3. 统计数字计算不准确,会影响论文价值。如几个数字的"合计"不等于其"和";全部百分数加起来不等于100。

4. 结果和"材(资)料与方法"的内容不相呼应,或用"大约""多见""少数"代替具体数字等,影响论文的科学性。

5. 图表不规范或繁杂，内容与文字重复，表题与表的内容不符或表内数据与正文不一致等而影响论文的可信度。

第十节 讨 论

讨论是论文的精华部分，是作者阐述学术思想、表达个人见解的园地，同时也是结果的逻辑延伸，它是将研究结果从感性认识提高到理性认识的升华阶段，是阐明事物间的内部联系与发展规律的部分。讨论要求言之有物，论据充足。应从主要的研究工作和观察的结果出发，从理论上对其进行分析、比较、阐述、推论和预测。要以事实为依据，抓住重点，层次分明地展开。最好能提出比较独特的见解，着重讨论新发现、新发明和新启示以及从中得出的结论。比较本文所取得的结果和预期的结果是否一致，结论如何，并把所取得的结果与文献的异同处或本人过去的工作进行对比，寻找相互之间的关系。对于新的临床病例报告，还应讲清楚诊断标准和鉴别诊断。如果是新药的疗效，还要说明如何肯定疗效，疗效的指标是否合理，今后治疗方法上还需如何改进等。要集中围绕几个观点讲深述透，不必面面俱到。讨论是作者学术思想的展示，论文水平的显示。其水平高低取决于作者的理论思维、学术素养和知识的深度与广度，以及专业写作技巧。

一、讨论写作的主要内容

凡作者认为需要讨论的问题均可以讨论，但要防止面面俱到。而且讨论内容也应该有一个大致范围，可以概括为以下几个方面。

1. 阐述(解释)相关概念和基本原理。

2. 概述国内外对本课题的研究近况，以及本研究的结果和结论与国际、国内先进水平相比居于什么地位。

3. 对所得结果进行分析和评价，包括对阳性或阴性的结果作出合理的解释和说明，解释因果关系，并与国内外相关研究的异同处进行比较。

4. 以本文的主要结果为依据，提出令人信服的观点和见解。着重说明本文创新点所在，以及本研究结果从哪些方面支持创新点。

5. 该方法的优点和缺点，即对本研究的限度、缺点、疑点等加以分析和解释，说明偶然性和必然性。

6. 实事求是地说明本研究的局限性(遇到的问题和教训)，提出改进方法，揭示有待进一步研究的问题。

这并不是说每篇论文都必须包括以上内容，我们写作时还应从论文的研究目的出发,突出重点,紧扣论题。

例

3 讨论

Tau蛋白是微管相关蛋白,它的主要功能是促进微管组装,维持微管稳定性,建立细胞极性,维持神经元内的轴突运输。Tau蛋白为磷蛋白,每分子正常Tau蛋白含有2~3个磷酸基,Tau蛋白的正常磷酸化对其发挥上述生理功能起重要的调节作用。而异常过度磷酸化的Tau蛋白不仅丧失其正常的生物学活性,还使其变成具有细胞毒性的分子,并促使其自身沉积形成NFT,使微管解聚,轴突转运功能受损,最终导致AD神经原纤维退行性病变[7]。因此,揭示导致Tau蛋白异常过度磷酸化的分子机制对研究AD的发病机制及开展针对性治疗具有十分重要的意义。

UPS是真核细胞内非溶酶体性蛋白质降解的又一重要途径。生理条件下,细胞中大部分氧化蛋白质、受损蛋白质或发生错误折叠的蛋白质的降解主要依赖于UPS系统。在UPS系统中,要降解的蛋白质首先和泛素分子结合形成一条多聚泛素链,蛋白酶体识别多聚泛素链后降解靶蛋白[3-4]。

UCH则是UPS系统中重要的去泛素化酶,水解与蛋白结合的或游离的多聚泛素链,形成游离的可重新利用的泛素分子,使其重新参与UPS途径。UCH家族成员包括UCH-L1~6,其中UCH-L1是脑内含量最丰富的蛋白之一,大约占脑内可溶性蛋白的2%[8]。UCH-L1最先被认为在帕金森病发病中发挥作用。近些年发现UCH-L1的表达水平在AD病人脑中降低,并被氧化,提示UCH-L1异常可能与AD发病有关[5]。

研究发现,磷酸化和非磷酸化的Tau蛋白均是UPS系统的降解底物[9-10],而且Tau蛋白的过度磷酸化是其被UPS系统降解的一个主要信号[11]。在SH-SY5Y细胞和表达人Tau基因的HEK293细胞,蛋白酶体抑制剂可引起磷酸化Tau蛋白的聚积[10,12]。提示,AD脑中过度磷酸化Tau蛋白的聚积可能与蛋白酶体功能的损害有密切关系。而与蛋白酶体同属UPS系统的UCH-L1,是否也参与了AD脑中过度磷酸化Tau蛋白的聚积? 本研究对此进行了探讨。

我们首先在原代培养皮层神经元中研究了UCH-L1特异性抑制剂LDN-57444对UCH-L1酶活性抑制的量效和时效关系。结果显示,LDN-57444对UCH-L1酶活性的抑制呈剂量依赖性和时间依赖性关系。而LDN-57444浓度为7.5 μmol/L、作用时间为24 h时,UCH-L1酶活性抑制最为显著。在此基础上,我们使用免疫印记法检测在该作用时间和剂量条件下,Tau蛋白磷酸化水平的变化。结果显示,伴随UCH-L1酶活性的显著抑制,皮层神经元中多个位点的磷酸化Tau蛋白显著增加,而总Tau水平无显著性改变。

本研究结果提示，LDN-57444 对原代培养皮层神经元中 UCH-L1 酶活性的抑制作用显著，其抑制的量效和时效关系为今后研究 UCH-L1 在神经退行性疾病中的作用提供了可参考的模型和数据。与此同时，UCH-L1 抑制可诱发神经元中过度磷酸化 Tau 蛋白的聚积，UCH-L1 活性失调可能参与了 AD 的病理过程。这为揭示 AD 的发病机制提供线索，至于 UCH-L1 通过何种机制影响 Tau 蛋白的过度磷酸化和聚积有待于进一步研究。

二、讨论写作的基本要求

讨论是最能体现论文水平的部分，也是写作难度较高的部分。对于初写者来说，要特别注意以下几点：

1. 大量查阅相关文献，结合现有研究结果和结论进行讨论。
2. 重点突出，突出主题，并围绕主题深入地阐明作者的学术观点。
3. 讨论中应实事求是地评价自己和他人的研究，切忌贬低他人、抬高自己。正确评价他人的贡献和自己的成绩，并实事求是地分析该研究的局限性和不足之处。
4. 讨论是对结果的进一步说明和解释，因此，讨论部分不应单纯或过多地重复结果部分的内容。
5. 不要随意提出本文研究资料和结果不能充分支持的观点和结论。
6. 对研究中发现的异常现象，暂时无资料支持或不能用现有的理论解释者，不要回避。或因研究方法的局限或样本数少等，措辞要客观，可用"有待于进一步研究""尚需进一步观察"等语句表达。

第十一节　结　论

结论又称小结、总结，是论文最后的总体结语，主要反映论文的目的、解决的问题及最后得出的结论。结论应写得简明扼要、精练完整、逻辑严谨、措辞得当、表达准确、有条理性。它可在读者阅读时提供方便，使之再次回忆和领会文中的主要方法、结果、观点和论据。结论要与引言相呼应。结论一般可逐条列出，每条单独列一段，可由一句话或几句话组成，文字简短，一般在 100～300 字之间，不用图表。

现论著类文稿已不写结论部分，而是以内容摘要的形式列于正文前面或融合进讨论中。其他类型的文稿，可按其体裁和内容撰写结论（或小结）。由于上述原因，本节仅简单探讨结论的写作，让读者有初步的了解。

一、写作内容

结论的写作内容包括:①进一步概括提炼主题;②在充分论述的基础上,提出最后结论;③提出问题,发人深思;④展望未来。

结论应写得简明扼要,有条理性;若不能导出应有的结论,也可以不下结论而进行必要的讨论。

写结论时,对不能明确的或无确切把握的结论,可适当选用"可能""尽量""提示""仍需""有待于"等留有余地的词,以代替"证明""证实"等肯定的词。

二、分类

结论有总结和小结之分。小结因其篇幅短,内容少而简单,多用于原著论文或短文的正文之后,它只用较少的文字将全文的主要内容写出来。内容包括主要的结果、结论和数据,目的在于阐明本文的成果和理论。而总结的内容和篇幅较小结为多,多用于综述或讨论类文稿之后,起着概括主题的作用。

例

综上所述,对于老年 2 型糖尿病病人应用华法林抗凝治疗,不仅可以预防血栓栓塞的发生,同时通过合理控制 INR 亦可明显降低出血事件的发生。建议该方法在临床上,依据病人具体情况合理推广应用。

第十二节 致 谢

致谢是作者对对本项研究工作有过实质性贡献的单位或个人,或写作过程中给予过指导和帮助的单位或个人表示谢意的一种方式,是对他人的贡献与责任的肯定。但在实际写作中很少有杂志社要求写致谢部分,即使少数杂志社要求投稿时写出,但刊用时可能也不登出,现在该部分在更多的情况下被"全体作者签名"所代替。致谢部分最常出现在大论文中,比如研究生答辩论文。

一、致谢的内容

作为"致谢"一节,它通常有两方面的内容要考虑。第一,对从任何人那里得到的重要帮助(不管这种帮助是在实验的全过程中,还是在其他地方),都应感谢那些单位或者个人。第二,要感谢任何外来的资助。

二、致谢的对象

1. 对本科研及论文工作参加讨论或提出过指导性建议者。

2. 指导者、论文审阅者、资料提供者、技术协作者、帮助统计的有关人员。

3. 为本文绘制图表或为实验提供样品者。

4. 提供实验材料、仪器及给予其他方便者。

5. 对论文作全面修改者。

6. 对本研究给予捐赠、资助者。

三、致谢的要求

1. 致谢必须实事求是,按照贡献大小排列,并应征得被致谢者的书面同意。

2. 致谢一般位于正文后,提出被致谢者的姓名和帮助内容,并说明其贡献。如"技术指导""参加实验""收集数据""参与现场调查"等,用圆括号括起。

例

(本实验在……单位……老师的指导下完成,谨此致谢。)

(本文撰写过程中得到……的指导或修改,特此感谢。)

(本调查得到……资助,特此感谢。)

第十三节　参考文献

参考文献是论文的重要组成部分。《信息与文献 参考文献著录规则》(GB/T 7714—2015)已于 2015 年 5 月 15 日发布,并于 2015 年 12 月 1 日实施。文后参考文献是指为撰写或编辑论文和著作而引用的有关文献信息资源。它不仅表明论文的科学依据和历史背景,而且提示作者在前人研究基础上的提高、发展与创新所在。医学参考文献是研究人类健康和同疾病作斗争所积累的文字记录的总称。引用他人资料,既是为了反映文章的科学依据,表明作者尊重他人的研究成果,同时也向读者提供引用原文的出处,便于检索。

参考文献主要包括:①阅读型参考文献(reading reference),著者为撰写或编辑论著而阅读过的信息资源,或供读者进一步阅读的信息资源;②引文参考文献(cited reference),著者为撰写或编辑论著而引用的信息资源。这里所说的"信息资源",包括图书、期刊、报纸等正式出版物,不涉及保密问题的内部信息资源,以及电子公告、电子图书、电子期刊、数据库等在内的各种电子资源。

在论文中,凡出现"有学者指出"或"有学者研究报道""近年研究表明""有关文献报道""某某研究指出""与文献报道一致""较文献报道的低(高)""实验方法参照文献""某某研究结果表明"等,均需标注参考文献。

一、特点与作用

(一)特点

1. 继承性　在论文中列出有关文献,是对前人成果继承的反映,是尊重他人劳动成果的标志,是向读者提供进一步研究方法的线索,也是鉴定和确认其研究成果的重要依据。所以参考文献不可省略。

2. 真实性　列出参考文献是真实地反映论文中某些论点、数据、资料来龙去脉的依据。表明引他人的资料有出处,可避免抄袭、剽窃之嫌。

3. 准确性　引用文献必须正确无误,便于读者查找。

4. 限制性　限于与本文研究有关的、最新(近3~5年)的文献。

(二)作用

1. 说明作用　说明哪些是自己的成果,哪些是他人的研究成果,表明自己论文中某些论点、数据等的来龙去脉。

2. 检索作用　利用文后参考文献进行文献检索,是参考文献最直接的用途。

3. 交流作用　医学论文写作的最终目的是通过传播和交流,实现应用和自身价值,无参考文献的论文等于是一篇孤立论文,不易被发现和引用。

4. 研究作用　利用参考文献可以进行科学情报和文献计量学等研究,根据"引文分析法"探讨学科发展规律。

5. 评价作用　论文被引用的情况反映了某项研究被同行关注的程度。一般来说,被频繁引用的文献往往是相对有价值的文献、比较重要的科技成果,代表较高的学术水平。

二、参考文献著录要求

由于参考文献是编辑对论文进行学术鉴审的重要依据,因此,著录参考文献是否得当,直接关系到科研论文的命运,综述文章尤其如此。想要提高投稿命中率,引用和著录参考文献时一定要注意以下几个方面。

(一)必要性

医学论文的参考文献不得省略。大凡科学研究(包括医学研究)活动,都是建立在前人或他人研究基础上的,我们不但要善于借鉴前人成功的经验,而且要客观求实、尊重前人的劳动成果。因此,无论什么体裁的医学论文,作者必须尽可能引用适当数量的参考文献。

(二)真实性

须引用自己亲自阅读的文献。引用和著录参考文献必须有实事求是和严肃认真的科学态度,任何不负责任、投机取巧的做法都是不可取的。很多作者引用的部分参考文献并非是自己亲自阅读的文献,而是转引了自己阅读的某篇文献中所引的参考文献。作者引用和著录参照引文有以下几种情况:①看中文文献抄引中文参考文献;②看中文文献抄引外文参考文献;③看外文文献抄引外文参考文献;④看翻译文献引用外语原始文献。

作者大量著录参照引文,将对医学科研、医学情报和医学期刊编辑工作造成极大危害。因此,作者引用和著录的参考文献必须是自己亲自阅读的文献。

(三)规范性

应用索引性参考文献体系。目前书籍的参考文献标注体系几乎都用了推荐性参考文献标注体系,而科技期刊绝大多数采用了索引性参考文献标注体系。因此,作者撰写医学论文时一定要采用索引性参考文献标注体系。

(四)需求性

引用参考文献的数量可不受限制。论著引用参考文献宜超过 10 条,综述宜超过 20 条。但这一要求只是一般性的要求,各期刊并未严格执行,作者也不必过分考虑这一要求。一篇论文究竟引用多少参考文献应根据实际需要而定,凡是应引出参考文献之处一律引出参考文献。如引用他人重要的学术观点、研究方法、数据结果、调查和观察结果及结论等,均应给出参考文献。引用众所周知的理论、学说、观点、定理、定律、公式、研究方法等不必再给出参考文献。一般认为,作者不要因医学期刊对引用参考文献数量有明确限制而省略某些应该引出的重要参考文献,也不应单纯追求参考文献数量而盲目给出一些不必要的、学术价值不高的或与该研究专题毫不相干的参考文献。

(五)新颖性

引用文献是否新颖,在某种程度上体现了论文的先进性。因此,撰写科研论文应尽可能引用最新的文献。当然,在本领域有开创性贡献的旧文献也可适当引用,但绝对不宜过多。文献计量学研究结果表明,多数期刊普赖斯指数(即期刊引用近 5 年参考文献数量占引用参考文献总数的百分比)在 50% 以上。因此,作者撰写论文时尽可能多引用 5 年以内的文献,且至少不低于 50%。

(六)权威性

引用参考文献质量的高低在一定程度上反映了该论文的学术水平,从总体上体现了该论文的科学性、实用性和先进性。这就要求作者平时注意阅读、积累权威医学期刊文献,如英文的 Nature(London), The Lancet, The New England Journal of Medicine, JAMA, Annals of Internal Medicine, Canadian Medical Association Journal, British Medical Journal, American Journal 等,中文的中国期刊方阵期刊、中国科技论文统计源期刊和中文核心期刊要目总览收录期刊等。总之,要尽可能多地引用权威期刊文献,少引用一般期刊文献。

(七)全面性

引用参考文献一定要全面,尽可能全面地引用国内外相关研究成果。在引用参考文献时要兼顾中文参考文献与外文参考文献;多引期刊文献,少引书籍文献。在引用大量外文文献的同时,不能忽略国内某些相关研究的重要文献。文献计量学研究表明,期刊文献被引用次数最高,占被引文献总数的70%以上。期刊文献最典型的特征是内容新、科研价值高,而书籍文献,尤其是教材,其理论观点趋于成熟而固定,但内容陈旧,无太大的科研价值。因此,撰写科研论文一定要尽可能多地引用期刊文献,少引或不引书籍文献。当然,某些有重大学术价值的专著也可引用,但也不宜过多。注意适当引用最新的专利文献和学位论文。

关于自引文献:自引文献分两种,其一为作者自引,其二为期刊自引。作者自引是指作者引用了自己以前发表的文章作参考文献;期刊自引是指该期刊引用了该刊以前发表的文献,如某作者在《蚌埠医学院学报》发表的某篇文章中,引用的所有《蚌埠医学院学报》的文献均为期刊自引。作者自引至少能向编辑和审稿人表明,该文作者在本领域的研究已形成了系列化,而且研究越来越深入,易取得编辑和审稿人的信任,对该论文发表将十分有利。期刊被引用次数多少是评价期刊质量及实用性的一个方面,也是衡量期刊社会效益及文献情报价值的重要指标。因此,编辑喜欢编发引用本刊文献较多的论文。作者欲向哪个期刊投稿,一定要重视引用该刊的文献。

三、参考文献的标注体系与形式

(一)参考文献的标注体系

根据著录参考文献的目的,可将参考文献分为推荐性参考文献标注体系和索引性参考文献标注体系。推荐性参考文献体系在文内无标注,仅在文后著录一个自成体系的参考文献表,其目的是为读者推荐可供参考的文献篇目。推荐性参考文献体系一般为图书所采用。索引性参考文献体系在文内引用处有标注,并在文后列出相应的参考文献表,以供读者查阅。这种参考文献体系以检索性为主,同时也具有推荐作用,一般为科技期刊所采用。

(二)参考文献在文中引用和标注的形式

正文中引用参考文献的标注方法推荐采用顺序编码制,即各篇文献按正文部分标注的序号依次列出。参考文献在文中引用和标注形式有如下几种:

1.糖尿病是一种常见的慢性疾病,有研究[1]表明,2型糖尿病病人心血管疾病的发生率明显高于普通人。

2.疗效标准参照北京市中医药管理局《52种疾病中医诊疗与质控标准》[2]拟定。

3.本实验方法参照文献[3]。

4.华法林治疗窗口狭窄,出血不良反应较高,特别是老年人应用风险更大,因此目前在国内的临床应用尚未得到广泛开展[4-6]。

5.陈维娜等[7-8]认为,胃动过缓是糖尿病病人胃电节律紊乱最主要的表现形式。

6.JOHNSTON等[9]研究发现,年龄>60岁,伴有糖尿病,TIA发作持续时间超过10 min,出现肢体无力和言语功能受损的病人短期内脑卒中患病风险增加34%。

7.RhD阴性的阳性率因地区和民族差异而不同,汉族人阳性率为2‰~5‰[10]。本研究发现汉族人群中RhD阴性的阳性率为4.8‰,与文献报道相符。

正文中可以引用参考文献的内容有:引言中的背景资料,好比是上方1的引用形式;方法内容中可以采纳2和3的引用形式;4~7的引用形式常常出现在讨论内容中。摘要和结果中不引用参考文献。但文后参考文献的顺序一定要和文中角码标注的顺序相对应。

(三)文中著录形式常见问题

1.作者姓名引用错误　文中引用外国作者姓名,应只写姓,不写名。

例　RIMDEIKA R[1]研究认为,……

句中的名字"R"不要。修改为"RIMDEIKA[1]研究认为,……"

2.引用中文文献时,把中国作者写成"张氏、李氏"。

例　我们的研究结果与张氏[2]等研究结果基本一致。

应该写上作者的全名;"等"字放在文献角码的前方。修改为"我们的研究结果与张家兴等[2]研究结果基本一致"。

3.引用一位作者加了"等"字。

例　WANG等[8]研究指出,高血压是临床及病理肾脏损害显著的独立危险因素。

所引用的文献作者无论是中文文献还是外文文献,两位作者或者以上才加等。此例原始文献只有一位作者,"等"字不要。应为"WANG[8]研究指出,高血压是临床及病理肾脏损害显著的独立危险因素"。

4.陈旧文献说近年。

例　最近有研究[6]发现,……

而文后参考文献是2000年的,应把"最近"二字删除。

5.表述不准确。

例　国内外研究显示[7]……

其实引用的只有一条国内或者国外的文献,这是比较常见的错误说法。如果引用的是国内文献而且是一位作者,就说"国内研究[7]显示"或者"张兴旺[7]研究显示……";如果引用的是两位作者及以上,就按照以上举例标注。如果引用的是国外文献,标注方法相同。

四、参考文献的著录格式

(一)参考文献的著录项目

参考文献的著录项目包括三个部分:

1. 主要责任者　指对论文学术内容负责的个人或研究集体。个人著录采用姓前名后形式;欧美著者不仅要著录其姓(姓字母全大写),还要著录其名的首字母。

2. 题名　包括书名、刊名、报纸名、专利题名、标准名、学位论文名及析出的文献题名等。需著录文献类型标志。

3. 出版事项　包括专著的版本、出版地、出版者和出版年;期刊的出版年、卷次、期次、起页和止页等。第 1 版不标注,其他版本应著录,版本用阿拉伯数字、序数缩写形式等,古籍版本可著录"写本""抄本""刻本"等。

三项中主要责任者是文献的生产者、著作权的拥有者;文献题名是原文献主题内容的高度概括,是读者识别文献主题特征的重要标志;出版事项标明了文献出处,使读者能准确、顺利地查找到原始文献。

(二)参考文献的著录格式

关于参考文献的著录格式,采用《信息与文献参考文献著录规则》(GB/T 7714—2015)。正文中以引用文献的先后用阿拉伯数字标注序号,文后参考文献表也依此顺序排列。阅读型参考文献的页码著录文章的起讫页或起始页,引文参考文献的页码著录引用信息所在页。凡专著、从专著和期刊中析出的文献作为引文参考文献引用时,均应标注引用信息所在页码,即"引文页码"。专著作为阅读型参考文献引用时,不标注"引文页码",也不标注专著的总页码;从专著和期刊中析出的文献作为阅读型参考文献引用时,可以标注析出文献的起讫页,也可以标注起始页。

1. 专著非析出文献

[序号]用阿拉伯数字

主要责任者(指主编者,1～3 名均列出,用逗号隔开。4 名或以上加"等"或"*et al*").

专著题名[文献类型标志].

版本项(第 1 版不标注).

出版地:出版者,出版年:起止页码.

［示例1］ 葛均波,徐永健.内科学[M].8版.北京:人民卫生出版社,2013:689.

［示例2］ JONATHAN HG,ADAM DW,PETER BB. Clinical MR neuroimaging physiological & functional techniques [M]. 3th ed. New York:Cambridge University Press,2010:44-67.

2.专著中的析出文献

[序号]

析出文献主要责任者(指章节作者,写法同上).

章节题名[文献类型标志].

专著主要责任者(指主编者,写法同上).

专著题名.

版本项(第1版不标注).

出版地:出版者,出版年:起止页码.

［示例3］ 刘畅.医学论文写作的选题[M]//姚仁斌.医学论文写作.合肥:安徽大学出版社,2015:35.

3.连续出版物(期刊)

[序号]

主要责任者(指论文作者,写法同上).

文献题名[文献类型标志].

连续出版物题名,出版年,卷(期):起止页码.

［示例4］ 姚仁斌,俞荷俊,刘畅,等.安徽省高校学报编辑职业倦怠、社会支持和心理健康的相关性研究[J].编辑学报,2015,27(4):400-403.

［示例5］ WANG L,HO J,GLACKIN C,et al. Specific pomegranate juice components as potential inhibitors of prostate cancer metastasis[J]. Transl Oncol,2012,5(5):344-355.

［示例6］ 杨眉月,李求,廖琼,等.高危药物输液外渗治疗与护理现状[J].当代护士:中旬刊,2013(3):9-11.

4.专利文献

[序号]

专利申请者(或所有者).

专利题名:专利号[文献类型标志].

公告日期或公开日期[引用日期].

［示例7］ 西安电子科技大学.光折变自适应光外差探测方法:01128777.2[P]. 2002-03-06[2019-05-28].

5.电子资源 以数字方式将图、文、声、像等信息存储在磁、光、电介质上,通过计算机、网络或相关设备使用的记录有知识内容或艺术内容的信息资源,包括电子公告、电子图书、电子期刊、数据库等。在著录方面,为了适应网络环境下存取路径发展需要,以便于读者快捷、准确地获取电子资源,增加了"获取和访问路径""数字对象唯一标识符(DOI)"。

电子资源著录格式:

[序号]

主要责任者.

题名:其他题名信息[文献类型标志/文献载体标志].

(专著)出版地:出版者,出版年:引文页码(更新或修改日期)[引用日期].

(连续出版物)年,卷(期):页码[引用日期].

获取和访问路径.

数字对象唯一标识符.

电子资源的著录要素"[引用日期]"属出版项,当其前有出版项的其他要素时,其前不加任何标识符号,否则(连同可能有的"更新或修改日期"一起)其前应加"."。

[示例8] 李幼平,王莉. 循证医学研究方法:附视频[J/OL]. 中华移植杂志(电子版),2010,4(3):225-228[2014-06-09]. http://www.cqvip.com/Read/Read.aspx?id=36658332.

[示例9] Online Computer Library Center, Inc. About OCLC:history of cooperation[EB/OL]. [2012-03-27]. http://www.oclc.org/about/cooperation.en.html.

DOI的著录方法:当获取和访问路径中不含DOI时,可依原文如实著录DOI,其前置符为".";否则,可省略DOI。

[示例10] 陈建军. 从数字地球到智慧地球[J/OL]. 国土资源导刊,2010,7(10):93[2013-03-20]. http://d.g.wanfangdata.com.cn/Periodical_hunandz01010038.aspx. DOI:10.3969/j.issn.1672-5603.2010.10.038.(不含DOI)

[示例11] FAN X, SOMMERS CH. Food irradiation research and technology[M/OL]. 2nd ed. Ames, Iowa:Blackwell Publishing, 2013:25-26[2014-06-26]. http://onlinelibrary.wiley.com/doi/10.1002/9781444305036.ch2/summary.(含DOI)

"获取和访问路径"是有则必备的著录项目,其前置符为"."。

[示例12] 储大同. 恶性肿瘤个体化治疗靶向药物的临床表现[J/OL]. 中华肿瘤杂志,2010,32(10):721-724[2014-06-25]. http://vip.calis.edu.cn/asp/Detail.asp.

[示例13]　李强.化解医患矛盾需釜底抽薪[EB/OL].(2012-05-03)[2013-03-25]. http://wenku.baidu.com/view/47e4f206b52acfc789ebc92f.html.

五、著录中的一些规范要求

1. 个人著者的著录　其姓全部著录,字母全大写,名可缩写为首字母,缩写名后省略缩写点。

[示例14]　　WILLIAMS-ELLIS A

2. 中国著者汉语拼音人名的著录　用汉语拼音书写的人名,姓全大写,其名可缩写,取每个汉字拼音的首字母。与欧美著者一样,缩写字母后的"."可以省略。

[示例15]　Yao Renbin,可以著录为 YAO Renbin,也可以著录为 YAO RB;但不应著录为 YAO R,更不得著录为 R B YAO。

3. 专著页码的著录　引自序言或扉页题词的页码,可按实际情况著录。

[示例16]　陈浩元.序二[M]//姚远.中国大学科技期刊史.西安:陕西师范大学出版社,1997:序5-8.

4. 其他题名信息著录　其他题名信息包括副题名,说明题名文字,多卷书的分卷书名、卷次、册次,专利号,报告号,标准号等。"其他题名信息"前的标识符为":"。

[示例17]　中华医学杂志:英文版[不规范著录:《中华医学杂志》(英文版)]

5. 国别、朝代著录　参考文献表中不必著录主要责任者的"国别""朝代"等。

[示例18]　(明)李时珍,规范著录应为"李时珍"。

6. 正文中连续序号和文献表中连续页码著录　需用短横线连接。短横线可使用半字线,也可用英文连字符,只要全书或全刊统一即可,不应使用"～",也不用"—"。

[错例19]　[2]龙亮,郭建秀,冷怀明.……编辑学报,2014,26(6):517-519. 析出文献的页码"517—519"应改为"517-519"("517-519"也不应著录为"517-9")。

7. 合期出版的期刊的合期号著录　需使用标识符"/"连接。

[错例20]　……高中数理化,2014(5-6):36-38.(5-6)为第5期与第6期合期出版,其期号正确标注应为"2014(5/6)"。

8. "等""译"字样前的标识符号为","。

[示例21]　罗杰斯.西方文明史:问题与源头[M].潘惠霞,魏婧,杨艳,等译.大连:东北财经大学出版社,2011:15-16.

(姚仁斌　卢玉清)

第2篇 不同类型医学论文写作

第六章 护理学论文写作

护理学是医学领域中一门重要的独立学科,随着社会进步,护理学不断发展,其在医学领域中的地位不断攀升。为了促使护理学更好更快地发展,需要将其所产生的科研成果用科研学术论文的形式呈现,这就要求护理人员熟悉该领域的研究现状及热点、难点,凭借其长期积累,发现研究问题的新观点、新思路或解决问题的新方法,或某一护理技术在临床实践中的新应用等,最后形成文字,即护理论文。护理论文写作同医学论文写作有很多相似之处,但因其专业性,又有着自己的特点。护理论文的发表将传播最新护理学信息,增强护理学术交流,提高护理人员知识水平与业务技能,促进护理事业发展。

第一节 护理论文的类型

医学论文可以根据资料来源、写作目的、研究内容、论述体裁等进行分类,考虑护理论文本身的特点及为作者撰写论文提供更大的便利,将其分为以下十四类。

一、试验研究类

一般为原创性研究,指研究者通过设立对照、分组等展开研究,不同组给予不同的护理干预措施,采用评价指标评估其效果,利用统计学软件分析护理干预措施的优劣,为护理干预措施的选择提供依据。该类型一般要设有对照组和干预组,主要包括以下四种。

(一)试验性研究

试验性研究在护理论文中比较常见,必须具备干预、设立对照与随机化三要素,采用随机分配的方法将研究对象分为试验组和对照组,分别接受相应的试验措施,适用于临床护理性或预防性研究等。如"三位一体新型居家护理模式在2型糖尿病病人血糖持续控制中的应用""家庭主要照顾者认知行为干预对胃癌术后病人化疗期间营养状况的影响""两种不同尿道支架管冲洗方法对小儿尿道下裂术后并发症的护理研究"等。

(二)类试验性研究

类试验性研究在设计上必须有护理干预,但可能缺少按随机原则分组或没有设立对照组,或两个条件都不具备,包括非随机同期对照试验和自身前后对照试验,用于临床不适宜做随机对照试验的研究或慢性反复发作疾病的防治、健康教育、情感方面等的研究。如"延续性自我管理教育对精神分裂症合并糖尿病病人服药依从性与自我效能的效果观察"。

(三)病例对照研究

病例对照研究属于回顾性研究,从已发生疾病的病人出发,寻找过去可能与疾病有关的因素。其特点是研究开始于疾病或事件发生后,根据疾病或事件是否发生分组,由果推因地研究。如"脑卒中护理质量控制管理对老年卒中病人结局的影响"。

(四)队列研究

队列研究属于前瞻性研究,观察目前存在差异的两组或两组以上研究对象在自然状态下持续若干时间后的情况,根据暴露因素的有无进行分组,可直接计算发病率,评价暴露因素与疾病的关系。如"老年人髋关节骨折并发压力性损伤影响因素的前瞻性队列研究"。

二、调查分析类

调查分析是指用普查或抽样调查方法,在一定范围的人群里,通过问卷或量表在特定时间内收集人群的相关资料进行分析。主要分为以下三种。

1. 收集某种疾病病人的人口统计学资料、临床资料,分析疾病与某些因素之间的关系。如"炎症性肠病病人感知病耻感现状及其对生活质量、服药依从性和心理状态的影响"。

2. 收集某些特定人群,如产妇、病人或病人家属(照顾者)的临床资料,调查护理现况或需求情况,分析其与某些因素之间的关系。如"温州地区 OK 镜佩戴人群镜盒护理的现况调查"。

3. 收集护理人员对疾病认知、态度、需求等资料,总结现况,分析其与某些因素之间的关系。如"ICU 医护人员对重症病人开展家庭会议的认知、态度及临床实施调查"。

三、临床经验类

不设对照,仅是对临床护理工作的实践经验和体会进行总结和论证,主要为一些专科护理,包括内科护理、外科护理、妇产科护理、儿科护理、肿瘤科护理、急危重症护理等,强调工作中的要点、经验和教训。如"起搏器植入术中严重并发症病人的急救护理""抗凝治疗血液高凝状态肺癌病人 PICC 导管相关血栓形成的效果观察""78 例新生儿水痘的护理""混合现实技术引导下行复杂骨折手术的护理配合""强直性脊柱炎重度脊柱后凸畸形病人行截骨矫形术的体位护理""ICU 多重耐药菌核心防控措施执行记录单的设计和应用等"。

四、量表编制/体系构建类

(一)量表编制

量表编制是指从国外引进量表进行翻译汉化、调适或自行编制临床量表,并检验其信效度,为临床评估提供有效测评工具。如"老年人功能性便秘健康教育量表的编制及信效度检验""老年住院病人衰弱风险筛查工具的汉化及信效度研究""中文版孝道价值观测评量表的信效度检验"等。

(二)体系构建

体系构建是指构建临床护理质量评价指标体系或护理模型评价指标体系等。如"基于三维结构理论为基础的连续性肾脏替代治疗护理质量评价指标体系的构建""老年长期照护分级综合评价模型指标体系的初步建立"等。

五、个案类

顾名思义,个案类的研究对象仅有 1 例,简要介绍病人的诊治过程,主要介绍其具体的护理情况,为临床护理提供指导。主要分为以下三种。

(一)针对少见或罕见病病人实施具有特色或个性化的护理

首先强调病种少见或者罕见,其次强调护理要有特色或给予个性化护理,二者缺一不可。如"一例失盐型 21-羟化酶缺乏症新生儿的护理"。

(二)介绍新技术、新方法治疗病人时的护理情况

首先必须是新技术或者新方法,其次护理要有针对性。如"一例达芬奇机器人辅助腹膜外腔镜治疗化脓性腰椎间盘炎的术中护理"。

(三)针对新技术、新方法治疗少见或罕见病的护理

基本为前两种情况的综合。如"一例乳腺颗粒细胞瘤伴 2 型糖尿病高龄病人行 3D 打印个体化胸壁修复重建的围手术期护理"。

六、护理管理类

护理管理是将管理学的理论和方法应用于护理实践,主要包括护理人力资源管理、护理质量管理、护理安全管理、护理信息化管理等。

(一)护理人力资源管理

研究内容包括护理人员岗位设置原则、排班制度改革、护理工作新模式、护理人员岗位胜任力、护理人员职业生涯规划、护理人员培训和绩效考核等。如"全面放开'二孩'政策对某市二级甲等医院护理人力资源冲击现况调查研究""以双向选择和分层管理构建ICU排班模式""综合性儿童医院专科护士岗位胜任特征的分析研究""山东省危重症专科护士职业生涯状况的调查研究""组织承诺在护士职业获益感与离职意愿间的中介效应""护理人员自行开发临床护理操作考核评分系统之可行性研究""三级甲等医院护士工作压力与幸福感:希望的中介作用""手术室护士长多元领导风格与护士工作家庭冲突的相关性研究"等。

(二)护理质量管理

护理质量管理是护理管理永恒的主题,包括制定科学的质量管理标准,健全基础护理操作流程、各专科护理操作流程、护理工作流程、应急预案,构建新型护理质量管理体系和护理质量评价指标,研究护理质量管理新方法,控制和预防医院感染,改进护理质量,提高护理服务满意度和护士职业满意度等。如"基于循证和'三维质量结构'模式构建重症监护室护理敏感性质量指标体系的研究""肿瘤内科护理质量评价关键指标在专科护理质量持续改进中的应用""基于PDCA循环法规范结核病房痰液处置管理""ICU专科护士工作效能与满意度相关性调查研究"等。

(三)护理安全管理

研究内容包括护理风险的相关因素、护理人员在护理风险管理中的作用、护理风险管理的防范、护理人员职业性损伤及防范、医疗纠纷、医疗事故等。如"互联网+手卫生管理模式对医务人员手卫生依从性的影响""病人安全目标在健康管理中心护理管理中的应用""人感染H7N9禽流感病人院内转运标准化流程图的应用""标准化沟通模式对护士临床沟通能力的影响""手术室非责任性手术物品清点不清事件的原因分析及对策""临床实习不同阶段护生针刺伤发生情况及其防护教育现状调查"等。

(四)护理信息化管理

主要研究新型医院护理信息系统。如"肿瘤专科医院中心静脉管路管理信息系统的构建与实施""PDCA视阈下护理质量管理信息系统的构建与应用"等。

七、护理教育类

护理教育主要研究护理教育现象与规律,包括护理教学、护理人才培养及在职继续教育等方面。

(一)护理教学

该类包括护理教学新理念、护理教学模式改进、护理教学新方法、护理教学质量评估、制度建设等。如"基于'雨课堂'的护理学导论课堂教学与实践研究""以案例为基础的教学模式结合微信公众平台在手术室护理教学实习中的应用""临床护理兼职教师教学能力、教学效能感对临床教学质量的影响"等。

(二)护理人才培养及在职继续教育

该类包括护理人才培养模式研究、临床护理新技术和新方法的培训、专科护理人才培养、新入职护士培训等。如"2+2医教协同护理人才培养模式的应用研究""基于所罗门四组设计的'节拍器'在新护士心肺复苏术培训中的效果评价""新入职护士安全文化培训及效果研究""多元化培训模式在ICU新入科护士培训中的应用效果""辽宁省养老机构初级养老护理员分层培训内容认同的调查研究"等。

八、健康教育类

健康教育是通过有计划、有组织、有系统的教育活动,教育人们树立健康意识,采纳有益于健康的行为和生活方式,预防疾病,促进健康,提高生命质量,并评价其教育效果。健康教育类论文主要包括以下三种。

(一)健康教育模式

该类指研究健康教育新模式。如"基于JCI理念的医院健康教育模式改进与实践"。

(二)健康教育方法

该类指创新健康教育新方法,包括设计、对比分析等,目的是找到最适合最易被病人接受的健康教育方法。如"肠造口病人健康教育思维导图的设计与制作"。

(三)健康教育在临床护理中的应用

该类指研究不同的健康教育手段在临床护理中的实际应用,为健康教育方法的选择及推广提供参考。如"多阶段健康教育对玻璃体视网膜显微手术病人临床护理效果、知识掌握度及不良事件分析""微信+以家庭为中心的健康干预对全科门诊老年高血压病人自我效能的影响""糖尿病并发症体验式健康教育的效果研究"等。

九、质性研究类

质性研究是对某一事物或现象进行整体深入的研究,从实际观察资料的研究中发现共性问题,通过揭示内涵认识事物的本质,从而为建立新模式、发现新知识和新理论提供依据。质性研究包括现象学、扎根理论、民族志、叙事学等研究方法，主要以非结构式或半结构式访谈为主，根据访谈对象不同可分为以下四种。

(一)病人

以病人为访谈对象，研究病人患病后的就医体验或情感变化等。如"乳腺癌术后乳房重建者的性生活和情感体验的质性研究""基于方言的沟通障碍对眼科手术安全影响及解决措施的质性研究"等。

(二)护理人员

以护理人员为访谈对象，包括专业知识和操作技能等。前者如"外科护士对老年择期手术病人术前评估认知的质性研究"，后者如"医院护理员洗手依从性及影响因素的质性研究"。

(三)病人照顾者

以病人照顾者为访谈对象，主要观察病人照顾者照顾感受或对疾病认知等方面内容。如"老年髋部骨折伴认知障碍病人家庭照顾者照顾感受的质性研究"。

(四)医院管理者

以医院管理者为访谈对象，研究其护理人才培养需求、护理工作环境等情况。如"新疆地区不同等级医院对订单式护理人才培养需求的质性研究"。

十、发明专利类

针对发明专利的设计构造、操作方法或步骤进行介绍，结合临床病例设立对照，观察发明专利的临床使用效果，讨论分析发明专利与对照的优缺点，利用图或照片进行形象表达，为发明专利的临床推广提供依据。

文题有以下表达方式，如"新生儿保温箱自动翻身护理床垫的设计研究""一例用于外转胎位分娩球组架的临床效果分析""头部制动枕的设计及应用""自制截石位架在婴幼儿腹腔镜巨结肠根治术体位护理中的应用""便携式压力性损伤观测镜的制作及在下肢骨折病人中的应用"等。

十一、文献加工类

文献加工指事先确定主题词，经中国知网、万方数据库、中国生物医学数据库、中文科技期刊数据库、PubMed、Cochrane Library、Web of Science、Embase 数据库等进行一定时间范围内的文献检索，根据条件筛选文献，对入选文献进行归纳、总结、对比、分析和评价。文献加工类论文主要分为以下四种。

(一)综述或讲座

主要反映护理某一专题或某一领域在一定时期内的护理现状及新动态、新进展、新技术、新产品的进展情况，是作者收集一定历史时期某一专题有关的文献资料，结合自己的实践经验，进行整理、归纳、分析提炼而写成的概述性、评述性学术论文。如"国外肿瘤个案管理发展对国内的启示与思考""罗伊适应模式在恶性肿瘤病人护理中的应用现状及启示""突发灾难应急救援队伍的信息沟通模式研究进展"等。

(二) Meta 分析

Meta 分析是循证医学研究的重要组成部分,采用统计学方法对多个具有相同研究目的的独立研究结果进行系统分析,广泛应用于护理研究中的各领域。如"肝素用于血浆置换及分子吸附再循环系统治疗肝衰竭安全性的 Meta 分析"。

(三) 热点分析

以主题词检索一定时间范围内各大数据库的相关文献,采用聚类分析软件或社会网络分析系统等析出当前研究热点,为临床选题等提供参考依据。如"我国延续性护理研究热点的共词聚类分析"。

(四) 质性研究系统评价

质性研究系统评价指通过对相同主题词的质性研究类文献进行检索,归纳总结主题,提炼出共性主题,指导临床护理实践。此类论文发表较少,有一定的发表空间。如"炎症性肠病病人自我管理体验质性研究的系统评价"。

十二、循证护理类

循证护理是指护理人员在计划护理活动的过程中,通过将科研结论、临床经验、病人需求等结合,获取指导临床护理决策的证据,对病人实施最佳的护理。循证护理类论文主要分为以下三种。

(一) 循证护理实践模式研究

该类指构建循证护理新模式,为循证护理方法选择提供依据,促进循证护理的发展。如"我国循证护理实践中证据应用概念模式的构建"。

(二) 循证护理临床实践

该类指循证护理方法在临床中的实际应用。如"减少 ICU 病人身体约束的循证护理实践""循证护理在普萘洛尔治疗婴幼儿难治性血管瘤中的应用效果"等。

(三) 循证护理教学

该类指循证护理方法在护教学中的应用。如"循证护理引入高职儿童护理教学的实践调查"。

十三、人文护理类

人文护理坚持以人为本,关注人的生存和发展,尊重病人、保护病人隐私、关怀病人等,注重生物、心理、社会医学模式下的人文精神的护理服务,是现代护理服务的一种趋势。人文护理类论文主要分为以下六种。

(一)人文护理教育教学

随着人文护理重要地位的提升,要求护理人员掌握人文护理理念和方法,提高人文护理关怀能力,人文也融入护理的教育教学中。如"医学类高职院校护理专业人文课程改革途径及其思考""社区护理人文特色教学模式的构建与研究"等。

(二)人文关怀专科护理

人文关怀专科护理是指人文护理理念或干预方案在不同专科的临床护理实践,可为临床护理方案选择提供参考。如"人文关怀护理对糖尿病病人生命质量及自我效能的影响""持续性人文关怀在汗管瘤病人中应用的效果评价"。

(三)人文护理标准体系的构建

目前人文护理的开展主要依靠护理管理者的意识、意愿和护理人员的内在修养,缺乏规范、统一的标准,这就需要对其标准体系进行构建。如"新生儿重症监护室护理人员人文关怀能力指标体系构建"。

(四)护理人文素质

护理人员不仅要有扎实的专业知识和技能,还要有良好的人文素质。如"护理实习带教老师人文关怀品质的调查及分析""本科护生不同实习阶段人文关怀能力的纵向调查"等。

(五)人文关怀测评工具研究

人文关怀测评工具可以将主观、复杂、内在的关怀现象简化到客观、可观察的层面。目前采用的多为国外引进的成熟的测评工具,迫切需要研究和修订更符合我国文化、科学有效的人文关怀测评工具。如"护理人员对医院人文管理感知问卷的编制"。

(六)安宁疗护或灵性照护

安宁疗护或灵性照护是指为病人及其家庭提供帮助,在减少病人身体上疼痛的同时,更关注病人的内心感受,受到医护人员和病人家属的重视,此亦属于人文护理范畴。如"胃癌术后终末期病人的安宁疗护""癌症病人灵性状况调查及影响因素分析"等。

十四、中医护理类

中医护理是指在中医基本理论和技术指导下的护理工作,要体现中医特色,包括中医护理干预、中医辨证施护、中医康复护理、中医急救护理、中医护理模式探讨、中医护理教学、中医护理人才培养等。如"辨证施护在儿童Ⅰ型糖尿病中医护理中的应用及效果评价""中医综合康复护理对脑梗死偏瘫病人内皮细胞功能及肢体功能的影响""中医特色护理技术在急性脑卒中病人急救中的应用""综合医院消渴病中医护理方案应用模式探讨""改进中医护理查房模式提高中医特色护理质量""基于院校合作的中医护理岗位人才培养模式实践研究""服务学习模式在中医护理传统实践教学中的应用"等。

第二节 护理论文的基本要求

护理论文是医学论文的组成部分,因其种类不同,在写作目的、内容、表达形式上各有不同,虽然互有差别,但是它们的要求是相同的。

一、科学性

科学性是护理论文的生命,也是首要条件。没有科学性,护理论文就无任何价值。科学性要求科研设计严谨,研究方法正确,数据真实可靠,研究结果经得起他人重复和实践检验,讨论实事求是,有理有据,逻辑性强,层次清晰。

二、创新性

创新性是护理论文的灵魂,是决定护理论文质量高低的主要标准。国内外未发表过的护理新理念、新模式、新技术、发明专利等均具有较好的创新性,而且是百分百的创新。除此之外,也可从已发表文献中找到闪光点,发现新问题、提出新设想,或是从新的角度进行再创造,即所谓的"推陈出新"。

三、实用性

实用性是护理论文的实用价值,是护理论文的基础。衡量一篇护理论文的实用价值主要看其能否解决护理实践中遇到的实际问题,其理论可否用于指导临床实践,其方法技术是否可供使用,能否推动护理学发展。论文发表后,读者能从中获益,它就具有较高的实用价值。

四、可读性

可读性是护理论文易于阅读的程度,要求格式规范、结构严谨、用词准确、文字精练、逻辑清晰、层次分明、论点突出、论据充分。使读者读起来省时省力,以最少的时间和精力来获取护理论文信息。

五、可行性

护理论文要符合党和国家的路线、方针、政策以及法律、社会公德和科学道德规范，遵守国家保密和技术专利的有关规定。要求研究者认真科学地评估经费、人力、物力等各方面条件，符合医学伦理学要求，当论文是以人为研究对象时，作者应提供医学伦理委员会的批准文件（批准文号著录于论文中）。如果没有正式的伦理委员会，则要说明研究是否符合《赫尔辛基宣言》的原则。

第三节　护理论文的选题

选题是护理论文写作的第一步，选题不好可导致后续一切工作徒劳，选题的优劣直接影响护理论文能否被期刊录用。护理论文选题是在护理学术领域对护理学术问题论文论题的选择，它能体现研究者的科学思维、学术水平、学科信息及研究能力等综合水平。爱因斯坦说："提出问题比解决问题更重要。"可见选题的重要性。

一、选题的来源

（一）基金项目

每年国家和各省市的科研主管部门都会公布批准立项的科学研究项目，如国家科技攻关计划项目、863 计划项目、973 计划项目、国家自然科学基金项目、国家社会科学基金项目等。上述科研项目都代表着国内最新研究方向及发展前沿，作者可以通过研究上述项目来确定选题。如 2018 年有一项国家自然科学基金项目为"关节区域免疫微环境特征及影响衰老性骨关节炎退变的机制"。该项目主要研究对象为衰老性骨关节炎，可以从老年护理方面着手，再经文献检索及相关资料分析，从衰老性骨关节炎的健康教育、研究进展、社区干预、护理干预、调查分析等方面选题。

（二）临床实践

通过在工作中的积累及护理实践，对现存问题进行解答，对感兴趣的问题进行探索，对现时一些常规护理进行批判性思考。该类选题贴近临床，与工作息息相关，临床实用性强，对临床实践指导价值大，且撰写起来游刃有余。如在手术室工作，可以选择工作中遇到的手术突发情况急救护理、新技术新方法治疗下的护理等方面的选题，但是一定要突出特色，即与常规护理不同之处。

（三）护理文献

护理文献是选题的重要来源。我国目前护理方面期刊有 20 多种，每年都会发表大量文献，刊载各种护理信息，可以从以下方面发现选题信息。

1. 期刊目录　可以通过翻阅期刊目录了解期刊发表的具体内容及侧重方面，

为选题提供参考。如有好几本期刊都刊发了老年护理、肿瘤护理方面的专题,则提示该领域为当前研究的热点,比较受关注,可由此确定选题的大方向。

2. 文题　仔细阅读文题,通过扩大或缩小现有选题来确定新的选题。如已发表文献"2 型糖尿病病人授权能力与医疗支持的相关性研究",可缩小选题"农村地区 2 型糖尿病病人授权能力与医疗支持的相关性研究""中青年 2 型糖尿病病人授权能力与医疗支持的相关性研究"。

3. 文献内容　通读文献了解刊文中的新理论、新概念,为选题提供思路。如在刊文讨论部分通常会有小结,介绍文献的不足之处及将来的研究方向,为选题提供信息,如"这项研究仅限于……还要在……还将进一步……有待于……在一定条件下……在某些范围内……",这些内容往往都存在一些子课题,还需要研究,不妨从中去挖掘这方面的选题。

4. 通知　部分期刊会刊出征稿启事、年度重点报道计划等,这些都为选题提供了方向。如"《中国实用护理杂志》2019 年度重点报道计划""2018 年《中华护理教育》专题报道征文"等。

(四) 发明专利

在临床工作中,护理人员经常会遇到各种各样的难题。为解决问题,护理人员往往会自制一件件"护理神器"或在原来的基础上进行改良,不仅在工作中用起来顺手,更让病人受益。如"头部制动枕的设计及应用"。

(五) 同行启迪或与专家交流

通过参加各级学术会议、听讲座、集体讨论方式,把握热点问题,追踪国际前沿,发现和确定选题。如根据 2016 年国际护士学会(ICN)发布的国际护士节主题(护士:变革的力量——提高卫生系统的应对能力),可以提出人口老龄化、慢性病、自然灾害、新型传染病等方面的选题。

(六) 国外进修交流

一些大型医院每年都会为护理人员提供国外进修学习或交流的机会,可以就国外医院的见闻或体会进行选题。如"德国 St. Bonifatius 医院交流见闻"。

二、选题的常见缺陷

(一) 重复、雷同

投稿文章 80% 以上退稿的原因为重复、雷同,已有相似内容发表。如"微创经皮肾镜钬激光碎石术治疗肾结石的手术护理配合",其关键词包括"肾结石""经皮肾镜钬激光碎石术""护理",仅万方医学网一个数据库搜索就可以查到 100 多篇文献。

(二)与护理相关性不大

在投稿时一定要先了解所投期刊的报道范围,这个在任何类型的期刊都适用。如"桡骨远端粉碎性骨折及关节内骨折的手术治疗""缬沙坦联合氨氯地平治疗社区老年原发性高血压及糖尿病的疗效观察",一看文题前者是关于外科手术治疗方面的内容,后者是关于药物治疗疗效方面的内容,与护理相关性不大,应该投稿到医学期刊,而不是护理期刊。

(三)选题范围过大

如"神经外科手术体位的护理",手术体位有好多种,如坐位、仰卧位、侧卧位、俯卧位、膀胱截石位、半坐卧位、折刀位等,到底介绍哪一种呢?如果全部介绍,势必不详细、笼统,全而不精。可缩小选题为"神经外科手术俯卧位的护理",仅介绍一种体位,内容针对性强,或改变选题为"神经外科手术并发症的预防和护理"。

(四)违背伦理原则

论文在选题过程中必须要遵守伦理原则,如果违背伦理原则,将被退稿处理。如"心理护理对胆囊手术病人临床疗效的影响",该论文中仅对观察组实施心理护理,而对照组未实施心理护理,现在心理护理已经被纳入常规护理,此选题就存在伦理问题。可以换个选题思路,如"个性化心理护理对胆囊手术病人临床疗效的影响",对照组给予常规护理,包括常规心理护理,观察组在常规护理基础上给予个性化心理护理。

第四节 护理论文的写作方法

护理论文写作的基本格式为文题、摘要、引言、资料(对象)与方法、结果、讨论和参考文献。当然它不是千篇一律的,可因类型不同而有些许差异。下面结合案例来介绍护理论文的规范性写作方法。

一、文题

文题就是论文的题目,是选题的重要体现,对整篇论文有画龙点睛之功效,包括研究对象、研究目的、研究范围和研究方法四大要素。要求准确、精练、醒目、概念正确;大小要适当,难度要适中;一般不设副标题,如果非要设副标题,需要用冒号隔开;除非公知公认的缩略语,一般不用;最好不用标点符号;一般不超过20个汉字;不必使用主、谓、宾结构的完整语句;避免使用不重要的、含义不明确的词。

二、摘要

摘要包括中文摘要和英文摘要,摘要是对全文的概括总结,要求语言精练、准确、详略得当。以客观性为前提,全面性为基础,简明性为遵循的原则,规范性为遵守的规则,独立性为存在的方式。摘要分为结构式摘要和非结构式摘要,大部分论文采用结构式摘要。结构式摘要以目的、方法、结果、结论为基本框架:①目的要求直截了当,点明研究的问题、设想等。②方法包括研究对象的主要特征、分组方法、干预手段、观察指标、统计学方法等。③结果需要列出支持结论的主要数据,与方法中的观察指标一致,统计学处理需要列出检验值和 P 值。④结论要依据结果推理出该研究的理论价值和应用价值,与目的相呼应。中英文摘要内容一致。规范书写见例 1 至例 8。

例 1-试验研究类

[摘要] **目的** 探讨人工气道病人脱机后至拔管期间的最佳氧疗湿化策略,以提高氧疗效果,降低带管时间及感染的发生率。**方法** 以重庆医科大学附属第二医院重症医学科 2016 年 3—12 月行人工气道脱机氧疗的 133 例病人为研究对象,采用随机抽签法将其分为试验组 69 例和对照组 64 例,试验组脱机后采用"文丘里+加热湿化器+呼吸机管道改良组合装置"的氧疗温湿化策略,对照组脱机后采用常规气管导管内吸氧加持续微量泵泵入 0.45% 氯化钠溶液的人工气道湿化氧疗法,比较 2 组病人心率、呼吸、血氧饱和度、脱机后带管时间、脱机失败、痰液黏稠度、痰痂形成、呛咳和肺部感染情况。**结果** 试验组病人的心率、呼吸频率、血氧饱和度、脱机后带管时间分别为 (80.50 ± 7.07) 次/分、(17.38 ± 1.92) 次/分、0.98 ± 0.01、(1.58 ± 1.06) d,对照组分别为 (88.50 ± 3.07) 次/分、(21.38 ± 1.51) 次/分、0.96 ± 0.01、(3.00 ± 1.09) d,2 组比较差异有统计学意义 $(t=2.27\sim4.78,均 P<0.05 或 0.01)$;试验组发生脱机失败、痰痂形成、刺激性呛咳和肺部感染分别为 2、3、4、4 例,对照组分别为 8、12、20、12 例,2 组比较差异有统计学意义 $(\chi^2=4.65\sim14.55,均 P<0.05 或 0.01)$;试验组痰液的湿化效果中 Ⅰ、Ⅱ、Ⅲ 度痰液黏稠度分别为 5、52、12 例,对照组分别为 13、11、40 例,试验组明显优于对照组,差异有统计学意义 $(Z=3.385,P<0.01)$。**结论** 改良后的氧疗湿化策略既能够维持气道有效的温湿化,保证氧疗效果,还能提高脱机成功率,减少带管时间和感染的发生,提高病人的舒适度。

[关键词] 气道管理;人工气道;脱机病人;气道湿化;氧气吸入疗法

[李霞,张传来,郑秋兰.人工气道病人脱机后湿化氧疗的最佳实践策略[J].中国实用护理杂志,2018,34(9):690-694.DOI:10.3760/cma.j.issn.1672-7088.2018.09.012.]

例 2-量表编制类

[摘要] **目的** 编制导尿管相关尿路感染(CAUTI)预防知信行量表并对其进行信效度检验,为临床评估医护人员 CAUTI 预防的知识、态度、行为提供有效

测评工具。**方法** 以知信行理论为框架、CAUTI 预防指南为依据,采用文献回顾、Delphi 专家函询、预调查法形成 CAUTI 预防知信行初始量表;选取青岛大学附属医院(三级甲等医院)300 名医护人员进行调查,采用项目分析和探索性研究因子分析调查数据,进一步筛选条目;3 周后重测,检测量表的信效度。**结果** 最终形成正式量表包括知识—留置尿管适应证、知识—CAUTI 预防策略、态度、行为 4 个维度共 45 个条目,累计方差贡献率为 63.21%;总量表 Cronbach α 系数为 0.914,折半信度为 0.812;总量表内容效度为 0.895,各条目的内容效度为 0.846~1.000;各维度与量表总分的相关系数为 0.711~0.862,各维度之间的相关系数为 0.425~0.564。**结论** CAUTI 预防知信行量表具有良好的信效度,可以用于评价医护人员 CAUTI 预防相关知识、态度、行为。

[关键词] 导尿管相关尿路感染;知信行;量表;信度;效度

[姜文彬,魏丽丽,修红,等. 导尿管相关尿路感染预防知信行量表的编制及信效度检验[J]. 中国实用护理杂志,2018,34(9):684-689. DOI:10.3760/cma.j.issn.1672-7088.2018.09.011.]

例 3-体系构建类

[摘要] **目的** 构建老年高血压脑出血病人去骨瓣术后延续性护理的指标体系。**方法** 采用 Delphi(德尔菲)法,对 20 名专家进行了 2 轮专家咨询,通过问卷星软件在线问卷调查的方式进行专家咨询。问卷在每一级指标后面设置了开放性问题,如需要增加的、删除的指标、描述不准确的指标以及其他建议,目的是收集各位专家对各级指标的意见和建议,从而使该指标体系更加科学可靠。**结果** 2 轮专家咨询的应答率均为 100.0%,提出建设性意见的专家分别占 35% 和 5%;专家的权威系数值为 0.83;2 轮调查后肯德尔和谐系数为 0.085~0.251;形成了由 5 项一级指标、20 项二级指标、45 项三级指标构成的老年高血压脑出血去骨瓣术后延续性护理的指标体系。**结论** 专家们积极性高,权威系数较高,专家的意见协调性较好,所形成的指标体系具有一定的临床实际意义和较强的可操作性,但仍需在病人出院后的延续性护理中进行验证,以便对该体系进行进一步的完善。

[关键词] 颅内出血;高血压性;去骨瓣减压术;康复护理;延续性护理;德尔菲法

[王丽娟,周蓉. 老年高血压脑出血病人去骨瓣术后延续性护理指标体系的构建[J]. 中国实用护理杂志,2018,34(31):2409-2413. DOI:10.3760/cma.j.issn.1672-7088.2018.31.003.]

例 4-质性研究类

[摘要] **目的** 了解自然分娩初产妇产后 0~6 个月成功母乳喂养的真实体

验及感受。**方法** 采用半结构式深度访谈法,现场录音收集11名自然分娩初产妇产后0~6个月成功母乳喂养的真实体验,并以Colaizzi分析法对资料整理、归纳和分析。**结果** 自然分娩后0~6个月纯母乳喂养成功的初产妇经历了"焦虑期""逐渐适应期""困惑与坚持并存"3个时期。"焦虑期"包含"喂养经验缺乏""喂养观念冲突""喂养疲劳明显"3个主题;"逐渐适应期"包含"家庭和社会的支持""喂养规律的呈现""母亲角色的认同""亲子关系的建立"4个主题;"困惑与坚持并存"包含"即将返岗的恐惧""母婴分离的痛苦""母乳喂养的坚持"3个主题。**结论** 缓解自然分娩初产妇的焦虑情绪,提升母乳喂养的信心,需要初产妇及其配偶和其他家属,以及医院、社区、企业及社会等多方面努力,共同提高母乳喂养率,延长母乳喂养时间。

[关键词] 自然分娩;初产妇;母乳喂养;质性研究

[于桂玲,刘芙蓉,孔燕,等.自然分娩初产妇0~6个月纯母乳喂养成功体验的质性研究[J].中国实用护理杂志,2018,34(7):517-521. DOI:10.3760/cma.j.issn.1672-7088.2018.07.009.]

例5-调查分析类

[摘要] **目的** 探讨不孕症夫妻的心理状态及其应对方式,为制定规范化的心理护理措施提供依据。**方法** 选择2016年6月至2017年2月拟行体外受精联合胚胎移植技术治疗的不孕症夫妻206对,采用问卷调查法,包括一般资料调查表、焦虑自评量表、抑郁自评量表和医学应对方式问卷,对不孕症夫妻进行心理状态和应对方式测评。**结果** 不孕症病人中,妻子焦虑57例,占27.7%,抑郁140例,占68.0%;丈夫焦虑40例,占19.4%,抑郁134例,占65.0%。不孕症夫妻双方的焦虑得分差异有统计学意义($t=2.193, P<0.05$),妻子的焦虑得分高于丈夫;但抑郁得分差异无统计学意义($t=1.869, P>0.05$)。不孕症夫妻双方的焦虑、抑郁得分呈低度正相关($r=0.426、0.371$,均$P<0.01$)。不孕症夫妻的应对方式,妻子在面对、回避、屈服维度的得分分别为(48.43 ± 4.24)分、(44.53 ± 3.36)分、(43.42 ± 4.17)分,在面对维度得分较高,差异有统计学意义($F=89.358, P<0.01$);丈夫的得分分别为(19.05 ± 2.42)分、(16.14 ± 3.09)分、(43.26 ± 5.06)分,在屈服维度的得分较高,差异有统计学意义($F=337.774, P<0.01$),且夫妻双方在面对和回避维度得分比较,妻子得分高于丈夫,差异有统计学意义($t=86.362、78.628$,均$P<0.01$)。**结论** 不孕症夫妻的抑郁情绪普遍存在,且夫妻双方的焦虑抑郁情绪相互影响,在应对方式上,妻子多采取积极的应对方式接受治疗,而丈夫则采取屈服的应对方式。

[关键词] 不孕症;心理状态;夫妻;应对方式

[丛丰辉,韩璐,郭丹.不孕症夫妻心理状况及应对方式的研究[J].中国实用

护理杂志,2018,34(5):373-377. DOI:10.3760/cma.j.issn.1672－7088.2018.05.012.]

例6-文献加工类(共词聚类分析)

[摘要] **目的** 了解国内延续性护理的现状和研究热点,分析其发展趋势,为今后延续性护理的进一步发展提供指导和借鉴。**方法** 通过中国知网、万方数据库、维普数据库和中国生物医学文献数据库检索2018年之前以"延续性护理"为主题的相关论文,通过书目共现分析系统BICOBM 2.0提取高频词,形成共词矩阵;然后通过图形聚类工具gCLUTO 1.0进行聚类分析,绘制延续性护理研究热点的棋盘图和山峰图。**结果** 共检索到相关期刊论文5 376篇,提取主题词12 931个,获取高频主题词29个,得到延续性护理的主要研究热点有:在焦虑、抑郁中的作用;在脑卒中康复中的应用效果;个体化延续性护理在老年慢性病病人生命质量方面的应用;在慢性病病人自我照护能力和健康行为中的应用;延续性护理信息化技术在出院病人中的应用。**结论** 我国延续性护理发展迅速,覆盖面广;在焦虑、抑郁、脑卒中康复、生命质量等方面的研究已较为成熟,在自我照护能力、健康行为以及信息化方面还有进一步发展的空间。

[关键词] 延续性护理;共词分析;聚类分析

[李桂,朱小平,陈晓莉.我国延续性护理研究热点的共词聚类分析[J].中国实用护理杂志,2018,34(23):1824-1829. DOI:10.3760/cma.j.issn.1672－7088.2018.23.014.]

例7-文献加工类(Meta分析)

[摘要] **目的** 评价肝素用于血浆置换及分子吸附再循环系统治疗肝衰竭的安全性。**方法** 计算机检索CNKI、CBM、万方、维普、PubMed、Web of Science、Cochrane和EMBASE 8个数据库。文献筛选、提取数据与纳入研究偏倚风险的评估均由2名研究人员独立完成。采用RevMan 5.3软件根据异质性检验结果选择随机效应模型或固定效应模型合并结局数据。**结果** 共纳入6个研究,863例病人。血浆置换疗法中相比于无肝素组,肝素的使用会增加管路滤器凝血、穿刺点微量渗血和穿刺点血肿的发生概率($RR=6.05,95\% CI\ 2.00\sim18.30,P=0.001;RR=10.80,95\% CI\ 4.78\sim24.37,P<0.05;RR=6.34,95\% CI\ 1.13\sim35.53,P=0.04$),而在管路及分离器堵塞、其他不良反应的发生上不受影响($RR=5.61,95\% CI\ 0.99\sim31.89,P=0.05;RR=1.17,95\% CI\ 0.73\sim1.86,P=0.51$)。而分子吸附再循环系统(MARS)治疗肝衰竭时,肝素的使用会增加出血死亡事件的概率($RR=12.04,95\% CI\ 1.69\sim85.66,P=0.01$),而对管路滤器凝血的发生情况无明显影响($RR=0.20,95\% CI\ 0.00\sim11.93,P=0.44$)。**结论** 治疗肝衰竭时,血浆置换中肝素的使用会增加管路滤器凝血、穿刺点微量渗血与

穿刺点血肿的发生概率;MARS中肝素的使用会增加出血死亡事件的发生概率。相比之下,无肝素血浆置换及MARS治疗肝衰竭有更好的安全保障。

[关键词] 血浆置换;分子吸附再循环;肝素;Meta分析

[董珍艳,赵丹凤,苏伟逸,等.肝素用于血浆置换及分子吸附再循环系统治疗肝衰竭安全性的Meta分析[J].中国实用护理杂志,2018,34(11):874-880.DOI:10.3760/cma.j.issn.1672－7088.2018.11.017.]

例8-文献加工类(质性研究)

[摘要] **目的** 系统评价ICU护士关于浅镇静病人的照顾体验,为后续镇静护理提供参考。**方法** 计算机检索The Cochrane Library、JBI循证卫生保健国际合作中心图书馆、PubMed、EMbase、Ovid、ELSEVIER、CMB、CNKI和万方数据库,搜集关于ICU护士对于浅镇静病人照顾体验的质性研究,检索时限均为从建库至2018年5月。采用"澳大利亚JBI循证卫生保健中心(2008)质性研究质量评价标准"评价,采用汇集性整合方法对结果进行整合。**结果** 共纳入7项研究,提炼35个完好明确的研究结果,将相似结果归纳组合形成6个新的类别,并综合成2个整合结果:一是虽然护理浅镇静的病人充满了许多困难和未知,但护士逐渐接受并采取各种应对措施来适应,获得了愉快的经历;二是浅镇静的实施存在许多障碍,需要多方协作。**结论** 浅镇静理念应该得到医疗卫生机构的高度重视,管理者应给予实施浅镇静的ICU护士支持、指导和鼓励。

[关键词] 护士;浅镇静;机械通气;照护体验;质性研究;系统评价;Meta整合

[王玲玲,张雪梅,赵文婷,等.ICU护士对浅镇静体验质性研究的系统评价[J].中国实用护理杂志,2018,34(35):2784-2791.DOI:10.3760/cma.j.issn.1672－7088.2018.35.015.]

三、引言

引言主要阐明研究的背景、目的、研究思路、理论依据、研究方法、意义等,要求语言精练,逻辑清晰,不能涉及本研究中的数据或结论。需提供与研究主题紧密相关的参考文献,尤其在引用数据时必须标明文献出处。引言的规范书写见例9。

例9

胃癌是我国常见的恶性肿瘤之一,发病率居恶性肿瘤第二位[1]。目前,胃癌的治疗仍以手术为主,辅以放化疗的综合治疗手段[2]。而手术前的禁食、手术中消化道的重建、化疗药物的使用等使病人进餐量大大减少,出现营养不良[3]。美国癌症中心专家研究认为,约40%的癌症病人实际死于营养不良和由营养不良导致的相关并发症,而非癌症本身[4]。而病人在患病期间自我照护能力受限,因此胃癌家庭主要照顾者在疾病恢复过程中担当着重要角色。本研究对干预组家庭主要照顾者实行认知行为干预,探讨家庭主要照顾者认知行为干预对胃癌术后病人化疗期间营养状况的影响,现报道如下。

[屈清荣,石佩玉,杨程舒,等.家庭主要照顾者认知行为干预对胃癌术后病人化疗期间营养状况的影响[J].中国实用护理杂志,2019,35(1):2-6. DOI:10.3760/cma.j.issn.1672-7088.2019.01.001.]

四、资料(对象)与方法

(一)试验研究类

试验研究类主要分为一般资料/研究对象、方法、效果评价/观察指标、数据处理四部分。其中一般资料/研究对象主要包括研究时间、研究对象的来源/一般资料、样本量、纳入排除标准、分组情况及伦理审批情况等;方法主要介绍干预方案实施情况,要求详细具体,逻辑清晰;效果评价/观察指标主要介绍为达到研究目的需要观察的项目以及评价标准;数据处理为统计学方法的要求,通过统计软件进行统计学分析,判断干预措施的有效性。规范书写见例10。

例10

1.研究对象。样本来源于2017年1—8月所有入住福建中医药大学附属康复医院神经康复科脑卒中偏瘫的病人,共60例。诊断标准符合全国第6次脑血管病学术会议修订的脑卒中诊断标准[3]并经颅脑CT或MRI检查证实。该研究经本院伦理委员会批准(2017KS-010-01)。纳入标准:(1)符合脑卒中诊断标准,上肢偏瘫侧功能期为BrunnstromⅢ~Ⅴ期病人;(2)初次发病或虽既往有发作但未遗留神经功能障碍;(3)本次发病1个月至1年,生命体征平稳;(4)男女不限,年龄30~80岁;(5)神志清楚,无认知理解障碍;(6)有康复欲望,同意并签署知情同意书。排除标准:(1)有严重合并症如伴有严重的心、肺、肾等器质性疾病或肩关节脱位;(2)有明显的意识及认知障碍;(3)失语不能配合的;(4)出现病情变化难以评估疗效的。所有病人按照就诊次序编号,利用随机数字表法分为试验组和对照组,各30例。其中试验组因1例病人出现严重的肩痛无法坚持训练,最终试验组29例,对照组30例。

2.方法。对照组采取常规治疗和护理方案,配合Bobath握手训练;试验组采取常规治疗和护理方案,配合定步云手结合Bobath握手训练练习。常规治疗及护理方案依据中华医学会神经病学分会诊治指南[4],治疗上予以降颅内压,改善脑血循环,促进脑代谢,营养脑神经,控制颅内水肿,调节血压、血脂、血糖。护理上予以症状护理、饮食护理、良肢位摆放、积极预防压疮和肺部感染等并发症、情志护理等。Bobath 握手训练具体为病人双掌心相对,十指交叉地握手,患侧拇指在健侧拇指上方,用健侧上肢带动患侧上肢上举至头顶,使肩关节充分屈曲,同时患侧肘关节要保持伸直状,然后屈肘,双手返回胸前[5]。定步云手练习参照范维[6]编写的《太极拳运动与健身》中的标准云手动作,首先请太极拳专家石莉华培训 3 名护士,培训合格后,再由这 3 名护士指导病人的康复训练。试验组和对照组均在每周一到周五 6:45—7:00、19:15—19:30,对照组每周 5 天进行 Bobath 握手训练,试验组每周 5 天进行定步云手配合 Bobath 握手训练重复练习,4 周为 1 个疗程,共干预 2 个疗程。护士可以依照病人个人情况调节训练时间,但是对于特殊病人要有运动日志,必须保证病人每天 30 min 的训练。

3. 效果评价。(1)评价指标。①Fugl-Meyer 量表上肢部分(Fugl-Meyer assessment of upper extremity,FMA-UE)。FMA-UE 评分的每个条目分值是 0~2 分,0 分表示不能做某一动作;1 分表示部分能做;2 分表示能充分完成。上肢部分最高总积分 66 分,分值越高功能越好[7]。②改良的 Barthel 指数(Modified Barthel Index,MBI)。评定项目为 10 项基本的评级标准,每个活动的评级 1~5 级,级数越高,代表独立能力越高,0~20 分为极严重功能障碍;25~45 分为严重功能障碍;50~70 分为中度功能缺陷;75~95 分为轻度功能缺陷;100 分为日常生活自理[8]。③简易上肢功能检查量表(Simple Test for Evaluating Hand Function,STEF)。总共 10 项,根据时间长短来计分,最高 10 分,最低 0 分,用的时间越短,得分越高。完成该动作时间超过每项检查限定时间,得分为 0 分[8]。总分为 0~99 分,根据不同年龄组对照正常人分值进行比较,分数越高代表上肢运动速度越快,手指越灵活[9]。(2)评价方法。采用盲法评定,分别于干预前和干预后 8 周由本院的康复评定部固定的治疗师进行评定,并且所有病人的分组情况均未告知评定师。

4. 数据处理。使用 SPSS 20.0 软件进行数据统计,用 $\bar{x}\pm s$ 表示符合正态分布的计量资料,用频数表示计数资料,计量资料用 t 检验、秩和检验,计数资料用 χ^2 检验,等级资料用秩和检验,$P<0.05$ 为差异有统计学意义。

[江苏珍,谢丽玉,陈锦秀. 定步云手结合 Bobath 握手训练对脑卒中上肢功能影响的随机对照研究[J]. 中国实用护理杂志,2018,34(12):904-908. DOI:10.3760/cma.j.issn.1672-7088.2018.12.006.]

(二)调查分析类

调查分析类一般为量表或问卷调查,基本格式为研究对象、研究工具、调查方法和数据处理。研究对象中介绍研究时间、研究对象的纳入排除标准、样本量确定方法等内容;研究工具中介绍该调查所使用的量表或调查问卷,包括问卷来源、评分标准及信效度情况,并给出必要的文献;调查方法中描述调查时间及具体的调查要求;数据处理为该调查分析所采用的统计学方法。规范书写见例11。

例11

1. 研究对象。于2016年2—10月,选取在西安交通大学第一附属医院肿瘤外科住院行Miles术和永久性结肠造口术的低位直肠癌病人为研究对象。纳入标准:(1)年龄≥18岁;(2)经病理确诊为低位直肠癌,并行永久性肠造口手术者;(3)调查期间未发生肠管坏死等严重并发症等;(4)自愿参与本研究。排除标准:(1)肿瘤复发或转移病人;(2)伴有其他严重的慢性病或躯体残疾病人;(3)有精神疾患史;(4)沟通交流不畅者。根据对16例病人术后1个月和3个月的预调查,自我接纳得分分别为(32.58±6.16)分和(30.16±7.32)分,计算得其效应量为0.18。自动思维得分分别为(63.31±17.33)分和(58.03±18.12)分,计算得其效应量为0.15。使用Gpower 3.1软件,取检验水准$\alpha=0.05$,检验效能$1-\beta=0.90$,选择单组样本量,重复测量4次,带入效应量后,计算得样本量分别为59例和84例。两者取较大值,即本研究最小样本量为84例。

2. 研究工具。(1)一般资料问卷:包括年龄、性别、文化程度、职业、婚姻状况、家庭收入、宗教信仰、化疗方案等。(2)自我接纳问卷(Self-Acceptance Questionnaire, SAQ):该量表由丛中和高文凤[8]于1999年编制,包含自我评价和自我接纳2个维度,每个维度各8个条目。每个条目采用Likert 4级评分法,从1~4分表示"非常符合"到"非常不符合"。总分越高代表个体的自我接纳程度越高。该问卷具有良好的信效度[6,8],并已广泛应用于大学生[9]、癌症患者[10]等人群中。在预调查中,该量表的Cronbach α系数为0.92。(3)自动思维问卷(Automatic Thoughts Questionnaire, ATQ):该量表共30个条目,考察被试者近1周内30种负性思维的出现频率。条目采用Likert 5级评分法,从1~5分表示"无"到"持续存在"。总分越高,代表个体负性自动思维出现的频率越高。量表已被证实具有良好的信效度[7,11],并广泛应用于临床[7,12]。在预调查中,该量表的Cronbach α系数为0.90。

3. 调查方法。调查正式开始前,研究者组织科室相关人员组成调查小组,并进行培训。调查小组成员于研究对象出院前告知本研究的目的、科研意义、保密原则和每次问卷调查大概时间点。获得研究对象同意后,签署知情同意书。调查小组成员于研究对象术后1个月(T_1)、3个月(T_2)、6个月(T_3)和12个月(T_4)通过电话、家访或病人回院复查时发放调查问卷,并当场回收,核对问卷的完整性。本研究在T_1时点共收集了113例病人数据,T_2时点失访5例,T_3时点失访9例,T_4时点失访10例,共失访24例,失访率为21.2%。失访原因:拒绝继续参与本研究者12例,电话空号或多次无人接听,无法联系者11例,死亡1例。最终共有89例研究对象完成随访。

4. 数据处理。使用SPSS 18.0软件进行数据分析。计数资料使用频数和百分比表示,计量资料使用 $\bar{x}\pm s$ 表示。使用相关分析、重复测量资料方差分析等对数据进行统计分析。$P<0.05$ 为差异有统计学意义。

[郝楠,杨群草,张昊,等.永久性肠造口病人自我接纳与自动思维的随访研究[J].中国实用护理杂志,2019,35(1):7-11.DOI:10.3760/cma.j.issn.1672-7088.2019.01.002.]

(三)质性研究类

质性研究类主要分为研究对象、研究方法、资料的收集、资料的整理与分析、质量控制五个部分。研究对象介绍研究时间、研究对象的纳入排除标准,样本量确定方法及一般资料,因为研究对象数量不多,建议对其一般资料列表描述;研究方法介绍该质性研究采用的具体方法,包括访谈提纲;资料的收集概述访谈资料的收集方法、伦理审查意见等;资料的整理与分析指对收集的资料进行整理核对,采用资料分析方法对其进行提炼总结;质量控制是为使该研究资料达到质量要求而采取的技术措施和管理措施方面的活动。规范书写见例12。

例12

1.研究对象。采用立意取样法有目的地选取2017年6—10月在南京大学医学院附属鼓楼医院血液科住院的病人,纳入标准:(1)符合中国多发性骨髓瘤工作组2011年修订的《中国多发性骨髓瘤诊治指南》[6];(2)使用一线药物治疗至少2个疗程;(3)18周岁以上;(4)具有一定的理解和表达能力;(5)对疾病知晓,自愿配合,且签署知情同意书。排除标准:(1)合并严重感染或心、肾功能损伤等;(2)患有精神类疾病者。样本量以资料重复出现达到饱和为标准。访谈至第9例病人时呈现资料饱和,研究对象一般资料见表1。

表1 例9受访病人的一般资料

编号	性别	年龄/岁	患病时间/年	已行疗程数	家庭年收入/万元	文化程度	付费方式
P1	女	56	6.0	8	5	高中	农保
P2	男	67	4.0	6	6	初中	医保
P3	男	67	3.0	7	4	小学	自费
P4	女	53	0.5	2	6	初中	自费
P5	女	61	0.5	3	3	小学	农保
P6	男	56	2.0	5	9	初中	医保
P7	女	72	4.0	8	5	小学	医保
P8	男	62	3.0	6	10	大专	医保
P9	男	63	1.0	7	3	小学	自费

2.研究方法。采用质性研究中的现象学研究方法[7],以被访者的主观体验陈述为核心,半结构式访谈法收集资料。访谈前对被访者进行临床照护,建立亲密、信任的关系,确保研究结果的真实性。根据研究目的,文献回顾结果和医疗、护理

专家意见,初步拟定访谈提纲后,试访谈2例病人最终确定访谈提纲,主要内容包括:(1)确诊疾病时的感受如何?(2)经过治疗,身体有什么不舒服?(3)治疗期间是否有过尿失禁?(4)家庭的经济情况如何?能否承受治疗费用?(5)最大的担心、烦恼、压力是什么?(6)支撑自己的力量是什么?怎样缓解情绪?(7)需要医护人员做什么?最需要的帮助是什么?

3.资料的收集。在访谈前向被访问者说明研究目的、流程、资料收集方法和结果呈现形式,访谈过程需要录音,在知情同意的前提下签署知情同意书。承诺所有资料慎重管理并且不显示个人信息,保证资料仅为研究所用。每名对象访谈30～50 min,选择安静不被打扰的单独房间,以便被访者没有顾忌地充分表达自己的体验和想法。避免研究者的主观意见对被访者产生诱导。访谈中客观记录被访者的反应及情绪变化等。本研究已通过南京大学医学院附属鼓楼医院伦理审查(2018－139－01)。

4.资料的整理与分析。访谈结束后,由经过专业培训的研究人员反复聆听录音、阅读记录,在24 h内将录音资料及访谈期间的记录转为Word文档,同一份资料由2名研究者分别分析、编码、分类,并将结果进行比较,归纳主题,然后将总结结果返回访谈对象处,核对资料的准确性。资料分析方法采用Colaizzi 7步分析法[8]:(1)详细记录并仔细阅读所有资料;(2)摘录出与所研究的现象相吻合的、有意义的陈述;(3)从有意义的陈述中归纳和提炼意义;(4)寻找意义的共同概念或特性,形成主题;(5)将主题联系到研究对象进行完整的叙述;(6)陈述构成该现象的本质性结构;(7)返回参与者处求证,以保证研究结果的真实性和准确性。

5.质量控制。(1)本研究结合研究对象性别、年龄、患病时间以及不同的家庭情况,选取具有代表性的样本进行访谈,使得本研究访谈对象尽可能纳入疾病治疗体验不同者,提高研究对象的代表性。(2)研究人员经过专业培训,所有访谈均由同一名研究者完成,访谈时充分运用提问、沉默等沟通技巧鼓励病人描述其真实想法,不加暗示和引导,如实记录。

[孙博玮,傅荣,褚红,等.多发性骨髓瘤病人治疗期间真实体验的质性研究[J].中国实用护理杂志,2018,34(31):2445-2450. DOI:10.3760/cma.j.issn.1672－7088.2018.31.011.]

(四)量表编制/体系构建类

该类主要包括研究对象和研究方法。研究对象介绍样本量的确定方法,研究对象选择标准等内容;研究方法为介绍采用何种研究方法构建量表条目池/指标体系,如质性研究、德尔菲技术法等,具体如何操作,需要哪些指标评价及评价标准,所用到统计学方法等。规范书写见例13。

例 13

1. 研究对象。采用目的抽样法,基于最大变异原则选取人口学、疾病资料不同的病人。由于初诊病人多对 IBD 不甚了解且存在心理否认效应,为获得病人疾病管理过程中克服困难相关的适应性行为和态度,在质性研究阶段选取病程大于 6 个月的病人[5]。根据资料饱和法确定样本量[6],最终对 15 例住院的 IBD 病人进行了访谈。其中女 7 例,男 8 例,年龄 19~73 岁,平均年龄 39 岁,9 例病人已婚,CD 病人 10 例,UC 病人 5 例,病程从半年至 30 年不等,处于疾病发作期者 7 例。在随后的大样本临床调查阶段,根据探索性因子分析样本量的要求,不少于 100 例[6],考虑量表 10%~15% 的不合格率,确定样本为 110~115 例。纳入标准:(1)符合 2012 年中华医学会消化病学分会炎症性肠病协作组制定的诊断标准确诊为 IBD 的病人[7],病程大于 6 个月。(2)意识清楚,有一定的文化水平,能够理解量表内容。(3)愿意配合本次研究。排除标准:患有精神疾病、认知障碍及其他躯体严重疾病的病人。本研究经南京医科大学第一附属医院伦理委员会审查通过(2017-SRFA-092)。

2. 方法。(1)构建量表条目池,筛选量表条目,形成初始量表。①基于质性研究构建量表条目池。采用描述性质性研究法,对 15 例 IBD 病人进行一对一半结构式访谈,访谈内容围绕访谈提纲开展,以 Kumpfer 心理韧性框架为理论指导,结合文献回顾和临床经验制定访谈提纲,其中主要问题包括"炎性肠病带给您哪些感受?""疾病带给您哪些压力和挑战?您是如何应对它们的?""在疾病的过程中,哪些因素帮助您度过了困难的时期?"等。每次访谈持续 40~60 min。资料分析与资料收集同步进行。使用内向内容分析法分析资料,将质性研究结果转化为量表条目。系统回顾分析韧性相关文献,将其内容作为条目池补充来源。由于目前已存在诸多测量 IBD 病人危险因素的量表,如焦虑抑郁量表、疲乏量表等,为体现优势与韧性的正性保护作用,本研究中量表所有条目均采用积极语言。②德尔菲专家咨询筛选量表条目,形成量表初稿。课题组(包括硕士研究生 3 名,消化科专科护士 2 名、护士长 1 名,护理学教授 1 名)围绕量表条目和维度进行多次商讨,简化量表条目,精确条目表达。根据德尔菲专家咨询人数不少于 15 名的要求[6],邀请 15 名来自消化、心理、量表编制方面的专家进行问卷函询。函询问卷包括 2 部分:第一部分介绍研究背景,量表条目重要性打分,并对条目及维度划分提出修改意见。第二部分为专家基本信息,包括个人资料、对问卷熟悉程度及填表的判断依据。共进行 2 轮函询,根据第 1 轮统计分析结果及专家意见对量表进行修改后,编制第 2 轮问卷,再次进行函询。通过专家的权威程度(Cr)和专家的积极系数来判断德尔菲专家咨询的可靠性。以条目重要性赋值均值<4.0 或条目变异系数>0.3 作为删除条目的标准[8]。③小样本初测。选取江苏省人民医院消化科门诊及病房的 20 例病人进行小样本预试,收集病人关于条目表述、内容是否准确,选项是否合理等方面的意见。(2)大样本临床调查,进一步删选条目、确定量表维度,形成正式版量表。采用方便抽样的方法,选取 2017 年 1—8 月在南京市 3 所三级甲等医院消化科病房或门诊就诊的 143 例 IBD 病人进行量表填写。调查以匿名的方式进行,采用统一指导语,由病人本人填写问卷,对眼花、乏力等特殊情况的病人由调查员口述问卷内容,调查中及时解答病人问题,所有问卷均现场回收,及时发现漏填、重复填写等问题。使用 SPSS 20.0 进行资料分析,其中项目分析法用于筛选条目[9],探索性因子分析法用于确定量表维度[10]。

[罗丹,林征,卞秋桂,等. 炎性肠病优势与韧性量表的编制及结构探索[J]. 中国实用护理杂志,2018,34(21):1623-1627. DOI:10.3760/cma.j.issn.1672-7088.2018.21.005.]

五、结果

结果是论文的核心,是将效果评价/观察指标的数据经统计学处理后进行罗列,要求实事求是、简洁明了、数据准确、层次清晰、逻辑严谨,不应与方法和讨论内容相混淆。若文内有图表,不需要重复全部数据,只需要简述主要发现或数据,反之,如果没有合理使用图表而文字描述烦琐,则应改用图表来表达。需要注意的是,能用语言描述的不用表,能用表的不用图。对经统计学处理后的结果要给出具体的统计值,如 t、P 值等。认真核对数据,达到全文的准确、统一。规范书写见例 14。

例 14

1. 2 组病人呼吸频率、心率、血氧饱和度和脱机后带管时间的比较。试验组病人的心率、呼吸频率较对照组更平稳,血氧饱和度高于对照组,脱机后带管时间更短,2 组比较差异有统计学意义(均 $P<0.05$)。见表 2。

表 2 2 组建立人工气道并进行脱机带管病人呼吸频率、心率、血氧饱和度和脱机后带管时间比较($\bar{x}\pm s$)

分组	n	脱机后带管时间/d	呼吸频率/(次/分)	心率/(次/分)	血氧饱和度
试验组	69	1.58±1.06	17.38±1.92	80.50±7.07	0.98±0.01
对照组	64	3.00±1.09	21.38±1.51	88.50±3.07	0.96±0.01
t 值		2.27	3.47	2.94	4.78
P 值		0.047	0.004	0.011	0.000

注:试验组脱机后采用"文丘里+加热湿化器+呼吸机管道改良组合装置"的氧疗温湿化策略,对照组脱机后采用常规气管导管内吸氧加持续微量泵泵入 0.45%氯化钠溶液的人工气道湿化氧疗法。

［李霞,张传来,郑秋兰.人工气道病人脱机后湿化氧疗的最佳实践策略[J].中国实用护理杂志,2018,34(9):690-694.DOI:10.3760/cma.j.issn.1672-7088.2018.09.012.］

六、讨论

着重讨论研究结果创新及从中得出的结论,包括理论意义、实际应用价值、局限性及其对进一步研究的启示。应引证他人的文献来佐证自己的观点,并将本研究结论与目的联系起来讨论。不必重复已在引言和结果部分叙述过的数据或资料,不要过多罗列文献,避免做不成熟的主观推断,讨论部分一般不应列图表。要求逻辑性强,层次清晰。

七、参考文献

参考文献是反映论文科学性及学术水平的重要依据,要求引用的参考文献必须是作者亲自阅读过的、主要的原始文献,与论文内容息息相关,文后参考文献表与正文标注顺序一致,最好为近5年发表文献,近3年发表文献>60%,并增加外文文献的引用。

第五节　护理论文写作中的常见问题

去除选题因素后,作者在护理论文写作中经常会出现以下问题,导致论文质量不高,给审稿人留下不好的印象,降低论文录用概率。

一、文题的常见问题

文题主要存在以下问题:①出现非公知公认的缩略语,如"CNP在艾滋病合并肺孢子菌肺炎护理中的应用效果研究";②超过20个汉字,如"危重症专职护理模式应用于COPD合并呼吸衰竭病人中对肺通气功能、血气分析以及生活质量的影响";③文题与论文主题不一致,如论文内容主要介绍知信行健康教育模式对下肢动脉硬化闭塞症病人介入治疗术后遵医行为的影响,则文题写成"知信行健康教育模式在下肢动脉硬化闭塞症病人介入术后应用的研究"。

二、摘要的常见问题

(一)中文摘要的常见问题

一篇好的摘要可以提高论文的浏览量及被引频次,可见其重要性。中文摘要主要存在以下问题:①目的表达不清,写法累赘,或仅是对文题的复述;②方法中随机方法未交代,缺少样本量,干预方法交代不清,未介绍观察指标;③结果中缺少主要数据和具体统计值,与方法中的观察指标不一致;④结论不准确或与目的不呼应,结果不足以支持结论;⑤关键词不规范(2~5个);⑥英文缩写不规范;⑦出现第一人称。举例见例15和例16。

例15-修改前

[摘要] **目的** 探讨促进术后恢复综合方案在胸腔镜下肺癌叶切除病人围手术期护理中的应用效果。**方法** 选取2016年9月至2017年7月在上海交通大学附属胸科医院收治的160例肺癌病人,随机分为观察组和对照组。观察比较2组病人住院时间、住院费用、术后并发症发生情况、术后胸管留置时间、术后早期下床活动时间、术后排气时间、术后恶心呕吐情况及术后疼痛程度。**结果** 与对照组相比,观察组术后胸管留置时间缩短,并发症发生率降低,住院时间缩短,住院费用减少,但差异无统计学意义($P>0.05$);观察组术后早期下床活动时间明显缩短,术后排气时间明显缩短,术后恶心呕吐发生率明显降低,术后疼痛程度明显降低,差异有统计学意义($P<0.05$)。**结论** 促进术后恢复综合方案在胸腔镜肺癌叶切围手术期护理具有良好的临床应用效果,可减轻病人围手术期应激,缩短病人术后住院时间,减少住院费用,具有临床推广价值。

存在问题:①随机方法交代不清;②缺少样本量;③干预方法未介绍;④主要结果无数据;⑤统计值不完整。

例15-修改后(见画线处)

[摘要] **目的** 探讨促进术后恢复综合方案在胸腔镜下肺癌根治术围手术期护理的应用效果。**方法** 选取2016年9月至2017年7月在上海交通大学附属胸科医院收治的160例肺癌病人,<u>按随机数字表法</u>分为观察组和对照组,<u>每组80例</u>。<u>观察组采用促进术后恢复综合方案护理,对照组采用常规护理</u>。观察比较2组病人住院时间、住院费用、术后并发症发生情况、术后胸管留置时间、术后早期下床活动时间、术后排气时间、术后恶心呕吐情况及术后疼痛程度。**结果** 与对照组比较,观察组术后胸管留置时间缩短,并发症发生率降低,住院时间缩短,住院费用减少,但差异无统计学意义($P>0.05$)。观察组术后早期下床活动时间、术后排气时间、术后恶心呕吐发生率、术后6 h疼痛程度、术后12 h疼痛程度、术后24 h疼痛程度和术后48 h疼痛程度分别为<u>(18.35 ± 7.18)h、(23.00 ± 12.93)h、28.75%(23/80)、(1.17 ± 0.84)分、(1.79 ± 1.36)分、(2.45 ± 1.12)分和(2.14 ± 1.26)分,对照组分别为(28.11 ± 9.07)h、(36.35 ± 16.95)h、45.00%(36/80)、(1.91 ± 0.88)分、(3.05 ± 1.33)分、(4.20 ± 1.31)分和(3.89 ± 1.20)分,2组比较差异有统计学意义($t=-7.36\sim78.34,\chi^2=4.54$,均$P<0.05$)</u>。**结论** 促进

术后恢复综合方案在胸腔镜肺癌根治术围手术期护理具有良好的临床应用效果，可减轻病人围手术期应激，缩短病人术后住院时间，减少住院费用，具有临床推广价值。

例16-修改前

[摘要]　**目的**　探讨利用0.9%氯化钠作为介质引导腔内心电图辅助TIVAP导管尖端定位的准确性和安全性。**方法**　本研究纳入我院行完全植入式静脉输液港的血液肿瘤病人为研究对象，将2014年1月至2015年12月纳入105例病人为对照组，2016年1月至2017年6月纳入220例病人为试验组。对照组采用传统完全植入式静脉输液港置管后行胸部X线片确定导管尖端的位置，试验组使用腔内心电图定位技术辅助完全植入式静脉输液港导管尖端定位置管后行胸部X线片。**结果**　2组病人均未发生导管异位，导管到位率为100%；试验组病人导管尖端位于最佳位置（即上腔静脉—心房联合处，CAJ）的比例高于对照组病人（$P<0.05$）。**结论**　通过推注0.9%氯化钠引导腔内心电图实时监测完全植入式静脉输液港导管尖端位置，可指导术者实时掌握完全植入式静脉输液港导管尖端的运行方向，准确有效地定位导管尖端位置，提高术者手术成功率，值得临床推广使用。

存在问题：①英文缩写不规范；②出现第一人称"我院"；③方法中观察指标缺如；④主要结果无数据。

例16-修改后（见画线处）

[摘要]　**目的**　探讨利用0.9%氯化钠作为介质引导腔内心电图辅助完全植入式静脉输液港（TIVAP）导管尖端定位的准确性和安全性。**方法**　纳入行TIVAP的血液肿瘤病人为研究对象，将2014年1月至2015年12月纳入105例病人为对照组，2016年1月至2017年6月纳入220例病人为试验组。对照组采用传统TIVAP置管后行胸部X线片确定导管尖端的位置，试验组使用腔内心电图定位技术辅助TIVAP导管尖端定位置管后行胸部X线片。观察比较2组导管到位率和导管尖端位于最佳位置（即上腔静脉—右心房联合处）的比例。**结果**　2组病人均未发生导管异位，导管到位率为100%；试验组81.36%（179/220）的病人导管尖端位于最佳位置，对照组52.38%（35/105）的病人导管尖端位于最佳位置，2组比较差异有统计学意义（$\chi^2=29.615$，$P<0.05$）。**结论**　通过推注0.9%氯化钠引导腔内心电图实时监测TIVAP导管尖端位置，可指导术者实时掌握TIVAP导管尖端的运行方向，准确有效地定位导管尖端位置，提高术者手术成功率，值得临床推广使用。

(二)英文摘要的常见问题

英文摘要内容严格上应与中文摘要一致，或略详细于中文摘要，主要存在语法错误(如时态、语态、单复数等)、语句不通顺、用词或拼写错误、中英文数据不一致、中英文缩写不统一、标点符号不规范等问题。

三、科研设计的常见问题

科研设计的好与坏决定护理论文结果的准确性、可靠性,在论文写作过程中主要存在以下问题:①样本质量控制无纳入排除标准或标准不完整;②缺伦理审查及知情同意;③缺样本量确定方法;④科研设计违背重复原则和均衡原则,偏倚控制不利;⑤随机方法交代不清。举例见例17和例18。

例17-修改前

1.1 一般资料。选取2017年2—8月在我院肾内科住院行肾活检术的病人共158例,其中男92例,女66例,年龄(49.6±7.8)岁,按随机数字表法将病人随机分成试验组(86例)和对照组(72例),2组病人的年龄、性别、疾病种类、病情轻重等一般资料比较差异无统计学意义($P>0.05$),具有可比性。

存在问题:①缺少纳入排除标准;②缺少伦理审批意见和知情同意书签署情况;③2组一般资料缺少数据。

例17-修改后(见画线处)

1.1 一般资料。纳入标准:(1)年龄≥14岁;(2)无肾活检术相对禁忌证;(3)术前尿量正常,能自行如厕;(4)愿意参加本研究并签署知情同意书。排除标准:(1)既往有精神类疾病病人;(2)存在语言表达及理解障碍的病人。连续选取2017年2—8月在我院肾内科住院行肾活检术的病人共158例,其中男92例,女66例,年龄(49.6±7.8)岁,按随机数字表法将病人分成试验组(86例)和对照组(72例),2组病人的年龄、性别、疾病种类、病情轻重等一般资料比较差异无统计学意义($P>0.05$),见表1。本研究经我院医学伦理委员会审核批准[(2015)伦审第(S030)号]。

例18-修改前

1.2.2 调查方法。采用问卷调查法,征得相关医院科室主任及护士长的理解和配合后,由护士长向研究对象说明研究目的及意义,取得其知情同意,并由护士长进行发放和回收问卷。共发放问卷300份,有效回收280份,有效回收率93.33%。

存在问题:缺少样本量的确定方法。

例18-修改后(见画线处)

1.2.2 调查方法。采用问卷调查法,选取调查使用量表中最多量表条目数的5~10倍[10]计算样本量,NPCS含21个条目,计算样本量为105~210,考虑到调查中出现无效问卷或样本缺失等特殊情况,故增加20%的样本量活动空间。

因此,本次研究样本量为126~252。征得相关医院科室主任及护士长的理解和配合后,由护士长向研究对象说明研究目的及意义,取得其知情同意,并由护士长进行发放和回收问卷。共发放问卷300份,有效回收280份,有效回收率93.33%。

四、统计学的常见问题

统计学作为护理论文的核心部分,也是最难之处,往往需要统计学专家的指导。在论文写作中主要存在以下问题:①统计学方法无描述或部分描述;②统计指标不合理,分母不到20,采用率表示;③部分数据标准差过大,且未说明是否符合正态分布就直接用 $\bar{x}\pm s$ 表示;④统计结果错误地表述为显著升高、明显下降、两者间有显著性差异,未规范为差异有统计学意义;⑤缺少关于计量资料分布类型的描述(正态分布或非正态分布);⑥统计学方法选择不当;⑦没有采用的统计学方法,却在方法中进行了描述。举例见例19和例20。

例19-修改前

1.4 统计方法。应用SPSS 18.0软件进行统计分析,采用 t 检验、方差分析及卡方检验。

存在问题:①统计学方法部分描述;②缺少检验的应用条件;③少 P 值的取值范围;④资料性质未描述。

例19-修改后

1.4 统计学方法。应用SPSS 18.0软件进行统计分析,符合正态分布的计量资料以 $\bar{x}\pm s$ 表示,方差齐者2组之间比较采用成组 t 检验,多组之间比较采用方差分析,计数资料以率表示,2组之间比较采用 χ^2 检验,$P<0.05$ 为差异有统计学意义。

例20

表1　56例病人肺减容术前后各检测指标比较($\bar{x}\pm s$)

时间	FEV_1/L	肺动脉压/mmHg	每搏输出量/s	PaO_2/mmHg	$PaCO_2$/mmHg	登楼实验/层
术前	1.04±0.16	56.75±16.47	51.43±9.26	52.44±5.01	43.06±3.56	0.50±0.71
术后半个月	2.47±0.66	28.67±10.45	73.71±5.20	77.75±8.88	37.17±3.03	3.12±0.97
术后2个月	2.47±0.56	24.16±5.46	73.21±4.19	73.21±4.19	39.62±1.49	4.25±0.66
t_1值	25.17	1016	8.88	9.71	5.95	10.12
t_2值	8.41	6.79	7.26	11.28	2.44	13.96

注:t_1值为术后半个月与术前比较,t_2值为术后2个月与术前比较。

存在问题:①统计学方法选择不当,误用 t 检验,应该为方差分析;②缺 P 值;③登楼实验术前数据标准差过大。

五、表的常见问题

表在护理论文中比较常见,主要存在以下问题:①表题不完整,自明性差;②栏目设置不当,主谓语倒置;③缺样本量和统计值;④正态分布的计量资料未标明 $\bar{x}\pm s$;⑤同一指标有效位数不一致;⑥缺少必要的表注;⑦表中标注不规范;⑧缺或错用计量单位;⑨数据有误或与文内数据不一致。举例见例21至例24。

例 21-修改前

表1　2组病人一般情况比较

项目	对照组	观察组	P值
年龄(岁)	51.32±11.38	50.11±10.98	0.778
性别(例)			
男	14	16	
女	9	8	
APACHE Ⅱ评分	14.53±4.03	13.34±4.56	0.506
机械通气[例(%)]	12(50)	10(43.47)	0.438

存在问题:①表题不完整;②栏目设置不当,主谓语倒置;③缺样本量,未注明 $\bar{x}\pm s$;④缺必要的注释;⑤缺统计值;⑥同一指标有效位数不一致;⑦缺计量单位。

例 21-修改后

表1　2组实施早期肠内营养的重症病人一般情况比较

分组	n	年龄/岁	性别		APACHE Ⅱ 评分/分	机械通气 [n(%)]
			男	女		
对照组	24	51.32±11.38	14	9	14.53±4.03	12(50.00)
观察组	23	50.11±10.98	16	8	13.34±4.56	10(43.47)
t/χ^2 值		0.852	0.500		−0.825	0.201
P 值		0.778	0.529		0.506	0.438

注:对照组采用常规功能锻炼,观察组采用阶梯式早期下床活动;APACHE Ⅱ:急性生理学与慢性健康状况评分Ⅱ。

例 22

表2　实习护生专业认同感与人格特征、自我效能感之间的相关性分析(r值)

项目	专业认知	专业情感	专业价值观	专业技能	专业意志	专业期望	总分
人格特征总分	0.220**	0.308**	0.289**	0.347**	0.387**	0.209**	0.415**
适应性	0.130*	0.177**	0.071	0.103	0.160**	0.048	0.178**
社交性	0.082	0.189**	0.192**	0.195**	0.341**	0.160**	0.280**
开放性	0.093	0.068	0.098	0.045	0.031	0.105	0.091

续表

项目	专业认知	专业情感	专业价值观	专业技能	专业意志	专业期望	总分
利他性	0.123*	0.208**	0.205**	0.328**	0.258**	0.196**	0.302**
道德感	0.281**	0.335**	0.335**	0.407**	0.420**	0.137*	0.453**
自我效能感	0.219**	0.276**	0.219**	0.264**	0.219**	0.125*	0.309**

注：* $P<0.05$；** $P<0.01$。

存在问题：①表中的标注不规范（未用 a、b、c 上角标）；②缺样本量。

例 23

表 1　中文版 Denver ED TOF 的旋转成分矩阵

条目	主成分		
	公因子 1	公因子 2	公因子 3
紧急插管	0.785	−0.025	0.236
血细胞比容	0.680	−0.112	0.033
年龄	0.131	−0.616	0.134
收缩压	0.764	0.022	−0.215
血尿素氮	0.015	0.821	0.110
血白细胞计数	0.051	−0.044	0.957

存在问题：缩略语和公因子未注释。

例 24-(特殊案例)

表 1　2 组心肌梗死病人经治疗护理后相关指标变化比较（分；$\bar{x}\pm s$）

分组	n	寻找真相	开放思想	分析能力	系统化能力	自信心	求知欲	认知成熟度	总分
对照组	104								
干预前		39.41±3.89	40.59±3.17	42.19±3.11	40.09±3.07	40.23±4.18	42.29±3.49	41.38±3.20	283.19±13.71
干预后		40.37±2.87	41.26±3.02	42.59±3.07	40.11±3.01	41.03±3.85	41.61±3.72	42.27±3.17	288.23±15.84
试验组	102								
干预前		38.70±5.52	38.70±5.52	38.70±5.52	38.70±5.52	38.70±5.52	38.70±5.52	38.70±5.52	286.57±14.83
干预后		42.31±3.45	43.17±3.79	44.57±3.40	43.19±3.79	41.21±4.13	44.39±4.01	44.20±3.97	303.04±16.54
t_1 值		3.107	2.776	2.421	2.585	2.858	3.081	2.403	2.651
P_1 值		0.002	0.008	0.016	0.012	0.014	0.002	0.012	0.010
t_2 值		3.567	3.224	2.761	4.010	2.672	2.914	3.892	3.330
P_2 值		0.000	0.002	0.004	0.000	0.009	0.003	0.000	0.001
t_3 值		0.978	0.413	1.501	0.691	0.851	1.719	0.471	0.812
P_3 值		0.401	0.672	0.203	0.537	0.402	0.108	0.631	0.445
t_4 值		4.517	3.339	3.561	2.835	2.344	4.442	3.130	3.451
P_4 值		0.000	0.001	0.000	0.005	0.021	0.000	0.002	0.000

注：t_1、P_1 值表示对照组干预前后比较；t_2、P_2 值表示试验组干预前后比较；t_3、P_3 值表示 2 组干预前比较；t_4、P_4 值表示 2 组干预后比较；试验组采用基于小规模限制性在线课程的教学模式，对照组采用传统教学模式。

六、图的常见问题

除流程图和照片图之外，常用的还有 ROC 曲线、折线图、散点图等统计图。主要存在以下问题：①图题自明性差或不确切；②坐标名称缺如或错误；③缺或错用计量单位；④散点图缺少样本量，r、P 值；⑤坐标图缺少原点值或原点不规范；⑥标值覆盖不全或刻度不等距；⑦缺少必要的图注；⑧统计图选择类型错误。举例见例 25 至例 28。

例 25-修改前

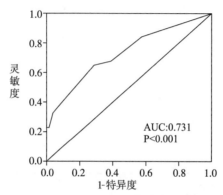

存在问题：①缺图题；②缺 AUC 注释；③P 应斜体；④原点不规范；⑤减号不规范。

例 25-修改后

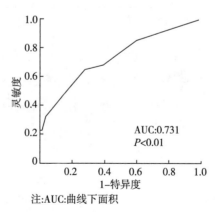

注：AUC：曲线下面积

图 1　住院老年人肌少症 SARC-F 评分的 ROC 曲线

例 26-修改前

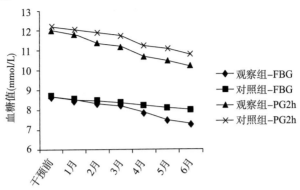

图 1　两组患儿不同时间点空腹血糖及餐后 2 小时血糖水平变化

存在问题：①图题不完整；②缺缩略语和组别注释；③坐标名称缺如；④单位不规范。

例 26-修改后

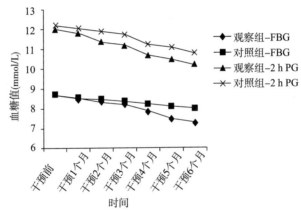

注：对照组给予常规糖尿病健康教育方式，观察组在此基础上增加家庭自我管理模式；FBG：空腹血糖；2 h PG：餐后 2 h 血糖；HbA1c：糖化血红蛋白

图 1　2 组 1 型糖尿病患儿不同时间点空腹血糖及餐后 2 h 血糖水平变化

例 27-修改前

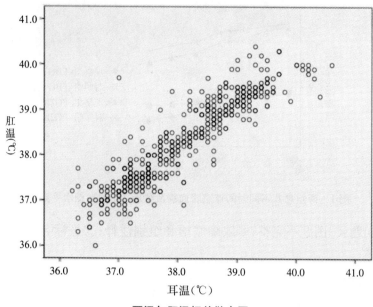

耳温与肛温相关散点图

存在问题：①图题不完整；②缺样本量，r、P 值；③标值线不规范；④纵坐标名称顺序有误。

例 27-修改后

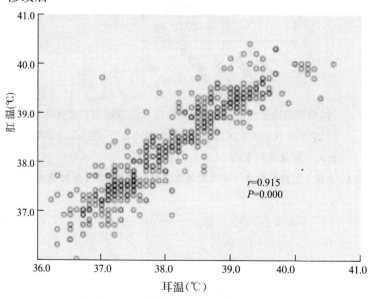

图 1　500 例发热患儿耳温与肛温相关散点图

例 28

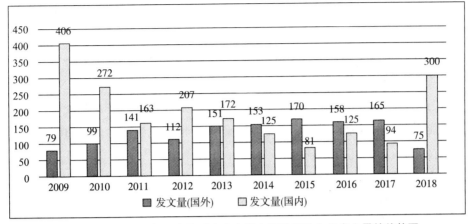

图 1 2009—2018 年国内外重症病人肠内营养相关文献发文量的趋势图

存在问题:趋势图应该选择折线图。

七、参考文献的常见问题

参考文献著录于文末,最常见问题为格式不规范,并出现文中参考文献与文后参考文献表不一致的现象;其次为参考文献陈旧,少有近 5 年文献,尤其是近 2 年文献;再次为引用文献条目少并缺少英文文献,研究的广度和深度不够;最后为文献质量差,不能很好地反映该领域的研究成果。

八、其他常见问题

引言内容烦琐,结果出现方法内容和结论性描述,讨论简短,未围绕结果展开,分析不深入,或出现结果中没有的内容等。举例见例 29 和例 30。

例 29-修改前(551 字)

文题:养老机构老年人有无兴趣爱好及智能产品的使用情况与其认知功能的相关性研究

据报道,我国从 20 世纪末,仅用了 18 年就迈入了老龄化社会,呈"断崖式"发展,预计 2050 年,我国的老年人口将会超过 4 亿,约占总人口的 35%[1]。在还是发展中国家的状态提前进入老龄化社会,使得我国面临着未富先老的局面[2]。人口老龄化的严峻形势与少子化、无子化的现象让居家养老的传统养老模式受到挑战,老年人从社区转移至养老机构安度晚年的选择正在逐渐兴起,养老机构的老年人普遍存在高龄化的问题,而年龄作为一个固有因素将会使得越来越多的高龄老年人具有认知功能衰退并逐渐发展为痴呆的高风险[3-4]。因此密切关注养老机构老年人认知功能的影响因素,发现可控的认知功能保护因素,可以为进一步构建和制订相关保护因素的干预手段提供科学依据,从而延缓养老机构老年人的认知衰退。日本的一项随访研究发现,经常从事兴趣爱好活动的老年人病死率远低于没有兴趣爱好的老年人,经常从事兴趣爱好活动的老年人能够减轻孤独感、提高认知功能并促进生理健康[5-6]。以往的一项综述表明,智能手机等电子智能通讯设备的诞生在一定程度上能够影响人类广泛的认知领域,并且适当使用能够改善其认知功能[7]。因此本研究以老年人是否有兴趣爱好、是否会使用智能产品作为切入点,探索养老机构老年人有无兴趣爱好及智能产品的使用情况与其认知功能之间的相关性,为今后构建相应的干预措施提供科学依据,现报道如下。

存在问题:内容冗长,烦琐。

例29-修改后(删除画线部分,剩余326字)

文题:养老机构老年人有无兴趣爱好及智能产品的使用情况与其认知功能的相关性研究

预计2050年,我国的老年人口将会超过4亿,约占总人口的35%[1]。人口老龄化的严峻形势与少子化、无子化的现象让居家养老的传统养老模式受到挑战,老年人从社区转移至养老机构安度晚年,高龄老年人具有认知功能衰退并逐渐发展为痴呆的高风险[3-4]。因此密切关注养老机构老年人认知功能的影响因素,可以为构建和制订相关干预手段提供科学依据。有研究发现,经常从事兴趣爱好活动的老年人病死率远低于没有兴趣爱好的老年人,经常从事兴趣爱好活动能提高认知功能并促进生理健康[5-6]。以往的一项综述表明,智能手机等电子智能通讯设备的适当使用能够改善人类的认知功能[7]。因此本研究探索养老机构老年人有无兴趣爱好及智能产品的使用情况与其认知功能之间的相关性,为今后构建相应的干预措施提供科学依据,现报道如下。

[吕淑娇,林璐,李惠玲,等.养老机构老年人有无兴趣爱好及智能产品的使用情况与其认知功能的相关性研究[J].中国实用护理杂志,2018,34(6):407-411. DOI:10.3760/cma.j.issn.1672-7088.2018.06.002.]

例30-修改前

1.专家咨询结果。(1)专家的积极系数。专家的积极系数反映专家对该研究的关心程度,采用咨询问卷的回收率表示。本研究进行了2轮专家咨询,分别发放26、23份问卷,有效回收率分别为88.46%和100%,其中提出意见人数分别为19、10人,提出建议百分率分别为73%、43.5%,由此说明专家对该研究的关心程度较高。(2)专家意见的权威程度。专家的权威程度应用专家权威系数(Cr)表示,是专家判断依据(Ca)和熟悉程度(Cs)的算术平均值[Cr=(Ca+Cs)/2],这两项指标由专家填写的对研究问题熟悉程度和判断依据调查表获得。一般认为权威系数≥0.7为可接受信度,且权威系数越大,说明专家的权威程度越高。本研究2轮咨询专家权威系数分别为0.90、0.91,表明所邀请的专家整体在该领域有较高的权威性,咨询结果可靠性佳。

存在问题:结果中出现判定方法或结论性描述。

例 30-修改后

1.专家咨询结果。(1)专家的积极系数。本研究进行了 2 轮专家咨询,分别发放 26、23 份问卷,有效回收率分别为 88.46% 和 100.00%,其中提出意见人数分别为 19、10 人,提出建议百分率分别为 73.1%、43.5%。(2)专家意见的权威程度。本研究 2 轮咨询专家权威系数分别为 0.90、0.91。

[王丽娟,周蓉.老年高血压脑出血病人去骨瓣术后延续性护理指标体系的构建[J].中国实用护理杂志,2018,34(31):2409-2413.DOI:10.3760/cma.j.issn.1672-7088.2018.31.003.]

第六节　护理论文发表注意事项

护理论文写作的最终目的是发表,将研究成果和经验传播出去。下面将在护理论文发表的过程中作者关注的投稿前准备工作、期刊编辑出版流程、快速发表途径、退稿原因分析、学术不端等情况进行介绍。

一、投稿前准备工作

在论文定稿后,首先研读预投期刊的稿约,确认所写内容是否符合该期刊的报道范围,避免因此退稿;其次阅读该期刊已发表稿件,初步评估论文录用的概率,做到心里有数;再次按照该期刊的稿约进行格式的规范,不在格式上丢分;最后进行论文的相似性检测,一般期刊的相似度控制在 30% 以下,更有甚者要求在 20% 以下。上述完成后登录期刊的官方网站投稿。由于近年网络骗子较为猖獗,需要作者火眼金睛判断真伪,在这里提供一条简便的打假方法,即通过各大数据库搜索期刊版权信息,核实期刊真伪。

二、期刊编辑出版流程

论文投稿成功后,作者会收到编辑部发来的审稿费通知。收到费用后编务分稿,由编辑进行初审,初审一般会有外审、退修、退稿三个结论。对选题新颖、科研设计严谨、统计学方法正确、格式规范、逻辑层次清晰的论文给予外审处理;对选题较好、科学性和实用性尚可、文献少且陈旧的论文给予退修机会,修改符合要求后外审处理;对相似度过高、选题缺乏新颖性、科研设计有问题或者存在其他无法修改问题的论文给予退稿处理。外审的论文送给同行专家审阅,专家审回后,编辑整理审稿意见,送定稿会审,定稿会审一般会有再审、退修、退稿三个结论。对无刊出价值的论文直接退稿,有争议的论文可以再次送同行专家审理,退修的稿件在作者修回后编辑进行加工,最大限度地润色和完善论文。编辑加工完成后进入稿件录用阶段,等待责任编辑组版,刊期确定后进入编辑校对和作者校样阶段,核实版面费和基金项目复印件等相关材料到位后进行印刷。

三、快速发表途径

在论文的发表过程中,往往会有作者因为晋级需要或科研课题申报等希望论文能早日发表,这就需要作者了解论文快速发表的途径。论文快速发表的途径主要有以下方面:①基金项目占比是期刊质量评价的一个指标,所以带有科研基金资助的论文比较受欢迎;②了解期刊是否有快速审稿及快速发表通道,如果符合要求,可通过此途径加速稿件进程;③积极与编辑部沟通,要编辑了解到作者的需求,在投稿及后续修改、录用、刊出的过程中,要积极与编辑部联系,配合编辑部完成各项工作。

四、退稿原因分析

作者在投稿后一般会很忐忑,怕收到退稿通知,就《中国实用护理杂志》而言,稿件录用率在10%左右。所谓"知己知彼,百战不殆",只有了解了退稿的常见原因并加以避免,才可能大大提高稿件的录用概率。常见退稿原因如下:①非所投期刊报道范畴;②类似文章已有发表,选题无新意;③科学性差,如缺少纳入排除标准或样本量的确定方法、研究方法错误等;④数据资料不完整或缺乏可信度;⑤统计学方法错误;⑥学术不端问题;⑦参考文献条数少且陈旧;⑧讨论浅显,缺乏深度;⑨论文写作方面的问题,格式欠规范,逻辑性不强,层次不清晰,语言文字表达错误等;⑩违背伦理原则;⑪实用性不强。

五、学术不端

受国外撤稿事件影响,国内对科研诚信日趋重视,杜绝学术不端行为,严肃处理学术不端事件。学术不端行为是指违反学术规范、学术道德的行为。主要包括剽窃、伪造、篡改、不当署名、一稿多投、重复发表、拆分发表、中介来稿等。作者在撰写论文及投稿时一定要防止学术不端行为的发生。

六、作者和作者单位署名的变更

作者和作者单位署名的变更以第一作者或通信作者提供的书面变更申请公函为准进行变更。变更申请公函应包括变更事项、变更理由,有所有作者签名;作者署名变更有合理理由,申请增加或减少作者,或修改作者姓名,或改变作者排列顺序时,可根据作者的书面申请做相应变更;作者单位署名变更应是在论文投稿后至论文发表前由于作者署名发生变化而导致的单位署名变更,因作者工作调动或作者身份变化,不宜变更单位署名。

(李冬利)

第七章 医学学位论文写作

学位论文是检验学生研究能力的重要依据,是对学生阶段所学知识及运用状况的一个综合考察,因此在本科生和研究生的人才培养方案中起着非常重要的作用。学生学习科研知识,展开研究,撰写学位论文是对本科及以上学生的培养要求。然而,学生在学术论文的写作方面往往缺乏经验,一是对医学学位论文基本的科研程序不熟悉,二是在具体的各个步骤中出现了相关问题:选题过大、选题价值小;缺乏研究视角、内容泛泛;缺乏相关引证,只是自陈自叙;结构不合理;文献注释不规范;语句不通,等等。本文主要就医学学位论文写作的程序以及相关步骤中初次撰写论文可能出现的问题,系统性地归纳如下。

第一节 学位论文的分类

学位论文是用来申请授予相应学位所撰写的论文,分为学士、硕士、博士三个等级。

一、学士学位论文

学士学位论文是合格的本科毕业生撰写的论文。论文应能反映出作者已经较好地掌握了本门学科的基础理论、专门知识和基本技能,并具有从事科学研究工作或担负专门技术工作的初步能力,应能体现作者具有提出问题、分析问题和解决问题的能力,应在资料分析的基础上,形成自己的观点,做到论点分明,论据充分,论证严密。

二、硕士学位论文

硕士学位论文是为了攻读硕士学位所撰写的论文,它应能反映出作者确实已经在本学科上掌握了坚实的基础理论和系统的专门知识,具有从事科学研究工作或独立担负专门技术工作的能力。论文对所研究的课题有新的见解,具有一定的深度和较好的科学价值,对本专业学术水平的提高有积极的作用。

三、博士学位论文

博士学位论文是攻读博士学位研究生所撰写的论文。它应能反映出作者确实已经在本学科上掌握了坚实宽广的基础理论和系统深入的专门知识,并具有独立从事科学研究工作的能力,在科学和专门技术上作出创新性的成果,论文具有较高的学术价值,对学科的发展具有重要的推动作用。

四、三者的区别

学士学位论文写作时可以借鉴前人的研究思路、研究方法,或者重复前人的研究工作,但应具有自己的结论和见解。学士学位论文按照一般学术论文格式写作。

硕士学位论文应在导师指导下,研究生本人独立完成,论文应具有自己的新见解,学位论文应在某方面有改进和革新。硕士学位论文的质量由内在质量和外在质量两方面共同决定。内在质量是指论文的学术水平,主要包括论文研究的题目、观点、研究方法、逻辑结构、资料引用和语言文字等。外在质量不仅仅是指印刷、装帧等物质载体方面的质量,更重要的是指论文的形式与格式。

博士学位论文应在导师指导下,研究生本人独立完成。它要求在导师指导下,能够自己选择潜在的研究方向,开辟新的研究领域,学位论文应能发现有价值的新现象、新规律,建立新理论,提出具有一定科学水平的新工艺、新方法,能够创造性地运用现有知识和理论,解决前人没有解决的关键问题。

第二节 学位论文论证角度与方法

学生的论文很大的问题就是没有自己的视角。论证的角度与方法是一篇论文的灵魂,通过一定的研究视角和方法进行论证,以得出论点或者解释、探究某个问题。具体的研究方法包括定性研究和定量研究。定性研究主要是以观察法和访谈法为主,通过归纳分析和文献档案资料分析,得出有关现象的共同属性方法;定量研究是通过随机抽样,以样本的实验数据进行统计分析,以样本推断总体人群的一般结论的方法。这两种方法的不同,就在于搜集数据的方法不同,到底用什么方法,应该根据自己的选题和需要讨论的具体问题而定。一般而言,定性研究适用于从较深层次上去探究某个特定人群的经验、习惯、价值观和态度并建立与此相关的意义联系的一些研究课题;定量研究则适用于对某种重复出现的社会现象的观察和测量。在论文写作中，一般可以以一种研究方法为主，另外一种为辅，当然也可以采用定量和定性研究相结合的方法。

一、论证框架的设计

一篇优秀的论文应该是一个各部分有内在联系的有机系统，各系统都是围绕着中心论题而来阐述的。写论文跟盖房子一样，若使房屋结构坚固，各部分结构就应该合理。学位论文在写作之前要有很多前期工作要做，比如选题、设计、现场的实施、数据的整理分析等，先提出问题，再分析问题，最后解决问题。在论文的结构上，包括摘要、引言、方法、实施、结果、讨论和结论等。全文是一个严谨的逻辑整体，尤其是讨论，一定要紧紧围绕着结果来展开，防止泛泛而谈。

二、论点与论据

论文必须通过论点来支撑，论点必须言之有理，持之有据，令人信服。学术论文的写作，必须坚持理性、客观的态度，不能混入个人的偏见和情感。论文观点的客观性、科学性，取决于其是否按照实事求是的态度，合乎逻辑地得来，或从经验事实中归纳而来。

所要阐述的学术观点都要有论据的支持。论据是为证明论点而准备的证据材料，包括实地调查后的统计分析数据、事实、控制性观察资料、权威专家的学术观点等。

(一) 引证的资料、数据必须真实可靠，经得起质疑和检验

论据的真实性、可靠性极为重要。学生由于时间、精力和经费的限制，主要靠引用文献论点进行论证。但要核对原始出处，按照其本意进行引用，不要引用二次文献。为了突出自己的观点，还有必要对这些观点进行评析。为了便于读者查找核对，检索相关文献，所引证的资料应明确注释清楚，这也是尊重原作者劳动成果的表现。应该指出的是，如果有可能，应尽可能应用自己调查或实验得来的一手资料或调查数据，这些资料本身就具有很大的价值。但在选择资料时，应尽量避免受个人好恶的支配，努力做到客观、中立。

(二) 论据的选择、鉴别和运用

有说服力的论文必须占有充分的论据资料，因而搜集和选择论据显得很重要。学生论文常出现的问题之一，就是论据太单薄，不具有说服力，无法全面说明立论；优秀的学位论文必须有足够的论据作为论点的支撑。但是，论据过多，也会使文章显得凌乱芜杂，冲淡文章的主旨。一篇论文没有必要把搜集到的各种资料、数据和事实统统罗列、引证，而应该围绕论文主题筛选那些最相关、最能够支持论点的信息。在选择论据时，应注意其典型性、新颖性和说服力，而舍弃那些平

淡无奇、可有可无者。

为了使论点鲜明有力,学术论文的论据还要运用得当。在论据的应用中,有两个常见的问题:一是论据的鉴别;二是论据与论点不匹配,不能说明论点。第二种情况或者是对资料的理解不够深入,导致曲解资料、断章取义;或者是资料运用失当。这就需要再认真核对资料,对资料进行去伪存真、由此及彼、由表及里、精雕细琢。每确立一个论点,都必须考虑用什么论据做主证,什么材料做旁证。

(三)论据和论点的结合

论据不是简单的罗列和堆砌,而必须进行阐释,并将其与论点有机结合起来。论点的提出必须建立在真实的论据之上,而论据必须是能够服务于论点的真实、客观的资料。

1. 论证过程　论证就是利用论据证明论点的过程。这一过程要求论文紧密围绕既定的研究假设或问题,通过严谨的逻辑思维,调动掌握的各种知识和资料证据,得出结论。单纯的论据堆砌不能证明论点。论据不经过论证过程,只是一堆散乱的材料,而不是论文。所谓论文的写作,就是要利用论据,经过论辩过程,对某种现象进行解释或预测,证实或证伪某种假设的过程。因此,论证在论文形成过程中居于核心的地位。

那么,如何进行论证呢?这既是一个严密的逻辑思维过程,也是一个可操作的技术性问题。从逻辑思维的角度看,论证过程就是通过概念、判断、推理,将论据组织起来,使其具有系统性、逻辑性,从已知观点和事实推导出未知的认识的思维方式。论文中的逻辑论证包括三段论(大前提、小前提和结论)、归纳论证(从个别到一般)和定量论证,也就是演绎逻辑、归纳逻辑和数理逻辑等形式。可见,逻辑训练是写好论文的重要前提。要使论证具有逻辑性、连贯性,首先必须明确界定分析性概念,确定影响基本假设的变项(包含不同程度差异的特殊概念),根据论据得出反映变项之间关系的假设,这样我们才能描述、思考、解释、分析和预测所观察的社会政治现象。

一般来讲,思辨性的政治哲学论文,往往多用演绎推理的方式;而实证性的政治科学论文,往往是用归纳推理的形式。

具体的论证过程也就是推论的过程。实际上,所有社会科学中的一般性知识都是通过推论产生的。没有推论就不会对理论构建或改进假设或增进知识本身有所贡献。而在推论过程中,样本与其所代表的人口的关系(是否具有代表性)是很关键的。推论包括描述性推论和因果关系性推论。在社会科学中,强烈的因果关系推论是少见的。由于社会现象往往受多因素的影响,各种自变量和因变量之间的关系只是存在一定的相关性(可能性)。而在定量研究和定性研究中,结论都会受到抽样的科学性和其反映人群的代表性的影响。因此,推导结论既要具有客观、谨慎、理性的态度,又要富有想象力和创造性,具有批评思维。这就要求学生认真分析所搜集的原始数据,避免得出不能充分证实的断言,努力构建发人深省的论点。

2.论证形式　除了从正面论证自己的论点和论题的"正论"外,还应当设想和预料到有一定道理的反面论题和论点。这就要求公正地描述这些不同意见,并阐明自己论点和论题的优越性。这不仅有助于强化论文的论点,也会使论文更具有吸引力。此外,从论证语言的风格看,学术论文与媒体评论和杂文不同,不能宣扬情绪,而必须戒除浮夸的套话、空话和大话,坚持理性的逻辑分析。这样,才能得到客观、真实和具有说服力的结论。

总之,一篇令人信服的学位论文,应当有新颖、适当的论证视角,选择恰当的研究方法,搭建逻辑严密、平衡的论证框架,把具有说服力的论据和观点紧密结合起来,具有逻辑严密的论证过程和适当的论证形式。

第三节　学位论文的写作程序

医学学位论文的写作程序大致可以概括为三步,科研设计、科研实施和写作。科研设计包括科研选题和科研设计,写作包括统计分析和论文写作。

一、科研选题

(一)选题方法

1.从实践中选题　在临床实践中留心观察、用心思考,找到有研究价值的课题。

2.从理论中选题　在有争议的或者不完善的理论、学说中寻找研究课题。

3.从文献中选题　科研注意文献研究的空白点,或者从文献中找出研究的不足,或对某些课题进行延伸性研究等。还可以通过参加学术会议或者请教专家,选择研究课题。

(二)选题要求

1.创新　选题要求原创,独特新颖,科研贵在在前人研究的基础上有新的创新点,或者是新的问题的解决,比如从未研究的课题,科研填补本学科的空白点;或者是尚未开展或者补充发展的课题,比如国外有研究,但是国内尚未开展的课题;他人有研究,但未完全解决的问题,不完善的问题进行延伸性研究。

2.真实客观　要求选题科学真实,依据客观。课题具有正确性,课题的来源有事实依据或者理论依据,并且可用科学手段得到证实,而不是主观臆造,凭空想象。

3. 可行性　选题要求现实可行,既要求能力胜任,又要求财务具备。科研要考虑各种主客观条件,既要个人能力胜任,又要财力物力都具备。

(三)查阅文献

1. 期刊浏览法　通过现刊和过刊进行查阅。

2. 引文追溯法　通过每篇文章的参考文献找到原文去进行阅读。

3. 工具查找法

(1)文献检索工具:相关文献的网络数据库。

(2)文献检索途径:通过分类号、主题词、关键词、篇名、作者、参考文献等进行检索。

(3)文献查找方法:倒查法、顺查法和抽查法。

(四)建立假说

假说也称假设,是对未知结果所作的一种推测,对拟定研究问题的预期结果提出的有待证实的假定性说明。假说要具有科学性、假定性和可验证性。假说的提出是以一定的事实为依据,以一定的理论为基础的,不是凭空臆想,事实依据和理论基础是假说的两个基本支撑点;假说的答案是对未知问题所作的一种推测和设想,具有很大的不确定性,需要通过实验加以验证;同时假说对问题的结果所作的预见是可以检验的,不可检验的设想不宜作为假说。验证的方法是科学实践——实验或者调查。

1. 假说形成的方法

(1)比较法。比较法是常用的逻辑思维方法,比较就是对不同现象进行对比,确定共同点和不同点。比较研究的主要目的是揭示事物间的不同点。可进行同类比较、空间比较、时间比较等。例如:比较山区和平原地区地方性甲状腺肿的患病率不同,提出环境缺碘的病因假说。

(2)分类法。分类法是在比较的基础上,将事物分为不同的类别。分类的方法包括层次分类、属性分类、特征分类、数量分类、现象分类等。例如:通过免疫学检查结果的比较,将肝炎分为甲型、乙型、非甲非乙型,从而促使人们去研究非甲非乙型肝炎是一种病毒还是几种病毒并就此提出假说。研究的结果又发现了6种新的肝炎病毒。

(3)分析法。分析法是把事物的整体分解成各个部分,可采用定性分析、定量分析、层次分析、结构分析、功能分析、动态分析等,如对某种疾病分析其病因、病理、临床表现、疗效、预后等,通过分析找出需要研究的课题。例如:某地发现了很多肢体变形的、腰弯驼背的人,通过对井水化学元素的分析,提出饮用水高氟可能是致病原因的假说。

(4)综合法。综合法是把事物的各个部分组成一个整体,通过综合提出某些科研假说。例如:治疗非典型肺炎时,将抗病毒药物与皮质激素结合,提出联合疗法是否可提高疗效的科研假说。

(5)归纳法。由一系列个别事实提出一般原理的推理方法称为归纳法。常用的归纳法有:①求同法:在不同的情况下,找出相同的因素,提出科研假说。②求异法:在某些相同的情况下,找出不同的因素,提出科研假说。③求异共用法:求同和求异相结合的方法,找出相同和不同的因素,提出科研假说。④共变法:某因素与某结果伴随发生,根据伴发因素提出科研假说。⑤排除法:多个因素可能引起某一结果,逐一排除某些因素后,根据剩余的因素提出科研假说。

2. 假说的作用

(1)体现创新。假说涉及未知的领域,能体现科研选题的创新和价值所在,有了假说并验证假说,就有可能导致新的发现,因此,假说为发现新事物形成新理论提供了基础。

(2)明确方向。假说为科研设计提供了目标与思路,使科研活动方向明确,技术路线可行。

(3)唤起争鸣。研究同一问题,可用多种途径和方法进行探索,每种途径和方法都可以提出一种假说,因此,可唤起百家争鸣,集思广益,促进科学研究。

(五)课题申报

1. 确定课题　通过选择课题、查阅文献、建立假说以后,科研课题就基本确定了。课题确定后,要填写《毕业论文任务书》的表格,内容包括:①一般项目:论文题目、课题来源、课题类型、起止时间等;②研究背景和缘由;③研究目的与意义;④研究内容与方法;⑤研究步骤与进度。

2. 设计方案　进行科研设计。

3. 课题论证　研究生的学位论文首先要有开题报告,然后要有专家对开题报告进行讨论,对课题进行可行性论证与评价;评价内容的创新性、科学性和可行性;最后写出可行性论证报告。然后学生再根据评委意见,对选题和设计中的问题进行修改和补充,最后完善开题报告。

二、科研设计

科研设计是根据科研课题制定具体的研究计划或者实施方案,实验研究和调查研究是两种基本的科研方法。

(一)实验研究资料的统计步骤

1. 搜集资料　制定实验记录表,及时、准确、完整地进行实验记录。

2. 整理资料　制定资料整理表,系统、条理、规范地对原始数据进行整理。

①查对:对原始资料进行两项检查与核对,完整性检查和准确性检查。②分组:数量分组,用于定量资料;类别分组,用于定性资料或等级资料。③汇总。④异常值取舍:也就是对于极端值的取舍。

3.分析资料　用统计描述和统计推断对相关资料进行统计分析。①根据统计分析任务的不同,统计分析方法分为两大类,即统计描述和统计推断;②根据研究目的不同,统计分析方法可分为三类,即描述性分析、比较性分析和相关性分析;③根据资料类型的不同,统计分析方法分为两大类,即定量分析和定性分析。

(二)调查设计

1.调查的种类　①现况调查:在某一时点对现实状况进行的考察。常用的方法有抽样调查和普查。②病例对照调查:选定患某病和未患某病的两组人群,分别回顾过去有无接触某个危险因素,以判断某病与暴露因素有无联系的调查。③队列调查:选定暴露于某因素和未暴露于某因素的两组人群,分别随访跟踪将来是否发生某种疾病,以判断暴露与疾病有无联系的调查。

2.调查研究资料的统计步骤

(1)搜集资料:设计调查表,及时、准确、完整地收集原始资料。调查表设计:调查表也叫问卷,包括一般项目和需要调查项目的公用量表。设计的要求是简明、周密、清晰。资料收集方法包括问卷法、访谈法、察看法和检测法。

(2)整理资料:制定资料整理表,系统、条理、规范地对原始数据进行整理。①查对:对原始资料进行两项检查与核对,完整性检查和准确性检查。②分组:数量分组,用于定量资料;类别分组,用于定性资料或等级资料。③汇总:用计算机进行汇总。④异常值取舍:也就是对于极端值的取舍,包括极大值和极小值。

(3)分析资料:制定统计分析表,真实、客观、严谨地对调查数据进行统计分析,可进行描述性分析、比较性分析和相关性分析。

三、科研实施

按照科研设计进行科研实施时,不论是进行实验还是调查,为了保证治疗,需要做各方面的工作,首先研究者要有良好的科研素质,其次要遵循科研的伦理,最后在科研过程中要控制好各种误差。

①统计分析:根据资料类型的不同,可以分为定量分析和定性分析。②描述性分析:描述性分析是指对相关指标进行描述,是最基本的分析方法,也为统计推断作基础。③比较性分析:比较差别,进行统计推断。④相关性分析:寻找关系,主要进行相关描述和相关检验。对两个变量之间是否有相关联系或者相关一致性进行检验。

四、论文写作

一般学位论文由以下部分组成:封面、论文摘要、关键词、论文目录、论文正文、正文中标注、参考文献、附录、发表文章目录、致谢等。

1. 封面　封面内容一般包括分类号、密级、论文题目、学生姓名、指导老师姓名、申请学位级别、专业名称、论文提交日期及答辩日期、学位授予单位等。

2. 论文摘要　摘要是学位论文内容的简短陈述,应体现论文工作的核心思想。论文摘要应力求语言精练准确,博士学位论文的中文摘要一般约 1000 字;硕士学位论文的中文摘要一般为 500~800 字。摘要内容应涉及本项科研工作的目的和意义、研究思想和方法、研究成果和结论,博士学位论文必须突出论文的创造性成果,硕士学位论文必须突出论文的新见解。

3. 关键词　关键词是为方便用户查找文献,从文中选取出来并用来揭示全文主题内容的一组词语或术语,应尽量采用词表中的规范词(参照相应的技术术语标准)。关键词一般为 3~5 个,按词条的外延层次排列(外延大的排在前面)。关键词之间用分号分开,最后一个关键词后不打标点符号。

4. 论文目录　目录是论文的提纲,也是论文各章节组成部分的小标题。目录按章、节、条序号和标题编写,一般为二级或三级,目录应包括绪论(或引言)、论文主体、结论、参考文献、附录、攻读学位期间取得的成果等。

5. 论文正文　论文正文是学位论文的核心部分,占主要篇幅。正文应该结构合理,层次分明,推理严密,重点突出,图表、参考文献规范,内容集中简练,文笔通顺流畅。博士学位论文不少于 6 万字,硕士学位论文为 3 万~5 万字。论文正文包括引言、材料与方法、结果、讨论四个写作项目。

(1)引言。引言是论文正文的开头语,其写作内容如下:①研究背景和研究缘由:通过查阅文献,综述与本课题相关研究的历史概况和最新进展。说明前人已经研究过的问题,指出以往研究尚未解决的问题,说明在此基础上进行研究的可行性。②研究目的和意义:目的是通过想要得到的结果或达到的目标,研究目的是引言部分必须写的内容。研究意义即价值或作用。③研究内容和方法:简要说明研究的大致范围,不涉及研究的具体内容。简要说明研究的主要方法,但是不涉及具体方法。

(2)材料与方法。方法是获取论据(结果)的方法,包括对象、方法和统计学方法。①对象:包括病例来源,病例入选标准和排除标准,知情同意书。②方法:调查方法或者实验方法。③统计学方法:根据研究目的和资料类型,说明具体选用的具体统计分析方法。

(3)结果与讨论。①分析解释:对科研所获得的结果进行说明、解释,进行比较、分类,进行分析、综合,进行归纳、演绎等。②文献比较:将自己研究的结果与国内外有关文献报道的结果进行比较,找出异同点,探讨其原因,并提出自己的见解。③相关讨论:对与结果有关的问题进行讨论。④问题讨论:提出本次研究的局限性和存在的问题,并提出建议。

(4)结论。结论是对整个论文主要成果的总结。在结论中应明确指出本研究内容的创造性成果或创新性理论(含新见解、新观点),对其应用前景和社会、经济价值等加以预测和评价,并指出今后进一步在本研究方向进行研究工作的展望与设想。如果不能导出应有的结论,也可以没有结论而进行必要的讨论。

6. 正文中标注　①标注格式:引用参考文献标注方式应全文统一,标注的格式为[序号],放在引文或转述观点的最后一个句号之前,所引文献序号用小4号 Times New Roman 体,以上角标形式置于方括号中,如:"……成果[1]"。②序号:标注的序号可选择如下两种方式之一:根据在正文中被首次引用出现的先后次序递增,或者按第一作者姓的英文字母或拼音字母的英文字母顺序递增。如一篇论著在论文中多处引用时,以第一次出现的序号为准;当某一论述同时引证多篇参考文献时,应采用[1,2,…]的格式,标注方括号中的序号按增序排列。③当提及的参考文献为文中直接说明时,其序号应该与正文排齐,如"由文献[8,10-14]可知:"。

7. 参考文献　参考文献著录应项目齐全、内容完整、顺序正确、标点无误。

8. 附录　对需要收录于学位论文中但又不适合书写于正文中的附加数据、方案、资料、详细公式推导、计算机程序、统计表、注释等有特色的内容,可作为附录排写,序号采用"附录1""附录2"等。

9. 发表文章目录　攻读博士/硕士学位期间取得的研究成果一般包括发表(含录用、已投稿和拟投稿)的与学位论文相关的学术论文、发明专利、著作、获奖科研项目等。

10. 致谢　致谢中主要感谢指导教师和在学术方面对论文的完成有直接贡献及重要帮助的团体和人士,以及感谢给予转载和引用权的资料、图片、文献、研究思想和设想的所有者。致谢中还可以感谢提供研究经费及实验装置的基金会或企业等单位和人士。致谢辞应谦虚诚恳,内容简洁明了、实事求是。

(俞荷俊)

第八章 文献综述写作

文献综述是在对某一特定学科或专题的文献资料进行收集、整理、综合、分析、归纳与总结的基础上,撰写出该学科或专题的研究现状、动态及未来发展趋势的文献报告。医学文献综述是医学论文体裁中重要的组成部分,但是它又不同于论文原著,因为文献综述不是某一科研课题成果的报告,也不是一个论文摘要的汇编和索引,而是将许多互有关联的文献分析对比,加以综述作者的评论性见解。作者通过阅读有关文献,了解和掌握了该领域、学科或重要专题的最新进展、学术见解和建议,有关问题的新动态、新趋势、新水平、新原理和新技术,对制定科研规划、确定科研选题、掌握科研方法、组织科研资料和提高论文写作能力是十分重要的。通过文献综述,读者可以用较少的时间,系统地了解和掌握某一专题的研究现状和发展趋势。

文献综述的撰写虽然不是像动物试验、临床试验那样进行科研的具体方法,但练习撰写文献综述,不仅可帮助我们丰富知识、开阔思路,更能锻炼、培养我们查阅文献、搜集资料、判断评估、逻辑思维和写作表达的能力。这是每一个科研工作者应该学会的一项基本功。另一方面,阅读综述,又能最快地获得一个专题的较全面信息。正因为如此,各种期刊上经常刊载文献综述,有的还出版各种专门的综述性期刊,如我国的《生理科学进展》《解剖科学进展》《医学综述》,美国的《Physiological Review》等。

第一节 文献综述的作用

一、浓缩信息,加快知识传播与更新

在生物医学飞速发展的信息时代,新学科、新理论、新技术不断涌现,信息量与日俱增,各种书籍、报刊、杂志浩如烟海,令人目不暇接。而一篇医学文献综述综合了数十篇甚至数百篇原始文献的信息并升华,能够及时全面地介绍某一医学

专题研究的历史、现状及今后的研究方向,读者根据自己的专业阅读相关综述,可了解相关学科的目前水平、发展概况及今后展望;可帮助研究人员在较短时间内掌握某一专题或某一方面研究的新发现、新原理和新技术等;同时,也是人们更新知识结构、熟悉边缘交叉学科的必要途径。

二、积累资料,为科研选题、科研设计和实验设计提供依据

作者在撰写医学综述前必须对大量原始文献进行整理、分析、归纳、综合,这个过程可以帮助作者深入思考研究课题中的理论和假说,发现前人工作中的空白、缺欠和不足,有意识地对研究课题进行调整,为选题打下坚实的理论基础。读者通过阅读文献综述,既可了解过去与当前某一方面研究工作的进展和动向,又能从别人的构思和论点中得到启发。只有充分了解前人成功的经验和失败的教训,才能最大限度地利用前人的成果,避免走前人走过的弯路,正确制定总的科研规划,选择适当的科研题目,拟定切实可行的科研设计与实验方案和措施,制定正确的决策。

三、检索文献,提供大量的专题文献

综述是大量一次文献的高度浓缩、概括和总结,包括了本专题领域各个学派的学术观点和研究成果,是专题文献资料的"知识宝库",因此,文献综述引用的参考文献要比研究原著和其他体裁论文多得多。读者可以根据综述文后给出的参考文献,追溯检索与本专题密切相关的原始文献。所以,文献综述对读者具有文献检索的作用,且查准率高,相对省时省力。

四、培养写作,提高医学科研水平

通过文献综述的写作,可锻炼整理归纳和分析综合能力,提高作者的认识水平,有助于形成科学概念和逻辑思维。同时,综述写作也是积累资料的好办法,是每个科研人员所应掌握的基本功。

第二节 文献综述的特点

一、先进性

文献综述不是写学科发展的历史,而是要搜集最新资料、获取最新内容,将最新的医学信息的科技研究动向及时传递给读者。因此,文献综述的选题和研究原

著一样,必须具有先进性,选用的文献必须具有新颖性。选题的先进性和新颖性常以引用参考文献的新旧作为判断标准。所以,文献综述写作过程中,应重点选用近3年发表的文献。在叙述研究历史的时候,可以适当引用3年以前的文献和研究成果,但绝对不宜过多地罗列年代久远的文献资料。

二、综合性

文献综述要纵横交错,既要以某一专题的发展为纵线,反映当前课题的进展;又要从本单位、省内、国内到国外,进行横向比较。只有如此,才能收集到广而全的专题资料,经过综合分析、归纳整理、消化鉴别,使材料更精练、更明确、更有层次和更有逻辑,进而把握本专题发展规律和预测发展趋势。作者在撰写文献综述的时候,往往要查阅许多文献,少则几十篇,多则上百篇。但文献综述绝不是把这些文献不分主次、不分重点、不加选择地堆积和罗列在一起,它必须按照文献的内容特征和逻辑顺序进行高度概括和总结。因此,文献综述具有资料的高度综合性。

三、系统性

文献综述内容的系统性主要表现在所选内容的完整性、全面性和研究成果的代表性。另外,资料的综合性也保证了其内容的系统性。文献综述也必须全面、系统地介绍某一领域、某一专业、某一问题最新的和最高水平的研究成果。只有这样,才能帮助读者利用较短的时间,了解和掌握某一方面较为全面而系统的知识和信息。

四、评述性

作者在查阅大量原始文献的基础上,结合自己的理论知识、实践需要等,按照个人的主题思想和学术观点,重新组织文献,进行加工处理,去粗取精,去伪存真,吸取精华,剔除糟粕,对所综述的内容进行综合、分析、评价,反映作者的观点和见解,并与综述的内容构成一体。最终形成一篇系统而全面的、高度综合的、最具科学性和先进性的专题文献情报资料,通过这样一个过程,实现理论上的再创造。

第三节　文献综述的类型

文献综述应当包括医学科研某一专题的历史回顾、成就概述、未来展望和学术争鸣等几方面内容,故根据内容,一般将综述分为动态型、成就型、展望型和争鸣型四类。

一、动态型综述

动态型综述是对某一专题研究按照年代和学科发展的历史阶段,由远及近地综合叙述,反映研究工作的进展情况。以专题研究内容的时间先后为顺序,重视该学科发展中突破性进展及其形成的阶段性;在每一阶段要将其代表性人物的学术观点和代表性的论文加以综述;全面反映某一特定阶段内的重要成就。这种综述的时间性很强,学科发展的阶段很明显。这类综述,文题往往命名为"……研究进展",例如"Wnt信号通路拮抗基因SFRP甲基化在大肠癌中的研究进展"。

二、成就型综述

成就型综述是专门介绍医学科研领域内某一学科或某一课题的新成就、新技术和新进展。它一般不考虑研究时间的先后顺序,而是开门见山,直接叙述新成就,按照内容的逻辑顺序组织文献资料。对有重大成就的学者的实验结果、工作方法以及相关论文进行认真的分析综述,不遗漏。对于一般性的论文不必求全,可以从略。为了突出成就,不分散篇幅,对该课题的内容可不做系统的历史性回顾,在时间顺序上,也不要求连贯。这种综述实用性强,对科研工作有很大的指导意义。这类综述,文题往往命名为"……的研究现状"。例如"大学生健康素养及影响因素研究现状"。

三、展望型综述

展望型综述主要是对某一学科或某一课题的今后发展趋势作一综述。对于历史成就可以简略地叙述,从现在的成就出发,着重介绍对未来的预测和对策,也包括对一些不同预测意见的反映。例如"国内外全科医学教育现况与展望"。

四、争鸣型综述

争鸣型综述就是对在医学科研领域内长期存在争议的一些问题,选择几种不同的有代表性的意见进行分析和归纳。故撰写时对原文的引用要特别严格,所述的内容都要以原文事实为依据。原文的观点与作者的观点要严格分开,不许夹杂在一起。也不许作者做过多的概括和分析,更不能断章取义,歪曲原意。应把事实摆出来,让读者去识别真伪优劣。例如"乳腺癌筛查的获益与危害之争鸣"。

第四节 文献综述的写作

一、写作原则

文献综述的写作原则可以概括为一句话,即以"综"为基础,以"述"为主题,以"评"为导向。"综"应重点介绍文献中的精华部分,通过全面的分析和综合,把要讨论的问题予以突出而集中;"述"应对所搜集的文献资料进行详细的阐述,使其论点鲜明、论据可靠、论证充分、推理合乎逻辑;"评"是指在"综"和"述"的基础上,把作者自己的学术观点始终贯穿于论文的全文,写出严谨而有分寸的评论性意见。通过评论,引导读者逐步接受正确的观点,否定错误的观点。

二、写作要求

文献综述是科技信息的研究成果之一。撰写文献综述必须把他人的研究成果与自己的分析认知融会贯通,从大量的科学资料中发现事物的本质与内部的规律,是艰苦的知识更新过程。所以说撰写文献综述是锻炼科学思维,进行科学方法训练的重要步骤,也是科学研究的重要步骤。文献综述写作的基本要求除了一般科技论文通用的要求外,还应符合"新""全""准"的要求。

(一)"新"即要求综述的题材新颖

1. 内容新 选题应围绕新学科、新领域、新技术、新方法、新工艺、新成果、新进展、新经验、新问题、新动向等。

2. 文献新 参考文献的新旧标准因学科而异。一般情况下,综述引用的近3~5年的文献应占绝大多数。

3. 角度新 同一个科学技术问题可以从不同的角度来描述,特别是对那些热门的课题,可能有不少综述。如果能从一个与众不同的新角度来论述,提出新概念、新问题、新展望,就会使读者有耳目一新的感觉,增强对读者的吸引力。

(二)"全"即要求综述的内容全面

1. 资料全 撰写综述要以占有大量的、尽可能全面的文献资料为基础。其他类型的科技论文有时可根据实际需要适当选择或减少参考文献,综述的参考文献则不能省略,当然以对论文有影响的范围为限。

2. 综合与评述俱全 综述不应是材料的简单罗列,而是要对所有收集的材料加以归纳、总结,作出评论,并由提出的文献资料引出重要的结论。也就是说,既有观点、又有事实,既有综合、又有评述。

(三)"准"即要求综述的描述准确、客观

1. 引用的数据、资料准确无误　　为了保证所传递信息的正确,综述作者必须亲自阅读原始中外文文献,并且要反复核对数据,忠实于原始文献,绝不能仅阅读文摘或二次引用。

2. 论点、论据、论证准确、严密　　不但要如实反映研究者的工作进展、成就和观点,而且在阐述自己的观点时,不得随意夸大或贬低他人的成就和贡献,要以实事求是、严肃认真的科学态度,客观公正地评价每一学派和各种学术观点;客观地评价自己的贡献和他人的成就,不能把自己的主观愿望强加于人,更不得使用讽刺挖苦的语言。

3. 叙述准确、简明,重点突出　　不分主次轻重,抓不住重点和关键,是文献综述写作的大忌。综述的写作不能面面俱到,胡子眉毛一把抓。这样很容易顾此失彼,成为大量文献杂乱无章的堆积和罗列,读者阅读后收益不大。综述的主题内容越突出、越集中越好。综述的内容既要高度概括,又要系统全面,重点突出,切忌冗长繁杂。尽量用最少的文字表达最多的、有价值的信息,使读者用最少的时间,获取最大的信息量。资料的选择应尽量少而精,语言表达应尽可能简单明了,深入浅出。只有这样,才能充分发挥文献综述的情报价值。

三、内容和写作格式

文献综述属于三次文献,其内容、格式和篇幅并无严格的规定,可以是灵活多样的。从内容上看,可以是对一个领域、一个学科分支、一个专题、一种学说、一种方法甚至是一种仪器的综述。例如"分子生物学现状""睡眠生理与临床""疼痛的闸门控制学说""人工心瓣膜""图像分析仪在医学中的应用"等。可以是侧重历史发展的纵断面论述,也可以是侧重地域间的横断面比较。文献综述的内容并非越大越多越好,如果选题较小,内容组织得好,主题新颖,重点突出,观点明确,短小精悍,质量较高,会更受读者欢迎。从篇幅上看,篇幅大的综述可以编写成为数十万字甚至上百万字的专著,引用参考文献成百上千篇;篇幅小的亦可仅数千字,引用参考文献十几至几十篇。通常,在学术期刊上发表的综述是指后者。篇幅的大小要根据题目的重要性、文献资料的多少和作者的能力而定。

文献综述除题名、作者、作者单位、关键词外,一般分为引言、主体、结语和参考文献四部分。文献综述是否需摘要,国内外期刊的做法不一。总的来说,国内大多数医学期刊刊出的综述类文章并不需要摘要;而国外一些著名医学期刊在刊出综述类文章时,要求作者必须提出一份不超过250个单词的摘要。文献综述的引言和研究原著的引言,在写作内容和要求上没有本质的区别。文献综述的主体部分,内容千差万别,没有固定的格式和内容,应根据选题的主题内容不同,做适

当的取舍和安排。但无论什么选题,都应做到文章结构合理,层次清楚,内容完整全面,论述有理有据。

(一)引言

要说明写作目的和意义,明确有关概念;综述所涉及课题的范围、历史、现状、趋势以及目前有争议的问题的焦点所在,指出继续深入研究该课题的意义与可行性;说明为什么要写这篇综述,要解决哪些问题,有什么意义,这样就明确了写综述的目的和必要性。引言部分要以精练的文字概括地提示全文的核心内容,使读者在读完引言后,对综述所涉及问题的概貌有所了解,引起读者进一步阅读全文的兴趣。引言文字不要太多,一般以200字左右为宜。

例 李琳琳等撰写的"癌性神经病理性疼痛护理控制的研究进展"[蚌埠医学院学报,2015,40(4):558—560]综述引言如下:

美国国立综合癌症治疗网(National Comprehensive Cancer Network,NCCN)2009年公布的成人癌性疼痛控制指南[1]中指出,基于诊断治疗的原则,癌性疼痛可分为伤害性疼痛和癌性神经病理性疼痛(malignant neuropathic pain,MNP)两类。前者是肿瘤导致躯体或内脏结构受损继而兴奋伤害感受器而引发的疼痛;后者是指肿瘤直接侵袭或转移造成中枢或外周神经结构受到损害而引起的疼痛,是一类神经病理性疼痛(neuropathic pain,NP),这类疼痛不易缓解,一直是临床诊疗的难点。作为一类难治性癌痛,MNP已开始逐渐为人们所重视,并成为当前疼痛医学研究的热点之一。本文就MNP疼痛控制方面的相关护理研究进行综述。

(二)主体部分

主体部分是整篇文章的核心与基础,一定要突出主题思想。为使文章精练明确、逻辑性强,应按提纲要求分成若干问题或段落,有层次地逐步由浅入深、由远及近地论述。每段开头以论点引路,以论点带论据的方法来组织材料。主体部分的阐述要求有以下几种。

1. 客观、公正、全面地介绍国内外对本课题的研究现状及各自观点,包括作者本人的观点。

2. 应分析透彻,综合恰当。描述课题在各个阶段的发展动态,已经解决的问题,取得的成果,找出存在的问题,探讨今后发展趋势;或对比有争论的问题中各家的观点或学说,找出问题的焦点,并提出自己的观点。

3. 列出小标题,使条理清楚,层次分明,语言简练,详略得当。

4. 引用权威性和代表性文献。对有理论意义和实践价值的文献资料都应择优选用,对一般资料文献从简,对重复性资料文献从略,避免写成流水账。撰写文献综述所选用的原始文献质量,直接关系到综述水平的高低。引用资料应尽量择自公开发行的各种学报或其他医药杂志,最好是一次文献,这样可以避免二次文献、三次文献经他人之手或加工之后可能出现的偏差,从而能如实地反映原始资料的观点。必须强调,引证材料要严肃认真,不要曲解作者的原意,要尊重别人劳动。如要加入自己的某些见解,一定要慎重,必须以理服人。切忌主观武断,而把读者引向歧途。

5.可以插入必要的图表。

(三)结语

结语部分要对引言中提出的问题及主体部分提供的依据,按自己对此问题的深入理解,作出恰如其分的评价,表明自己的学术观点与倾向性,对争论的问题发表自己的意见,或作简单评论,提出尚待解决的问题。还应当对今后如何在这一领域或专题开展研究,提出建设性的展望,正确的展望往往是作者和读者开展新研究的一个重要启示。撰写时要语言简练,主题思想突出。

(四)参考文献

足够的参考文献是撰写文献综述的基础。文献综述引用的每一个论点、数据、研究结果均应列出参考文献,其意义为:尊重被引证者的劳动成果,为本综述提供依据,提高综述的可信性;为读者提供查找原始资料的线索。因此,要把文中引用的主要的、有代表性的文献排列出来。所引用的文献必须是自己全文读过的文献,不能引用别人论文中的间接资料。参考文献著录参照《文后参考文献著录规则》(GB/T 7714—2015)。文中角码与文后参考文献目录上的角码必须一致。

四、写作步骤

(一)确定选题

先要确定选题。选题来源,一种是来自本人的科研工作,与科研题目是一致的。为了科研选题、科研设计的需要而查阅文献,或者为了选用一种实验方法、仪器而查阅文献撰写综述。这种为了解决实际问题所撰写的文献综述,目标明确,在阅读文献时就必然有所思考、比较和判断,为以后撰写文献综述打下基础。因此,根据资料积累和本人侧重的情况,文献综述的题目可以是本科研课题的全面情况,也可以是它应用的方法或仪器等。另一种可以选与本人科研题目无关的题目作文献综述,或者是对其他人有用的题目,或者是本人感兴趣的题目。人类探索自然奥秘的欲望总是要推动人们对许多问题产生兴趣,搜集并阅读有关文献,撰写出文献综述,是一种极为有益的科学活动。

选题要考虑以下因素:①新颖。只有内容新、时间新、角度新、反映学科新动向的综述对读者才有吸引力,才有发表的价值。②从工作的实际需要出发。③文献综述题目不可太大,应该是越具体越明确越好。一般情况下,一篇综述的容量是有限的，太大的选题论述起来难以面面俱到，容易空洞无物，漫无边际，作者茫然不知从何下手，常会顾此失彼，力不从心，必然难以成功。特别是对初学者，更宜先从较小、较窄的题目入手。例如"中枢神经递质对神经内分泌功能的影响"，题目太大，可写一本专著；若改为"中枢神经递质对垂体激素分泌的影响"就稍窄一点；再改为"多巴胺对垂体催乳素分泌的影响"，就更具体一些了；要是改为"授乳期多巴胺在垂体催乳素分泌中的作用"，就更明确，范围也小多了。

（二）收集文献

选题范围确定之后，就要着手收集文献，收集的必须是有代表性、新颖性、重要性、实用性的期刊文献，尽量避免过多地收集书籍文献。其形式也有多种：①平时对有关文献的收集积累；②根据某一专题进行的文献检索和收集；③从论文、综述或专著中引用的文献目录，进一步寻找有价值的文献。一般来说，平时注意文献阅读和积累是最基本的方法，在开展课题调研时，利用互联网检索文献是方便、快捷的方式，从他人文献目录中寻找文献可以作为一种补充。无论如何，养成平时经常读几本与自己关系密切的期刊，注意相关领域动态的习惯，无论对写综述还是积累专业知识，都是非常有用的。网络检索虽然方便，但是往往找不到全文，而且检索到一大串文献摘要，短时间也难以消化吸收。收集文献的范围，一般开始时可适当宽一些，除了针对综述专题直接有关的文献外，还应收集一些与之相关的文献，因为它们与读者的专题可能有许多密切的联系，有助于读者了解更全面的信息。在收集和阅读一定数量的文献后，就会形成如何进行综述的概念，这时应当根据已形成的思路有针对性地补充收集必要的文献，以拥有充足的资料。一是尽可能收集最新的原文，大部分应当是近3~5年发表的论文，因为无论为了科研项目立题，还是发表综述供人参考，综述必须要反映最新的研究动态。但是，在介绍特定专题形成和发展由来过程时，还是有必要引用一些经典的老文献。二是尽量收集原文，尤其是原始研究论文。原始论文提供具体的方法、结果、数据及作者的观点，为文献阅读者提供最有力的参考，而且可以从这些具体客观的资料中，形成自己的观点。文献摘要虽然容易从网络上检索到，但是，内容过于简单，只能有一个大致的概念，常常不容易深入理解，并且缺少具体的数据及方法，不利于写出有价值的综述。

（三）管理文献

写综述需要查阅大量的文献资料，搜集并保存的文献会越来越多，完全靠记忆来管理这些参考文献越来越不现实。而不同数据库收录的参考文献又存在大量的重复性，从而导致人工去重的工作量逐渐增大。同时在文章的撰写过程中，参考文献的插入和整理也是一项非常繁重的工作，牵一发而动全身。因此，如何对参考文献进行有效的管理和利用，将直接影响科研人员的工作效率。

而参考文献管理软件能够将收集到的大量文献进行分门别类的整理，使得科研人员能够高效、准确、便捷地利用海量的文献资料。随着科学技术的不断发展，文献管理软件也出现了多种，如 EndNote、Reference Manager、NoteExpress、RefWorks、Notefirst、Mendeley、Zotero、医学文献王等。常用的是 EndNote、Reference Manager、NoteExpress 和 RefWorks，这四个软件已经具备较完备的参考文献管理软件基本功能，如题录信息的导入、导出、增加、删除和改修。其中，EndNote 是一款最受欢迎的文献管理软件，在国际上用户最多，也是出现最早的文献管理软件之一；NoteExpress 在中文数据库中得到广泛应用；Reference Manager 在国外数据库中应用较多；RefWorks 在中外数据库中均有应用。在文献管理方面，EndNote 和 NoteExpress 功能比较完备。EndNote 具备编辑、导入、导出、协助论文写作等各项功能，并且检索数据库资源丰富，导入过滤器和参考文献输出格式众多，其对中文支持功能仍然有待加强。NoteExpress 较适合国内用户使用，与 EndNote 相比，在题录信息导入速度上明显快于 EndNote，综合功能较强，软件商还可在网络共享、RSS 订阅、软件更新提示功能加以改进。Reference Manager 与 EndNote 从属于一个开发商，满足基本的管理功能，但对于文献信息的分析功能简单，对中文支持不好，并且已经停止版本更新。RefWorks 作为网络版软件，解决了时空的限制，并且可以将文献信息传送到邮箱。

下面着重介绍一下 EndNote X7 在文献数据库的建立、管理以及科研论文写作中的应用。

可以通过手动录入参考文献题录，利用文献管理软件内置的在线检索功能直接添加数目数据，在线搜索下载题录文件（PubMed、Web of Science、FMJS、CNKI、万方以及谷歌学术等）进行导入，PDF 或者文件夹批量导入等四种方式建立 EndNote 数据库。这样参考文献的信息就会转化成以作者、发表年代、题名、期刊名称、更新日期为内容的文献信息条目，以不同种类图书馆的形式直观地呈现在读者的面前，有利于随时查找和调取所有文献。

EndNote X7 能够将搜集到的题录信息进行修改、分类整理，并做笔记。有时导入的参考文献题录信息不完整或者格式不规范，可以通过 EndNote X7 的在线更新功能补全，也可以通过手动来修改或者补全这些信息。同时可以将搜集到的参考文献进行分组整理，并对其进行命名，能够方便、快捷地对文献进行检索。在阅读文献时，可以将当时的想法及时在参考文献的详细信息如 Note 或者 Research Notes 字段进行记录，并被自动保存，方便以后查看。可以根据参考文献的重要性进行不同级别的星级标注，方便管理并能够快速找到所需要的文献。

EndNote X7 中携带多种期刊的论文母版，可以借助其论文模板迅速完成论文,方便投稿。在写作的过程中,还可以随时从 Word 文档中调阅、检索相关文献,实现一边写作一边插入引文,实现将引用的参考文献按照期刊要求的格式进行自动排版,生成参考文献。同时在 Word 的不同位置插入同一篇参考文献时,EndNote X7 能自动识别并标记为同一篇文献,有效地避免论文多处引用同一篇参考文献时出现的重复引用。

(四)阅读文献

这是写文献综述准备阶段的重要步骤。按初步排定顺序有计划地阅读已收集到的文献。对一篇文献应先浏览一下它的摘要和总结,因为有时论文的题目与拟写综述有关,而实际内容可能并非所需,则不必再花费时间去仔细阅读。

1. 准确理解　　收集到文献后,就应仔细阅读,对文献中的背景、方法、结果、新发现、存在问题、结论、今后展望等,要细心体会和理解,这样得到的信息就会变得明确。不能曲解原文的结果、观点等,尤其是对于较为生疏的问题,应当读一些参考书或请教内行,要在彻底弄清背景知识的情况下,准确理解原文含意。要知道,一旦综述发表后,错误的理解将会带给许多读者错误的观念,也会损及作者的学术形象。因此,准确理解文献还有更深一层的社会责任感的问题。

2. 抓住要点　　由于文献综述引用参考文献很多,信息庞大,因此,必须抓住专题的最主要和最重要的方面。初学者往往在这方面有困难,需要有一个反复锻炼提高的过程。抓住要点的关键在于对该专题历史和现状的趋势有明确认识,并且在阅读文献的过程中逐渐形成一定的观点,能够按综述内容合乎逻辑地去找出最关键的内容,并围绕这些内容理解和组织资料。

3. 精读与泛读　　对于最新、设计合理、结果可靠、参考价值较大的重要文献,应当反复仔细阅读,透彻地理解论文的信息,为构思综述的写作做充分准备。对于其他雷同的论文,则主要了解其概要。对于综述将要阐述的几个方面的问题,应当分别有几篇重要论文作为精读材料。这样,能够做到高效率地阅读文献。

4. 形成自己的观点　　一篇好综述不是单纯为读者罗列一些现象或数据,而是应当经过自己归纳、总结、分析,从大量现象中总结出其中的规律性,论述自己的观点。可以说,综述作者的视角应该比原文作者更广,掌握的资料更多,自然就应该有自己的观点,为本领域的新知识做一个归纳。当然,综述中要提出正确的观点也不是一件容易的事,特别对于综述涉及的领域存在不同观点时,作者的观点往往反映作者的学术水平。对于不同学术观点,需要作者客观分析各方观点提出的依据是否充分、研究条件是否可行、研究对象是否不同、结果是否可信、样本数是否足够等,然后肯定或采纳哪一种观点。对于不同意的观点,也应客观评价其不足及可取之处,不宜采取一概否定的态度。还有一种做法是采集各方观点的优点,形成自己新的观点。无论采取哪种方式,都应当有自己充分的客观分析和推理,切忌主观武断,无依据地否定他人。

(五)修改提纲

经过深入地阅读文献和思考,对拟进行综述的题目,大体上有了一个轮廓,形成了一些思路,这时就应该将其最初的、很不成形的提纲加以完善和充实。如果原先没有提纲,则此刻也可以拟出了。这个提纲应该比较具体,应该列出主要的大小标题,以及在相应标题下拟叙述或讨论的具体内容和问题,准备引用的文献、总结与展望等。通过列出提纲,就会发现,有些小标题之下项目较多,或可被引用的文献资料充足,另一些小标题下面可能资料甚少;还会发现有些文献材料尚有未弄清之处,难以应用等情况。而后可再加以调整。对于数量不足的文献,可进一步去查找,对于有疑问的文献,要重新进行核查,然后再审查拟定的提纲,看看是否满足了要求;否则,或修改提纲,如取消或合并某个小标题,或者增加小标题,或再次找文献资料。这样可能要反复进行几次,使提纲及相应文献资料都渐臻完善。

(六)撰写成文

当作者对综述的思路、结构、轮廓已越来越清楚,对手头的文献资料及应该在何处引用也已十分熟悉,可以说是"胸有成竹"了,就可以开始下笔成文。在初步形成的文章框架,逐个问题展开阐述,写作中要注意说理透彻,既有论点又有论据,下笔一定要掌握重点,并注意反映作者的观点和倾向性,但对相反观点也应简述。对于某些推理或假说,要考虑到医学界专家所能接受的程度,提出自己的看法,或作为问题提出来讨论,然后阐述存在的问题和展望。综述主体部分没有固定的格式,有的按问题发展历史依年代顺序介绍,也有按问题的现状加以阐述的。不论采用哪种方式,都应比较各家学说及论据,阐明有关问题的历史背景、现状和发展方向。在拟定了综述的提纲后,可进行多种形式的写作,建议参考下列撰写方法。

1.纵式写法 "纵"是"历史发展纵观"。它主要围绕某一专题,按时间先后顺序或专题本身发展层次,对其历史演变、目前状况、趋向预测作纵向描述,从而勾画出某一专题的来龙去脉和发展轨迹。纵式写法要把握脉络分明,即对某一专题在各个阶段的发展动态作扼要描述,已经解决了哪些问题,取得了什么成果,还存在哪些问题,今后发展趋向如何,对这些内容要把发展层次交代清楚,文字描述要紧密衔接。撰写综述不要孤立地按时间顺序列事实,把它写成了"大事记"或"编年体"。纵式写法还要突出一个"创"字。有些专题时间跨度大,科研成果多,在描述时就要抓住具有创造性、突破性的成果作详细介绍,而对一般性、重复性的资料就从简从略。这样既突出了重点,又做到了详略得当。纵式写法适合于动态性综述。这种综述描述专题的发展动向明显层次清楚。

2. 横式写法　"横"是"国际国内横览"。它就是对某一专题在国际和国内的各个方面,如各派观点、各家之言、各种方法、各自成就等加以描述和比较。通过横向对比,既可以分辨出各种观点、见解、方法、成果的优劣利弊,又可以看出国际水平、国内水平和本单位水平,从而找到差距。横式写法适用于成就性综述。这种综述专门介绍某个方面或某个项目的新成就,如新理论、新观点、新发明、新方法、新技术、新进展等。因为是"新",所以时间跨度短,但却引起国际、国内同行关注,纷纷从事这方面研究,发表了许多论文,如能及时加以整理,写成综述向同行报道,就能起到借鉴、启示和指导的作用。

3. 纵横结合式写法　在同一篇综述中,同时采用纵式与横式写法。例如,写历史背景采用纵式写法,写目前状况采用横式写法,通过"纵""横"描述,才能广泛地综合文献资料,全面系统地认识某一专题及其发展方向,作出比较可靠的趋向预测,为新的研究工作选择突破口或提供参考依据。

无论是纵式、横式或是纵横结合式写法,都要求做到:一要全面系统地搜集资料,客观公正地如实反映;二要分析透彻,综合恰当;三要层次分明,条理清楚;四要语言简练,详略得当。

(七)修改和定稿

综述写成以后要反复修改,然后定稿。修改主要考虑以下几个方面:

1. 语言表达　要把纷繁复杂的文献资料组织成一篇完整的综述论文,语言表达是否精练,用词和术语是否准确,语句是否通顺、是否符合逻辑和修辞等就显得特别重要。

2. 文章内容　内容是文章的灵魂,不能有任何的差错。综述引用了大量的一次文献,稍不注意将会出现差错,因此,综述草稿完成以后,要反复核对原始文献,做到准确无误。

3. 参考文献　参考文献的修改要考虑两个方面,一是核对正文中引用的内容和文后给出的参考文献条目是否一致;二是检查文后参考文献著录的项目是否齐全,格式是否符合所投期刊的要求。

4. 精简不必要的内容　文献综述往往是根据几十篇、甚至上百篇文献撰写而成的,初稿往往容易写得过长,这时候就要考虑精简不十分必要的内容。如果自己压缩不到理想的篇幅,不妨找同行从读者需求的角度,提出一些压缩和删减的建议。这会对综述的修改很有帮助。通过反复修改,最终定稿。

(八)注意事项

一篇好的综述是承前启后的医学论文,其价值不亚于原始性论文,如果把原始性论文喻为一颗颗珍珠,综述则是用金线将它们串起来的项链。但是医学文献综述撰写的每一环节却都贯穿着很强的学术性和技巧性,体现出作者的专业水平和高度的综合、分析、归纳能力以及很强的语言文字和逻辑思维表达能力。青年医学工作者掌握综述的写作方法，不但可为自己进行实验研究、临床研究和调查研究的选题打下理论基础，而且是培养自己收集资料、综合分析和逻辑思维表达能力的重要方式。所以，综述撰写的过程中必须注意以下几点。

1. 选题宜小不宜大　题目大，资料较分散，处理较困难，文章不紧凑，不深不透，重点不突出。题目小而且具体，资料易收集、整理、归纳、综合，写出的综述重点突出，具有深度，结合自己的专业特长，写起来容易得心应手。

2. 文献收集求新求全求准　综述必须要反映最新的研究动态；必须确保资料全面，内容翔实，重要文献不遗漏；必须引用原始文献，以保证综述的真实性、准确性和可靠性。

3. 名词术语准确使用并全文统一　医学名词术语的使用要以全国科学技术名词审定委员会公布的名词为准。不应一义多词或一词多义，忌主观臆想、编造及承旧沿用，忌口头语代替学术用语，拒绝错别字，大小写、上下标、正斜体准确使用。若使用缩略语，必须遵循缩略原则，并全文统一。

4. 切忌只"综"不"述"　综述不是大量一次文献的简单堆砌。所谓"综"，就是根据自己设计的主题要求，选择密切相关的文献资料，经过综合分析、归纳整理，将广博零散的一次性文献按科目予以集中，使之更加简练、系统，富有科学性和逻辑性。所谓"述"，就是在"综"的基础上按照文章的写作程序，比较专一地、系统地、全面地阐明作者对某一专题的认识和论点。因此，"综"是基础，"述"是表现，二者紧密配合，相辅相成。

5. 参考文献著录格式参照国标　文后参考文献著录格式大多采用《文后参考文献著录规则》(GB/T 7714—2015)，确保准确著录，为日后修改稿件时反复核实文献节省时间。手动编辑文献题录耗时长，还容易出错，使用参考文献管理软件编排参考文献题录，使参考文献录入工作变得不再烦琐，并且更加准确。

（刘俊华）

第九章 医学英语论文写作

医学英语论文是医学工作者用英语撰写,在以英语为母语或官方语言的国家的医学期刊或非英语国家英文版医学期刊上发表的医学论文。撰写并发表医学英语论文是为了更好地与国际同行交流自己的医学研究成果,同时让自己的研究成果在国际上迅速得到认可。

医学英语论文包含了论著、研究论文、文献综述、述评和病例报告等不同体裁,其格式与写作方法有所不同。本章依据国际医学期刊编辑委员会(International Committee Medical Journal Editors,ICMJE)制定的《生物医学期刊投稿的统一要求》(The Uniform Requirements for Manuscripts Submitted to Biomedical Journals)及国家标准化管理委员会出台的《科学技术报告、学位论文和学术论文的编写格式》,介绍医学英语研究论文的规范格式及写作方法。

用于投稿的医学研究论文是由标题页、摘要及关键词、正文和参考文献构成的。其中正文通常包含引言(introduction)、方法(methods)、结果(results)和讨论(discussion)部分,即所谓的 IMRAD 结构,采用这种格式是因为它可以清晰地呈现整个研究过程,而并不是一种任意性的规定。

第一节 标题页的英文书写

根据《生物医学期刊投稿的统一要求》,论文标题页包括:①论文标题;②所有作者的姓名、所属单位及最高学位(有的期刊不要求写明最高学位);③研究工作的所属部门或单位名称;④放弃署名者(如果有的话);⑤通信作者的联系信息;⑥资助、设备、药品来源;⑦在页眉或页脚处标注不超过 40 个字符(包括字母和空格)的栏外标题;⑧正文字数及图表数量。以下就医学期刊论文标题页中的主要内容进行详细说明。

一、标题

(一)标题的作用及写作原则

论文标题是一篇科研论文的高度浓缩形式,以用一定逻辑关系连接起来的短语或句子反映论文主题、传递研究信息。论文标题恰当与否,很大程度上影响读者对论文内容的判断以及阅读兴趣。医学论文的英文标题应遵循以下原则:

1. 准确　医学论文的英文标题应能够准确地反映研究的内容、范围及方法,概括论文的重要论点。

2. 简练　医学论文的英文标题长度要适当,在能准确反映论文特定内容的前提下尽量把标题缩短到最短。英文标题最好不要超过12个单词,或100个英文字符(含空格和标点),能用一行表达就尽量不用两行。但要注意不可因为缩短文题而删除重要信息(比如研究设计)或省略必要的介词、冠词和连词。

3. 醒目　标题中文字的选择应既能吸引读者关注,又能包含所有使文章易于被检索的专属性的关键信息。

(二)标题的语法结构

医学论文英语标题多以名词短语、动名词短语、介词短语为标题,尤其以名词短语最为常见。也有些论文以完整句作为标题。

1. 名词短语式标题　名词短语式标题由一个以上的名词或名词短语加上其前置和(或)后置定语构成,因此确定标题首先要确定标题的中心词,然后再以正确的顺序进行前后修饰。例如:

Epidemic trend analysis of category A and B infectious diseases from 2008 to 2012 in a city along the Huai River

2008—2012年沿淮某市甲乙类传染病流行趋势分析

这个文题是由名词性短语组成的,中心词是 analysis,其他词是修饰成分。

2. 动名词短语式标题

Locating ambulatory medical care facilities for the elderly

为老年人设立流动医疗设施

3. 介词短语式标题

On the use of DNA vaccines for the prophylaxis of mycobacterial disease

关于使用DNA疫苗预防分枝杆菌病的研究

4. 陈述句式标题　在以完整句为标题的医学论文英语标题中多为陈述句。需要注意的是,陈述句标题句末不用加句号。例如:

Dietary cholesterol is carcinogenic for human colon cancer

膳食胆固醇是人类结肠癌的致癌物

5. 疑问句式标题　少数情况下医学论文英语标题也会以疑问句作为标题。疑问句使得标题具有探讨性语气，容易引发读者的阅读兴趣。疑问句标题后要加问号。例如：

Does the chronic fatigue syndrome involve the autonomic nervous system?

慢性疲劳综合征会累及自主神经系统吗？

(三) 标题中的冠词

近些年，医学论文英语标题中的冠词使用有简化的趋势，在不影响表达的前提下，冠词均可省略。

1. 标题起始处的定冠词一般要省略。例如：

CT perfusion imaging in preoperative grading of astrocytoma

CT灌注成像在星形细胞瘤术前分级中的应用

2. 标题起始处的不定冠词一般要保留。例如：

A prospective natural-history study of coronary atherosclerosis

冠状动脉粥样硬化的前瞻性自然史研究

(四) 标题中的大小写

国内外的医学期刊对英语标题的大小写要求不同，需要作者在投稿前按照各期刊的要求书写英语标题。总结其形式主要有以下两种：

1. 标题中每个主要词（除了如介词、冠词和连词等虚词以外的实词）的首字母大写。而有些期刊规定，四个字母及以上的虚词要大写，如along、from、with等。例如：

Epidemic Trend Analysis of Category A and B Infectious Diseases From 2008 to 2012 in a City Along the Huai River

2. 标题及副标题（若有）的第一个词的首字母大写，其余字母均小写，但专用名词或缩略语中应该大写的字母仍要大写。例如：

Epidemic trend analysis of category A and B infectious diseases from 2008 to 2012 in a city along the Huai River

(五) 标题中的缩略语

尽可能少用或者不用缩略语，一个标题中最好不要使用一个以上的缩略语。使用缩略语时要使用读者熟知的、已经得到行业认可的缩略语，比如DNA（deoxyribonucleic acid，脱氧核糖核酸）、AIDS（acquired immune deficiency syndrome，艾滋病）、MRI（magnetic resonance imaging，核磁共振成像）等。例如：

Research on the relationship between human sperm DNA integrity and sperm parameters in male infertility

不育症病人精子DNA完整性与精液相关参数的研究

(六)标题中的数字

标题若以数字开始,则不应选用阿拉伯数字,而要用英文拼写的数词。例如:

Ten-year follow-up study of patients with Yersinia arthritis

对耶尔森关节炎病患的十年随访研究

在标题中出现的数字通常使用阿拉伯数字,病例数一般出现在副标题中。例如:

Physical and chemical studies of human blood serum:a study of 28 cases of nephritis

人类血清的理化研究:28例肾炎的研究

(七)副标题

副标题位于标题之后或下一行,是对主标题的补充说明。主副标题之间一般用冒号或破折号连接。基于标题的精练原则,我国多数医学期刊已经逐渐少用副标题。但在内容层次较多、难以简化的情况下,最好采用副标题。在国外医学期刊论文中使用副标题的情况较多。副标题通常可用于表示病例数量、解释研究方法、说明研究时间、强调研究重点、进一步解释标题、提出问题、表明同一主题下的后续研究等。例如:

1. 表示病例数量

Coronary heart disease risk factors and menopause:a study in 1648 French women

1648例法国妇女冠心病危险因素与绝经期关系调查

2. 解释研究方法

Effect of nonoxynol-9 gel on urogenital gonorrhea and chlamydial infection:a randomized controlled trial

壬苯醇醚-9凝胶对泌尿生殖道淋病和衣原体感染的作用:一项随机对照试验

3. 说明研究时间

Counselling for burnout in Norwegian doctors:one year cohort study

挪威医生职业倦怠咨询:一年队列研究

4. 强调研究重点

Anxiety and cardiovascular symptoms:modulating role of insomnia

焦虑与心血管症状:失眠的调节作用

5. 提出问题

Growth hormone:a new therapy for heart failure?

生长激素是否为心衰的一种新疗法?

二、作者信息

国际医学期刊编辑委员会(ICMJE)在《生物医学期刊投稿的统一要求》中规定,作者身份的确定必须符合以下三条标准:①对概念和设计、数据获取或数据分析和解释有重大贡献;②撰写论文或对其中重要内容作重大修改;③同意最终稿的发表。论文的所有署名作者都必须具备以上三个条件,仅仅筹集资金、收集数据或对研究小组进行一般性的管理是不应当成为作者的。所有具有署名资格的人都应被列为作者。

(一)作者署名

作者署名在标题下方,其书写需要遵从以下准则:

1. 作者的排列顺序应由合作者共同决定,按贡献大小依次排列。

2. 作者署名应署真名、全名。

3. 外国作者姓的首字母要大写,姓名中如有父名首字母,需放在中间,其后用英文句点。例如:Melvin H. Freedmann

4. 汉语姓名按汉语拼音拼写,国内期刊中一般要求姓前名后,姓和名之间空一格。例如:YUAN Yuan

5. 姓的首字母或每个字母大写,名字的第一个拼音字母大写。例如:WANG Yan-yan 或 Wang Yan-yan

6. 复名直接连写或用连接符连接。例如:HUANG Xiaohang 或 HUANG Xiao-hang

7. 在复名中,当第二个名是以 a,o,e 开头时,应用连接符"-"或者隔音符"'"隔开,以避免混淆音节。例如:LI Ji-ao 或 LI Ji'ao

8. 多个姓名间用逗号分隔,以利于计算机自动切分,最后一名作者姓名后一般不加英文句点。不同单位的作者,应在姓名右上角以上标形式加注不同的阿拉伯数字符号。例如:ZHANG zheng[1], SU Li-ya[2], XU Guang[3]

9. 在国外期刊中,中文姓名拼写采用西式表达方式,名前姓后,例如孔乙己可拼写为:Yiji Kong 或 Yi-ji Kong

投稿时还需参考各期刊的具体署名格式。另外,建议作者尽量采用相对固定的英文姓名表达形式,以减少在文献检索和论文引用中被他人误解的可能性。

(二)工作单位

工作单位是指作者所属工作机构及其所在地,常书写于作者署名下一行,也有的期刊要求将单位名称写在论文首页下方的脚注中。用英文书写工作单位需要遵循以下准则:①单位名称书写要完整,由小到大按照课题组/研究组→科室/部门→医院/研究所/校名→市→省/州→国的顺序书写,并附上邮编,中间用逗号相隔，有时省及自治区名可省略；②避免使用单位名称的缩写形式，而应使用单位的完整英文名称；③切勿自行翻译单位名称，而要按照单位的官方英文名称书写；④每个实词的首字母大写。例如：

Department of Anesthesiology, Xinhua Hospital of Huainan, Huainan (Anhui)232052, China

中国安徽淮南新华医院麻醉科，232052

Department of Surgery, University of California, Los Angeles, California 90024, USA

美国加州洛杉矶加利福尼亚大学外科，90024

第二节　英文摘要与关键词的书写

学术论文的摘要一般置于论文标题页之后、正文之前，给读者提供了关于论文内容的预览，使得读者无需阅读全文便可了解其主要内容及一些重要的具体细节。摘要已成为国际学术交流的重要写作文体和获取信息的主要途径，介于不同国家存在语言交流屏障，为了国际交流，论文一般应有英文摘要。医学论文的英文摘要是将医学论文介绍给更多读者和促进国际医学学术交流的重要桥梁，是医学研究成果在国际范围内得到交流和认可的重要渠道。

因为摘要是论文在很多电子数据库被收录的唯一实质性部分，很多读者只能阅读到摘要部分，所以作者需要确保摘要能准确反映整篇论文的内容，无论是单独阅读还是结合整篇文章阅读，摘要都必须易于理解、前后呼应。《国际生物医学期刊投稿的统一要求》中说明，摘要中应提供研究的背景，阐明研究目的、基本程序（研究对象或实验动物的选择、观察和分析方法）、主要发现（如果可能的话，给出具体效应量及其统计意义）和主要结论。

一、摘要的分类与格式

（一）指示性摘要

指示性摘要（indicative abstract），也称为提示性、说明性或论点摘要，通常只用两三个句子概括论文的要点内容（研究对象、目的及方法），而不含有具体的研究数据及结果等内容。这种摘要往往用于综述、述评、会议报告等。句子中的谓语动词常用一般现在时或现在完成时。例如：

Abstract　An institutional experience with primary gastrointestinal lymphoma (PGL) is reviewed. The clinical, pathologic, and therapeutic aspects of PGL are discussed.

摘要:本文综述了治疗原发性胃肠道淋巴瘤的主要经验,并就该病的临床、病理及治疗问题进行了讨论。

(二)资料性摘要

资料性摘要(informative abstract),也称为报道性摘要,简要描述了研究背景、目的、方法、结果、结论及对未来的展望等方面的具体信息,读者可以通过阅读这种摘要大致了解正文的主要内容。医学学术期刊大都使用资料性摘要。

根据其格式,资料性摘要可以分为非结构式摘要(non-structured abstract)和结构式摘要(structured abstract)。

1. 非结构式摘要　非结构式摘要采用传统的一段式摘要,段落里并没有用小标题等标记明确标示出研究目的、方法、结果和结论等内容,而是以表示特定逻辑关系的元话语(metadiscourse)帮助读者快速、有效地理解摘要中的信息。例如:

Abstract　The smoking habit of 48 patients with malignant hypertension was compared with that of 92 consecutive patients with non-malignant hypertension. Thirty-three of the patients with malignant and 34 of the patient with non-malignant hypertension were smokers when first diagnosed, the differences were considered significantly. Results suggest that malignant hypertension is yet another disease related to cigarette smoking.

摘要　将48例恶性高血压病人与92例非恶性高血压病人做了吸烟习惯的对比研究。初诊时就已吸烟的恶性高血压病人有33例,非恶性病人34例,两者之间有显著性差异。本研究表明:恶性高血压是一种与吸烟有关的疾病。

2. 结构式摘要　结构式摘要是20世纪80年代出现的一种结构化的资料性摘要。相比非结构式摘要,结构式摘要更为规范化、标准化,它按一定格式和顺序罗列出代表文章各部分重要内容的项目名称,并就每个项目进行简要叙述。这种形式的摘要简洁、清晰、完整,便于编辑、审稿、阅读及计算机检索。完整的结构式摘要中通常包括以下九个项目:①背景(context/background):说明研究背景,引出研究问题。②目的(objective/aim):说明研究目的,要解决的问题。③设计(design):说明研究的基本设计及研究性质。④研究范围/地点(setting):说明进行研究的地点及研究机构的等级。⑤对象(patients/subjects/participants/samples):说明研究对象(病人/受试者/参与者/样本)的特点、数量及选取标准。⑥处理/治疗方法(interventions):说明治疗或处理方法。⑦主要测定项目(main outcome measures):介绍评定研究结果所采用的主要测定项目及方法。⑧结果(results):说明主要客观结果,须附有标准差、可信区间、统计学显著检验值等医学统计数据。⑨结论(conclusions):总结全文,依据结果陈述研究结论,说明其理论价值、应用价值、可推广性及可持续研究性。

结构式摘要根据其包含要素的多少，又可以分为全结构式摘要（full-structured abstract）和半结构式摘要（semi-structured abstract）。

（1）全结构式摘要。全结构式摘要包含了上述的九个项目，在有些摘要中也会视情况删除其中1~2项，或将有些项目合并，但目的、结果和结论部分是重点内容。例如：

Abstract

Objective　To investigate the association between tea drinking habits in Golestan province, northern Iran, and risk of esophageal squamous cell carcinoma.

Design　Population based case-control study. In addition, patterns of tea drinking and temperature at which tea was drunk were measured among healthy participants in a cohort study.

Setting　Golestan province, northern Iran, an area with a high incidence of esophageal squamous cell carcinoma.

Participants　300 histologically proved cases of esophageal squamous cell carcinoma and 571 matched neighbourhood controls in the case-control study and 48 582 participants in the cohort study.

Main Outcome Measure　Odds ratio of esophageal squamous cell carcinoma associated with drinking hot tea.

Results　Nearly all (98%) of the cohort participants drank black tea regularly, with a mean volume consumed of over one litre a day. 39.0% of participants drank their tea at temperatures less than 60 ℃, 38.9% at 60-64 ℃, and 22.0% at 65 ℃ or higher. A moderate agreement was found between reported tea drinking temperature and actual temperature measurements (weighted 0.49). The results of the case-control study showed that compared with drinking lukewarm or warm tea, drinking hot tea (odds ratio 2.07, 95% confidence interval 1.28 to 3.35) or very hot tea (8.16, 3.93 to 16.9) was associated with an increased risk of esophageal cancer. Likewise, compared with drinking tea four or more minutes after being poured, drinking tea 2-3 minutes after pouring (2.49, 1.62 to 3.83) or less than two minutes after pouring (5.41, 2.63 to 11.1) was associated with a significantly increased risk. A strong agreement was found between responses to the questions on temperature at which tea was drunk and interval from tea being poured to being drunk (weighted 0.68).

Conclusion Drinking hot tea, a habit common in Golestan province, was strongly associated with a higher risk of esophageal cancer.

[摘要] **目的** 调查伊朗北部古丽斯坦(Golestan)省居民饮茶习惯与食管鳞状细胞癌发病危险之间的关系。**设计** 基于人群的病例对照研究。此外,在一项队列研究中评估健康受试者的饮茶模式及其饮用时的茶温。**地点** 伊朗北部古丽斯坦省,该地区为食管鳞状细胞癌高发地区。**研究对象** 300 例经组织学确诊的食管鳞状细胞癌病人和 571 名相匹配的邻居对照者入组病例对照研究,48 582名健康受试者入组队列研究。**主要测定项目** 与饮用热茶相关的食管鳞状细胞癌发病危险的比值比(OR)。**结果** 队列研究中几乎所有受试者(98%)均规律饮用红茶,平均摄入量为每天 1 L。39.0%的受试者饮用时的茶温低于 60 ℃,38.9%为 60~64 ℃,22.0%为 65 ℃或更高。受试者报告的茶温与实际测量值为中等一致(加权 K 值为 0.49)。病例对照研究的结果显示,与饮用微温茶或温茶相比,饮用热茶($OR=2.07$,95%可信区间为 1.28~3.35)或者极热茶(8.16,3.93~16.9)与食管癌发病危险增高相关。同样地,与冲泡后 4 min 或更长时间再饮用相比,冲泡后2~3 min饮用(2.49,1.62~3.83)或者冲泡后 2 min 内饮用(5.41,2.63~11.1)与食管癌发病危险增高相关。饮茶温度与泡茶到饮茶的时间间隔高度一致(加权 K 值为 0.68)。**结论** 古丽斯坦省居民饮用热茶的习惯与当地食管癌的较高发病危险之间具有强相关性。

(2)半结构式摘要。半结构式摘要也称为四要素摘要,包含目的(objective/aim)、方法(methods)、结果(results)和结论(conclusion)四个部分,亦可成为 OMRAC 或 AMRAC 格式。半结构式摘要与全结构式摘要一样条理清晰,而且更为精练简洁。所以根据《生物医学期刊投稿的统一要求》,很多国际医学期刊要求作者使用半结构式摘要。例如:

Abstract Objective: To determine the impact of body mass index (BMI) in adulthood or childhood on the reproductive health of women. **Methods**: Heights, weights (at 7, 11, 16, 23 and 33y) and reproductive data were available for 5799 females in the British cohort study in 1958. Body mass index (BMI) was calculated as weight/height. Age-specific cut-offs were used to define overweight and obesity. Reproductive problems reported at age 33 included: menstrual problems (also reported at 16y), hypertension in pregnancy and subfertility. **Results**: Early menarchal age was associated with menstrual problems by 16y, but the relationship did not persist to 33y. After adjusting other interference factors, obesity at both 23y and 7y are associated with menstrual problems before 33y ($OR=1.75$ and 1.59 respectively). Obesity at 23y increased the risk of hypertension in pregnancy (OR=2.37). Consistent with these findings, obese women at 23y were less likely to conceive within 12 months of unprotected intercourse (RR=0.69). **Conclusions**: Overweight and obesity in early adulthood seems to lead to menstrual problems, hypertension in pregnancy and subfertility. Other than menstrual problems, childhood body mass index had little impact on the reproductive health of women.

[摘要] **目的** 确定成年期和儿童期的身体质量指数(BMI)对妇女生育健康的影响。**方法** 根据1958年英国出生人群研究所提供的5 799名女性身高、(7,11,16,23和33岁时的)体质量和生殖数据。身体质量指数以体质量/身高计算。根据不同年龄的分段来确定体质量过重和肥胖。33岁时报告的与生育有关的问题包括:月经问题(16岁时也有同样报告)、孕期高血压和低生育力。**结果** 初经期早与16岁前的月经问题有关,但是,这种关系到33岁不复存在。在调整其他干扰因素后,23岁时发生的肥胖和7岁时发生的肥胖都与33岁前的月经问题有关(OR分别为1.75和1.59)。在调整其他干扰因素后,23岁时发生的肥胖导致孕期高血压的几率增加(OR=2.37)。与这一发现一致的是,在调整其他干扰因素后,23岁时发生肥胖的妇女在无任何避孕的情况下12月内不易受孕(RR=0.69)。**结论** 成年早期的体质量过重和肥胖似乎较易导致月经问题、孕期高血压和低生育力。除了月经问题外,儿童期的身体质量指数与妇女的生殖健康无多大关系。

二、摘要的写作要求及语言特点

摘要的正文需要用简明、扼要、客观、完整的文字反映论文的主要内容,以便于编辑审稿及读者阅读。撰写英文摘要正文时需要保持正文内容与中文摘要的一致性,不能随意增减内容。尽量使用规范术语,避免使用非公认的符号及缩略语。摘要正文中无需附图表、公式、引文标注。下面以背景、目的、方法、结果、结论等部分为重点,说明摘要的写作要求及语言特点。

(一)背景

这一部分应简要说明国内外研究背景,引出研究问题。

1.时态

(1)介绍研究背景时通常使用一般现在时,用来陈述相关研究现状、介绍论文主题等。例如:

Background There are few studies on long-term mortality in prospectively followed, well-characterized cohorts of children with epilepsy. We report on long-term mortality in a Finnish cohort of subjects with a diagnosis of epilepsy in childhood.

背景 有关癫痫患儿长期死亡率的前瞻性随访、特征明确的队列研究还很少。我们报告了一组芬兰儿童癫痫病人的长期死亡率。

(2)背景部分写作也常用现在完成时强调相关研究对于本研究的影响。例如：

Background Testosterone supplementation has been shown to increase muscle mass and strength in healthy older men. The safety and efficacy of testosterone treatment in older men who have limitations in mobility have not been studied.

背景 已有研究显示，睾酮补充(疗法)可增加健康老年男性的肌肉量，增强肌力。而在行动受限的老年男性中，睾酮治疗的安全性和有效性尚未得到研究。

2. 常用表达

There is evidence that.../It has been proved that...

We report that.../The present situation of... is reported.

There are few studies on.../Little is known about...

... has/have been reported/shown/presented/described/discussed...

(二)目的

目的部分主要提出论文要探讨、解决的问题或进行科学研究的理由。撰写目的部分时应尽可能避免与论文标题完全重复。表示"目的"的英文是 Objective/Aim/Purpose，一般用单数形式。

1. 时态

(1)结构式摘要中，研究目的大都用动词不定式短语表达。例如：

Objective To determine the optimum interpregnancy interval after miscarriage in a first recorded pregnancy.

目的 探讨首次有记录的妊娠流产后再次妊娠的最佳时间间隔。

(2)用完整句表述论文的写作意图、表明本文要解决的问题时，用一般现在时表达。例如：

The purpose of this paper is to describe the clinical presentation of 30 such patients.

本文旨在介绍30例该类病人的临床表现。

(3)用完整句介绍已完成的研究的目的时，用一般过去时。例如：

The aim of our study was to perform such a prospective trial to determine whether there is a significant difference in the results of both treatments.

本研究旨在以前瞻性试验测定两种治疗方法的结果是否有显著性差异。

2. 常用表达

(1)结构式摘要中目的部分大都使用简练、清楚的动词不定式短语进行表述，很少使用完整句进行表述。常用于表示目的的动词不定式短语如下：to evaluate（评价），to explore（探索），to understand（了解），to determine（确定），to compare（比较），to analyze（分析），to clarify（阐明），to confirm（确认），to detect（探索），to develop（建立），to summarize（总结），to study（研究），to investigate（调查），to identify（识别），to observe（观察）等。

(2)非结构式摘要或少量结构式摘要中用完整句表述目的，常见句型有：

The present study aimed at...

The purpose/aim/objective (of this study) was to...

We aimed to...

The study was designed/conducted to...

We... for the purpose of...

(三)方法

方法部分主要说明作者研究过程中所采用的研究设计、研究对象（包括选择及分组标准）、研究材料及设备、观察方式及数据的测定及统计处理等。英文摘要中通常用复数形式 Methods 表示"方法"。其内容用完整句表达。

1. 时态　方法部分所陈述的是作者之前研究工作中所实施的研究步骤，是对过去的研究操作过程的总结和描述，多属回顾性叙述，因此这部分的时态常用一般过去时。例如：

Methods　We randomly assigned patients with symptomatic or asymptomatic carotid stenosis to undergo carotid-artery stenting or carotid endarterectomy.

方法　我们将有症状或无症状的颈动脉狭窄病人随机分为两组，一组接受颈动脉支架置入术，另一组接受颈动脉内膜切除术。

在有动作发生先后的情况下也可以适情况采用过去完成时。例如：

Methods　We enrolled overweight adults from eight European countries who had lost at least 8% of their initial body weight with a 3.3-MJ (800-kcal) low-calorie diet.

方法　我们从8个欧洲国家招募了超重成人，他们通过3.3兆焦卡(800千卡)低热量膳食使初始体质量减轻了至少8%。

2. 常用表达　方法部分的内容应用完整句的形式进行陈述。其常用句型有：

(1)表示研究对象的选择。

... was (were) used to

... was (were) selected/excluded

...were selected/enrolled (randomly) from...

例如：

Methods Sperm Chromatin Dispersion Experiment was used to detect the sperm DNA integrity.

方法 采用精子染色体扩散实验来检测精子 DNA 的完整性。

(2)表示研究对象的分组。

...was/were randomly/equally divided/ categorized/assigned into/to...

...was/were separated/classified/divided into...groups

例如：

Methods Patients were randomly assigned to the usual-care group or to the intervention group.

方法 病人被随机分入常规护理组和干预组。

(3)表示研究对象的性别。

...patients(57 males)/(7 males and 3 females)/(4 women，8 men)/(6F，5M)

...SD rats of both sex/either sex

例如：

The study comprised 29 women and 26 men who all were obese but otherwise healthy.

这项研究包括了肥胖但健康的 29 位女性和 26 位男性。

(4)表示研究对象的年龄。

表示准确年龄　a patient aged 35 (years)；a 35-year-old patient

表示某年龄以上　over (the) age (of) 35(years)；more than 35 years

表示某年龄以下　under /below (the) age (of) 35；less than 35 years

表示一个年龄段　between the ages of 20 to 60 years；aged 20 to 60 years

　　　　　　　　ranging in age from...to...years

(5)表示实施实验/诊断/治疗等。

...was (were) determined

...was (were) performed on/to

...was (were) examined by...

...was (were) detected with...

...was (were) diagnosed by/as...

...was (were) treated by/with...

...was (were) measured

...was (were) conducted to...

Samples of...were obtained/taken from...

...was fixed with/in...

...was stained with...

例如：

The systolic pressure, diastolic blood pressure, heart rate, pulse oxygen saturation in two groups were observed before anesthesia induction($T0$), before intubation($T1$), endotracheal intubation($T2$), and at 1 min($T3$), 3 min($T4$) and 5 min ($T5$) after intubation.

观察 2 组病人入手术室麻醉诱导前($T0$)、诱导后插管前($T1$)、气管插管即刻($T2$)、插管后 1 min($T3$)、3 min($T4$)、5 min($T5$)的收缩压、舒张压、心率和脉搏血氧饱和度。

Computer-aided semen analysis system was performed to detect the seminal parameters.

采用计算机辅助精液分析系统进行精液参数检测。

(四)结果

结果部分一般在摘要中占据最大篇幅，重点描述本研究得出的客观的和研究结论相关的主要结果，包括观察结果、实验测定的重要数据及相关结果、病人的治疗结果及统计学处理结果等。此部分不用表格、图表或曲线图，只列出为结论提供证据的关键性数据。结果部分应是摘要部分的重点，英文摘要中通常用 Results 表示"结果"。

1. 时态 结果部分是通过具体分析所得来的，源于特定的实验方法，是科研数据的记录，所以和方法部分一样都属于回顾性陈述，通常用一般过去时进行陈述。例如：

One case with nausea in group C in recovery period was found, no vomiting, drowsiness and respiratory depression were found in two groups.

C 组在恢复期出现 1 例恶心，两组均无呕吐、嗜睡和呼吸抑制的发生。

2. 常用表达 摘要中结果部分的内容需要根据文章内容来确定，这部分没有特别固定的句型要求，大致可以包括以下几个方面。

(1)表明结果：直接表明结果，避免使用"The results showed/demonstrated/revealed/documented/indicated/suggested that..."的句型来表达结果。现在国内外期刊都常省略该句型主句部分，直接使用 that 后面的句子，因为这样使用显得更加简洁，符合摘要本身特点。例如：

Results The endotracheal intubation success rate in F group and L group were 100.0% and 92.0%, respectively.

结果 F 组和 L 组气管插管成功率分别为 100.0%和 92.0%。

(2)表示相关性。

①……与……相关

… was (were) in relation to…

… was (were) correlated/associated/connected with…

There was a relationship/correlation/association between A and B.

… was found to be correlated/ associated with…

… was positively/inversely/negatively correlated with…（正/负相关）

②……与……成正/反比

… was in direct/inverse proportion to…

… was directly/inversely/indirectly proportional to…

例如：

Sperm DNA fragmentation rate was negatively correlated with sperm density and sperm motility ($P<0.01$).

精子 DNA 碎片率与精子密度及精子活力均呈负相关关系($P<0.01$)。

(3)表示比较和对比。由于在医学实验中常设立实验组和对照组，因此在描述结果时常需要使用表示比较和对比关系的表达。在组织语句时应力求简练，避免重复及罗列过多的数字。

… was (were) equal to

… of A was similar/analogous to that/those of B.

… was consistent/ comparable with…

in contrast/on the contrary/whereas

例如：

Compared with group C, the incidence and degree of agitation and pain score at 10 min after extubation in group P were significantly lower ($P<0.01$).

P 组拔管后 10 min 躁动发生率和程度以及疼痛评分都显著低于 C 组($P<0.01$)。

(4)表示结果的统计学意义。

There was (very/highly) significant difference in …/between A and B.

The difference between… and… was/is significant.

… was/is significantly different from…

No significant/Insignificant difference was found/observed/noted in…/between A and B

例如：

There was no significant difference in preoperative bleeding rate and neonatal asphyxia between two groups($P>0.05$).

两组术前出血率和新生儿窒息率均无显著差异（$P>0.05$）。

(5)数值的表达法。

①单个数值的表示方法。

a total of... 总数为……；a series of... 连续数为……；a maximum of... 最大值为……；an incidence of... 发病率为……；a mortality rate of... 死亡率为……；a dose of... 剂量为……；an average of... 平均数为……。例如：

Acute cellular graft-versus-host disease (GVHD) following liver transplantation has an incidence of 1% to 2% and a mortality rate of 85%.

肝脏移植后急性细胞移植物抗宿主病（GVHD）的发生率为1%到2%，且死亡率为85%。

②多个数值的表示法。可将各数值直接置于该名词之后，数值与名词之间一般可用逗号隔开，但也可不用逗号。例如：

The relationship of antibody-coated bacteria to clinical syndromes was: asymptomatic bacteriuria, 15% (27/178); cystitis, 8% (6/75); prostatitis, 67% (2/3); and acute pyelonephritis, 62% (16/26).

抗体包裹细菌与临床综合征的关系是：无症状性菌尿，15%（27/178）；膀胱炎，8%（6/75）；前列腺炎，67%（2/3）；急性肾盂肾炎，62%（16/26）。

③平均数值的表达方法。

The average/mean/median＋名词＋was＋数值

on average

an average/a mean/a median ＋名词＋of

例如：

The mean age was 60 years.

平均年龄为60岁。

The average length of stay was 6.75 days.

平均住院时间为6.75天。

④一定范畴间的数值表达方法。

主语＋range/vary from... to... /between... and...

with a range of... to...

例如：

The duration of therapy ranged from nine to eighteen months.

治疗时间为9～18个月。

⑤数值增减的表达方法。

...was increased/reduced to/by...

...increase/elevate/rise/decrease/reduce/fall/drop by/to...

……增加或减少了……/……增加或减少到……

...increase/elevate/rise/decrease/reduce/fall/drop from...to...

……从……增加或减少到……

例如：

The total time of treatment can be reduced to 18-22 days.

治疗时间可缩短为18～22天。

(五)结论

结论部分一般要求作者紧密结合结果部分的实验或治疗结果集中阐述研究的理论或应用价值，概括性地就研究结果进行总结说明、综合分析、评价及推广等。视情况可以用英文单数形式 Conclusion 或复数形式 Conclusions 表示"结论"。

1. 时态　结论部分的时态使用比较复杂，大致可分为以下几种情况。

(1)作者在研究结束后，将得到的结果分析归纳后形成结论，常用一般现在时表示结论具有普遍性。例如：

Conclusion　The perioperative risk of pernicious placenta previa is great, which need some collaboration rescue measures of multidisciplinary to ensure the safety of motherhood and infant.

结论　凶险型前置胎盘围术期风险巨大，需做好多学科协作的抢救措施，保障母婴安全。

(2)当结论中涉及有本研究的具体行为或者只是总结了本研究的研究结果，而不具备普遍性时，需要采用一般过去时。例如：

Conclusion　In this population of older men with limitations in mobility and a high prevalence of chronic disease, the application of a testosterone gel was associated with an increased risk of cardiovascular adverse events.

结论　在这个活动量有限以及慢性病患病率高的老年男性人群中，使用睾酮凝胶与心血管不良事件的风险增加相关。

(3)当作者表达对本研究未来的展望时，使用一般现在时或将来时。例如：

Prospective, real-world studies are needed to increase our understanding of the total clinical and economic effects of HCV infection and treatment on patients and society.

需要进行前瞻性的、真实的研究，以增进我们对丙肝感染和治疗对病人和社会的总体临床和经济影响的了解。

Ultimately, comparison studies will be required to determine the relative efficacy and convenience of the various forms of vitamin D that are now being developed for use in patients.

最后,还需要进行比较研究,以确定目前正在研制的用于病人的各种维生素D的相对疗效和使用方便性。

(4)有时可以在谓语动词前加情态动词,表示作者对结论部分特定内容的不同程度的肯定、推测、评论或看法及建议。例如:

In women with hypothyroidism treated with thyroxine, estrogen therapy may increase the need for thyroxine.

对于使用甲状腺素治疗甲状腺功能减退的妇女,雌激素治疗可能会增加其对甲状腺素的需求。

2.常用表达

(1)陈述实验结果。

The(These/Our) data(studies/results/observations/findings) suggest (show/indicate/demonstrate/confirm/imply/illustrate/reveal) that...

例如:

The results confirm that this form of hepatitis may be related to a high frequency of persistent hepatic dysfunction.

结果证实这种类型的肝炎可能与高发生率的持续肝功能障碍有关。

Results indicate the promise of computer-aided vaccine design to bring greater efficiency to traditional lab-based vaccine discovery approaches.

结果表明,计算机辅助疫苗设计有望为传统的实验室疫苗发现方法带来更大的效率。

(2)概括性的总结研究结论。

It is concluded that...

It can be concluded that...

We can conclude that...

The/Our conclusion is that...

Conclusion can be reached/drawn that...

In conclusion/summary

例如:

It is concluded that during treadmill exercise small but significant changes in serum hematological, biochemical and electrolyte parameters occur, some of which should be taken into account in the everyday clinical practice.

结论是:在平板运动试验中,血清血液学、生化和电解质参数会发生微小但重要的改变,其中有些变化应引起日常临床工作的重视。

(3)表示支持或一致。

These results (strongly) support that...

The observation results are consistent/in accord with the theory/idea/proposal/hypothesis/ previous study that...

...is/are similar to that reported/described/documented by...

These results/findings supply a basis for...

例如:

These results support the fact that, although declining, gastric cancer remains relatively frequent.

结果证实尽管胃癌患病率持续减少,但仍相对频发。

Our results were similar to territory-wide findings in Hong Kong.

我们的研究结果与香港全港的研究结果相似。

(4)表示相悖、不能证实或不一致。

These results do not/fail to support/confirm that...

These results do not fully explain...

...is/are contrasted with/different from...

On the contrary...

(5)表示研究意义。

...be of great/some/little/no clinical significance/value in/to...

...provide theoretical/clinical evidence for...

...have implications for...

例如:

Sperm DNA integrity and anti-sperm antibody as the supplementary index of semen analysis have important clinical significance.

精子DNA完整性和抗精子抗体作为精液分析的补充指标,具有重要的临床应用价值。

(6)表示前瞻性说明。

Further analysis/experiments will be necessary/needed to confirm...

...need/remain to be further investigated/examined/studied/evaluated/explored.

It is necessary to make/carry out deeper study on...

Whether... remains/is yet to be determined.

There are several limitations to...

例如：

The relation of insulin resistance to hypertension remains to be further studied.

胰岛素耐受性与高血压之间的关系有待进一步研究。

三、摘要中的人称代词和动词语态

目前国内很多医学期刊要求作者在英文摘要中多使用第三人称及被动语态，但大多数国际医学期刊中使用第一人称和主动语态的情况较为普遍。使用人称代词和动词语态的总体标准是能够通过清晰简明的表达使语句易于理解。

1. 摘要中一般采用第三人称，除非采用第一人称可避免语句结构烦琐累赘。例如：

The arteriography and embolotherapy in diagnosing and treating acute gastrointestinal bleeding is micro-invasive, safe and quick, which is an effective way, especially for patients with postoperative bleeding.

使用动脉造影和血管栓塞术是通过微创安全快速地诊断和治疗消化道出血的有效方法，尤其是对于术后出血的病人。

2. 表示作者时，国内医学期刊的英文摘要中很少使用第一人称 We，多用 This study/paper 替代。此时谓语动词采用主动语态。例如：

This study reports a method of evaluating sleep apnea, and presents two cases fully studied by the method.

本研究报告了一种评价睡眠性呼吸暂停的方法，并介绍了采用这种方法对两个病例所进行的充分研究。

3. 国际医学期刊摘要中常用第一人称 We 表示作者，常使用在目的、方法和结论部分。谓语动词采用主动语态。例如：

We measured pulmonary artery pressures and pulmonary lymph flow in 6 halothane-anesthetized sheep in which we created lesions of the nucleus by bilateral thermocoagulation.

我们在 6 只麻醉羊中用双侧热凝聚法构建了核损伤并测定了羊的肺动脉压和肺淋巴血流值。

4. 在需要强调受动者、突出行为对象时，一般使用第三人称和被动语态。例如：

An inverse relationship was noted between efflux capacity and carotid intima-media thickness both before and after adjustment for the HDL cholesterol level.

我们注意到,在校正HDL胆固醇水平之前和之后,流出量与颈动脉内膜中层厚度之间均呈反比关系。

四、关键词

关键词又称为索引词或主题词,是常出现在论文中的对表征论文主题内容具有实质意义的词语(名词或词组),亦是科技论文的文献索引标志。

英文关键词置于英文摘要之后,一般选用名词或名词性词组。多数医学期刊要求:用英语"Key Words"表示"关键词";关键词一般2~5个,最多10个词或词组;相邻关键词之间以分号";"或以空格隔开,最末一个词不加符号。投稿之前应弄清期刊的格式要求。例如:

[**Key Words**] pelvic neoplasm; ultrasonography; thrombosis; perioperative period
[**关键词**] 盆腔肿瘤;超声检查;血栓;围手术期

为便于文献检索,英文关键词要尽量使用专业词汇,尽可能采用美国国立医学图书馆编辑的 MeSH 中所列的名词。可以适当使用新名词,忌用含义极广的词,如 diagnosis, treatment 等。尽可能不用英文缩略语,如果要用,可在英文全称后括号中用大写缩略语表达。例如:

[**Key Words**] adrenocorticotrophichormone(ACTH); primary nephrotic syndrome; nursing
[**关键词**] 促肾上腺皮质激素;原发性肾病综合征;护理

第二节 医学论文正文英文书写

论文正文部分位于摘要及关键词部分之后,通常以 IMRAD(Introduction, Methods, Results and Discussion)格式呈现。

一、引言

引言(Introduction)是论文正文的第一部分,其主要作用是介绍研究背景、提出研究问题以及阐明研究目的。引言部分的写作要求简洁精练,通常书写为1~3个段落,长度为200~600个词。

1. 引言部分的写作步骤和内容　引言部分主要由研究背景和研究目的两部分构成,其具体写作步骤和大致内容如下:①介绍论文研究主题的相关背景及其重要性,对主题及重要术语或概念进行解释;②通过文献综述等系统回顾国内外相关研究,并提出前人研究中存在的不足之处或尚未解决的问题,从而引出本论文的研究问题;③阐明研究目的并提出要解决的研究问题;④简要介绍研究方法、预期结果、创新性及研究意义。

并不是所有的医学研究论文都按照以上步骤和内容书写,作者在论文写作过程中可以根据需要进行调整。总体来说,引言部分写作要遵循清晰性、可读性和信息性。以下将结合实例分析引言部分的写作步骤及内容。

例1(257 词)

Liver cancer is the second leading cancer death in humans[1]. Hepatitis B virus (HBV) infection is one of the main etiologic factors of hepatocellular carcinoma (HCC)[2], particularly in areas with high incidence of HCC. Taiwan is endemic for chronic HBV infection and HCC.【介绍研究背景,对重要术语进行解释】Previously, we provided the first evidence in humans that universal hepatitis B immunization in infancy can effectively reduce the incidence of liver cancer in children and adolescents[3-4]. Later studies in Alaska natives and in Khon Kaen, Thailand also demonstrated reduction of HCC incidence rates in children after HBV immunization program[5-6].【通过文献综述,回顾国内外相关研究】

The incidence rate of liver cancer increases with advanced age worldwide[7]. The incidence rates of HCC are much higher in adults than in children. Furthermore, the levels of protective antibody decrease with time after HBV immunization in infants[8-10].【介绍研究相关背景】After long-term follow-up of the world's first universal HBV immunization program of infants in Taiwan, this study aimed to investigate whether HBV vaccination at birth provides protection against HCC as vaccinated children grow into adults.【介绍研究方法与研究目的】

Controlling HBV and related HCC is a global health goal. Yet there are still challenges that remain in the control of HCC[11]. Improving the liver cancer preventive effect is an important issue. Due to the stepwise strategies for the implementation of the HBV immunization program in Taiwan, we can compare the HCC prevention effect of different birth cohorts who were immunized against HBV under different strategies. The results can help determine better strategies for improving the cancer preventive effect of HBV immunization worldwide, as well as other cancer preventive vaccines.【说明进行本研究的必要性与意义】

参考翻译:

肝癌是人类第二大癌症死亡原因[1]。乙肝病毒(HBV)感染是肝细胞癌(HCC)的主要病因之一[2],尤其是在肝癌高发地区。台湾是慢性乙肝病毒感染和肝细胞癌的流行地区。此前,我们首次证明了人类在婴儿时期普及乙肝免疫可有效降低儿童期和青少年期的肝癌发病率[3-4]。后来在阿拉斯加原住民中和在泰国孔敬市的研究也表明,实施乙肝疫苗接种计划后儿童肝细胞癌的发病率降低[5-6]。

世界范围内肝癌的发病率随着年龄的增长而增加[7]。成人肝细胞癌的发病率比儿童高得多。此外,婴儿接种乙肝疫苗后,其保护性抗体水平随着时间的推移而降低[8-10]。本研究在对台湾进行的全球首个婴儿乙肝免疫普及项目进行长期随访后,旨在调查当接种疫苗的儿童生长成成人时,其在出生时接种乙肝疫苗是否能够预防肝细胞癌。

控制乙肝病毒和相关的肝细胞癌是一个全球健康目标[11]。然而控制肝细胞癌仍存在一定的挑战。提高肝癌的预防效果是一个重要问题。由于台湾乙肝免疫规划实施的阶段性策略,我们可以比较不同策略下接种乙肝疫苗的不同出生队列的肝细胞癌预防效果。这些结果有助于确定更好的策略,以提高全球乙肝疫苗以及其他癌症预防疫苗的预防癌症效果。

例2(361词)

Circulatory shock is a life-threatening condition that is associated with high mortality[1-2]. The administration of fluids, which is the first-line therapeutic strategy, is often insufficient to stabilize the patient's condition, and adrenergic agents are frequently required to correct hypotension. Among these agents, dopamine and norepinephrine are used most frequently[3]. Both of these agents influence alpha-adrenergic and beta-adrenergic receptors, but to different degrees. Alpha-adrenergic effects increase vascular tone but may decrease cardiac output and regional blood flow, especially in cutaneous, splanchnic, and renal beds. Beta-adrenergic effects help to maintain blood flow through inotropic and chronotropic effects and to increase splanchnic perfusion. This beta-adrenergic stimulation can have unwanted consequences as well, including increased cellular metabolism and immunosuppressive effects. Dopamine also stimulates dopaminergic receptors, resulting in a proportionately greater increase in splanchnic and renal perfusion, and it may facilitate resolution of lung edema[4]. However, dopaminergic stimulation can have harmful immunologic effects by altering hypothalamo-pituitary function, resulting in a marked decrease in prolactin and growth hormone levels[5].【介绍研究背景,解释重要术语】

Thus, dopamine and norepinephrine may have different effects on the kidney, the splanchnic region, and the pituitary axis, but the clinical implications of these differences are still uncertain.【提出尚未解决的研究问题】Consensus guidelines and expert recommendations suggest that either agent may be used as a first-choice vasopressor in patients with shock[6–8]. However, observational studies have shown that the administration of dopamine may be associated with rates of death that are higher than those associated with the administration of norepinephrine[3,9–10]. The Sepsis Occurrence in Acutely Ill Patients (SOAP) study[3], which involved 1 058 patients who were in shock, showed that administration of dopamine was an independent risk factor for death in the intensive care unit (ICU). In a meta-analysis[11], only three randomized studies, with a total of just 62 patients, were identified that compared the effects of dopamine and norepinephrine in patients with septic shock.【进行文献综述,介绍之前的相关研究】The lack of data from clinical trials in the face of growing observational evidence that norepinephrine may be associated with better outcomes called for a randomized, controlled trial.【提出前人研究中的不足,引出本研究要采用的方法】Our study was designed to evaluate whether the choice of norepinephrine over dopamine as the first-line vasopressor agent could reduce the rate of death among patients in shock.【提出研究目的】

参考翻译:

循环性休克是一种危及生命的高死亡率疾病[1-2]。作为一线治疗策略,补液往往不足以稳定病人的病情,通常需要肾上腺素能剂来纠正低血压。在这些药物中,多巴胺和去甲肾上腺素的使用频率最高[3]。这两种药物对α肾上腺素能受体和β肾上腺素能受体均有不同程度的影响。α肾上腺素能效应增强血管张力,但可能会降低心排血量和局部血流,尤其是在皮肤、内脏和肾脏床上。β肾上腺素能效应有助于通过变力作用和变时作用维持血流,并增加内脏灌注。这种β肾上腺素能刺激也会产生不良后果,包括增加细胞代谢和免疫抑制作用。多巴胺还刺激多巴胺能受体,导致内脏和肾脏灌注的比例增加,并可能促进肺水肿的消退[4]。然而,多巴胺能刺激可通过改变下丘脑—垂体功能产生有害的免疫效应,导致泌乳素和生长激素水平显著下降[5]。

因此,多巴胺和去甲肾上腺素可能对肾脏、内脏区域和垂体轴有不同的影响,但这些影响差异的临床意义仍不确定。共识指南和专家建议指出,任何一种药物都可以作为休克病人的首选血管加压药物[6-8]。然而,观察性研究[3,9-10]表明,使用多巴胺的死亡率可能高于使用去甲肾上腺素的死亡率。一项由 1 058 名休克病人参与的急性病人脓毒症发生研究[3]表明,在重症监护病房,使用多巴胺是导致死亡的一个独立危险因素。一项荟萃分析中确定[11],只有 3 项随机研究(共

62名病人)比较了多巴胺和去甲肾上腺素对脓毒症休克病人的影响。越来越多的观察证据表明,去甲肾上腺素可能产生更好的效果,但缺乏临床试验数据,因此需要进行随机对照试验。我们的研究旨在评估选择去甲肾上腺素而非多巴胺作为一线血管加压药物是否能够降低休克病人的死亡率。

2. 引言部分的时态

(1) 介绍研究背景、现状及尚未解决的问题,常使用一般现在时。例如:

Hepatitis B virus (HBV) infection is one of the main etiologic factors of hepatocellular carcinoma (HCC), particularly in areas with high incidence of HCC.

乙肝病毒(HBV)感染是肝细胞癌(HCC)的主要病因之一,尤其是在肝癌高发地区。

Thus, dopamine and norepinephrine may have different effects on the kidney, the splanchnic region, and the pituitary axis, but the clinical implications of these differences are still uncertain.

因此,多巴胺和去甲肾上腺素可能对肾脏、内脏区域和垂体轴有不同的影响,但这些影响差异的临床意义仍不确定。

(2) 基于文献综述概括前人研究发现或结论,强调前人的研究对本研究的影响,或是本研究团队之前的相关研究对当前研究的影响时,常使用现在完成时。例如:

Nevertheless, due to the common features of benign prostate hyperplasia and prostate cancer, previous studies have attempted to determine an association between the two.

然而,由于前列腺癌和良性前列腺增生的共同特征,以往的研究试图确定两者之间的联系。

However, observational studies have shown that the administration of dopamine may be associated with rates of death that are higher than those associated with the administration of norepinephrine.

然而,观察性研究表明,使用多巴胺的死亡率可能高于使用去甲肾上腺素的死亡率。

(3) 说明本研究的目的和所采用的方法,陈述前人某项研究的结果或结论时,常用一般过去时。例如:

After long-term follow-up of the world's first universal HBV immunization program of infants in Taiwan, this study aimed to investigate whether HBV vaccination at birth provides protection against HCC as vaccinated children grow into adults.

本研究在对台湾进行的全球首个婴儿乙肝免疫普及项目进行长期随访后,旨在调查当接种疫苗的儿童生长成成人时,其在出生时接种乙肝疫苗是否能够预防肝细胞癌。

In a meta-analysis, only three randomized studies, with a total of just 62 patients, were identified that compared the effects of dopamine and norepinephrine in patients with septic shock.

一项荟萃分析中确定,只有3项随机研究(共62名病人)比较了多巴胺和去甲肾上腺素对脓毒症休克病人的影响。

(4)介绍、展望研究的预期结果、创新性或研究意义时,常用一般将来时或是用情态动词进行表达。

Using the approach would allow a better appreciation of the impact of HCV, its cure, and its accompanying improvement in the clinical outcomes, patient-reported outcomes, and economic outcomes.

采用这种方法将使人们更好地认识到丙型肝炎病毒的影响、治愈方法及其在临床结果、病人报告的结果和经济结果方面的相应改善。

The results can help determine better strategies for improving the cancer preventive effect of HBV immunization worldwide, as well as other cancer preventive vaccines.

这些结果有助于确定更好的策略,以提高全球乙肝疫苗以及其他癌症预防疫苗的预防癌症效果。

3. 引言部分的常用表达

(1)强调论文主题的重要性。

... is fundamental to...

... is an important aspect of...

... is associated with increased risk of...

There is evidence that ... plays a crucial role in regulating...

... is a common condition which has considerable impact on...

... is a common disorder characterized by...

It is well established that ... can impair...

... is a growing public health concern worldwide.

The prevalence of ... is increasing at an alarming rate in all age groups.

Evidence suggest that ... is among the most important factors for...

... are one of the most widely used groups of antibacterial agents and...

... plays a/an key/vital/crucial/essential/important/significant/fundamental role in ensuring/reducing/preventing/the treatment of/the regulation of/protecting against/the maintenance of/the pathogenesis of...

(2)描述某一问题在特定研究领域存在的争议。

There has been considerable professional debate on/about...

...studies have differed in their conclusion on/about/regarding...

A much debated question is whether...

The effect of... is a much-debated topic.

Researchers have long debated the impact of... on...

(3)进行文献综述,概述前人的相关研究。

Recent evidence suggests that...

Extensive research has shown that...

It has been shown/observed/suggested/established/demonstrated that...

Recent/previous/several studies have found/shown/established/demonstrated/reported/identified...

(4)说明相关研究的缺乏。

To date,... has not been systematically/extensively studied/examined...

(Very) few studies have explored.../focused on.../measured... in humans/been conducted to determine the effect of...

So far, there has been little research on...

Up to now, little research has been carried out on...

(5)说明前人研究中存在的不足。

Previous research/studies has/have failed to measure.../take account of...

Further studies on... are still necessary/essential.

Previous studies have mostly/generally/typically/predominantly ignored.../focused on.../been concerned with...

Previous published studies on the effect of ... are not consistent.

Most of these studies have suffered from small sample sizes/multiple design flaws/serious sampling problems/notable methodological weaknesses.

(6)阐述本研究的目的。

This study aimed to...

This study was designed to...

The aim/purpose of this study was to predict/establish/determine/examine/compare/explore/identify...

(7)提出研究问题或假设。

We aimed to test...

The hypothesis that will be tested is that...

The research questions in this study focused on...

This study aimed to address the following research questions:...

(8)阐述本研究的意义及价值。

... has practical significance/implication for...

This study provides new insights into...

The findings should make an important contribution to the field of...

This study makes a major contribution to research on...

二、方法

论文正文的第二部分是方法(Methods),通常也会用"材料与方法(Methods and Materials)"标注这一部分,主要记录了具体的研究实施过程。这一部分的写作必须要做到语言简洁、信息准确、条理清晰,以证明研究的科学性、创新型及准确性,以便于其他科研人员重复研究操作及重现研究结果。

(一)方法部分的写作步骤和内容

方法部分主要包括研究对象的选择和描述、技术信息、数据统计分析等内容,在进行论文写作时通常需要根据研究内容、实验步骤及期刊要求等因素下设二级标题,常见的二级标题及内容如下。

1.研究设计(Study Design)　研究设计部分要求作者用简洁而准确的语言有条理地描述试验进行的具体情况,这部分常见于临床研究的论文中。由于作者写作习惯或期刊具体要求的不同,有的论文中并没有单独设置Study Design部分,而是放在研究对象、测定方法等部分进行介绍。研究设计部分的内容通常包含实验类型、起止时间、研究对象的分组、所使用的仪器设备、干预措施等。例如:

Study Design

The global study design is described in Fig. 1. The double-blind testing phase【实验类型】consisted of consecutive runs. For each run, the dog was presented six samples (five controls and one cancer). During each run, the cancer urine was one of the 33 selected cancer samples and the 5 control urines were samples randomly selected among controls.【研究对象、测试时所使用的样本及其分组】Samples were anonymized and numbered so that people conducting the test were notable to discriminate cancer from control samples. The samples were frozen at -4 ℃ from the time of urine collection to the time of testing. Each urine sample was slowly heated to 37 ℃ with the same material immediately before examination in a dedicated area outside the testing room.【样本准备情况】

During each run, the dog had to scent successively the six samples that were hidden in boxes. Each box had a hole so that the dog could not access the urine itself, but only its odor. After a mean time of 30 s, the dog had to sit in front of a box to designate the cancer sample.【测试方法】In case of success (dog sitting in front of prostate cancer urine sample), the result was classified as a true positive and the controls as true negatives, and the next cancer sample was tested. In case of mistake (dog sitting in front of control urine sample), the control sample was classified as false positive and the cancer sample as a false negative. The false-positive sample was excluded from the pool of controls used for the future runs, and the cancer sample was retested in association with other controls. A new prostate biopsy was proposed to the patient who provided the false positive sample.【测试结果分组标准及干预措施】

参考翻译：

研究设计

总体研究设计如图1所示。双盲测试阶段包含连续几轮测试。每轮测试时都会给这只狗6个样本(5个对照样本和1个癌症样本)。每轮测试中的癌症尿液来自于33个癌症样本中的一个,而5个对照尿液是从对照组中随机选择的。样本被匿名并编号,因此进行测试的人无法区分癌症样本和对照样本。从尿液采集到检测,样品以－4 ℃冷冻。每一个尿样在检测前立即用相同的材料将其缓慢加热至37 ℃,然后在检测室外的专用区域进行检测。

在每次测试过程中,这只狗必须连续嗅出藏在盒子里的6个样本。每个盒子上都有一个洞,这样狗就无法接触到尿液本身,只能闻到尿液的气味。平均30秒后,这只狗必须坐在一个盒子前以指认出癌症样本。如果成功(狗坐在前列腺癌尿液样本前),结果被分类为真阳性,而对照组为真阴性,然后对下一个癌症样本进行测试。如果出现错误(狗坐在对照尿样前),将对照尿样分为假阳性,将癌症尿样分为假阴性。假阳性的样本被排除在用于以后测试的对照组之外,癌症样本与其他对照样本一起重新测试。对于提供假阳性样本的病人,建议进行新的前列腺活检。

2. 研究对象(Participants/Subjects/Study Population/Patients/...) 研究对象部分的写作需要作者清楚地描述观察或实验对象(病人、受试者、实验室动物、微生物、细胞、组织等)的选择,包括合格标准、排除标准以及研究对象来源的描述。

另外,不同研究对象的相应写作内容是有差别的。如果是以人为研究对象,应根据需要注明研究对象的人数、性别、年龄、体质量、健康状况、既往史、分组标准等详细情况。如果是以实验动物为研究对象,需要注明动物的种类、数量、来源、性别、周龄、体质量、健康状况、饲养条件及分组标准等基本信息。如果是以细胞为研究对象,需要注明细胞的来源、培养条件等信息。例如:

例1 Participants

Participants were recruited through advertisements and underwent comprehensive medical screening. Persons were eligible for inclusion if they were 65 years of age or older,【研究对象的年龄】were obese (body-mass index [the weight in kilograms divided by the square of the height in meters] ≥30),【研究对象的体质量】were sedentary (regular exercise <1 hour per week), and had had a stable body weight (loss or gain of no greater than 2 kg) and stable medication use for 6 months before enrollment.【研究对象的标准】All participants had mild-to-moderate frailty, as defined by a score of 18 to 31 on the modified Physical Performance Test (scores range from 0 to 36 points, with higher scores indicating better performance).【研究对象的健康状况及其界定标准】15 persons who had severe cardiopulmonary disease (e. g., recent myocardial infarction or unstable angina), musculoskeletal or neuromuscular impairments that precluded exercise training, or cognitive impairments or who used drugs that affect bone metabolism were excluded.【排除标准】

参考翻译:

研究对象

通过广告招募研究对象,并对其进行全面的医学筛查。65岁以上,肥胖(体质量指数[体质量(kg)除以身高(m)的平方]≥30),久坐(常规锻炼<1小时/周),体质量稳定(减重或增重不超过2 kg)并在之前稳定用药达6个月的参选者才能成为研究对象。所有的参与者都有轻微到中度的虚弱,这是由修改后的体能表现测试的18~31分所界定的(分数范围从0到36分,分数越高体能表现越好)。15名患有严重心肺疾病(如最近发生过心肌梗死或不稳定心绞痛)、因肌肉骨骼或神经肌肉损伤而无法进行运动训练、具有认知障碍或服用影响骨代谢药物的病人被排除在外。

例2 Experimental animals

Specific-pathogen free chicks【动物种类】were obtained from the Canadian Food Inspection Agency (Ottawa)【动物来源】and kept in Horsfal units placed at the Isolation Unit of Ontario Veterinary College (University of Guelph, Guelph, Ontario, Canada).【动物饲养场所】Animals were euthanized by CO_2 inhalation and procedures were approved by the institutional Animal Care Committee.【动物处理方式及实验相关资质】

参考翻译：

实验动物

从加拿大食品检验局(渥太华)获得的无特定病原体(SPF)雏鸡，饲养在安大略省兽医学院(加拿大安大略省圭尔夫市圭尔夫大学)隔离区的 Horsfal 隔离器中。经学院动物保护与利用委员会的批准，通过吸入二氧化碳对动物实施安乐死。

3. 研究方法(Measurements/Assessments/Experimental procedure...) 写作时需要明确研究过程中所采用的处理及测定方法：已发表但不为人知的方法需提供参考资料及简要说明；描述新的或大幅度修改的方法，给出使用它们的理由，并评估它们的局限性；说明所使用的实验设备、试剂及材料等，并注明型号、剂量、厂家等相关信息；描述具体实验过程。例如：

Measurements

Intubation conditions were assessed using a scoring system that grades jaw relaxation, ease of laryngoscopy, vocal cord position and coughing (Table 1)[8].【明确所采用的评价体系】Intubation conditions were considered acceptable if the score for each parameter was ＜ 2. If any of the measured values was ≥ 2, intubation conditions were considered unacceptable.【说明评分标准】MAP (mean arterial pressure) and HR (heart rate) were assessed at the following timepoints: at baseline; following opioid administration; before intubation; immediately after intubation; at 1, 3 and 5 min after intubation.【说明测定时间及对象】

参考翻译：

测定方法

采用评分系统评估插管条件，评价下颌放松度、喉镜检查难易程度、声带位置和咳嗽(表1)。[8]如果各项参数的评分均＜2，则认为插管条件是可以接受的。如果任何一个测量值≥2，则认为插管条件不可接受。分别在研究开始时、阿片类药物给药后、插管前、插管后即刻、插管后 1 min、3 min、5 min 评估平均动脉压和心率。

4. 统计学分析(Statistical Analysis) 在这一部分里作者一般会说明所使用的统计软件，定义统计术语、缩写和大部分符号；简要描述数据统计方法(如 t 检验、F 检验等)及统计标准(如 P 值标准)，使读者能够通过原始数据来验证所报告的研究结果。例如：

Statistical Analysis

All statistical analyses were performed using the Statistical Packages for the

Social Sciences (IBM, SPSS Corp.; Armonk, NY, USA) version 22 software. 【所使用的软件及版本】As appropriate to the nature of the parameters in the dataset, analyses were made using frequency tables, descriptive statistics, difference tests, and chi-squared tests.【所使用的数据统计方法】Since the non-categorical variables of the study were not found to be significant in a Kolmogorov-Smirnov Z test ($P>0.05$), the analyses continued with parametric tests. Accordingly, an independent samples t-test was used to calculate the differences between bi-categorical variables, and an F-test was used to calculate the differences between multi-categorical variables. In cases where the F-test indicated a significant difference, the least significant difference method was used post-hoc to determine which pair resulted in a significant difference.【采用不同统计方法的依据】The level of statistical significance was considered to be 95 percent.【统计结果中 P 值的标准】In the study, when $\alpha=0.05$, $\beta=0.10$, $(1-\beta)=0.90$, it was decided to include 40 individuals in each group, and the power of the test was found to be $P=0.9017$.【确定样本量及效应量的标准】The statistical analysis was performed by a statistician who was completely blind to the groups.【统计的可靠性】

参考翻译:

统计学分析

所有统计分析均使用社会科学统计软件包(美国纽约州阿蒙克市 IBM,SPSS 公司)第 22 版软件。根据数据中参数的性质,采用频率表、描述性统计、差异检验和卡方检验进行分析。由于本研究的非分类变量在 Kolmogorov-Smirnov Z 检验中没有发现显著性差异($P>0.05$),因此继续进行参数检验分析。因此,采用独立样本 t 检验来计算两类变量之间的差异,采用 F 检验来计算多类变量之间的差异。在 F 检验显示有显著性差异的情况下,采用最小显著性差异法进行事后分析,确定哪对差异显著。统计显著性水平为 95%。在这项研究中,当 $\alpha=0.05$, $\beta=0.10$, $(1-\beta)=0.90$ 时,决定在每组中包括 40 个人,测验效力为 $P=0.9017$。统计分析是由一名完全不了解这些群体的统计学家进行的。

5. 实验资质(Ethical approval/Ethics/…) 无论是以人还是以动物为研究对象的实验,都需要在相关机构获得实验资质、通过伦理审查,也需要在论文中(在研究对象部分、研究设计部分或单独分项列出)说明批准机构的名称、地点、时间、批准号等。例如:

Ethical approval

The study was approved by the Research Ethics Committee【批准机构】at the Research Division of the Faculty of Health Sciences, at the University of the

Free State,339 Bloemfontein 9300,Republic of South Africa【批准机构所在地】(approval number 157/2011)【批准号】.

参考翻译:

伦理批准

该研究由南非共和国自由州大学(布隆方丹,邮政邮箱339,邮编9300)健康科学学院研究部的研究伦理委员会批准(批准号157/2011)。

(二)方法部分的时态及语态

1. 用指示性语句说明在论文中以图表等形式呈现的研究内容时,常采用一般现在时及被动语态。例如:

The global study design is described in Fig. 1.

总体研究设计如图1所示。

2. 表述所使用的研究方法、研究对象、研究材料、统计方法等已在过去完成的操作,通常采用一般过去时。另外,论文中通常以实验对象为主语、采用被动语态以强调研究的客观性。例如:

Participants were recruited through advertisements and underwent comprehensive medical screening.

通过广告招募研究对象,并对其进行全面的医学筛查。

The samples were frozen at $-4\ ℃$ from the time of urine collection to the time of testing.

从尿液采集到检测,样品以$-4\ ℃$冷冻。

As appropriate to the nature of the parameters in the dataset, analyses were made using frequency tables, descriptive statistics, difference tests, and chi-squared tests.

根据数据中参数的性质,采用频率表、描述性统计、差异检验和卡方检验进行分析。

3. 说明研究或实验之前已经发生的动作或情况,常用过去完成时表示这一动作或情况对研究或实验造成的影响。

Persons were eligible for inclusion if they had had a stable body weight (loss or gain of no greater than 2 kg) and stable medication use for 6 months before enrollment.

体质量稳定(减重或增重不超过2 kg)并在之前稳定用药达6个月的参选者才能成为研究对象。

(三)方法部分的常用表达

1. 表示研究对象的选择

Criteria for selecting the subjects were as follows:

The participants in this study were recruited from...

A random sample of patients with... was recruited from...

Eligible women who matched the selection criteria were identified by...

Only children who aged between 10 and 15 years were included in the study.

Primary inclusion criteria for the participants were...

Eligible criteria required participants...

... were excluded from the study on the basis of...

Exclusion criteria included...

... were excluded from the study if...

... were considered ineligible for...

2. 表示研究对象的分组

The cohort was divided/assigned into... groups according to/depending on...

The participants were divided/stratified/grouped into... groups based on...

... were randomly selected among...

... were randomized into...

... were randomly allocated to...

3. 表示所采用的研究方法

... was carried out by/using... as previously described

Samples were analyzed for... as previously reported by...

... was prepared according to the procedure used by...

... was/were conducted/assessed/measured using the method...

... was stained with...

... was bred/fed in...

... was treated/diagnosed by/with...

... was grown in... medium.

4. 常见的研究方法

prospective study(前瞻性研究)

retrospective study(回顾性研究)

cross-over study(交叉研究)

single-blind study(单盲研究)

double-blind study(双盲研究)

controlled study(对照研究)

randomized study(随机研究)

experimental study（实验研究）

5. 表示材料来源

...was/were obtained/purchased from...

...was/were donated/provided by...

6. 表示统计学方法

All analyses were carried out using SPSS, version 22.

All statistical analyses were performed using the Statistical Packages for the Social Sciences (IBM, SPSS Corp.; Armonk, NY, USA) version 22 software.

Independent sample t-test were carried out to assess whether...

A P value＜0.05 was considered significant.

The level of statistical significance was considered to be 95 percent.

An F-test was used to calculate the differences between...

The least significant difference method was used post-hoc to determine which pair resulted in a significant difference.

三、结果

结果部分(Results)是一篇论文的主体部分，因为这一部分通过文字、研究数据、图表等形式描述研究结果，解答与回应研究问题及研究目的，并给结论部分提供客观依据。作者要在这一部分里全面描述研究的主要发现，并能简洁清楚地描述数据结果。

(一)结果部分的写作步骤和内容

结果部分的文字表达要尽量简洁。作者要充分利用文字、数据及图表等不同形式按照特定的逻辑顺序进行陈述，并且要注意结果和结论部分在写作内容和形式上的区别。撰写结果部分应注意以下事项：①避免罗列所有的原始数据，只需要描述能够直接回答引言部分提出的研究问题或假设的那些有代表性的数据（即支持或不支持假设的结果），给出研究主要的或最重要的发现；②在结果部分总结数据时，不仅要给出数字结果的导出数（例如百分比），而且给出计算这些导出数的绝对值，并说明用于分析它们的统计方法；③避免重复描述图表中出现的数据；④限制图表的数量，尽量只列出用于解释论点及评估佐证数据所需的图表；⑤结果不等同于数据，数据在研究中观测到的数字或图片等资料，不能直接代表结果；而结果是作者从数据中提炼归纳出来的信息，总结数据中呈现的规律，对数据进行合理阐释；⑥要借助文字有条理、有层次地描述研究结果，作者要合理设置段落布局及分项标题，在陈述由数据得到的每项研究发现之前都要先用主题句进行简要概括说明。

结果部分没有固定的结构和书写顺序,要根据研究内容及设计安排写作步骤。

(二)结果部分的时态

1.结果部分内容大都是对于研究结果的回顾性陈述,因此常用一般过去时。例如:

Within each treatment group, 2 patients were enrolled but never received study drug because of withdrawal of consent ($n=3$) or inadvertently receiving corticosteroids ($n=1$).

在每个治疗组中,各有2名病人因撤回同意($n=3$)或因意外使用皮质类固醇($n=1$)而未接受研究药物。

There was also a trend toward a higher incidence of ascites in the etanercept group than in the placebo group, although this was not statistically significant (58% vs 36%, respectively, $P=0.14$).

依那西普组的腹水发生率也有高于安慰剂组的趋势,但差异无统计学意义(分别为58%和36%,$P=0.14$)。

2.描述医学上已被证明的常识时,通常使用一般现在时。例如:

Because IL-6 and IL-8 are key cytokines downstream of TNF-α, baseline serum levels of IL-6 and IL-8 were assayed and are shown in Table 2.

由于IL-6和IL-8是肿瘤坏死因子-α的关键下游细胞因子,因此测定了IL-6和IL-8的基线血清水平,如表2所示。

3.在段落中描述图或表中提及的内容,或在图注或表注中进行说明陈述时,常用一般现在时。例如:

Mortality data are depicted in the form of Kaplan-Meier survival analysis (Figure 2).

死亡率数据以Kaplan-Meier生存分析的形式表示(图2)。

This observation is expanded in Table 5, which displays causes of deaths that occurred prior to 30 days and after 30 days in the 2 study arms.

这一观察结果在表5中进行了扩展,表5显示了两组在30天之前和30天之后发生的死亡原因。

NOTE. Each SAE represents 1 patient experiencing that particular event. Each patient may have more than 1 SAE or infection, resulting in totals that exceed 100%.

注意:每个严重不良事件代表一个经历特定事件的病人。每个病人可能有超过一种严重不良反应或感染,导致总数超过100%。

4. 说明之前发生且与结果部分相关的情况，通常使用完成时态。例如：

Comparison of study patients with their age- and gender-matched healthy controls showed that study patients had significantly higher levels of IL-6 (79.7±50.1 pg/mL vs 24.0±8.4 pg/mL, respectively, $P<0.001$) and IL-8 (52.6±27.0 pg/mL vs 15.5±26.9 pg/mL, respectively, $P<0.001$) as has been previously reported.

正如先前的研究所报道的，与年龄和性别相匹配的健康对照组比较，研究组病人 IL-6 水平（分别为 79.7±50.1 pg/mL 和 24.0±8.4 pg/mL, $P<0.001$）和 IL-8 水平（分别为 52.6±27.0 pg/mL 和 15.5±26.9 pg/mL, $P<0.001$）显著升高。

(三) 结果部分的常用表达

1. 表示结果

The results showed/demonstrated/revealed/documented/indicated/suggested that...

We found that...

It was found that...

2. 表示相关性

... was (were) in relation to...

... was (were) correlated/associated/connected with...

There was a relationship/correlation/association between A and B.

... was found to be correlated/ associated with...

... was positively/inversely/negatively correlated with...（正/负相关）

... was in direct/inverse proportion to...

... was directly/inversely/indirectly proportional to...

3. 表示比较和对比

... was (were) equal to

... of A was similar/analogous to that/those of B.

... was consistent/comparable with...

in contrast/on the contrary/whereas

4. 表达图表

Table 1/Figure 1 shows/illustrates/presents/provides/compares...

As shown in Table 1/Figure 1...

... is/are shown/displayed/presented in Table 1/Figure 1.

5. 表达数值

①a total of... 总数为……

②a series of... 连续数为……

③a maximum of... 最大值为……

④a minimum of... 最小值为……

⑤an incidence of... 发病率为……

⑥a mortality rate of... 死亡率为……

⑦a dose of... 剂量为……

⑧表示平均数：

an average of...

The average/mean/median＋名词＋was＋数值

on average

an average/a mean/a median ＋名词＋of

⑨表达一定范畴间的数值变化：

... range/vary from... to.../between... and...

with a range of... to...

⑩表示数值的增加或减少：

... was increased/reduced to/by...

... increase/elevate/rise/decrease/reduce/fall/drop by/to...

... increase/elevate/rise/decrease/reduce/fall/drop from... to...

6.表示结果的统计学意义

There was significant difference in .../between A and B.

The difference between... and... was/is significant.

... was/is significantly different from...

No significant/Insignificant difference was found/observed/noted in .../between A and B

四、讨论

讨论部分(Discussion)通常是一篇医学研究论文的重点和难点部分，是对结果部分进行的合理解释，是基于研究结果部分论证出的科学发现。

(一)讨论部分的写作步骤和内容

讨论部分的写作重点在于以结果为依据，紧扣研究问题或假设进行论证、总结研究结论并阐明其研究意义。由于研究结果一般多于一项，因此需要依照每项重要研究结果进行分别讨论。这一部分的写作要做到紧扣主题、直接明确，需要注意以下事项：①要强调研究的新的和重要的结果，以及由此得出的结论；②不重复说明详细的数据,或赘述引言或结果部分已给出的信息;③将研究结论与研究目标联系起来,但要避免未经证实的陈述和没有得到数据支撑的结论;④这一部分一般不使用图表;⑤除非论文中有适当的经济数据和分析,否则要避免对经济效益和成本进行陈述;⑥避免提及尚未完成的研究;⑦在需要的时候提出新的研究问题或假设,但是要清楚地标明。

相比论文的其他部分而言,讨论部分往往最能够反映作者的科研水平及写作水平。这一部分没有特定的体例要求,但其写作内容通常涉及以下几个方面。

1. 概述研究背景,说明研究的重要性。例如:

The incidence rate of liver cancer increases with age among all populations in the world.[7,17] This age effect is attributed to the accumulation of chronic liver inflammation and liver injury, and the progressive increase of genetic alterations with age.[18] In addition, the increase of exposure to environmental factors, such as toxins (eg, aflatoxin, alcohol, vinyl chloride) or metabolic factors (eg, obesity), can also contribute to the increase of HCC with age.[19-22]

参考翻译:

在世界上所有人群中,肝癌的发病率随着年龄的增长而增加[7,17]。这种年龄效应归因于慢性肝炎和肝损伤的积累,以及随着年龄增长而逐渐增加的基因改变[18]。此外,越来越多的暴露于诸如毒素(如黄曲霉毒素、酒精、氯乙烯)或代谢因素(如肥胖)等环境因素也会导致肝细胞癌的发生随着年龄的增长而增加[19-22]。

2. 简要总结主要研究结果,并结合研究问题或假设进行解释说明。例如:

Our randomized, controlled trial involving obese adults 65 years of age or older indicated that weight loss plus a combination of aerobic and resistance exercise improved physical function and reduced frailty more than weight loss plus aerobic exercise or weight loss plus resistance exercise. Evidence-based data to guide treatment of older adults with obesity are limited[5,23,24] and tend to rely on studies involving younger adults.[2] Our study directly compared aerobic, resistance, and combined (aerobic and resistance) training during weight loss in obese older adults. The matched weight loss across groups facilitated the assessment of the independent and combined effects of aerobic and resistance training. Despite a negative energy balance, aerobic training improved cardiovascular fitness and resistance training improved strength. Contrary to our hypothesis, combined aerobic and resistance training improved cardiovascular fitness to the same extent as aerobic training alone and strength to the same extent as resistance training alone. Therefore, combined aerobic and resistance training resulted in additive effects that translated into the greatest improvement among the interventions in physical function and reduction of frailty. Both resistance training and combined resistance and aerobic training attenuated the loss of lean mass during aerobic training.

参考翻译：

我们的随机对照试验对象为 65 岁及以上的肥胖成年人。结果表明，与减重加有氧运动或减重加阻力运动相比，减重加有氧运动和阻力运动结合能改善身体功能，减少虚弱程度。指导老年人肥胖治疗的基于证据的数据是有限的[5,23-24]，而且往往依赖于涉及年轻成年人的研究[2]。我们的研究直接比较了肥胖老年人在减重过程中的有氧、阻力和联合（有氧和阻力）训练。组间的体质量减轻匹配有助于评估有氧和阻力训练的独立和综合效果。尽管存在负向能量平衡，有氧训练改善了心血管健康，阻力训练增强了力量。与我们的假设相反，有氧和阻力训练结合对心血管健康的改善程度与单独有氧训练相同，对力量的增强程度与单独阻力训练相同。因此，有氧训练和阻力训练的结合产生了叠加效应，在身体功能的干预和身体虚弱程度的减少中取得最大程度的改善。阻力训练和阻力与有氧联合训练均能减轻有氧训练过程中瘦体质量的损失。

3. 与其他相关研究的结果进行比较。例如：

Previous studies have suggested that reducing the ribavirin dose within the first 12-20 weeks of treatment in patients with HCV genotype 1 was associated with a decline in sustained virologic response (SVR).[4-6] However, these studies did not analyze ribavirin dose reductions independent of peginterferon dose reductions, did not differentiate dose reduction from prematurely discontinuing ribavirin, or simply evaluated dose reduction by dividing patients into only 2 groups: those who received more or less than 80% of one or both of these medications.[4,5] Furthermore, in both our previous report[6] and the study by McHutchison et al,[4] the majority of patients who reduced the dose of ribavirin also dose-reduced peginterferon. As a result, it has been impossible to determine from these previous studies if one of these medications could be reduced and to what degree without adversely affecting SVR. The present study represents the largest cohort in which the effects of dose reduction have been examined to date. This enabled the cohort to be divided into 20 smaller groups so that the impact of dose reducing ribavirin or peginterferon at multiple intervals independent of each other on W20VR (Week 20 virologic response), relapse, and SVR could be assessed.

参考翻译：

先前的研究表明，在丙型肝炎病毒1型病人治疗的头12至20周内减少利巴韦林剂量与持续病毒学应答下降有关[4-6]，然而这些研究没有分析利巴韦林的剂量减少是否独立于聚乙二醇干扰素的减少，也没有将剂量减少与过早停用利巴韦林进行区分，或者仅仅通过将病人分成两组（接受了一种或两种药物超过80%或少于80%的病人）来评估剂量的降低[4-5]，或简单地评价剂量减少。此外，在我们之前的报告[6]和MCHUTCHISON等[4]的研究中，大多数减少利巴韦林剂量的病人也减少了聚乙二醇干扰素的剂量。因此，我们无法从这些先前的研究中确定是否可以在不影响持续病毒学应答的情况下减少其中一种药物，以及减少到何种程度。本研究是迄今为止对减少剂量的效果进行研究的最大队列。这使得队列可以被分成20个更小的组，这样就可以评估在多个独立的间隔时间内减少利巴韦林或聚乙二醇干扰素剂量对第二十周病毒学应答、复发和持续病毒学应答的影响。

4. 探讨本研究结果对未来研究和临床实践的意义。例如：

Our results provide important implications for the better control of liver cancer. First, a universal immunization program of infants should replace the immunization strategy targeting only high-risk groups, which is still the current HBV immunization strategy in some countries. Second, a better vaccine can enhance the liver cancer preventive effect. This information could also serve as a valuable reference for other cancer preventive vaccines. Third, highly infectious mothers during pregnancy constitute an important risk factor for HBV vaccine failure.[28] Even with adequate HBV vaccination and timely HBIG injection, approximately 10% of the infants of HBeAg and HBsAg double-positive mothers still failed to be protected and became chronic HBV carriers.[29] Additional preventive strategies, such as antiviral therapy at the third trimester for highly infectious mothers, should be considered to prevent mother-to-infant transmission and HCC-prevention failure.[30]

参考翻译：

我们的研究结果为更好地控制肝癌提供了重要的启示。首先，婴儿的普遍免疫计划应取代仅针对高危人群的免疫策略，这仍是一些国家目前的乙肝免疫策略。其次，更好的疫苗可以增强肝癌的预防效果。这些信息也可以为其他癌症预防疫苗提供有价值的参考。第三，妊娠期高传染性母亲是导致乙肝疫苗失败的一个重要风险因素[28]。即使有足够的乙肝疫苗接种和及时注射乙型肝炎免疫球蛋白,大约10%的乙型肝炎e抗原和乙型肝炎病毒表面抗原双重阳性母亲的婴儿仍然没有得到保护,成为慢性乙肝携带者[29]。应考虑采取额外的预防策略,如在妊娠晚期对高传染性母亲进行抗病毒治疗,以预防母婴传播和丙肝预防失败[30]。

5.实事求是地讨论研究的局限性。例如:

Our study has limitations. First, in accordance with the exclusion criteria, the participants in our study were physically able to participate in a lifestyle program and thus may not be fully representative of the general obese older adult population. Second, our sample was not large enough to analyze differences according to sex. Finally, most of the participants were women, white, and well educated, which limits broader generalization.

参考翻译:

我们的研究有局限性。首先,根据排除标准,我们的研究参与者在身体上能够参与生活方式项目,因此可能不能完全代表一般肥胖的老年人群。其次,我们的样本不够大,不足以分析不同性别的差异。最后,大多数参与者是女性、白人和受过良好教育的人,这点限制了研究,使其不具备更广泛的普遍性。

6.对整个研究过程进行总结,说明在今后的研究工作中有待解决的问题。例如:

In conclusion, our long-term follow-up study provides new evidence that universal HBV immunization in infants has successfully prevented liver cancer in both children and young adults. Our study also points out better strategies to further improve the cancer preventive effect of HBV vaccination. We are optimistic that the goal of reducing liver cancer will be reached globally in the future. Continuous efforts to follow the effect in older adults are needed to ensure the liver cancer preventive efficacy of HBV vaccination in all ages.

参考翻译:

综上所述,我们的长期随访研究提供了新的证据,证明婴儿普遍接种乙肝疫苗已成功地预防了儿童和年轻人的肝癌。我们的研究还指出了进一步提高乙肝疫苗预防癌症效果的更好策略。我们乐观地认为,未来全球将实现减少肝癌的目标。为了确保乙肝疫苗在所有年龄段预防肝癌的有效性,需要继续努力跟踪其在老年人中的效果。

(二)讨论部分的时态

1.描述研究背景、研究意义、具有普遍意义的事实或结论时,常用一般现在时。例如:

The incidence rate of liver cancer increases with age among all populations in the world.

在世界上所有人群中,肝癌的发病率随着年龄的增长而增加。

The present study represents the largest cohort in which the effects of dose reduction have been examined to date.

本研究是迄今为止对减少剂量的效果进行研究的最大队列。

Our results provide important implications for the better control of liver cancer.

我们的研究结果为更好地控制肝癌提供了重要的启示。

Evidence-based data to guide treatment of older adults with obesity are limited and tend to rely on studies involving younger adults.

指导老年人肥胖治疗的基于证据的数据是有限的,而且往往依赖于涉及年轻成年人的研究。

2. 描述本研究或其他相关研究的过程或结果时,常用一般过去时。例如:

Our study directly compared aerobic, resistance, and combined (aerobic and resistance) training during weight loss in obese older adults.

我们的研究直接比较了肥胖老年人在减肥过程中的有氧、阻力和联合(有氧和阻力)训练。

Our randomized, controlled trial involving obese adults 65 years of age or older indicated that weight loss plus a combination of aerobic and resistance exercise improved physical function and reduced frailty more than weight loss plus aerobic exercise or weight loss plus resistance exercise.

我们的随机对照试验对象为65岁及以上的肥胖成年人。结果表明,与减重加有氧运动或减重加阻力运动相比,减重加有氧运动和阻力运动结合能改善身体功能,减少虚弱程度。

However, these studies did not analyze ribavirin dose reductions independent of peginterferon dose reductions.

然而这些研究没有分析利巴韦林的剂量减少是否独立于聚乙二醇干扰素的减少。

3. 在表明主观看法、提出建议时,常用情态动词。例如:

Additional preventive strategies, such as antiviral therapy at the third trimester for highly infectious mothers, should be considered to prevent mother-to-infant transmission and HCC-prevention failure.

应考虑采取额外的预防策略,如在妊娠晚期对高传染性母亲进行抗病毒治疗,以预防母婴传播和丙肝预防失败。

A better vaccine can enhance the liver cancer preventive effect. This information could also serve as a valuable reference for other cancer preventive vaccines.

更好的疫苗可以增强肝癌的预防效果。这些信息也可以为其他癌症预防疫苗提供有价值的参考。

(三)讨论部分的常用表达

1. 基于研究结果总结研究结论

The results suggest/indicate that...

In conclusion/summary...

We conclude that...

Our conclusion is that...

2. 解释研究结果

A possible explanation for this might be that...

This result/inconsistency may be due to/explained by...

These results are likely to be related to...

The observed increase in... could be attributed to...

These conflicting experimental results could be associate with...

...may be caused by...

...may lead to/result in/account for...

...be responsible for...

3. 表示结果与先前研究或假设一致或相符

The finding is consistent with...

This study confirms that...

The results are consistent with the hypothesis/previous studies.

...is similar to the findings of previous studies.

These results further support...

These results match those observed in earlier studies.

These results are in accord with previous studies indicating that...

These results are in agreement with those obtained by...

4. 表示结果与先前研究或假设不同或相悖

This study has been unable to demonstrate that...

However, this result has not previously been described.

The result is contrary to the hypothesis/previous studies which have suggested that...

The findings of the current study do not support the hypothesis/previous research.

The result differs from the findings of...

Our results are different from...

Contrary to the previous studies/our hypothesis...

5. 探讨研究意义

These results/findings have important implications for...

These findings may/will/might/should help us to...

The experiments/results/findings/investigations supply a basis for...

There is of great significance in.../to...

6. 讨论研究的局限性

Our study has some limitations.

There are several limitations to...

We only concentrate/focus on...

7. 给未来研究工作提出建议

Further work/research/studies/investigations is/are needed/required to identify/establish/confirm/assess/determine/evaluate/explore...

Whether... remains/is yet to be determined.

Further analysis/experiments will be necessary to...

（刘佳佳）

第3篇 论文写作过程中和写作后处理

第十章　医学论文学术不端与伦理要求

第一节　学术不端行为根源与危害

学术不端行为是指违反学术规范、学术道德的行为,国际上一般用来指捏造数据(fabrication)、篡改数据(falsification)和剽窃(plagiarism)三种行为。但是一稿多投、侵占学术成果、伪造学术履历等行为也可包括进去。

一、产生的主要根源

学术不端行为是一个老话题,国内有之,国外亦有之,其产生的根源主要有以下几种。

(一)道德修养缺失

学术不端行为归根到底是为了满足个人私利和不正当欲望,其深层次根源在于个人道德修养方面出现问题,即缺乏个人道德修养、忽视世界观的改造、人生价值观念偏移,导致个人的学术行为违反社会公认的学术道德规范。

(二)功利思想作祟

随着社会主义市场经济的不断发展,人们的价值观念呈现出多元化的态势,对待功名利禄的态度已不再是遮遮掩掩、羞于启齿,只要是通过正当渠道获取,都是无可厚非的。而少数人总想着少吃苦、走捷径,敢于冒天下之大不韪,铤而走险,采取抄袭、剽窃、伪造、篡改等手段,为自己头顶增加光环,谋取不正当的个人私利。

(三)社会环境影响

科研人员日常生活在社会大环境之中,社会大环境中有正面的东西,也有负面的东西,正面的东西对科研人员产生积极影响,反之,负面的东西则对科研人员产生不利影响。这种不利影响,反映到科研人员的实际工作之中,便导致各种学术不端行为的产生。

(四)学术风气不正

1. **学术界的风气不正**　当前,科研院所等研究、学术、教育、医疗机构和单位,各种评价要看发表文章多少,职称评审要看发表文章多少,工作业绩要看发表文章多少,本科生、硕士博士研究生毕业要看发表文章多少,就连找工作也是,这种评价机制在一定程度上助长了人们"只有多发表文章,才能成名成才"的观念。

2. **单位的学术风气不正**　一些单位为了局部利益,在评价一个人时,不是看实际工作能力,不是看论文质量的高低,不是看个人的综合素质,而是把发表文章数量的多少作为重要的参考指标,甚至把发表文章的多少与个人受奖、晋升和经济利益挂钩,从而刺激人们多发论文,助长了浮躁之气和学术失范与不端行为的滋生。

(五)出版单位把关不严

部分出版单位对伪造、篡改、抄袭、一稿多投等学术不端行为的审查把关不够严格,存在漏洞、疏失,手段僵化、落后,这是学术不端行为产生的又一原因。

(六)处罚不够严厉

目前,个别出现学术不端行为的单位出于单位的名誉、利益的考量,往往对学术不端行为采取宽容的态度,有的甚至为学术不端行为掩盖、开脱、说情,一定程度上纵容了个人的学术不端行为。

二、学术不端行为的危害

学术不端行为的负面影响和危害众多。从各方面来看,无论对个人、单位、社会和科学研究,无论对短期或长期利益,都是有百害而无一利的。

(一)损害了个人名誉

学术不端行为最直接的危害就是损害个人和单位名誉,导致个人道德失信,其行为既得不到学术界的认可,也不为社会大众所接受。

(二)败坏了社会风气

学术不端行为的目的是为了获得个人利益,与人们普遍遵循的行为规范相左,也为社会主义道德规范所不容,败坏了社会风气,践踏了公共道德,是极端个人主义和利己主义行为。

(三)侵害了他人利益

学术不端行为,说到底就是抄袭、剽窃他人的辛勤劳动成果,侵害他人利益,影响学术公平公正,助长"投机取巧"和"不劳而获"思想。

(四)玷污了科学精神

科研工作是人们十分崇敬的高尚工作,要想取得一点成绩,必须经过长期艰辛的劳动,付出辛勤的汗水。而学术不端行为通过抄袭、剽窃、作假、伪造等手段,不以实际观察和试验中取得的真实数据为依据,或伪造虚假的观察和实验结果,或主观取舍数据和篡改原始实验数据等,以期达到成名获利的目的,与精益求精、辛勤耕耘的科学精神相悖,玷污了无数科学工作者用心血凝成的科学精神。

(五)浪费了有限的出版资源

目前,我国出版资源有限,一稿多投、一个学术成果多次发表等学术不端行为占用了这种宝贵资源,耗费了编审者的时间,剥夺了其他科研工作者论文发表的机会,浪费了国家有限的出版资源。

(六)降低了科研质量

涉及学术不端行为的成果,都是东拼西凑的论文,或是改头换面抄袭、剽窃他人的成果,其科研价值、社会价值往往不高,因而也就直接影响到科研的质量,导致科研学术水平的降低和倒退。

第二节 学术不端行为界定与防范

为进一步提升学术期刊的质量,尊重和维护学术出版规范,更好地发挥学术期刊在规范科研行为和净化学术环境方面的作用,推动科学道德和科研诚信建设,2019年6月,我国新闻出版行业标准《学术出版规范:期刊学术不端行为界定》正式发布,概括了学术期刊论文作者可能涉及的不端行为类型,通过罗列各类不端行为的主要表现形式,给出基本的界定原则和标准,并列出了具体的防范措施。

一、界定

学术期刊论文作者可能涉及的不端行为类型包含三类:论文本身存在的不端行为、作者署名中的不端行为、投稿和发表过程中的不端行为。具体包括剽窃、伪造、篡改、不当署名、一稿多投、重复发表、拆分发表、相关研究伦理问题以及其他问题。

(一)剽窃(plagiarism)

直接将他人或已存在的思想、观点、数据、图像、研究方法、文字表述等,不加引注或说明,以自己的名义发表;过度引用他人已发表文献的内容。

(二)伪造(fabrication)

编造或虚构数据或事实。主要指编造不以实际调查或实验取得的数据、图像,或编造不符合实际或无法重复验证的研究方法、结论,或编造能为论文提供支撑的资料或参考文献,或编造论文中相关研究的资助来源,伪造无法通过重复实验而再次取得的样品等。

(三)篡改(falsification)

故意改变数据和事实,使其失去真实性。包括:①改变原始调查或实验数据,使其本意发生改变;②挑选、删减原始调查或实验数据,使其本意发生改变;③修改原始文字记录等,使其本意发生改变;④拼接不同图像从而构造不真实的图像;⑤从图像整体中去除一部分或添加一些虚构的部分,使对图像的解释发生改变;增强、模糊、移动图像的特定部分,使对图像的解释发生改变;⑥改变所使用文献的本意,使其对己有利。

(四)不当署名(inappropriate authorship)

署名与对论文的实际贡献不符。包括:①将对论文所涉及的研究有实质性贡献的人排除在作者名单外;②将未对论文所涉及的研究有实质性贡献的人列入作者名单;③擅自在自己的论文中加署他人的姓名;④虚假标注作者信息;⑤作者排名不能正确反映实际贡献。

(五)一稿多投(duplicate submission/multiple submissions)

同一篇论文或只有微小差别(如论文题目、关键词、摘要、作者排序、作者单位不同,或论文正文有少量内容不同)的多篇论文,投给多个期刊,或在约定或法定期限内再转投其他期刊。在不做任何说明的情况下,将自己(或自己作为作者之一)已经发表的论文,原封不动或做些微修改后,再次投稿也属于一稿多投。

(六)重复发表(overlapping publications)

未恰当说明,在论文中大量重复自己已经发表论著中的内容。包括:①在论文中使用自己(或自己作为作者之一)已发表文献中的内容,却不加以说明或引注,或者只将已发表文献笼统地列在文后参考文献中;②在不做任何说明的情况下,摘取多篇自己(或自己作为作者之一)已发表文献中的部分内容,拼接成一篇新论文后再次发表;③被允许的二次发表,不说明首次发表的出处;④多次重复使用一次调查结果、一幅图像或一个实验结果,却不加说明;⑤将实质上基于同一实验或研究的论文,每次补充少量实验数据或资料后,多次发表方法、结论雷同的论文;⑥在合作研究中,合作者就同一调查、实验结果,发表方法、结论明显相似或雷同的论文。

(七)拆分发表(slicing publication)

将实质上基于同一主题、数据、资料的研究结果,本可以一次发表而拆分成若干可发表的单元,作为多篇论文发表。

(八)相关研究伦理问题

主要有:①论文所涉及的研究未按规定获得相应机构的许可,或不能提供相应的许可证明。论文所涉及的研究超出委员会许可的内容;②论文所涉及的研究中存在不当伤害研究参与者,虐待有生命的实验对象,违背知情同意原则等伦理问题;③论文泄露了被试者或被调查者的隐私;④论文未按法定或约定对所涉及研究中的利益冲突予以说明。

(九)其他

主要有:①不按约定或法定,向他人或社会泄露论文关键信息,侵犯投稿期刊的首发权;②干扰期刊论文评审;③在论文参考文献中加入实际未参考过的文献;④将转引自其他文献的引文标注为直引,包括将引自译著的引文标注为引自原著;⑤未以恰当的方式,对他人提供的研究经费、实验设备、材料、数据、思路、未公开的资料等,给予说明和承认,有特殊要求的除外;⑥所引用内容构成了论文的主要或实质部分。

二、医学论文复制比判定

目前对论文的抄袭和合理引用很难界定。论文的复制比究竟控制在多少合适,至今未有明确的、较权威的说法,各家杂志社也都制定自己的标准。

(一)复制比基本要求

医学学科类别较多,不同学科论文文字复制比应有不同。

1. 基础医学论文 因其是关于医学发明和发现的研究报道,更注重论文的创新性,创新是其灵魂,故复制比不宜过高,文字复制比不宜超过20%。

2. 应用医学论文 包括临床医学、护理学、检验医学、影像医学等,这些学科的主要特点是利用成熟的操作或医学技术诊治病人,多有很多案例,要求对国内外的研究近况进行分析,然后对治疗的结果进行分析评价,要引用相关文献,可以允许一定的文字复制比,需控制在≤30%。

3. 综述类文章 文献综述是在对某一特定学科或专题的文献资料进行收集、整理、综合、分析、归纳与总结的基础上,撰写出该学科或专题的研究现状、动态及未来发展趋势的文献报道。可以看出,综述是将许多互有关联的文献分析对比,加以评论,因此,综述类论文引用的文献较多,文字复制比可以控制在35%以下。但目前大多数期刊都将所有论文复制比控制在30%以内,我们建议以不超过30%为好。

(二)复制比为0

论文文字复制比为0,这是不正常的。任何医学研究都是建立在前人或他人研究基础上的,我们不但要善于借鉴前人成功的经验,而且要客观求实尊重前人的劳动成果。因此,无论何种学科或综述类论文,均应尽可能引用适当数量的参考文献,即要有一定的复制比。另外,医学论文中会涉及疾病生理病理等机制、药物的作用机制、疾病及疗效的判断标准,以及一些成熟的理论及概念,这些基本科学理论都是不能随意更改的,需要原文引用。因此,对于医学论文,重复率为"0"

实属不正常现象,写作时要谨慎对待。

(三)复制比>30%~40%的文章

要区别对待,视文章类型和文章重复的内容而定。要仔细阅读全文,检查文字复制的是主要方法、结果,还是属于疾病生理病理、药物的作用机制、疾病及疗效的判断标准,以及一些成熟的理论及概念。若是前者,则不能投稿;若是后者,可以修改。

(四)复制比>40%的文章

基本属于多源抄袭,有些就是整篇复制,不能投稿。

三、防范

学术不端作为学术活动中的失范行为源远流长,其治理也堪称世界性难题,即便在制度环境十分成熟的当代西方国家仍难绝迹。《自然》杂志发表的一项调查表明,每年约有3%的研究人员被发现有科学上的不端行为,主要是伪造数据及剽窃。

(一)防范体系

论文产生的源头是作者撰写稿件,然后经过投稿,编辑部初审、外审、终审到最后正式发表。通常情况下,论文发表共有7个环节,包含自主学习与在线测评、自助检测与道德协议、编辑核查与编辑预警、信息公开、监督举报、责任追踪、质量跟踪等。

学术不端行为的防范体系由教育、预警、控制、认定处罚和诚信档案5个部分构成,覆盖了论文发表的7个工作环节。

1. 教育 教育是强化作者论文写作规范、提高作者学术道德水平的重要方法。教育主要通过网络自主学习的方式,利用学报网站为作者注册账户,提供丰富的网上学习内容,主要包括论文写作规范、学术道德法规、学术不端行为案例等方面的内容;形式包括文字、图片和视频。要求作者在投稿之前进行必要的学习,并进行网络测试,回答系统生成的问卷,记录成绩。

2. 预警 预警包括自我警示和编辑警示两方面。编辑部向作者提供AMLC软件查重服务,作者在投稿前进行检测,从而起到自我警示作用。编辑分析投稿论文重合度和查阅作者学术诚信档案,并向作者反馈意见,如果发现有学术不端行为,应及时与作者进行沟通,并进行警示。对预警应设定级别和处理办法。例如,发现论文的重合度超过30%,必须及时警告作者;在后续论文处理工作中,将该论文和作者列为重点跟踪对象。

3. 控制 体现在三个方面:一是要求作者在投稿前必须进行网上自主学习,通过测评后方能进行投稿,这是带有一定强制性的控制措施,可以强化作者通过自主学习提高预防学术不端行为的意识；二是在作者投稿时，要求其提供稿件查重证明，没有达到要求，不得上传投稿，从而有效地终止论文抄袭、剽窃、伪造等行为；三是严格把关论文预审环节，编辑可以利用 AMLC 软件进行复查，有效控制具有学术不端行为的论文进入审稿和发表环节。

4. 认定处罚　学术不端行为的认定和处罚是防范体系中不可缺少的部分。学术不端行为认定应按严格的程序进行，责任编辑应提出意见和事实依据，上报学报编委会集体进行研究后给出认定意见，必要时需外聘权威专家进行论证。处罚可以采用邮件警告、撤稿、列入黑名单、通报作者单位、建议行政处罚等形式。学术不端行为的认定意见和处罚应记入作者诚信档案，作为今后进行同一作者论文处理时的参考信息，同时也可作为学习材料，对其他作者起到教育和警示作用。

5. 诚信档案　学术诚信档案是编辑处理作者投稿这一活动的基础信息库。诚信档案的建立以论文处理流程为主线，记录作者个人信息以及所有关于论文的活动，还包括在线学习记录、测评记录、预警信息、投诉记录等。

(二)医学科研人员相关行为规范

1. 要遵循涉及人的生物医学研究伦理审查办法相关规定，自觉接受伦理审查和监督，切实保障受试者的合法权益。

2. 在采集人体的样本、数据和资料时要客观、全面、准确；对涉及秘密和个人隐私的，要树立保密意识并依据有关规定采取保密措施。

3. 在涉及人体或动物的研究中，应当如实书写病历，诚实记录研究结果，包括不良反应和不良事件，依照相关规定及时报告严重的不良反应和不良事件信息。

4. 在开展学术交流、应邀审阅他人投寄的学术论文或课题申报书时，应当尊重和保护他人知识产权，遵守科技保密规则。

5. 在引用他人已发表的研究观点、数据、图像、结果或其他研究资料时，要诚实注明出处，引文、注释和参考文献标注要符合学术规范。在使用他人尚未公开发表的设计思路、学术观点、实验数据、图表、研究结果和结论时，应当获得本人的书面知情同意，同时要公开致谢或说明。

6. 在发表论文或出版学术著作过程中，要遵守学术论文投稿、著作出版有关规定。如果未实际参加研究或论文、论著写作，不得在他人发表的学术论文或著作中署名。

7. 与他人进行科研合作时应当认真履行诚信义务或合同约定，发表论文、出版著作、申报专利和奖项等时应根据合作各方的贡献合理署名。

8. 在学术交流、成果推广和科普宣传中要有科学态度和社会责任感，避免不实表述和新闻炒作。对于来自同行的学术批评和质疑，要虚心听取，诚恳对待。

第三节 医学论文的伦理要求

现代医学的发展离不开临床研究,临床研究越来越多地关注于促进机体健康,提高生存质量;越来越提倡人性化。伦理学要求已成为临床研究中最基本的要求,研究成果要在有利于研究对象的同时,对他人有益,造福于人类健康。每一项医学研究都必须符合伦理学原则,对不符合伦理要求的研究实施"一票否决",医学期刊会杜绝发表不符合伦理要求的论文。

一、医学论文的伦理要求

(一)社会或科学价值

一篇具备伦理要求的科研论文必须是有价值的,也就是说,论文中所提供的诊断或治疗干预措施能够促进人们的身心健康,这是论文中最基本的伦理学要求。没有价值的研究结果不具备广泛性,如果研究结果无法传播或干预措施无法在实际情况下进行,那么即使研究是有效的,论文也是没有价值的。

(二)科学性

科学性是科技论文的生命。科学性首先表现为论文的内容是医学研究的成果,研究设计必须遵循公认的原理,方法必须准确可靠、有效且切实可行。国际医学科学组织理事会(CIOMS)方针指南中简明指出:"不科学的研究就其本身来说是不人道的,因为它可能将研究的对象——人类无目的地暴露于危险或者不便之中。"没有科学性的论文是毫无价值的,甚至是有害的。

(三)对研究对象的有益无害

研究对受试者无害是研究者首先要考虑的问题。无害的原则包括研究本身对研究对象是无毒的、无伤害的和不增加痛苦的等三个方面。无害原则要求研究者要评估研究对象可能受到的危险,在任何情况下都必须把出现危险或痛苦的可能性降低到最低程度。在人体实验前必须有可靠的动物实验作为基础,当动物实验结果证明确实对人体无害后,才能逐步过渡到人体实验。有益原则一方面要求研究者要从人的利益出发,关心人的疾苦;另一方面要求研究结果应对受试者和社会有利。在某些情况下,即使是受试者不能直接受益,其自身或他人参与实验研究而获得的可以推广的知识也可反馈为自身服务。

(四)研究对象的知情同意

这是人体实验必须事先征得受试者同意的伦理规范。早在1947年的《纽伦堡法典》中有明文规定:"人体实验研究绝对需要受试者知情同意,实验期间受试者有权随时退出实验。"1964年世界医学大会通过的《赫尔辛基宣言》强调:"在为研究对象实行检查、治疗或人体实验时,应向研究对象充分解释,研究对象完全了解且自愿同意后方可执行。"我国《执业医师法》规定"医师进行实验性临床医疗,应当经医院批准并征得研究对象本人或者其亲属同意",违者要负法律责任,因而在最大限度上保证了受试者的利益。

知情同意是尊重研究对象个人权利和仁爱的集中体现,由知情和同意两个密切相连的权利组成。从字面理解,知情就是知道情况,了解内情,研究对象有权利知道研究者将在他们身上或利用他们的资料在做什么,以及该研究将对他们有何影响;同意是指在此基础上由研究对象自主作出同意或不同意的选择。

知情同意原则要求研究者在选择研究对象时要向其提供以下主要信息:①研究项目的名称和研究目的;②研究的主要方法、步骤,研究对象的具体参与情形,研究过程要花费的时间;③参与该研究将得到的益处;④研究对其正常生活和工作带来的影响;⑤了解当出现不良反应时,实验或研究主持者将如何处理;⑥自由选择,研究者应向研究对象做充分的解释,提供足够的信息供其权衡利弊,自主决定是否接受人体实验,个人可以拒绝参加,参加后可随时退出,并保证不向研究对象施加任何形式的强迫、利诱和不正当的影响,不会因此而受到不良待遇。原则上要取得研究对象的书面同意方可开展研究。

值得注意的是,知情同意并不是将全部做法都告诉研究对象,而是应提供其判断是否参加研究所需要的基本信息,其中最重要的是说明研究的目的、研究会给研究对象带来的不良后果或增加的额外负担,如时间、精力或费用,以及研究对象有权随时退出研究。只从研究者考虑,忽视研究对象的权利是不道德的,甚至是违法的。

(五)研究对象个人隐私保护

所谓"隐私",就是研究对象不愿公开的有关人格尊严的秘密,它主要包括:①研究对象的个人身体秘密,主要指研究对象的生理特征;②研究对象的性生活秘密;③研究对象的家庭生活和社会关系秘密,包括夫妻关系、家庭伦理关系、亲属感情状况等;④研究对象的财产秘密,包括研究对象的经济收入和其他财产状况等。

研究人员有义务为研究对象保守秘密,不能向与研究无关的人员泄漏,更不能以此作为一种调侃、闲聊、逗趣的话题。一般来说,为了保护研究对象的隐私权,能识别身份的细节都应该删除,除非十分必要时,论文中不允许出现研究对象的姓或名、住院号、床位号、家庭住址、工作单位等。若确因科学研究的需要,必须获得病人(或其父母或监护人)知情同意,方可刊登可辨认病人身份的文字描述、照片和家谱。为此目的应让病人过目即将发表的稿件。

二、临床科研中伦理学要求

(一)强调临床试验的价值

临床试验必须有利于疾病的诊断、治疗和预防,医学科学的发展,人类健康水平的改善。只有这样,该试验才是符合医学伦理的。

(二)真正的知情同意

1. **重视知情同意的过程** 知情同意是一个交流和教育的过程,而不是单纯的签字仪式;研究者应采用受试者或其合法代表能理解的语言和文字,说明有关试验的详细情况,使受试者充分理解后作出决定。

2. **填写决定后问卷调查表(PDQ)** 在受试者决定参与后,填写关于知情同意的 PDQ,可以让研究者了解受试者是否真正地知情同意;同时,针对多数人都易误解的内容,研究者也可进行必要的修改。

3. **重新获取知情同意** 知情同意又是一个连续的过程;当受试者参加后,研究组还要继续向受试者提供更多的信息;如研究的条件或程序发生了显著的变化,或得到了可能影响受试者继续参加的新信息,如非预期风险或严重不良反应,应及时告知受试者,重新获取知情同意;长期研究项目,即使该研究没有变化,也要按事先确定的时间间隔重新获取知情同意。

4. **避免胁迫和不正当影响** 参加试验是自愿的,所以拒绝参加试验、中途随时退出不会有任何过错,受试者无需担心损害医患关系。

(三)坚持试验的科学性和严密性,保证病人有利无害

1. 试验前收集详细的资料,进行严密的试验设计,通过动物实验获得充分科学的实验依据;评估风险与利益比合理后,再有序地开展Ⅰ、Ⅱ期临床试验,以确保试验的无伤原则。

2. 建立不良事件的监测系统,避免以往未知的不良反应发生和长时间接受疗效较差的治疗。

3. 针对可能的风险制定医疗对策,允许研究者根据自己的判断终止该病例的临床试验或改用其他治疗方法。

4. 如果该试验有明显的科学利益、社会利益,而无明确不良反应和危险时,即使对受试者本身无益处,也可同受试者讲明试验目的、意义、过程以及风险,征得受试者同意,使其自愿参加该试验,这与有利无害原则是不违背的。

5. 受试者因参加研究而受到伤害,研究者应保证其获得免费医疗以及经济或其他补偿;若因参加研究而死亡,他们的受赡养人有权得到赔偿。

(四)确实保护弱势群体的利益

一般而言,临床研究应先从弱势程度较小的人群开始,再涉及弱势程度较大

的人群,但如遇到某些例外情况,则应确保弱势群体入组研究的伦理合理性。

1. 该研究是为获得弱势群体特有疾病的诊断、预防或治疗知识,如以其他人群为受试对象,研究很难得到合理结论。

2. 当研究的结果可利用时,应保证合理地用于弱势群体成员。

3. 不能提供直接与健康相关受益前景的研究,其风险不应超过对这类人的承受能力。

4. 当受试对象不能充分地给予知情同意时,他们的同意要由他们的法定监护人的许可作补充。

5. 弱势人群拒绝参加或中途退出的要求应当得到尊重。

6. 对所有受试者,应按照公平准则要求,不分群体和等级,使其负担不超过其参加研究公平承担的负担。

(五)合理使用双盲法和安慰剂

临床试验只有产生科学可靠的结果,才具有伦理合理性。双盲法就是通过不告知受试者和观察者所用处理方法,消除病人主观感知和心理作用对试验结果的影响,避免观察者对受试者的暗示以及对结果分析的偏曲,从而得到可靠结论。这是科学方法,是对人体健康负责的道德行为,是完全符合伦理学要求的。但当双盲法试验过程中受试者的状况恶化或发生副作用,需要医疗干预时,应制定允许破盲的机制,以便积极开展治疗。

《赫尔辛基宣言》第29节记述:"在预防、诊断或治疗方法尚未被证明的前提下,临床试验的对照组使用安慰剂在伦理上是可接受的,而且安慰剂使用比不干预更科学。"一般认为,在危重病人和病情发展变化较快的病人中使用安慰剂存在伦理学问题,但安慰剂用于以下情况是非常合理的:①所研究的疾病目前尚无特效治疗;②有明显自愈趋势;③自然病程复杂多样,个体差异很大,短时间不治疗对预后无明显影响;④精神因素占很大比重;⑤采用公认有效的干预作为对照,将会产生科学上不可靠的结果,而使用安慰剂不会增加任何严重的风险;⑥当研究性治疗的机制与标准治疗不同时,可采用叠加设计,即在标准治疗基础上,加上试验治疗和安慰剂。

(六)强调伦理审评工作在临床试验中的重要性

《人体生物医学研究国际道德指南》规定:"所有涉及人类受试者的研究计划,都必须提交给一个或一个以上的科学和伦理审查委员会,以审查其科学价值和伦理的可接受性。"严格的、科学的伦理审查是知情同意原则和有利无伤原则得以坚持、弱势群体利益得以确实保护、双盲法和安慰剂得以合理使用的关键,是受试者权利得到尊重和保护的最重要环节。因此,审查委员会必须坚持以下四个基本原则:独立、公正、多面和透明。也就是说,审查委员会应独立于研究组,他们的审查结果不应视研究中可能得到的任何直接物质利益而定；其成员应由多学科、多部门组成，委员会成员应分开他或她的完整姓名、职业和隶属关系，确保透明原则的实现。

三、解决思路与对策

(一)树立正确的医学科研伦理观

医学科研伦理原则是自主、有益、无伤和公正，其中维护受试者知情同意权和建立医学伦理委员会是保护受试者权益和履行伦理学原则的两大基本的监控措施。医学科研伦理可以告诉人们什么样的医学科研活动是善的，什么样的科研行为是应该做的，医学科研活动应该造福人类。

(二)提高写作者和编者的伦理素质

医学伦理学教育属于继续教育的一部分，由医学专家、伦理学家、律师、热心伦理学的病人代表组成的医院伦理委员会应成为医院医学伦理学教育的主体机构，并负责具体实施。教学上可采用以问题为基础的方法为主，分析各种临床技术应用中可能遇到的伦理问题，并探索解决对策，加强临床专业技能和理论学习相结合，加强医学伦理学理论与临床诊疗过程相结合，加强伦理判断与医疗技术决策相结合，真正把伦理学知识应用到临床实践中，全面提高医务人员的伦理素质。同时，作为期刊出版者，编辑部要积极组织编辑人员参加伦理学培训班，解剖、分析论文中易出现的伦理问题，寻找解决的措施。

(三)发挥医学期刊的伦理导向作用

对涉及人或动物所做实验的稿件，一方面在"投稿须知"中要明确写明论文在伦理方面有哪些具体要求，包括要求写作者投稿时说明其遵循的程序是否符合负责人体试验委员会所制定的伦理学标准，提供当地伦理委员会批准文件及受试对象知情同意书。如研究取得了受试者的知情同意，应该在发表的文章中予以说明。另一方面可在期刊中开辟医学伦理学专栏，针对性介绍相关的伦理学知识。在论文二审时，要求审稿人员除提出学科专业意见外，还需提出伦理学意见。此外，拒绝发表确实违反伦理原则的研究论文，发表后发现有虚假杜撰或违反伦理要求的文章应及时发布相关消息。

(四)不同的稿件区别对待

考虑到我国目前无法就所有稿件都要求提供伦理委员会批准文件及受试对象知情同意书，应具体问题具体对待。对涉及人的前瞻性论文必须按要求提供有关伦理学材料，对回顾性研究论文鼓励在研究中考虑伦理要求，但不强制要求提供相应材料和在论文中说明伦理问题。

(五)设立对照组应符合伦理学要求

设立对照是医学研究中常用的方法,也是容易出现伦理问题的环节。《人体生物医学研究国际道德指南》中对临床试验中对照选择作了如下要求:一般而言,诊断、治疗或预防性干预试验中对照组的受试者,应得到公认有效的干预。有些情况下,使用一个替代的对照,如安慰剂或"不治疗",在伦理学上是可接受的。

另外,不能为了写作论文,人为地分组,将已经经过论证不适合的方法用于病人,而突出现在的方法的优越性,这也是违反伦理学要求的。

医学研究的最终目的是服务于人类,而不是利用人类。因此,当以人作为研究对象时,应特别注意研究过程及论文撰写中的伦理学要求。近年来,国外医学期刊对涉及人的医学研究中的伦理问题越来越重视,很多期刊在不断地探讨和完善医学论文中的伦理学问题。但我国生物医学期刊在伦理学意识上较为薄弱,不重视审核文稿中的伦理学问题,国内医学期刊发表的以人为研究对象的论文中,注明取得受试者知情同意的比例较低,与国际上著名医学期刊相比有很大差距,这有待我国广大的医学科研工作者和期刊出版者的共同努力。

(姚仁斌　曹雅坤)

第十一章　医学论文常见统计学处理

撰写医学论文时，一般需要统计学处理一些医学数据。因为大多临床医学、护理论文是对一定数量临床病例（或资料）的观察，研究事物间的相互关系，以探讨客观存在的新规律。如确定新诊断、新治疗等措施是否优于原沿用的方法，就需进行两种方法比较，这就涉及统计学处理。只有当经正确统计处理的结果可信度高时，论文的质量才较高。

近年来，随着医学科学快速的发展，研究手段和水平的逐渐提高，医学论文从以前的简单而粗放的研究，向纵深和微观迅速发展。由于医学论文中调查数据与实验性数据越来越多，故所采用的统计学手段难度也越来越大。医务工作者进行科学研究或撰写论文，都要采用有关统计学的方法进行统计分析。因此，统计学是人们认识客观世界的一种重要手段。要想确保和提高论文的水平，除有较高的学术水平、选题的先进性、科学性、严密性和写作水平外，还要根据科研设计和所获的数据选择正确合理的统计学方法。正确掌握和运用统计学原理和方法，是现代医学科技工作者的必备素质。

医学工作者在学习医学论文中的统计学处理的过程中，首先必须明确，学习的关键不是数学原理。医学统计学作为一门工具学，我们需要学习的是合理地、恰当地将数理统计方法运用到数据处理及论文撰写中去。因此，掌握每种统计方法的应用条件和适用范围就十分必要。其次在学习过程中，要理论联系实际，要保证数据的真实性和有效性，将分析建立在可靠数据的基础上。

本章主要介绍医学论文中常用的统计学方法。

第一节　t 检验

医学论文撰写中最常见的是计量资料两组均数间的比较问题，如何进行两组均数间的比较呢？本节介绍比较常用的 t 检验方法。t 检验是英国统计学家

Gosset 在 1908 年以笔名"student"发表的,因此也称 student t 检验(Student's t test),是医学论文撰写中最常用到的假设检验方法之一。

运用 t 检验之前,必须先掌握其应用条件:小样本($n<50$)资料;样本来自正态(近似正态)分布的总体;两样本来自的总体方差相等,即两总体方差齐性;两组样本相互独立。

t 检验的常见类型有 3 种:某样本均数与已知某总体均数的比较(也称单样本 t 检验)、成组设计两样本(也称两独立样本)均数的比较及配对设计两样本均数的比较。

一、单样本 t 检验

单样本均数 t 检验(one-sample t-test)简称单样本 t 检验,适用于样本均数 $\bar{x}$ 与已知总体均数 μ_0 的比较,实际目的是推断该样本来自的总体均数 μ 与已知的某一总体均数 μ_0 差异有无统计学意义。已知的总体均数 μ_0 一般为理论值、标准值或经大规模测量得到的较稳定的指标值。

单样本 t 检验的适用条件是样本所代表的总体资料服从正态分布或近似正态分布。

统计量 t 的计算公式为:

$$t = \frac{\bar{x} - \mu_0}{S_{\bar{x}}} = \frac{\bar{x} - \mu_0}{\frac{S}{\sqrt{n}}}, \nu = n-1 \qquad (公式1)$$

式中,$\bar{x}$ 为样本均数,μ_0 为已知的总体均数,$S_{\bar{x}}$ 为标准误,S 为样本标准差,n 为样本例数。

例1 以往通过大规模调查已知某地新生儿身高为 50.12 cm。从该地早产儿中抽取 25 名新生儿,平均出生身高为 47.65 cm,标准差为 3.86 cm,问:该地早产儿出生身高与一般新生儿身高有无差异?

分析:题目中 25 例早产新生儿为该地新生儿群体一个小样本,以往该地大规模调查的新生儿平均身高可视为已知的总体均数。在本资料如果样本数据呈正态分布(采用数据的正态性检验,略),即可选用单样本 t 检验进行分析。其假设检验步骤如下:

(1)建立检验假设,确定检验水准。

$H_0: \mu = \mu_0$,早产儿出生身高与一般新生儿身高相同。

$H_1: \mu \neq \mu_0$,早产儿出生身高与一般新生儿身高不同。

$\alpha = 0.05$。

(2)选择统计方法,计算检验统计量。

$$t = \frac{\bar{x} - \mu_0}{S_{\bar{x}}} = \frac{\bar{x} - \mu_0}{\frac{S}{\sqrt{n}}} = \frac{47.65 - 50.12}{\frac{3.86}{\sqrt{25}}} = 4.36$$

(3)确定 P 值,作出统计推断。本例 $\nu = n-1 = 25-1 = 24$,查 t 分布界值表(双侧尾部面积)得,$t_{(0.05/2, 24)} = 2.064$,因为 $t = 4.36 > 2.064$,故 $P < 0.05$,表明差异有统计学意义,按 $\alpha = 0.05$ 的检验水准,拒绝 H_0,接受 H_1,即认为该地早产儿出生身高与一般新生儿身高不同。

二、配对样本均数 t 检验

配对样本均数 t 检验(paired t test)简称配对 t 检验,适用于配对设计(paired design)计量资料均数的比较。其比较目的是检验两相关样本均数所代表的总体均数是否有差别,通过对两组配对资料的比较,可以判断不同的处理效果是否有差别,或某种治疗方法是否起作用。配对设计是将受试对象按某些重要特征相近的原则配成对子,每对中的两个个体随机地给予两种处理。用于配对的特征应选择可能影响研究指标的因素,经过配对设计后,这些特征可在互相配对的两组之间均衡,因此配对设计可以减少实验误差和控制非处理因素,提高统计的检验效能。

配对设计的三种情况如下:

1.两种同质的受试对象分别接受两种处理。人群试验中,常将性别相同及年龄、生活条件、工作条件、病情等因素相近的人配成对子;动物实验中,常将种属、窝别、性别相同及体质量相近的动物配成对子。

2.同一受试对象或同一样本的两个部分,分别接受两种不同处理。如用两种方法测定 12 份血清样品中的 Mg 离子含量;或在同一儿童的左右手上分别接种两种不同的卡介苗。

3.自身对比。即将同一受试对象处理(试验或治疗)前后的结果进行比较,如高血压病人服用降压药前后的血压。

配对设计的资料具有对子内数据一一对应的特征,研究者应关心对子的效应差值而不是各自的效应值。因此,进行配对 t 检验时,首先应计算各对数据的差值 d,将 d 作为变量计算均数。

配对 t 检验的计算公式:

$$t = \frac{\bar{d} - 0}{S_{\bar{d}}} = \frac{\bar{d}}{\frac{S_d}{\sqrt{n}}}, \quad \nu = n - 1 \qquad \text{(公式 2)}$$

式中,d 为每对数据的差值,$\bar{d}$ 为差值样本的均数,$\bar{d} = \frac{\sum d}{n}$,$S_d$ 为差值样本

的标准差,$S_d = \sqrt{\dfrac{\sum d^2 - (\sum d)^2/n}{n-1}}$,$S_{\bar{d}}$为差值样本的标准误,$n$为配对样本的对子数。

例2 对2016年9月至2017年2月入住某医院儿童青少年科的17例精神分裂症病人,由康复师对他们采用集体作业疗法进行为期4周的治疗,采用精神疾病病人病耻感量表得分对疾病的严重程度进行评估,治疗前后量表评分见表11-1。问:集体作业疗法对精神分裂症治疗是否有效?

表11-1 17例精神分裂症病人治疗前后的病耻感量表得分

编号	治疗前	治疗后	差值 d	d^2
1	54.0	52.0	2.0	4.0
2	51.0	50.0	1.0	1.0
3	52.0	49.0	3.0	9.0
4	53.0	50.0	3.0	9.0
5	52.0	48.0	4.0	16.0
6	55.0	48.0	7.0	49.0
7	50.0	47.0	3.0	9.0
8	53.0	50.0	3.0	9.0
9	54.0	51.0	3.0	9.0
10	48.0	46.0	2.0	4.0
11	49.0	47.0	2.0	4.0
12	50.0	48.0	2.0	4.0
13	51.0	48.0	3.0	9.0
14	52.0	50.0	2.0	4.0
15	46.0	45.0	1.0	1.0
16	48.0	46.0	2.0	4.0
17	49.0	48.0	1.0	1.0
合计	—	—	44($\sum d$)	146($\sum d^2$)

分析:该资料属于将同一受试对象治疗前后的结果进行比较,即自身对照,对子数 $n=16$,为小样本。因此,可选择配对样本均数 t 检验进行分析。步骤如下:

(1)建立检验假设,确定检验水准。

$H_0: \mu_d = 0$,即治疗前后精神分裂症病人病耻感量表得分相同。

$H_1: \mu_d \neq 0$,即治疗前后精神分裂症病人病耻感量表得分不同。

$\alpha = 0.05$。

(2) 选择统计方法,计算检验统计量。

由表 11-1 知:$\sum d = 44, \sum d^2 = 146$,则 $\bar{d} = \dfrac{\sum d}{n} = 2.59, S_d = \sqrt{\dfrac{146-(44^2/17)}{17-1}} = 1.42, t = \dfrac{\bar{d}-0}{S_d} = \dfrac{\bar{d}}{\frac{S_d}{\sqrt{n}}} = \dfrac{2.59}{\frac{1.42}{\sqrt{17}}} = 7.53$。

(3) 确定 P 值,作出统计推断。本例 $\nu = 17-1 = 16$,查 t 分布界值表得,$t_{(0.05/2,16)} = 2.120$,因为 $t = 7.53 > 2.120$,故 $P < 0.05$,表明差异有统计学意义,按 $\alpha = 0.05$ 的检验水准,拒绝 H_0,接受 H_1,即治疗前后精神分裂症病人病耻感量表得分不同,且治疗后低于治疗前,说明集体作业疗法对精神分裂症有一定的疗效。

例3 为研究某新药是否对血清胆固醇有影响,某医生对 20 名病人,按病人年龄和胆固醇含量配成 10 对,每对中随机一人服用新药(实验组),另一人服用安慰剂(对照组),一个疗程后血清测胆固醇含量见表 11-2,问:新药是否对血清胆固醇有影响?

表 11-2 两组病人血清测胆固醇含量(mmol/L)

对子号	实验组	对照组	差值(d)
1	3.2	3.3	−0.10
2	3.8	3.6	0.20
3	4.0	4.1	−0.10
4	4.1	3.9	0.20
5	4.1	4.0	0.10
6	4.2	4.3	−0.10
7	4.6	4.6	0.00
8	4.8	4.7	0.10
9	5.5	5.3	0.20
10	5.8	5.6	0.20

分析:本例中按胆固醇含量配成的每一对子可以看作同质的研究对象,因此,设计类型属于配对设计中的两种同质的受试对象分别接受两种处理,两组数据为计量资料且满足正态分布,因此选用配对 t 检验,过程如下。

(1) 建立检验假设,确定检验水准。

$H_0: \mu_d = 0$,即实验组病人与对照组病人血清胆固醇含量差异无统计学意义。

$H_1: \mu_d \neq 0$,即实验组病人与对照组病人血清胆固醇含量差异有统计学意义。

$\alpha = 0.05$。

(2) 选择统计方法,计算检验统计量。

$\bar{d} = 0.07, S_{\bar{d}} = 0.042$

$t = \dfrac{\bar{d} - 0}{S_{\bar{d}}} = \dfrac{0.07}{0.042} = 1.67$

(3) 确定 P 值,作出统计推断。本例 $\nu = 10 - 1 = 9$,查 t 分布界值表得,$t_{(0.05/2, 9)} = 2.262$,因为 $t = 1.67 < 2.262$,故 $P > 0.05$,表明差异有统计学意义,按 $\alpha = 0.05$ 的检验水准,没有理由拒绝 H_0,即实验组病人与对照组病人血清胆固醇含量差异无统计学意义。因此,得出结论:该新药对血清胆固醇无影响。

三、两独立样本 t 检验

两独立样本 t 检验(two independent sample t-test),又称成组 t 检验或完全随机设计两样本均数比较的 t 检验。它适用于完全随机设计的两样本均数的比较,目的是检验两样本所来自总体的均数是否相等。完全随机设计(completely random design)是指把受试对象完全随机分配到两个不同的处理组,通过比较独立的两组样本均数,分析处理因素的效应。各组样本含量不必严格相同。

两独立样本 t 检验要求两样本所代表的总体服从正态分布,且两总体方差齐性,即 $\sigma_1^2 = \sigma_2^2$。若两总体方差不齐,可采取 t' 检验、变量变换或秩和检验的方法进行分析。

两独立样本 t 检验的计算公式为:

$$t = \dfrac{\bar{x}_1 - \bar{x}_2}{S_{\bar{x}_1 - \bar{x}_2}}, \nu = n_1 - 1 + n_2 - 1 = n_1 + n_2 - 2 \qquad \text{(公式 3)}$$

$$S_{\bar{x}_1 - \bar{x}_2} = \sqrt{S_c^2 \left(\dfrac{1}{n_1} + \dfrac{1}{n_2}\right)} \qquad \text{(公式 4)}$$

$$S_c^2 = \dfrac{\sum x_1^2 - (\sum x_1)^2 / n_1 + \sum x_2^2 - (\sum x_2)^2 / n_2}{n_1 - 1 + n_2 - 1}$$

$$= \dfrac{(n_1 - 1)S_1^2 + (n_2 - 1)S_2^2}{n_1 + n_2 - 2} \qquad \text{(公式 5)}$$

式中,S_c^2 称为合并方差(combined/pooled variance)。

例 4 为了解不同的吸痰方式对重度肺部感染病人的吸痰效果,某医生对在 ICU 机械通气后肺部感染病人 28 例随机分为两组,一组采用开放式吸痰,一组采用密闭式吸痰,吸痰量见表 11-3,问:两种方式吸痰效果是否相同?

表 11-3　两组病人吸痰量(mL)

开放式	密闭式	开放式	密闭式
15.28	25.61	16.71	22.36
14.32	23.42	14.25	20.58
14.56	24.58	11.39	24.69
12.30	20.96	16.87	25.52
15.31	18.67	18.49	25.31
13.89	24.35	15.23	
12.75	25.64	14.32	
15.52	21.37		

分析:研究者将 28 例重度肺部感染病人随机分为两组,对每组病人采用不同的吸痰方式,属于完全随机设计的两独立样本,如果两样本来自的总体呈正态分布,而且方差齐,即可以进行两独立样本的 t 检验。

本例中两样本来自的总体呈正态分布(正态性检验略)。两独立样本 t 检验要求两样本来自的总体方差相等,即方差齐性。由于存在抽样误差,即使两总体方差相等,两样本方差也可能不具有齐性,所以要判断两总体方差是否具有齐性,可用方差齐性检验,也称 F 检验。F 检验是两独立样本 t 检验的第一步。

F 检验要求资料呈正态分布,计算 F 值的公式为:

$$F = \frac{S_1^2(较大)}{S_2^2(较小)} \quad \text{(公式 6)}$$

$$\nu_1 = n_1 - 1, \nu_2 = n_2 - 1$$

式中,S_1^2 为较大的样本方差,S_2^2 为较小的样本方差。检验统计量 F 值为两个样本方差之比,若样本方差的不同仅为抽样误差的影响,F 值一般不会偏离 1 太远。求得 F 值后,查方差齐性检验用的 F 界值表,得 P 值。一般取 $\alpha=0.05$ 水准,若 $F \geqslant F_{0.05(\nu_1,\nu_2)}$,$P \leqslant 0.05$,拒绝 H_0,接受 H_1,可认为两总体方差不等,即两总体方差不具有齐性;若 $F < F_{0.05(\nu_1,\nu_2)}$,$P > 0.05$,两总体方差相等,即两总体方差具有齐性。

上例的方差齐性检验,步骤如下:

(1)建立检验假设,确定检验水准 α。

$H_0: \sigma_1^2 = \sigma_2^2$,两种方式吸痰量的总体方差相同。

$H_1: \sigma_1^2 \neq \sigma_2^2$,两种方式吸痰量的总体方差不同。

$\alpha = 0.05$。

(2)计算检验统计量。

$$F = \frac{S_1^2}{S_2^2} = \frac{5.28^2}{3.31^2} = 1.59$$

(3)确定 P 值,作出统计推断。查方差齐性检验用双侧界值的 F 界值表,得 $F_{0.05(14,12)}=3.05$,$F=1.59<F_{0.05}$,故 $P>0.05$,按 $\alpha=0.05$ 水准,不拒绝 H_0,尚不能认为两组总体方差不等,即可以认为两总体方差具有齐性。然后进行两独立样本 t 检验:

(1)建立检验假设,确定检验水准 α。

$H_0:\mu_1=\mu_2$,两种方式吸痰量相同。

$H_1:\mu_1\neq\mu_2$,两种方式吸痰量不同。

$\alpha=0.05$。

(2)选择检验方法,计算检验统计量。

由原始数据计算得:$n_1=15$,$\bar{x}_1=14.75$,$S_1=1.82$;$n_2=13$,$\bar{x}_2=23.31$,$S_2=2.30$。

代入相应的公式计算得 $t=11.00$。

(3)确定 P 值,作出统计推断。本例 $\nu=n_1+n_2-2=26$,查 t 分布界值表得,$t_{(0.05/2,26)}=2.056$,因为 $t=11.00>2.056$,故 $P<0.05$,表明差异有统计学意义,按 $\alpha=0.05$ 的检验水准,拒绝 H_0,接受 H_1,即根据题目信息可以认为两种方式吸痰量不同,即两种方式吸痰效果不同,密闭式的效果优于开放式。

有些资料(如抗体滴度资料)宜用几何均数表示其平均水平,当进行几何均数的假设检验时,需要将这些观察值 x 用 $\lg x$ 来代替(即作对数变换),则 $\lg x$ 往往服从正态分布,相应的两总体方差也可能具有齐性,然后就可用总体方差具有齐性的两独立样本 t 检验对 $\lg x$ 进行分析。

四、两个大样本均数比较的 u 检验

u 检验也叫 z 检验。当两个样本含量较大时,比如均大于50,其均数的比较可用 u(或 z)检验,u(或 z)值的计算公式如下。

$$u=\frac{|\bar{x}_1-\bar{x}_2|}{\sqrt{\dfrac{S_1^2}{n_1}+\dfrac{S_2^2}{n_2}}} \qquad (公式7)$$

例5 如果医生把260例病人随机分为两组,采用开放式吸痰的样本量为115,吸痰量的均数是16.88 mL,标准差是5.28 mL;采用密闭式吸痰的样本量是145,吸痰量的均数是24.32 mL,标准差是5.43 mL。问:两种方式吸痰的效果是否相同?

(1)建立假设,确定检验水准 α。

H_0:两种方式吸痰效果相同,即 $\mu_1=\mu_2$。

H_1:两种方式吸痰效果不同,即 $\mu_1\neq\mu_2$。

$\alpha=0.05$。

(2)计算 u 值。

本例 $n_1=115$, $\bar{x}_1=16.88$, $S_1=5.28$, $n_2=145$, $\bar{x}_2=24.32$, $S_2=5.34$。

代入公式 7，$u=\dfrac{|16.88-24.3|}{\sqrt{\dfrac{5.28^2}{115}+\dfrac{5.34^2}{145}}}=11.22$

(3)确定 P 值，作出统计推断。查 t 界值表 $(\nu=\infty)$，$u_{0.05}=1.96$，$11.22>1.96$，$P<0.05$。按 $\alpha=0.05$ 水准，拒绝 H_0，接受 H_1，故可认为两种方式吸痰效果不同。

五、t 检验中的注意事项

(一)假设检验结论正确的前提

作假设检验用的样本资料，必须能代表相应的总体，同时各对比组组间具有良好的均衡性，才能得出有意义的统计结论和有价值的专业结论。为此要求有严密的试验设计和抽样设计，如样本是从同质总体中抽取的一个随机样本，试验单位在干预前要随机分组，有足够的样本量等。

(二)选用的检验方法必须符合其适用条件

根据分析目的、资料类型、样本含量大小等选用适当的检验方法。如 t 检验的应用条件包括：两样本来自正态(近似正态)分布的总体；两总体方差具有齐性，即两总体方差相等；小样本资料($n<50$)。如不满足应用条件，可以使用 t' 检验(参阅相关资料)，也可进行变量变换或使用秩和检验的方法。

(三)双侧检验和单侧检验的选择

应事先根据专业知识和研究目标，在研究设计阶段明确规定出对资料的分析用单侧检验还是双侧检验；如单侧检验更容易得出有差别的结论，因为单侧 t 界值<双侧 t 界值。

(四)假设检验的结论不能绝对化

由于统计结论具有概率性质，判定的界限是人为规定的，是相对的，如按检验水准 $\alpha=0.05$，不拒绝 H_0，差别有统计学意义，如此判定的时候可能会冒犯 5% 假阳性错误的风险，所以结论的判断不能绝对化。故"肯定""一定""必定"等词不要使用。

(五)正确理解 P 值与差别无统计学意义

P 值的意思主要是指在原假设成立的条件下，观察到的试验差别是由于机遇所致的概率。因此，P 值越小越有理由拒绝原假设，认为不同组间有差异的证据就越充足。故 P 值的大小只能说明差异有无统计学意义，并不代表实际差异的大小。

(六)统计结论必须和专业结论有机地结合

假设检验是为专业服务的,统计结论必须和专业结论有机地结合,才能得出恰如其分、符合客观实际的最终结论。若统计结论和专业结论一致,则最终结论就和这两者均一致(即均有或均无意义);若统计结论和专业结论不一致,则最终结论需根据实际情况加以考虑。若统计结论有意义,而专业结论无意义,则可能由于样本含量过大或设计存在问题,那么最终结论就没有意义。

第二节 方差分析

上节所提的 t 检验只适用于两样本均数的比较,而在有些医学研究中,常常需要将研究对象分为多组进行试验或调查,而对于多组均数($k>2$)样本均数的比较,t 检验不再适用,这时就需要使用一种新的假设检验方法——方差分析(analysis of variance,ANOVA)来进行统计分析。如临床上需要试验一种新的降血脂药的疗效,将 120 人分为四组,分别为安慰剂组、用药组 1(2.4 g)、用药组 2(4.8 g)、用药组 3(7.2 g),试验结束后观察血脂水平,这时就需要方差分析进行分析。

方差分析的应用条件:各样本相互独立;正态分布,即偏态分布资料不适合用方差分析,对偏态分布的资料应考虑用对数变换、平方根变换、倒数变换、平方根反正弦变换等变量变换方法变为正态或接近正态后再进行方差分析;方差齐性。方差分析的基本思想:根据变异的来源,将全部观察值总的离均差平方和及自由度分解为两个或多个部分,除随机误差外,其余每个部分的变异可由某些特定因素的作用加以解释。通过比较不同来源变异的方差(也叫均方,MS),借助 F 分布作出统计推断,从而判断某因素对观察指标有无影响。

一、完全随机设计计量资料的方差分析

完全随机设计(completely random design)是一种将研究对象随机分配到不同处理组的单因素设计方法,该设计方法不考虑个体差异的影响,仅涉及一个处理因素,但可以有两个或多个水平,所以亦称单因素实验设计或单因素方差分析(one-way ANOVA)。完全随机设计方差分析的数据结构如表 11-4 所示。

表 11-4　完全随机设计方差分析的数据结构

处理因素				合计
水平 1	水平 2	…	水平 i	
X_{11}	X_{21}	…	X_{i1}	
X_{12}	X_{22}	…	X_{i2}	
…	…	…	…	
…	…	…	…	
X_{1j}	X_{2j}	…	X_{ij}	
n_1	n_1	…	n_i	n
$\bar{x}_1$	$\bar{x}_2$	…	$\bar{x}_i$	$\bar{x}$
S_1^2	S_1^2	…	S_i^2	S^2

表中,n 个观察值彼此不同,可以用方差来表示其变异程度,其中全部测量值 X_{ij} 与总均数 $\bar{x}$ 间的差别称为总变异(记为 $SS_{总}$),

$$SS_{总} = \sum_{i=1}^{k}\sum_{j=1}^{n_i}(x_{ij}-\bar{x})^2 = (n-1)S^2 \qquad (公式 8)$$

各处理组间的均数大小也不同,这种变异称为组间变异。其大小可用组间均数与总均数的离均差平方和表示,记为 $SS_{组间}$,包括处理因素引起的差异和系统误差。

$$SS_{组间} = \sum_{i=1}^{k} n_i(\bar{x}_i - \bar{x})^2 \qquad (公式 9)$$

在同一处理组中,虽然每个受试对象接受的处理相同,但测量值仍各不相同,这种变异称为组内变异。其大小可用个体观察值与组均数的离均差平方和表示,记为 $SS_{组内}$,只包括随机误差。

$$SS_{组内} = \sum_{i=1}^{k}\sum_{j=1}^{n_i}(x_{ij}-\bar{x}_i)^2 \qquad (公式 10)$$

数理统计证明,总离均差平方和等于组间离均差平方和与组内离均差平方和之和,即

$$SS_{总} = SS_{组间} + SS_{组内} \qquad (公式 11)$$

其中,总变异自由度 $\nu_{总}=n-1$,组间变异自由度 $\nu_{组间}=k-1$,组内变异自由度 $\nu_{组内}=n-k$,对于自由度同样有

$$\nu_{总} = \nu_{组间} + \nu_{组内} \qquad (公式 12)$$

上述变异除以相应自由度得到相应的平均变异,即方差(通常称均方,MS)。

$$MS_{组间} = \frac{SS_{组间}}{\nu_{组间}},\ MS_{组内} = \frac{SS_{组内}}{\nu_{组内}} \qquad (公式 13)$$

检验各处理组均组间有无差异这一假设可以通过比较 $MS_{组间}$ 和 $MS_{组内}$ 来实

现。$MS_{组间}$ 和 $MS_{组内}$ 之比即构成了方差分析的统计量,即

$$F = \frac{MS_{组间}}{MS_{组内}} \qquad (公式14)$$

可以证明,当原假设 H_0 成立时,统计量 F 服从自由度为 $(k-1, n-k)$ 的 F 分布。F 值接近 1,可认为均值的差异只源于随机波动,而非处理因素作用;F 值大于 1 并且 $F > F_{\alpha(k-1,n-k)}$,$P < \alpha$,则按 α 水准拒绝 H_0,表明有随机波动之外的处理因素造成了均值的差异。

以上计算过程可用完全随机设计方差分析计算表进行概括。

表 11-5 完全随机设计的方差分析计算表

变异来源	平方和(SS)	自由度(ν)	均方(MS)	F 值
总变异	$SS_{总} = \sum_{i=1}^{k}\sum_{j=1}^{n_i}(x_{ij}-\bar{x})^2 = (n-1)S^2$	$n-1$		
处理组间	$SS_{组间} = \sum_{i=1}^{k} n_i (\bar{x}_i - \bar{x})^2$	$k-1$	$MS_{组间} = \frac{SS_{组间}}{\nu_{组间}}$	$F = \frac{MS_{组间}}{MS_{组内}}$
组内(误差)	$SS_{组内} = SS_{总} - SS_{组间}$	$n-k$	$MS_{组内} = \frac{SS_{组内}}{\nu_{组内}}$	

例 6 某医师为研究胃癌与胃黏膜细胞中 DNA 含量(A.U)的关系,随机抽取了三组研究对象,分别为健康人、胃黏膜增生和胃癌人群,测量三组人群的胃黏膜细胞中的 DNA 含量(见表 11-6),分析三组人群的胃黏膜细胞中 DNA 含量是否相同。

表 11-6 三组人群的胃黏膜细胞中 DNA 含量(A.U)

	正常人	胃黏膜增生	胃癌病人	合计
	11.7	14.0	25.1	
	13.8	17.1	28.6	
	9.0	16.3	20.3	
	10.5	14.7	17.8	
	13.5	14.7	27.2	
	12.3	13.0	29.9	
	13.1	12.0	13.4	
	12.8	16.5	22.9	
	12.5	14.1	23.5	
n_i	9	9	9	27
$\bar{x}_i$	12.13	14.49	23.19	16.68
S_i	1.53	1.68	5.55	5.79

分析:该研究中采用完全随机方法从健康人、胃黏膜增生和胃癌人群各自抽

取一组人群,组成了3个独立的样本,然后对3组人群的胃黏膜细胞中DNA含量进行测定。如果各样本数据分布呈正态性,且方差齐(假设本例满足此条件),即可采用完全随机设计的方差分析进行检验,检验过程如下。

(1)提出检验假设,建立检验水准。

$H_0: \mu_1 = \mu_2 = \mu_3$,即3组人群的胃黏膜细胞中DNA含量相同。

$H_1: \mu_1, \mu_2, \mu_3$不等或不全相等,即3组人群的胃黏膜细胞中DNA含量不同。

$\alpha = 0.05$。

(2)选择检验方法,计算检验统计量。

$SS_{总} = (n-1)S^2 = (27-1) \times 5.79^2 = 871.63$

$\nu_{总} = n - 1 = 26$

$SS_{组间} = \sum_{i=1}^{k} n_i (\bar{x}_i - \bar{x})^2 = 9 \times (12.13 - 16.68)^2 + 9 \times (14.49 - 16.68)^2 + 9 \times (23.19 - 16.68)^2 = 602.23$

$\nu_{组间} = 3 - 1 = 2$

$MS_{组间} = \dfrac{SS_{组间}}{\nu_{组间}} = \dfrac{602.23}{2} = 301.12$

$SS_{组内} = 871.63 - 602.23 = 269.40$

$\nu_{组内} = 27 - 3 = 24$

$MS_{组内} = \dfrac{SS_{组内}}{\nu_{组内}} = \dfrac{269.40}{24} = 11.23$

$F = \dfrac{MS_{组间}}{MS_{组内}} = \dfrac{301.12}{11.23} = 26.81$

表11-7 完全随机设计的方差分析表

变异来源	平方和(SS)	自由度(ν)	均方(MS)	F值	P值
总变异	871.63	26			
处理组间	602.23	2	301.12	26.81	<0.05
组内(误差)	269.40	24	11.23		

(3)确定P值,作出统计推断。分子自由度$\nu_{组间} = 3 - 1 = 2$,分母自由度$\nu_{组内} = 27 - 3 = 24$,查F界值表(方差分析用),$F_{0.05(2,24)} = 3.40$,$F = 26.81 > 3.40$,所以$P < 0.05$,按$\alpha = 0.05$的检验水准,可以认为3组人群的胃黏膜细胞中DNA含量不同。

例7 欲比较3种药物(A药、B药与C药)治疗肾病(ND)的效果,某医生将51例ND病人随机分为3组,治疗一个疗程后,测定24 h尿白蛋白排出量(mg/24 h),数据见表11-8。若比较3种药物对治疗ND病人24 h尿白蛋白排出量的差异,应采取何种检验方法?

分析：本例中肾病病人随机分成3组，分别采用A药、B药和C药治疗，病人之间互不影响，因而3组病人是相互独立的；24 h尿白蛋白排出量为计量资料，如果3组数据服从正态分布并且方差齐性，即可采取完全随机设计计量资料的方差分析，具体检验过程参考例6(略)。

表11-8　3种药物治疗肾病病人24 h尿白蛋白排出量(mg/24 h)

药物	例数	24 h尿白蛋白排出量($\bar{x} \pm S$)
A	17	9.49±6.77
B	17	9.72±7.16
C	17	9.78±7.10

二、随机区组设计的方差分析

随机区组设计(randomized block design)又称配伍组设计，先按影响研究结果的非处理因素(如性别、体质量、年龄、职业、病情、病程等)将受试对象配成 m 个区组(或称配伍组)，区组内的受试对象条件相同或相近，每个区组内有 k 个受试对象，再分别将区组内的受试对象随机分配到 k 个处理组中去。随机区组设计的方差分析属于无重复数据的两因素方差分析(two-way ANOVA)，两因素一个为区组因素，一个为处理因素。随机区组设计在 m 个区组和 k 个处理水平组构成 mk 个格子，每个格子仅一个数据 $X_{ij}(i=1,2,3\cdots,k; j=1,2,3\cdots,m)$，数据结构如表11-9所示。

表11-9　随机区组设计方差分析的数据结构

区组(B)	处理因素(A)			
	水平1	水平2	…	水平k
区组1	X_{11}	X_{21}	…	X_{k1}
区组2	X_{12}	X_{22}	…	X_{k2}
…	…	…	…	…
区组m	X_{1m}	X_{2m}	…	X_{km}

与完全随机设计的方差分析的分析情况相似，随机区组设计的方差分析是把总变异离均差平方和 $SS_{总}$ 与自由度分别分解成处理间的变异 $SS_{组间}$、区组间的变异 $SS_{区组}$ 和随机误差 $SS_{误差}$ 三部分，即

$$SS_{总} = SS_{组间} + SS_{区组} + SS_{误差} \quad (公式15)$$

相应的自由度有

$$\nu_{总} = \nu_{组间} + \nu_{区组} + \nu_{误差} \quad (公式16)$$

各变异的计算方法与完全随机设计的方差分析相同，只是需另外计算 $SS_{区组}$，

$$SS_{区组} = \sum_{j=1}^{m} k(\bar{X}_j - \bar{X})^2 \qquad \nu_{区组} = m-1 \qquad (公式17)$$

其中 $\bar{X}_j$ 为各区组的均数，m 和 k 分别为区组和处理组的水平数。将公式概括为表 11-10 所示。从表 11-10 可以看出，与完全随机设计相比，随机区组设计方差分析将总变异分解为 3 个部分，即除了处理组间变异外，还将区组因素导致的变异也分离出来，从而减少了随机误差，提高了实验效能。

表 11-10　随机区组设计的方差分析表

变异来源	SS	ν	MS	F
总变异	$SS_{总} = \sum_{i=1}^{k}\sum_{j=1}^{n_i}(X_{ij}-\bar{X})^2 = S^2(n-1)$	$\nu_{总}=n-1$		
处理组间	$SS_{处理} = \sum_{i=1}^{k} m(X_j-\bar{X})^2$	$\nu_{处理}=k-1$	$\dfrac{SS_{处理}}{\nu_{处理}}$	$\dfrac{MS_{处理}}{MS_{误差}}$
区组间	$SS_{区组} = \sum_{j=1}^{k} k(X_j-\bar{X})^2$	$\nu_{区组}=m-1$	$\dfrac{SS_{区组}}{\nu_{区组}}$	$\dfrac{MS_{区组}}{MS_{误差}}$
误差	$SS_{误差}=SS_{总}-SS_{处理}-SS_{区组}$	$\gamma_{误差}=(k-1)(m-1)$	$\dfrac{SS_{误差}}{\nu_{误差}}$	

例8　为了解雌激素对子宫发育的影响，某医师进行了动物实验，选取了 4 个不同窝别的未成年雌性大鼠，每窝各选取 3 只体质量相近的大鼠，随机分配到注射 3 种不同剂量雌激素的组中，发育成熟后取出子宫并称重，分析雌激素剂量及窝别对大鼠子宫发育的影响。数据见表 11-11。

表 11-11　不同窝别未成年雌性大鼠在不同剂量雌激素作用下的子宫重量

窝别	雌激素剂量(μg/100 g)			$\bar{x}_j$
	0.2	0.4	0.8	
甲	106	118	148	124
乙	42	70	115	75.67
丙	70	110	135	105
丁	42	68	115	75
$\bar{x}_i$	65.00	91.50	128.25	94.92($\bar{x}_{总}$)

分析：本例区组因素为窝别和体质量，同一窝别体质量相近的 3 只大鼠为 1 个区组，每个区组的 3 只大鼠随机分配到 3 个剂量组，因此属于随机区组设计的方差分析。区组因素是窝别，处理因素是注射雌激素。

方差分析步骤如下：

(1) 建立检验假设，确定检验水准。

$H_{0(A)}$：$\mu_1=\mu_2=\mu_3$，即接受不同雌激素量注射的大鼠子宫重量的总体均值相同。

$H_{1(A)}: \mu_1, \mu_2, \mu_3$ 不全相等,即接受不同雌激素量注射的大鼠子宫重量的总体均值不同。

$H_{0(B)}: \tau_1 = \tau_2 = \tau_3 = \tau_4$,即不同窝别的大鼠子宫重量的总体均值相同。

$H_{1(B)}: \tau_1, \tau_2, \tau_3, \tau_4$ 不全相等,即不同窝别的大鼠子宫重量的总体均值不同。

$\alpha = 0.05$。

(2)计算检验统计量 F 值。

$$SS_{总} = \sum_{i=1}^{k} \sum_{j=1}^{n_i} (\bar{X}_{ij} - \bar{X})^2 = S^2(n-1) = 14\,927.64$$

$$SS_{处理} = \sum_{i=1}^{k} m(\bar{X}_i - \bar{X})^2 = 8\,071.17$$

$$SS_{区组} = \sum_{j=1}^{m} k(\bar{X}_j - \bar{X})^2 = 5\,144.25$$

$SS_{误差} = SS_{总} - SS_{处理} - SS_{区组} = 14\,927.64 - 8\,071.17 - 5\,144.25 = 1\,712.22$

将上述计算结果列于方差分析表 11-12 中。

表 11-12 随机区组设计的方差分析计算表

变异来源	SS	ν	MS	F
总变异	14 927.64	11		
处理组间	8 071.17	2	4 035.59	14.14
区组间	5 144.24	3	1 714.75	6.01
误差	1 712.22	6	285.37	

(3)确定 P 值,作出统计推断。对于处理因素,根据分子的自由度和分母的自由度,按照 $\alpha = 0.05$ 的显著性水准,查 F 界值表(方差分析用), $F_{0.05(2,6)} = 5.14$,由于 $F = 14.14 > 5.14$,故 $P < 0.05$,拒绝 H_0,接受 H_1,差异有统计学意义,接受不同雌激素量注射的大鼠子宫重量的总体均值不同,也就是说雌激素的注射对大鼠子宫重量的增重有影响;对于区组因素,按照 $\alpha = 0.05$ 的显著性水准,查 F 界值表(方差分析用), $F_{0.05(3,6)} = 4.76$,由 $F = 6.01 > 5.14$,故 $P < 0.05$,拒绝 H_0,接受 H_1,差异有统计学意义,即不同窝别的大鼠子宫重量的总体均值不同。

例9 如果例7改为欲比较3种药物(A药、B药与C药)治疗肾病(ND)的效果,某医生对51例ND病人按照病情相近分成17个区组,即病情相近的3个ND病人为1个区组,然后随机分到3个治疗组,治疗1个疗程后,测定24 h尿白蛋白排出量(mg/24 h),数据建立应如表11-13(具体数据略)。若比较3种药物对治疗ND病人24 h尿白蛋白排出量的差异,应采取何种检验方法?

表 11-13 3 种药物治疗肾病病人 24 h 尿白蛋白排出量(mg/24 h)

区组	A 药	B 药	C 药
1	…	…	…
2	…	…	…
3	…	…	…
4	…	…	…
5	…	…	…
6	…	…	…
7	…	…	…
8	…	…	…
9	…	…	…
10	…	…	…
11	…	…	…
12	…	…	…
13	…	…	…
14	…	…	…
15	…	…	…
16	…	…	…
17	…	…	…

分析:本例中某医生首先对 51 例 ND 病人按照非处理因素病情(区组因素)相近分成 17 个区组,然后随机分到 3 个治疗组(处理因素)。因此,本例中包含 2 个因素,属于随机区组设计计量资料的方差分析,检验方法与过程略。

三、多个样本均数的两两比较

经过方差分析若拒绝了检验假设 H_0,只能说明多个样本总体均数不相等或不全相等。若要得到各组均数间更详细的信息,分析究竟哪两组间不同,应在方差分析的基础上进行多个样本均数间的两两(多重)比较。

为什么不能使用上一节的 t 检验进行分析呢? 如果使用 t 检验的话,多个样本均数间的两两(多重)比较次数计算为:如 $k=5$ 时,共需比较 $C_k^2 = \dfrac{k!}{2!(k-2)!}$ $=10$ 次,即需作 10 次 t 检验;若每次取 $\alpha=0.05$,则每次不犯 I 型错误的概率 $=1-0.05=0.95$,若 10 次均推断正确,则总概率仅为 $0.95^{10}=0.5987$,此时不犯 I 型错误的概率(即 10 次总的 α)$=1-0.5987=0.4013$,大大增加了 I 型错误的概率,可将本来无统计学的差异误判为有统计学的差异。故不能选用一般 t 检验作比较。

多重比较的方法有很多种,如 Dunnett-t 检验,LSD-t 检验,SNK-q(Student-Newman-Keuls)检验法等,LSD-t 检验需根据专业,仅进行某一对或某几对在专业上有特殊探索价值的均数间的两两比较;Dunnett-t 检验适用于多个实验组(处理后组)与一个对照组(处理前组)总体均数间两两比较;SNK-q 检验法可以在任意两两均数间进行比较,各比较组样本含量可不相等,此种方法比较常用,本节主要介绍 SNK-q 检验法是如何来进行分析的。

SNK 检验法的检验统计量为 q,故又称为 q 检验,其计算公式为:

$$q = \frac{(\bar{x}_A - \bar{x}_B)}{S_{\bar{d}}} \quad (公式 18)$$

$$S_{\bar{d}} = \sqrt{\frac{MS_{误差}}{2}\left(\frac{1}{n_A} + \frac{1}{n_B}\right)} \quad (公式 19)$$

其中 $\bar{x}_A$、$\bar{x}_B$ 分别为任意两个对比组的样本均数,分母 $S_{\bar{d}}$ 为两样本均数差的标准误,$MS_{误差}$ 在随机区组设计方差分析中为误差项均方,在完全随机设计中为组内均方,n_A、n_B 分别为两样本的样本含量。

例 10 以例 6 为例,完全随机设计的方差分析得 3 组人群的胃黏膜细胞中 DNA 含量不同,进一步对 3 组人群的胃黏膜细胞中 DNA 含量进行两两比较。

(1)提出检验假设,建立检验水准。

$H_0: \mu_A = \mu_B$,即任意两个对比组的总体均数相等。

$H_1: \mu_A \neq \mu_B$,即任意两个对比组的总体均数不等。

$\alpha = 0.05$。

(2)计算检验统计量 q 值。首先将 3 个样本均数按由大到小的顺序排列,并编组次。

原组别	正常人	胃黏膜增生	胃癌病人
均数	12.13	14.49	23.19
组次	3	2	1

3 组共需做 $C_3^2 = \frac{3!}{2!(3-2)!} = 3$ 次两两比较。

组次 1 与组次 3 比较:

$MS_{误差} = 11.23$,$\bar{x}_1 = 12.13$,$\bar{x}_3 = 23.19$,$n_1 = 9$,$n_3 = 9$,

$$q_{13} = \frac{\bar{x}_1 - \bar{x}_3}{\sqrt{\frac{MS_{误差}}{2}\left(\frac{1}{n_1} + \frac{1}{n_3}\right)}} = \frac{23.19 - 12.13}{\sqrt{\frac{11.23}{2}\left(\frac{1}{9} + \frac{1}{9}\right)}} = 9.96$$

其余类推,可以得到组次 1 与组次 2,组次 2 与组次 3 比较的 q 值,检验的 P 值可以通过查 q 界值表得到,将所有计算结果与 $q_{(0.05, a, 26)}$ 界值列于表 11-14。需要注意的是，如果组次 1 与组次 3 比较结果 $P>\alpha$，后面就不需要进行检验，直接判定 $P>\alpha$。

表 11-14 SNK 两两比较的计算表

对比组 A 与 B	$\bar{x}_A - \bar{x}_B$	q	组数 a	$q_{(0.05, a, 26)}$ 界值	P
组次 1 与 3	11.06	9.96	3	3.58	<0.05
组次 1 与 2	2.36	2.12	2	2.95	>0.05
组次 2 与 3	8.70	7.84	2	2.95	<0.05

注意：本例 $\nu_{误差}=26$，q 界值表中无此自由度下临界值，故取近似值。

(3) 确定 P 值，作出推断结论。以误差（组内）自由度和组数 a 查 q 界值表，P 值见表 11-14 最后一列。结论为胃癌组和正常人组、胃癌组和胃黏膜增生组比较时，$P<0.05$，差别有统计学意义，胃黏膜增生组与正常人组比较，差异无统计学意义，也就是说胃癌病人胃黏膜细胞中的 DNA 含量和其他两组是不同的，且要高于其他两组。

四、其他设计类型的方差分析简介

1. 析因设计（factorial design） 在医学研究中，如果涉及两个或多个处理因素，而研究者希望了解各处理因素的效应及因素间的交互作用时，则需要采取析因设计方法。析因设计是一种多因素多水平交叉组合的实验设计方法。

2. 重复测量设计（repeated measurement design） 重复测量设计是针对同一受试对象的某一观察指标在不同时间点上进行多次测量的设计方法。如服用某种药物后不同时间点的血药浓度，接受治疗后在不同时间点上对某个指标进行测量，就需要采用重复测量设计资料的方差分析，目的是分析不同处理因素在不同时间点上的变化情况。

第三节 χ^2 检验

分类资料（也称计数资料或定性资料）的统计推断是医学统计学的重要内容之一，尤其是 χ^2 检验（chi-square test），在分类资料统计推断中有着广泛应用。所谓"分类资料"，是将全体观测单位按照某种性质或特征分组，然后再分别清点各组观察单位的个数。其特点是没有度量衡单位，多为间断性资料，包括：①二分类，如性别（男、女）、药物反应（阴性和阳性）等；②多分类，如血型（O、A、B、AB），职业（工、农、商、学、兵）等。

χ^2 检验是在 1900 年由英国统计学家 K. Pearson 提出的，常用于检验两个或多个样本率或构成比之间的差异，另外，还用来检验配对计数资料及两种属性或特征之间是否有关联等。

一、成组设计四格表资料的 χ^2 检验

成组设计四格表资料的 χ^2 检验主要用于完全随机设计两个样本率（或构成比）的假设检验。

例 11　为了探讨枸橼酸咖啡因对治疗早产儿呼吸暂停的疗效，试验组采用枸橼酸咖啡因，对照组采用氨茶碱法，某研究者在某医院选取了 2014 年 5 月至 2015 年 8 月收治的早产儿呼吸暂停者 65 例，随机分成试验组和对照组。两组疗效见表 11-15，问：两组疗效是否有差别？

表 11-15　两种方法治疗早产儿呼吸暂停的疗效

组别	有效	无效	合计	有效率/%
对照组	22(a)	8(b)	30($a+b$)	73.3
试验组	31(c)	4(d)	35($c+d$)	88.6
合计	54($a+c$)	12($b+d$)	65(n)	83.1

本例为完全随机设计两样本率的比较，表 11-16 中的 a,b,c,d 是表 11-15 的四个基本数据，进而可以计算出各行列周边的合计数和两组的有效率，对此称之为四格表(fourfold table)，本例就属于成组设计四格表资料的 χ^2 检验。

(一) χ^2 检验的基本公式(也称定义式)

本例资料经整理成表 11-16 的形式，即有两个处理组，每个处理组的例数由发生数和未发生数两部分组成。表内有四个基本数据 a、b、c 和 d，其余数据均由此四个数据推算出来的，故称四格表资料。

表 11-16　四格表的基本数据

22(a)	8(b)
31(c)	4(d)

χ^2 检验的统计量为 χ^2，其通用的基本公式为：

$$\chi^2 = \sum \frac{(A_{RC} - T_{RC})^2}{T_{RC}} \quad \text{（公式 20）}$$

$$\nu = (行数-1) \times (列数-1) \quad \text{（公式 21）}$$

式中 A_{RC} 为第 R 行 C 列交叉处的实际频数，T_{RC} 为第 R 行 C 列交叉处的理论频数，ν 为自由度。计算理论频数的公式为：

$$T_{RC} = \frac{n_R n_C}{n} \quad \text{（公式 22）}$$

式中 n_R 是 T_{RC} 所在行的合计，n_C 是 T_{RC} 所在列的合计，n 为总例数。

由 χ^2 的公式可以看出，χ^2 值反映了实际频数与理论频数的吻合程度。如果检

验假设 H_0 成立,则实际频数与理论频数之差一般不会很大,χ^2 值也不会很大;反之,实际频数与理论频数之差很大,则 χ^2 值也会很大,检验假设成立的可能性就很小了。χ^2 值的大小除了与实际频数和理论频数之差的大小有关外,还与它们的行、列数有关,即自由度的大小,而不是样本含量 n。数理统计证明 χ^2 值的分布随着自由度的变化而变化。

(二)四格表 χ^2 检验的专用公式和校正公式

在对两样本率比较时,当总例数 $n \geqslant 40$ 且所有格子 $T \geqslant 5$ 时,可用 χ^2 检验的专用公式进行,此公式可以省去计算理论频数的步骤,简化计算公式,即:

$$\chi^2 = \frac{(ad-bc)^2 n}{(a+b)(c+d)(a+c)(b+d)} \tag{公式23}$$

式中 a,b,c,d 是四格表的实际频数,$(a+b)$、$(c+d)$、$(a+c)$、$(b+d)$ 分别是周边合计数,n 为总例数,即 $n=a+b+c+d$。

χ^2 分布是一连续型分布,而四格表资料属于离散型分布,由此计算的统计量 χ^2 的抽样分布亦呈离散性质。为改善 χ^2 统计量分布的连续性,则需进行连续性校正(correction for continuity)。χ^2 连续性校正仅用于 $\nu=1$ 的四格表资料,当 $\nu \geqslant 2$ 时,一般不作校正。

$$\chi^2 = \sum \frac{(|A-T|-0.5)^2}{T} \tag{公式24}$$

校正公式为:

$$\chi_c^2 = \frac{\left(|ad-bc|-\frac{n}{2}\right)^2 n}{(a+b)(c+d)(a+c)(b+d)} \tag{公式25}$$

在实际工作中,对于四格表资料,使用校正公式的条件通常规定为:当总例数 $n \geqslant 40$ 且有一个格子 $1 \leqslant T < 5$ 时,用 χ^2 检验的校正公式。而当总例数 $n \geqslant 40$ 且所有格子的理论频数 $T > 5$ 时,用 χ^2 检验的基本公式或四格表资料检验的专用公式;当 $n < 40$ 或 $T < 1$ 时,不能用卡方检验,改用四格表资料的 Fisher 确切概率(本书略,参考医学统计学相关教材)。

(三)χ^2 检验步骤

现在以例11为例,χ^2 检验步骤如下。

(1)建立假设并确定检验水准。

H_0:$\pi_1 = \pi_2$,对照组和试验组的治疗有效率相同。

H_1:$\pi_1 \neq \pi_2$,对照组和试验组的治疗有效率不同。

$\alpha = 0.05$。

(2)计算检验统计量。例11中最小理论值所在位置为第一行与第二列交叉处,即 $T_{12} = \frac{30 \times 12}{65} = 5.5 > 5$,其余3个格子的 T 都大于5,因此选用专用公式23。

$$\chi^2 = \frac{(22\times4-8\times31)^2\times65}{(22+8)\times(31+4)\times(22+31)\times(8+4)} = 2.49$$

(3)确定 P 值，作出推断结论。检验统计量 $\chi^2=2.49$，小于界值 $\chi^2_{0.05,1}=3.84$，因此不拒绝 H_0，即对照组和试验组的治疗有效率相同。

例 12 某碎石场进行操作时，在数天内即有部分工人患有职业性皮肤炎。为了给工人进行较好的职业防护，了解新防护服的特点，在该工厂随机抽取 20 名工人穿新防护服，另抽取了 30 名工人仍穿原用的防护服，1 个月后检查两组工人的皮肤炎患病情况，资料见表 11-17。分析两组的患病率差别有无统计学意义。

表 11-17 穿新旧防护服病人的皮肤炎患病率比较

防护服种类	皮肤炎症		合计	阳性率/%
	阳性数	阴性数		
新	2(4.8)a	18(15.2)b	20 ($a+b$)	10.0
旧	10(7.2)c	20(22.8)d	30($c+d$)	33.3
合计	12($a+c$)	38($b+d$)	50(n)	24.0

(1)建立假设并确定检验水准。

H_0：$\pi_1=\pi_2$，即两组工人皮肤炎总体患病率相等。

H_1：$\pi_1\neq\pi_2$，即两组工人皮肤炎总体患病率不等。

$\alpha=0.05$。

(2)计算检验统计量。本例 $n=50>40$，但因有一格子的理论数（见表 11-17 括号中数据）<5，因而要用校正 χ^2 检验。

$$\chi^2_c = \frac{(|2\times20-18\times10|-50/2)^2\times72}{(2+18)(10+20)(2+10)(18+20)} = 2.417$$

(3)确定 P 值，作出推断结论。检验统计量 $\chi^2=2.417$，小于界值 $\chi^2_{0.05,1}=3.84$，因此不拒绝 H_0，差异无统计学意义，因此不能说明两组工人皮肤炎总体患病率不等，也就是说此新防护服的效果与之前没有太大变化，还需进一步改进。

例 13 如果例 11 中对照组和试验组病人性别分布数据如表 11-18。问：两组病人性别分布是否有差异？

表 11-18 两组病人性别分布

组别	男	女	合计
对照组	28(50.9)	27(49.1)	55
试验组	37(52.9)	33(47.1)	70
合计	65	60	125

注：括号中数据为构成比/%。

分析：本例中是对两个独立样本中性别构成的检验，所以可以采用成组设计

的 χ^2 检验，步骤如下。

(1) 建立假设并确定检验水准。

H_0：对照组和试验组的性别构成相同。

H_1：对照组和试验组的性别构成不同。

$\alpha = 0.05$。

(2) 计算检验统计量。最小理论值所在位置为第一行与第二列交叉处，即 $T_{12} = \frac{55 \times 60}{125} = 26.4 > 5$，则其余 3 个格子的 T 都大于 5，因此选用专用公式 23。

$$\chi^2 = \frac{(28 \times 33 - 27 \times 37)^2 \times 125}{55 \times 70 \times 65 \times 60} = 0.047$$

(3) 确定 P 值，作出统计推断。检验统计量 $\chi^2 = 0.047$，查 χ^2 界值表，小于界值 $\chi^2_{0.05,1} = 3.84$，$P > 0.05$，因此不拒绝 H_0，即两组病人性别构成差异无统计学意义。

二、配对设计四格表资料的 χ^2 检验

利用配对设计方法进行试验，如果得到的资料是定量资料，一般采用本章第一节配对 t 检验做统计推断；如果得到的是分类资料，一般采用配对设计四格表资料的 χ^2 检验。

配对设计四格表资料主要是将含量为 n 的随机样本同时按照两个二分类的属性进行交叉分类，形成 2 行 2 列的交叉分类表，常用于两种检测方法、两种诊断方法或两种细菌培养方法的比较。如同一批血液样品分别用甲、乙两种方法检验，检验结果只有阳性和阴性两种类别，资料整理归纳后共有如下四种情况：甲(+)乙(+)，甲(+)乙(-)，甲(-)乙(+)，甲(-)乙(-)，将这四种情况的对子数填入四格表，分别用 a, b, c, d 来表示，原始数据就可整理成表 11-19 的形式。

表 11-19　配对设计四格表比较的一般形式

甲方法	乙方法		合计
	+	-	
+	a	b	n_1
-	c	d	n_2
合计	m_1	m_2	n

其中，a, d 为两法观察结果一致的两种情况，b, c 为两法观察结果不一致的两种情况，甲法检出的阳性率为 $\frac{n_1}{n} = \frac{a+b}{n}$，乙法检出的阳性率为 $\frac{m_1}{m} = \frac{a+c}{n}$；甲法的阳性率减乙法的阳性率为 $\frac{a+b}{n}$ 减 $\frac{a+c}{n} = \frac{b-c}{n}$，可见，两个变量阳性率的

比较只和 b、c 有关,而与 a、d 无关。此时采用的就是 McNemar 假设检验方法,其统计公式分为以下两种:

(1)如果 $b+c \geqslant 40$, $\quad \chi^2 = \dfrac{(b-c)^2}{b+c}$ (公式 26)

(2)如果 $b+c < 40$, $\quad \chi^2 = \dfrac{(|b-c|-1)^2}{b+c}$ (公式 27)

自由度 $\nu = 1$

例 14 为研究比较国内市售两种 PCV2 抗体 ELISA 检测试剂盒(A-ELISA 和 B-ELISA)的检测效果,以期为 PCV2 抗体监测选择试剂盒提供参考,检测结果如表 11-20 所示,分析两种检测方法的阳性率是否相同。

表 11-20 两种检测试剂盒的检测结果

A-ELISA	B-ELISA		合计
	+	−	
+	66(a)	10(b)	76
−	4(c)	20(d)	24
合计	70	30	100

分析:本例中每一份血清采用两种方法(A-ELISA 和 B-ELISA)测定 PCV2 的抗体滴度,测定出两个数据,即为一个对子,100 份样本检测后得 100 对数据,属于配对设计的资料,而且所得资料为分类资料(+与−),因此采用配对四格表资料的 χ^2 检验。检验步骤如下。

(1)建立检验假设,确定检验水准。

H_0: $\pi_1 = \pi_2$,即两种检测方法的阳性率相同。

H_1: $\pi_1 \neq \pi_2$,即两种检测方法的阳性率不同。

$\alpha = 0.05$。

(2)计算检验统计量。本例 $b+c = 14 < 40$,因此使用公式 27。

$$\chi^2 = \dfrac{(|b-c|-1)^2}{b+c} = \dfrac{(|10-4|-1)^2}{10+4} = 1.79$$

(3)确定 P 值,作出统计推断。查 χ^2 界值表得,$\chi^2_{0.05,1} = 3.84$,检验统计量 $\chi^2 = 1.79$ 小于界值,不拒绝 H_0,差异无统计学意义。因此,采用两种方法(A-ELISA 和 B-ELISA)测定 PCV2 的抗体滴度阳性率相同。

三、R×C 列联表资料的 χ^2 检验

当行或列分组超过两组时,统称为行×列表,简记为 R×C 表。行×列表 χ^2 检验是一般四格表的延伸,主要用于多个样本率或构成比的比较。

(一) χ^2 检验的计算

除可用基本公式20外,为省去计算理论数的麻烦,还可用下面专用公式,简化运算。

$$\chi^2 = n\left(\sum \frac{A^2}{n_R n_C} - 1\right) \qquad \text{(公式28)}$$

$$\nu = (行-1)(列-1) \qquad \text{(公式29)}$$

式中 n 为总例数,A 为每格子的实际频数,n_R、n_C 分别为与某格子实际频数(A)同行、同列的合计数。自由度的计算方法与四格表同。

(二) 多个样本率的比较

例15 慢性胃炎是由各种病因引起的胃黏膜慢性炎症,由于慢性胃炎的病程较长,采用西药治疗短期可取得较好的疗效,但是长期使用会出现很多毒副作用,疗效较差,病情易反复。为了分析中医治疗慢性胃炎的临床疗效,为临床治疗慢性胃炎提供科学依据,提高治疗慢性胃炎的质量,进行了如下研究。将184例慢性胃炎病人随机分为3组,使用3种不同的治疗方法,即中药组、西药组和中西医结合组,3组均20日为1个疗程,连服2个疗程后对其临床疗效进行比较。分析3种方案治疗慢性胃炎的有效率是否相同。

表11-21 3种方案治疗慢性胃炎的效果

组别	有效	无效	有效率/%
西药组	34	26	56.7
中药组	23	27	46.0
中西医结合组	55	19	74.3
合计	112	72	60.9

分析:本例是完全随机设计3个独立样本率的比较,属于3×2列联表资料。检验步骤如下。

(1) 建立检验假设,确定检验水准。

H_0:3种治疗方案的有效率相等。

H_1:3种治疗方案的有效率不全相等。

$\alpha = 0.05$。

(2) 计算检验统计量。

使用 R×C 表 χ^2 检验的专用公式

$$\chi^2 = n\left(\sum \frac{A^2}{n_R n_C} - 1\right) = 184\left(\frac{34^2}{60\times112} + \frac{26^2}{60\times72} + \frac{23^2}{50\times112} + \frac{27^2}{50\times72} + \frac{55^2}{74\times112} + \frac{19^2}{72\times72} - 1\right) = 10.711$$

$$\nu = (3-1)\times(2-1) = 2$$

(3)确定 P 值,作出统计推断。查 χ^2 界值表得,$\chi^2_{(0.05,2)}=5.99$,$\chi^2=10.711>5.99$,$P<0.05$,在 $\alpha=0.05$ 的检验水准下,拒绝 H_0,接受 H_1,可以认为3种疗法的有效率有差别,且中西医结合组的疗效较好。

(三)多个构成比的比较

例16 为了了解老年高血压病人的死亡原因及影响因素,为老年高血压防治中靶器官的保护和并发症的减少提供重要临床依据,做此研究。采用回顾性分析的方法调查了某院5年间住院死亡的685例老年高血压病人,通过病历采集,收集性别、年龄、并发症及死亡原因等临床资料,首先按性别将病人分组,分析不同性别老年高血压病人的死亡原因是否不同。

表11-22 不同性别的高血压病人的死亡原因

组别	心脏病	中风	肾衰竭	感染性疾病
男性	180(50.6)	95(26.4)	57(15.8)	28(7.8)
女性	135(41.5)	75(23.1)	80(24.6)	35(10.8)
合计	315(46.0)	170(24.8)	137(20.0)	63(9.2)

注:()内数据为构成比/%。

分析:本例为2×4列联表,表中括号内数据分别为老年男、女性高血压4种死因(死因为多分类)的比例。因此,分析不同性别老年高血压病人的死亡原因是否不同,可采用列联表 χ^2 检验进行分析。检验过程如下。

(1)建立检验假设,确定检验水准。

H_0:不同性别病人的死亡原因相同。

H_1:不同性别病人的死亡原因不同。

$\alpha=0.05$。

(2)计算检验统计量。使用 R×C 表 χ^2 检验的专用公式

$$\chi^2 = n\left(\sum \frac{A^2}{n_R n_C} - 1\right) = 685\left(\frac{180^2}{360\times315} + \frac{95^2}{360\times170} + \cdots + \frac{35^2}{325\times63} - 1\right) = 11.663$$

$\nu=(2-1)\times(4-1)=3$

(3)确定 P 值,作出统计推断。查 χ^2 界值表得,$\chi^2_{(0.05,3)}=7.81$,$\chi^2=11.663>7.81$,所以 $P<0.05$,在 $\alpha=0.05$ 的检验水准下,拒绝 H_0,接受 H_1,即不同性别老年高血压病人的死亡原因不同。

(四)R×C 列联表资料的 χ^2 检验注意事项

1.一般认为对 R×C 列联表,若较多格子(1/5)的理论频数小于5或有一个格子的理论频数小于1,则易犯第一类错误。若出现这种情况,可以采取如下方法进行处理:①增大样本含量,使理论频数增大,这种方法最好;②根据

专业知识,考虑删去或合并理论频数太小的行或列;③改用 R×C 表的 Fisher 确切概率法。

2. 多个样本率比较,若所得统计推断为拒绝 H_0,接受 H_1 时,只能认为各总体率之间总的来说有差别,但不能说明任两个总体率之间皆有差别。要进一步推断哪两个总体率之间有差别,需做多个样本率的多重比较(参考有关资料)。

3. 当计数资料为双向有序资料时,不宜采用 χ^2 检验,需做非参数性检验;当分组变量为等级,分析变量为非等级时,可采用 χ^2 检验,分析变量为等级资料时不宜采用 χ^2 检验。

四、多个样本率间的多重比较

当多个样本率比较的 χ^2 检验,推断结论为拒绝 H_0,接受 H_1 时,要进一步推断哪两个总体率有差别,若直接用四格表资料的 χ^2 检验进行多重比较,将会加大犯 I 类错误的概率。因此,样本率间的多重比较不能直接用四格表资料的 χ^2 检验。多个样本率间的多重比较的方法有 χ^2 分割法、Scheffe 可信区间法和 SNK 法。本节仅介绍一种基于 χ^2 分割法的多个样本率间多重比较的方法,后两种方法可参阅有关书籍。

(一)χ^2 分割法的基本思想

多个样本率比较的资料可整理成 $2×k$ 表资料,若经行×列表资料 χ^2 检验的结论为拒绝 H_0,接受 H_1 时,可不经任何处理,直接用分割法把 $2×k$ 表分成多个独立的四格表进行两两比较,但必须重新规定检验水准。其目的是保证检验假设中 I 型错误 α 的概率不变。因分析目的不同,k 个样本率两两比较的次数不同,故重新规定的检验水准的估计方法亦不同。通常有两种情况:多个实验组间的两两比较和实验组与同一个对照组的比较。

(二)多个实验组间的两两比较

分析目的为 k 个实验组间,任两个样本率均进行比较时,需进行 C_k^2 次独立的四格表 χ^2 检验,再加上总的行×列表资料的 χ^2 检验,共进行 C_k^2+1 次检验假设。故检验水准 α'(为与总的行×列表 χ^2 检验的检验水准 α 相区别,分割后的检验水准采用 α' 表示)用下式估计。

$$\alpha' = \frac{\alpha}{C_k^2 + 1} \qquad (公式 30)$$

式中 $C_k^2 = \dfrac{k(k-1)}{2}$,$k$ 为样本率的个数。

例 17 某医师研究物理疗法、药物治疗和外用膏药 3 种疗法治疗周围性面神经麻痹的疗效,资料见表 11-23。问:3 种疗法的有效率有无差别?

表 11-23　3 种疗法有效率的比较

疗法	有效	无效	合计	有效率/%
物理疗法组	199	7	206	96.60
药物治疗组	164	18	182	90.11
外用膏药组	118	26	144	81.94
合计	481	51	532	90.41

分析:本例属于多个样本所来自的总体率之间的比较。假设检验第一步先对 3 个样本所来自的总体率进行检验;如果接受 H_1,需进一步推断哪两个总体率有差别,即要进行多重比较,为第二步。因为本例中 3 组均为试验组,所以采取多个实验组间两两比较 χ^2 分割法。假设检验步骤如下。

第一步:

(1)建立假设,确定检验水准。

$H_0:\pi_1 = \pi_2 = \pi_3$,即三种疗法的有效率相等。

$H_1:$ 三种疗法 …… 有效率不全相等。

$\alpha = 0.05$。

(2)计算检验统计量。按公式 28 代入数据得

$$\chi^2 = 532(\frac{199^2}{206 \times 481} + \frac{7^2}{206 \times 51} + \cdots + \frac{26^2}{144 \times 51} - 1) = 21.04$$

$\nu = (3-1)(2-1) = 2$

(3)确定 P 值,作出统计推断。查 χ^2 界值表得,$P < 0.05$。按 $\alpha = 0.05$ 检验水准,拒绝 H_0,接受 H_1,可以认为 3 种疗法治疗周围性面神经麻痹的有效率有差别。

第二步进行多重比较:

(1)建立假设,确定检验水准。

$H_0:\pi_1 = \pi_2$,即任两对比组的总体有效率相等。

$H_1:\pi_1 \neq \pi_2$,即任两对比组的总体有效率不相等。

$$\alpha' = \frac{\alpha}{C_k^2 + 1} = \frac{0.05}{C_3^2 + 1} = 0.0125$$

(2)计算检验统计量按公式 23 计算,结果见表 11-24。

表 11-24　3 种疗法有效率的两两比较

对比组	有效	无效	合计	χ^2 值	P 值
物理疗法组	199	7	206	6.76	<0.01
药物治疗组	164	18	182		
合计	363	25	388		

续表

对比组	有效	无效	合计	χ^2值	P值
物理疗法组	199	7	206	21.32	<0.01
外用膏药组	118	26	144		
合计	317	33	350		
药物治疗组	164	18	182	4.59	>0.05
外用膏药组	118	26	144		
合计	282	44	326		

(3)确定 P 值,作出统计推断。由表 11-24 可以看出,药物治疗组与外用膏药组有效率均与物理疗法组有效率之间差异有统计学意义($P<0.01$),药物治疗组与外用膏药组有效率之间差异无统计学意义($P>0.05$)。结合表 11-23 可知,物理疗法组治疗周围性面神经麻痹的有效率高于药物治疗组与外用膏药组的有效率,而药物治疗组与外用膏药组有效率之间无差异。

(三)各实验组与同一个对照组的比较

分析目的为各实验组与同一个对照组的比较,而各实验组间不需比较。其检验水准 α' 用下式估计。

$$\alpha' = \frac{\alpha}{2(k-1)} \quad (公式31)$$

式中 k 为样本率的个数。

例 18 假如例 17 中,药物治疗组为对照组,物理疗法组与外用膏药组为试验组,试分析两试验组与对照组的总体有效率有无差别。

分析:本例为各实验组与同一对照组的比较。此例也需分两步进行假设检验,第一步同例 17(略),假设检验的第二步如下。

(1)建立假设,确定检验水准。

$H_0: \pi_T = \pi_C$,即各实验组与对照组的总体有效率相等。

$H_1: \pi_T \neq \pi_C$,即各实验组与对照组的总体有效率不相等。

$$\alpha' = \frac{\alpha}{2(k-1)} = \frac{0.05}{2 \times (3-1)} = 0.0125$$

(2)计算检验统计量按公式 23 计算,结果为物理疗法组与药物治疗组比较:$\chi^2 = 6.76, P < 0.01$;外用膏药组与药物治疗组比较:$\chi^2 = 4.59, P > 0.05$。

(3)确定 P 值,作出统计推断。按 $\alpha' = 0.0125$ 检验水准,物理疗法组与药物治疗组拒绝 H_0,接受 H_1,可认为物理疗法组与药物治疗组的总体有效率有差别;外用膏药组与药物治疗组不拒绝 H_0,尚不能认为两总体有效率有差别。结合表 11-23 资料,物理疗法的有效率高于药物治疗。

第四节 秩和检验

前面介绍的检验方法,如样本均数的 t 检验、方差分析等,都是在总体分布已知的前提下对参数进行的检验,即参数检验方法(parametric test)。然而在实际研究中,有些资料的总体分布类型未知,或者不符合参数检验的条件,这时就不能以特定的总体分布为前提,也不能针对总体参数作总体推断,而是对总体的分布或分布位置进行检验,这种方法我们就称之为非参数检验方法(nonparametric test)。

非参数检验的方法很多,本章节主要介绍通过样本数据排序编秩后的基于秩次比较的非参数检验方法,称之为秩和检验。这种方法适用于:①对资料的分布没有特殊要求,总体为偏态或总体分布未知的计量资料(尤其在 $n<30$ 的情况);②等级资料,如疗效:痊愈、显效、有效、无效和恶化;体格发育:下等、中下、中等、中上和上等;③有过大或过小值的数据,或数据的某一端没有具体值,如 >5 kg 等;④总体方差不齐。

非参数检验不论样本来自的总体分布的形式如何,甚至是未知的,都能适用,因此适用范围很广。相对于参数检验,非参数检验效率低,容易犯第二类错误,原因是信息丧失或信息利用不足。因此,当数据满足参数检验的条件时,应首选参数检验,只有当数据不能满足参数检验的条件时,才能选择非参数检验。

秩和检验就是非参数统计中一种常用的检验方法,其中"秩"是按数据大小排定的次序号。次序号的和称"秩和",用秩和作为统计量进行假设检验的方法称为秩和检验。

一、配对设计资料的符号秩和检验

Wilcoxon 符号秩和检验(Wilcoxon signed rank test)由 Wilcoxon 在 1945 年提出,属于配对设计的秩和检验,用于推断配对资料的差值是否来自中位数为零的总体。其基本思想是:若两种处理效应相同,则差值的总体分布应是对称的,正秩和与负秩和在理论上应等于 0,即使实际计算中不等于 0,也只是由随机误差所致,不应太大,即正负秩和相差不应悬殊。若差值太大,超出界值范围,就应拒绝 H_0(差值的总体中位数=0)的假设。

例 19 为了了解社区中医干预技术对原发性高血压病人降压疗效及生存质量的影响,在某社区随机选取了 15 名高血压病人,接受高血压非药物疗法中医干预,干预期为 1 年,测定干预前后的血压变化,其收缩压的测定结果如表 11-25 所示,分析干预前后的血压有无差别。

表 11-25 干预前后的血压测定结果比较

病人编号 (1)	干预前 (2)	干预后 (3)	差值 d (4)=(2)−(3)	秩次 (5)
1	165	155	10	3.5
2	170	140	30	11.5
3	145	145	0	—
4	166	170	−4	−1
5	180	160	20	7.5
6	155	155	0	—
7	160	135	25	10
8	158	126	32	13
9	140	120	20	7.5
10	168	138	30	11.5
11	140	150	−10	−3.5
12	175	155	20	7.5
13	148	130	18	5
14	155	150	5	2
15	160	140	20	7.5
合计	—	—	—	$T_+=86.5$ $T_-=-4.5$

分析:该例属于自身前后对照的配对形式,可以用配对设计的秩和检验进行分析,过程如下。

(1)建立检验假设,确定检验水准。

H_0:干预前后的血压无差别,即差值的总体中位数 $M_d=0$。

H_1:干预前后的血压有差别,即差值的总体中位数 $M_d \neq 0$。

$\alpha=0.05$。

(2)编秩次,并计算秩和统计量。首先求出各对数据的差值,见表 11-25 的第(4)列;然后编秩次,按差值绝对值的大小由小到大编秩次,并根据差值的正负给秩次加上正负号。若差值为 0,则舍去不计,相应的对子数 n 随之减少,若差值的绝对值相等,则取平均秩次;最后求正负秩次秩和 T_+ 和 T_-,任取 T_+ 或 T_- 为检验统计量 T,本例取 $T=86.5$。

(3)确定 P 值,作出统计推断。当 $5 \leqslant n \leqslant 50$ 时,可直接查 T 界值表(配对设计用),若 T 值在上、下界值范围内,则 P 值大于表上方对应的概率值;若 T 值在上、下界值范围外,则 P 值小于相应的概率值。本例 $n=15$,减去两个差值为 0 的对子数,最后 $n=13$,查 T 界值表得,$T_{0.05(113)}=17-74$,$T=86.5$ 不在 17-74 范围内,因此 $P<0.05$,按 $\alpha=0.05$ 的水准,拒绝 H_0,干预前后的血压有差别,且干预后小于干预前,可以认为干预措施是有效果的。

需注意:当 $n>50$ 时,界值表查不到界值时,需作正态近似检验:

$$Z = \frac{|T-n(n+1)/4|-0.5}{\sqrt{n(n+1)(2n+1)/24}} \quad (公式 32)$$

上式中,分子上的 0.5 为连续校正数,Z 近似服从标准正态分布。

若相同秩次较多时(如超过 25%),计算出的 Z 值偏小,需进行校正:

$$Z_c = \frac{Z}{\sqrt{C}} \quad (公式 33)$$

$$C = 1 - \sum(t_j^3 - t_j)/(N^3 - N) \quad (公式 34)$$

式中 t_j 为第 j 个相同秩次的个数。

例 20 在某项研究妊娠镇静作用的试验中,随机抽取了 65 只小白鼠,使用 3% 人参浸液进行腹腔注射,比较试验前后结果,试验后与试验前镇静分的差异为 +3、+2、+1、0、-1、-2、-3,数据如表 11-26 所示,分析 3% 人参浸液有无镇静作用。

表 11-26 3% 人参浸液镇静作用的试验效果

镇静等级	例数
+3	4
+2	7
+1	18
0	6
-1	19
-2	6
-3	5

分析:本例中试验前与试验后镇静分没提供,但试验后与试验前镇静分的差值 d 已知,所以属于配对设计,采用配对设计资料的符号秩和检验,步骤如下。

(1)建立检验假设,确定检验水准。

H_0:前后变化分数的总体中位数为 0,即差值的总体中位数 $M_d=0$。

H_1:前后变化分数的总体中位数不为 0,即差值的总体中位数 $M_d \neq 0$

$\alpha=0.05$。

(2)计算统计量。记变化分数的绝对值为 d,编秩及计算正负秩和的结果如表 11-27 所示。由于本例 $n=65>50$,且相同秩次较多,所以需求 Z_c。

表 11-27 3‰人参浸液镇静作用的实验效果

d (1)	频数			秩次范围(5)	平均秩次(6)	负秩和(7)=(2)×(6)	正秩和(8)=(3)×(6)
	-(2)	+(3)	总和(4)				
1	19	18	37	1—37	19	361	342
2	6	7	13	38—50	44	264	308
3	5	4	9	51—59	55	275	220
合计	30	29	59	—	—	$T_-=900$	$T_+=870$

把 $T=399, n=59$(差值为 0 的 6 对弃去不计)代入公式 32 得

$$Z = \frac{|T-n(n+1)/4|-0.5}{\sqrt{n(n+1)(2n+1)/24}} = \frac{|900-59(59+1)/4|-0.5}{\sqrt{59(59+1)(2\times59+1)/24}} = 0.11$$

本例中 $C=1-(37^3-37+13^3-13+9^3-9)/(59^3-59)=0.739$

$$Z_c = \frac{Z}{\sqrt{C}} = \frac{0.11}{\sqrt{0.739}} = 0.13$$

(3)确定 P 值,作出统计推断。$Z_c=0.13<Z_{0.05}=1.96, P>0.05$,按 $\alpha=0.05$ 的水准,不拒绝 H_0,就不能认为 3‰人参浸液有镇静作用。

二、两独立样本比较的秩和检验

对于计量资料,如果两个样本分别来自方差相等的正态分布的总体的假设成立,则可以使用 t 检验比较两样本均数的差别是否有统计学意义,否则采用非参数秩和检验更为合适。两独立样本比较的秩和检验是对从两个不同的总体分别获得的两个独立随机样本进行分析,目的是推断两独立样本所来自总体的分布位置是否存在差异。

(一)原始数据的两样本比较

例 21 为了解铅对生产作业人员健康状况的影响,以便采取有效的措施保护作业人员的健康,研究人员现对某铅蓄电池生产企业 2011 年和 2012 年连续两年的在岗人员职业健康检查资料进行整理、分析,具体结果见表 11-28,分析两年在岗人员的血铅值有无差异。

表 11-28 2011 年和 2012 年铅作业工人的血铅值($\mu mol/L$)

2011 年		2012 年	
血铅值	秩次	血铅值	秩次
1.24	11.5	1.82	15
1.24	11.5	1.87	16
1.29	13	0.97	7
0.63	2	1.21	10

续表

2011年		2012年	
血铅值	秩次	血铅值	秩次
1.01	8.5	2.08	17
0.82	4.5	2.13	18
0.72	3	0.82	4.5
0.58	1	0.90	6
		1.33	14
		1.01	8.5
$n_1=8$	$T_1=55$	$n_2=10$	$T_2=116$

分析：本例中2011年和2012年的在岗人员可以看作2个独立的样本，由于血铅分布不呈正态，因此本例不能采用两独立样本的t检验，而是采用秩和检验。过程如下。

(1)建立检验假设，确定检验水准。

H_0：两年在岗人员的血铅值总体分布相同。

H_1：两年在岗人员的血铅值总体分布不同。

$\alpha=0.05$。

(2)确定秩和检验统计量T。首先编秩次，即将两样本18个数据由小到大统一编秩，排序时若有相同数据，取平均秩次，然后对两组秩次分别求和，见表11-28。若两组例数相同，则任取一组的秩和作为检验统计量；若两组例数不同，则以例数较小组对应的秩和作为统计量。本例中两组例数分别为8和10，取较小组为$n_1=8$，$T=T_1=55$。

(3)确定P值，作出统计推断。

①查表法。当$n_1\leqslant 10$（n_1和n_2中的较小者）且$(n_2-n_1)\leqslant 10$时，可以查T界值表（成组设计用），在两者交叉处即为T的临界值。将检验统计量T值与T临界值相比，若T值在界值范围内，其P值大于相应的概率；若T值等于界值或在界值范围外，其P值等于或小于相应的概率。本例$n_1=8$，$n_2-n_1=2$，T的临界值为53~99，本例$T=T_1=55$，在界值范围内，$P>0.05$，不拒绝H_0，故不能说明两年在岗人员的血铅值总体分布不同。

②正态近似法。若$n_1>10$（n_1和n_2中的较小者）或$(n_2-n_1)>10$，超出T界值表的可查范围，可按正态近似法做Z检验，按公式计算Z值。

$$Z=\frac{|T-n_1(n_1+n_2+1)/2|-0.5}{\sqrt{n_1 n_2(n_1+n_2+1)/12}} \quad \text{(公式35)}$$

其中，分子上的0.5为连续校正数，统计量Z近似服从标准正态分布。

若相同秩次较多时(如超过25%),需进行校正:

$$Z_c = \frac{|T - n_1(n_1+n_2+1)/2| - 0.5}{\sqrt{\frac{n_1 n_2}{12N(N+1)}[N^3 - N - \sum(t_j^3 - t_j)]}} \quad (公式36)$$

式中 t_j 为相同秩次的个数,$N = n_1 + n_2$。

(二)频数表数据的两样本比较

例22 为了探讨舒适护理对慢性阻塞性肺疾病(COPD)的应用效果,某院随机抽取了慢性阻塞性肺疾病病人85例,随机分为对照组和实验组,对照组病人进行常规的护理操作,试验组病人在进行常规护理操作的基础上进行系统的舒适护理,对两组病人的治疗效果进行评价,结果如表11-29所示。分析两组病人的治疗效果是否相同。

表11-29 两组病人临床疗效的比较

疗效(1)	人数		合计(4)	秩次范围(5)	平均秩次(6)	秩和	
	对照组(2)	试验组(3)				对照组(7)=(2)×(6)	试验组(8)=(3)×(6)
无效	10	3	13	1—13	7	70.0	21.0
显效	13	15	28	14—41	27.5	357.5	412.5
有效	15	29	44	42—85	63.5	952.5	1 841.5
合计	38	47	85	—	—	T_1=1 380.0	T_2=2 275.0

分析:本例中对照组和试验组是两独立样本,疗效评定的结果为等级资料,因此不可以采用两独立样本 χ^2 的检验,而是采用秩和检验。过程如下。

(1)建立检验假设,确定检验水准。

H_0:两组病人的治疗效果的总体分布相同。

H_1:两组病人的治疗效果的总体分布不同。

$\alpha = 0.05$。

(2)计算检验统计量数据。表中第(4)列按第(2)列和第(3)列数据统一编秩次,第(5)列为各等级的平均秩次,第(7)列和第(8)列为两组秩和,其中例数较小组 $n_1 = 38$,$T_1 = 1380.0$,将其代入公式33得

$$Z_c = \frac{|T - n_1(n_1+n_2+1)/2| - 0.5}{\sqrt{\frac{n_1 n_2}{12N(N+1)}[N^3 - N - \sum(t_j^3 - t_j)]}}$$

$$= \frac{|1380 - 38 \times (38+47+1)/2| - 0.5}{\sqrt{\frac{38 \times 47}{12 \times 85 \times (85+1)}[85^3 - 85 - (13^3 - 13 + 28^3 - 28 + 44^3 - 44)]}}$$

$$= 2.476$$

(3)确定 P 值,作出统计推断。由于 $Z_c=2.476>Z_{0.05/2}=1.96$,$P<0.05$,按照 $\alpha=0.05$ 的检验水准,拒绝 H_0,接受 H_1,可以认为两组病人的治疗效果的总体分布不同,治疗组的舒适护理是有效的。

(三)多个独立样本比较的秩和检验

多组计量资料比较时,若数据不满足方差分析的条件,可以使用本节的 Kruskal-Wallis 检验(Kruskal-Wallis test),又称 K-W 检验或 H 检验,目的是推断多个独立样本所来自总体的分布位置是否存在差异。

1. 原始数据多个独立样本比较的秩和检验。

例 23 某医师检测了 3 种卵巢功能异常病人血清中黄体素的含量(U/L),资料见表 11-30 的第(1)、(3)、(5)栏。问:3 种病人血清中促黄体素的含量(U/L)是否有差别?

表 11-30　3 种卵巢功能异常病人血清中促黄体素的含量(U/L)

卵巢发育不良		丘脑性闭经		垂体性闭经	
含量(1)	秩次(2)	含量(3)	秩次(4)	含量(5)	秩次(6)
31.8	17	1.67	1	1.90	3
33.60	18	1.74	2	2.10	4
35.12	19	3.32	6	2.75	5
35.72	20	4.59	7.5	4.59	7.5
38.31	21	6.71	10	5.98	9
40.50	22	9.45	11.5	9.45	11.5
42.5	23	10.21	13	10.86	15
>50	24	10.51	14	11.14	16
R_i	164	—	65	—	71
n_i	8	—	8	—	8

分析:本例 3 种卵巢功能异常病人为 3 个独立样本,如果 3 个样本血清中黄体素的含量数据呈正态分布且方差齐性,即采取完全随机设计资料的方差分析。本例中卵巢发育不良病人数据中有一个没有具体值(>50),所以应采取秩和检验。过程如下。

(1)建立检验假设,确定检验水准。

H_0:3 种卵巢功能异常病人血清中促黄体素的含量总体分布相同。

H_1:3 种卵巢功能异常病人血清中促黄体素的含量总体分布不全相同。

$\alpha=0.05$。

(2)计算检验统计量 H 值。首先编秩,先将 3 组数据按由小到大排队,再将 3 组数据统一编秩;如遇不同组相同数据,取平均秩次,见表 11-30 中的第(2)、(4)、

(6)栏。其次求各样本的秩和(将各组秩次相加即 T_i), i 表示样本顺序($i=1,2,3$)。最后求根据公式 37 求统计量 H 值。

$$H = \frac{12}{N(N+1)} \sum \frac{R_i^2}{n_i} - 3(N+1) \qquad (公式\ 37)$$

式中,n_i 为各样本含量,N 为所有样本含量之和。本例

$$H = \frac{12}{N(N+1)} \sum \frac{R_i^2}{n_i} - 3(N+1) = \frac{12}{24 \times (24+1)} \left(\frac{164^2}{8} + \frac{65^2}{8} + \frac{71^2}{8} \right) - 3 \times (24+1) = 15.41$$

(3)确定 P 值,作出统计推断。查 H 界值表,若样本数 $k=3$,且每个样本例数 $n_i \leq 5$,可查 H 界值表,得出 P 值。

查 χ^2 界值表,当样本数 k 或样本例数 n_i 超出 H 界值表时,H 分布近似服从于 $\nu = k-1$ 的 χ^2 分布,此时可查 χ^2 界值表确定 P 值。

本例 $k=3$,$n_i=8$,超出 H 界值表的范围,查 $\nu=3-1=2$,$\chi^2 \approx H = 15.41$,查 χ^2 界值表,得 $P<0.005$。按 $\alpha=0.05$ 检验水准,拒绝 H_0,接受 H_1,可认为 3 种卵巢功能异常病人血清中促黄体素的含量总体分布不全相同。

若相同秩次较多时(如超出 25%),用公式 37 算出的 H 值偏小,需按公式 38 进行校正。C 为校正系数。

$$H_c = \frac{H}{C} \qquad (公式\ 38)$$

式中,$C = 1 - \sum (t_j^3 - t_j)/(N^3 - N)$。$t_j$ 为第 j 种相持时相同秩次的个数。

2. 频数表资料多个独立样本比较的秩和检验。

例 24 某医院为了研究胎盘过早剥离者的出血情况,在院内随机抽取了妊娠妇女,将这些孕妇按妊娠时间分为早、中、晚阶段,用来分析不同妊娠阶段时胎盘过早剥离的失血量,资料如表 11-31 所示。问:妊娠妇女在不同阶段时胎盘过早剥离的出血量有无差别?

表 11-31 3 个妊娠阶段失血量的比较

失血量	例数				秩次范围	平均秩次	秩和		
	早期	中期	晚期	合计			早期	中期	晚期
(1)	(2)	(3)	(4)	(5)	(6)	(7)	(8)=(2)×(7)	(9)=(3)×(7)	(10)=(4)×(7)
较少	23	47	51	121	1—121	61.0	140.3	2 867.0	3 111.0
中等	4	29	19	52	122—173	147.5	590.3	4 277.5	2 802.5
较多	6	23	22	51	174—224	199.0	1 194.0	4 577.0	4 378.0
合计	33	99	92	224	—	—	3 187.0	11 721.5	10 291.5

分析:本例样本数为 3(胎盘早期剥离病人、胎盘中期剥离病人和胎盘晚期剥

离病人),资料类型为等级资料,所以采用秩和检验。过程如下。

(1)建立检验假设,确定检验水准。

H_0:3个妊娠阶段胎盘过早剥离时失血量总体分布相同。

H_1:3个妊娠阶段胎盘过早剥离时失血量总体的分布位置不同或不全相同。

$\alpha=0.05$。

(2)计算统计量 H_c。因为本例中按失血量分为3个等级,相同秩次较多,所以需计算 H_c。

编秩:同"频数表数据的两样本比较",结果见表11-31。

求秩和并计算检验统计量:求秩和的方法同"频数表数据的两样本比较"。

$$H = \frac{12}{N(N+1)} \sum \frac{R_i^2}{n_i} - 3(N+1)$$

$$= \frac{12}{224 \times 225}\left(\frac{3\,187.0^2}{33} + \frac{11\,721.5^2}{99} + \frac{10\,291.5^2}{92}\right) - 3 \times 225 = 2.821\,5$$

$$C = 1 - \sum(t_j^3 - t_j)/(N^3 - N)$$

$$= 1 - [(121^3 - 121) + (52^3 - 52) + (51^3 - 51)]/(224^3 - 224) = 0.818\,1$$

$$H_c = H/C = 2.821\,5/0.818\,1 = 3.448\,9$$

(3)确定 P 值,作出统计推断结论。因本例组数 $k=3$,$\nu=k-1=2$,近似服从 $\nu=2$ 的 χ^2 分布,查 χ^2 界值表,得 $P>0.05$;按 $\alpha=0.05$ 检验水准,不拒绝 H_0,尚不能认为妊娠妇女在不同阶段时胎盘过早剥离的出血量的差别有统计学意义。

例25 某医院用3种复方小叶枇杷治疗老年慢性支气管炎,数据见表11-32的第(1)~(4)栏,试分析3种方剂治疗老年慢性支气管炎的疗效有无差异。

表11-32 3种方剂治疗老年慢性支气管炎的疗效比较

疗效	例数				秩次范围	平均秩次	秩和		
	老复方	复方Ⅰ	复方Ⅱ	合计			老复方	复方Ⅰ	复方Ⅱ
(1)	(2)	(3)	(4)	(5)	(6)	(7)	(8)=(2)×(7)	(9)=(3)×(7)	(10)=(4)×(7)
无效	47	35	4	86	1—86	43.5	2 044.5	1 522.5	174
好转	184	44	25	253	87—339	213	39 192	9 372	5 325
显效	115	18	9	142	340—481	410.5	472 075	7 389	3 694.5
控制	36	4	1	41	482—522	502	18 072	2 008	502
合计	382	101	39	522	—	—	106 516	20 291.5	9 695.5

分析:本例中3种方剂治疗老年慢性支气管炎病人为3个独立样本,由于疗效结果采用等级资料的方法记录,因此采用秩和检验。过程如下。

(1)建立检验假设,确定检验水准。

H_0:3种方剂治疗效果总体分布位置相同。

H_1：3 种方剂治疗效果总体分布位置不同或不全相同。

$\alpha=0.05$。

（2）计算统计量 H_c。因为本例中按疗效分为 4 个等级，相同秩次较多，所以需计算 H_c。

编秩：见表 11-32。

求秩和并计算检验统计量：参考例 24，结果 $H_c=25.12$。

（3）确定 P 值，作出统计推断结论。因本例组数 $k=3$，$\nu=k-1=2$，近似服从 $\nu=2$ 的分布，查 χ^2 界值表，得 $P<0.05$；按 $\alpha=0.05$ 检验水准，拒绝 H_0，即 3 种方剂治疗老年慢性支气管炎的疗效差异有统计学意义。若要具体知道 3 种复方小叶枇杷方剂治疗老年慢性支气管炎的疗效每两种之间是否有差异，还需进一步做两两比较。

（四）多个独立样本间的多重比较

多个独立样本比较的 Kruskal-Wallis H 秩和检验，当结论拒绝 H_0 时，只能得出各总体分布位置不完全相同的结论。要知道哪两个总体分布位置不同，还要进一步做两两比较。两两比较的方法有多种，本书仅介绍扩展的 t 检验法。统计量 t 值计算公式如下：

$$t=\frac{|\bar{R}_i-\bar{R}_j|}{\sqrt{\frac{N(N+1)(N-1-H)}{12(N-k)}(\frac{1}{n_i}+\frac{1}{n_j})}},\quad \nu=N-k \qquad (公式\ 39)$$

式中，$\bar{R}_i$ 和 $\bar{R}_j$ 为两对比组的平均秩次；n_i 和 n_j 为两对比组的样本含量；k 为处理组数，N 为所有样本含量之和；H 为秩和检验中的统计量 H 或 H_c。

例 26 以例 25 资料做三个样本间的两两比较。

过程如下：

（1）建立假设，确定检验水准。

H_0：任意两处理组治疗效果总体分布位置相同。

H_1：任意两处理组治疗效果总体分布位置不同。

$\alpha=0.05$。

（2）计算统计量 t 值。

求各组平均秩次：

老复方　　$\bar{R}_1=\dfrac{106\ 516}{382}=278.84$

复方 I 　　$\bar{R}_2=\dfrac{20\ 291.5}{101}=200.91$

复方 II 　　$\bar{R}_3=\dfrac{9\ 695.5}{39}=248.60$

列出两两比较计算表,求得 t 值,见表 11-33。

表 11-33 例 26 资料的两两比较

对比组(1)	n_i(2)	n_j(3)	$|\bar{R}_i - \bar{R}_j|$(4)	t(5)	P(6)
老复方与复方 I	382	101	77.93	4.72	<0.05
老复方与复方 II	382	39	30.24	1.00	>0.05
复方 I 与复方 II	101	39	47.69	1.71	>0.05

(3)确定 P 值,作出统计推断结论。根据表 11-33 第(5)栏中的 t 值查 t 界值表,得 P 值,见表 11-33 中的第(6)栏。按照 $\alpha=0.05$ 检验水准,老复方与复方 I 拒绝 H_0,差异有统计学意义;而老复方与复方 II、复方 I 与复方 II 均不拒绝 H_0,差异无统计学意义。故可认为 3 种复方小叶枇杷方治疗老年慢性支气管炎疗效的差别主要存在于老复方与复方 I 两种方剂之间。

第五节 直线相关分析

在医学数据处理中,要调查的变量很多,不但要像前面几章进行单变量分析,研究组间差异性,而且要涉及变量与变量之间的关系,因此要根据变量的性质(定量变量、定性变量)、变量个数和变量之间的不同关联(线性关系、非线性关系)来选择不同的分析方法,从而揭示变量间关系。相关和回归分析就是针对多个变量之间关系的一类统计方法,而直线相关和直线回归是研究两个变量之间关系的常用方法。

一、直线相关的概念

若两个随机变量 X、Y 之间一个变量增大另一个也增大,即两变量共同增大,或者一增一减,统计学上称共变,也就是相关关系(correlation)。当两变量 X、Y 同时增大或减小,变化趋势是同向的,称为正相关(positive correlation);两变量一增一减,变化趋势是反向的,称为负相关(negative correlation)。直线相关(linear correlation)是用于双变量正态分布资料,即两个随机变量 X、Y 组成的坐标点在直角坐标系中呈线性趋势的关系。

两变量之间的相关关系可以通过图 11-1 直观体现。

$0<r<1$,称为正相关(positive correlation),两变量同向变化,散点不在一条直线上,见图 11-1 的(1)。

$-1<r<0$,称为负相关(negative correlation),两变量反向变化,散点不在一条直线上,见图 11-1 的(3)。

$r=0$,称为零相关,两变量间不存在直线关系,见图 8-1 的(5)～(8)。

$r=1$,称为完全正相关(perfect positive correlation),两变量同向变化,散点在一条直线上,见图 11-1 的(2)。

$r=-1$,称为完全负相关(perfect negative correlation),两变量反向变化,散点在一条直线上,见图 11-1 的(4)。

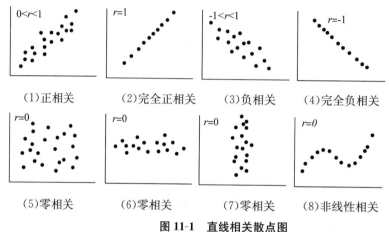

图 11-1 直线相关散点图

二、直线相关系数的意义与计算

相关系数(correlation coefficient)又称 Pearson 积差相关系数(coefficient of product moment correlation),是两变量间线性相关的程度和方向的一个统计指标。用 r 表示样本相关系数,ρ 表示总体相关系数。相关系数没有单位,其取值范围为 $-1 \leqslant r \leqslant 1$。相关系数的 $|r|$ 绝对值越接近于 1,表示两变量间相关程度越高;越接近于 0,表示相关程度越低。

相关系数的计算公式如下:

$$r = \frac{\sum (X-\bar{X})(Y-\bar{Y})}{\sqrt{\sum (X-\bar{X})^2 \sum (Y-\bar{Y})^2}} = \frac{l_{XY}}{\sqrt{l_{XX}l_{YY}}} \qquad (公式 40)$$

其中 l_{BB} 表示自变量 X 的离均差平方和,l_{YY} 表示因变量 Y 的离均差平方和,l_{XY} 表示 X 与 Y 间的离均差积和。

三、相关分析的步骤

1. 作散点图,考察变量间的线性趋势。散点图能使我们直观地判断两变量间是否存在线性关系,以提示是否有必要进行相关分析。
2. 考察资料的正态性。线性相关要求两个变量均服从正态分布。
3. 计算相关系数。计算 r 值。
4. 相关系数的假设检验。依据公式计算检验统计量,检验 $\rho=0$ 是否成立。

例27 某研究者测量了某地18～40岁健康男子的糖化血红蛋白(HbA1c)及空腹血糖(FPG)水平,见表11-34。试分析HbA1c与FPG间的相关性。

分析步骤:

(1)作散点图。以空腹血糖(FPG)为横轴、糖化血红蛋白(HbA1c)为纵轴,绘制散点图(图11-2);可见两变量间存在直线趋势。

表11-34 某地18～40岁健康男子的HbA1c及FPG水平

编号	HbA1c/%	FPG/(mmol/L)	编号	HbA1c/%	FPG/(mmol/L)
1	4.68	3.79	19	6.23	4.82
2	4.95	3.81	20	5.71	4.76
3	4.61	3.95	21	5.80	5.31
4	5.03	4.15	22	5.67	5.15
5	5.16	4.20	23	5.78	5.12
6	5.24	4.29	24	5.99	5.05
7	5.51	4.32	25	6.36	5.18
8	4.93	4.39	26	5.91	5.26
9	5.32	4.58	27	5.88	5.19
10	5.30	4.72	28	6.22	5.31
11	5.39	4.43	29	6.25	5.38
12	5.82	4.71	30	6.12	5.43
13	5.57	4.72	31	6.01	5.50
14	5.42	4.81	32	6.55	5.61
15	5.82	4.62	33	6.02	5.71
16	5.59	4.88	34	5.39	4.15
17	6.11	4.61	35	6.41	5.85
18	5.21	4.92	36	6.65	5.88

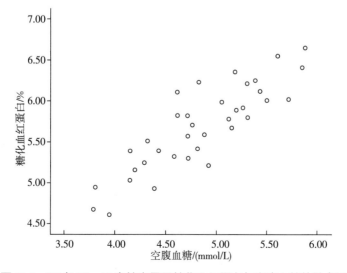

图11-2 36名18～40岁健康男子糖化血红蛋白与空腹血糖的散点图

(2)考察正态性。空腹血糖的 $W=0.979, P=0.782$；糖化血红蛋白的 $W=0.985, P=0.893$；提示双变量满足正态性。

(3)计算相关系数

$$r = \frac{\sum(X-\bar{X})(Y-\bar{Y})}{\sqrt{\sum(X-\bar{X})^2 \sum(Y-\bar{Y})^2}} = \frac{l_{XY}}{\sqrt{l_{XX}l_{YY}}} = 0.860$$

(4)相关系数的假设检验。

①建立假设，确立检验水准。

$H_0: \rho=0$，空腹血糖与糖化血红蛋白之间无直线相关关系。

$H_1: \rho \neq 0$，空腹血糖与糖化血红蛋白之间有直线相关关系。

$\alpha=0.05$。

②计算检验统计量。

$$t = \frac{r-0}{S_r} = \frac{r}{\sqrt{\frac{1-r^2}{n-2}}} = 9.827, \nu = n-2 = 34$$

③确定 P 值，作出结论。查 t 界值表，得 $t_{0.05/2(34)}=2.032, t=9.827>2.032$，故 $P<0.05$。按 $\alpha=0.05$ 的检验水准，拒绝 H_0，接受 H_1，可认为该地 18~40 岁健康男子的 HbA1c 及 FPG 测量值间存在直线相关关系，且为正相关关系。

第六节　直线回归分析

一、概述

1. 直线回归的概念　直线回归(linear regression)是分析两个定量变量间数量依存关系的统计分析方法，如果某一个变量(X)随着另一个变量(Y)的变化而变化，并且它们的变化关系呈线性趋势，就可以用线性回归方程 $\hat{Y}=a+bY(b>0$，表示 Y 随 X 的增大而增大；$b<0$，表示 Y 随 X 的增大而减小；$b=0$，表示 Y 不随 X 的变化而变化，即回归直线与 X 轴平行，提示 Y 与 X 无直线关系)来定量地描述它们之间的数量依存关系，这就是线性回归分析。

2. 直线回归的适用条件

(1)线性(linearity)。自变量 X 与因变量 Y 存在线性关系。可以绘制散点图，来观察线性趋势。

(2)独立(independency)。每个个体观察值之间相互独立，任意两个观测值之间没有关联性。表现为 Y 值相对独立，在模型中就是看残差是否独立。

(3) 正态分布(normal distribution)。因变量 Y 为正态随机变量, 即 Y 值服从正态分布。可通过正态性检验或残差分析判断此项条件是否满足。若不满足正态性, 可考虑对原始数据进行变量变换, 使其满足正态性。

(4) 等方差性(equal variance)。在一定范围内, 不同的 X 值所对应的因变量 Y 的方差相等。可利用 (X_i, Y_i) 散点图或残差分析判断等方差性。若数据不满足等方差性, 可考虑采用变量变换使其满足等方差性, 或采用加权最小二乘法估计回归系数。

二、直线回归方程的建立与检验

1. 直线回归方程的建立　建立直线回归方程的过程, 就是根据样本实测值 (X_i, Y_i) 计算 a 和 b 的过程。依据最小二乘法(least square method)原理, 即各实测点到回归直线的纵向距离的平方和最小, 使方程能最好地反映因变量 Y 与自变量 X 间的数量关系。根据最小二乘法原理, 可推导出 a 和 b 的计算公式:

$$b = \frac{\sum (X-\overline{X})(Y-\overline{Y})}{\sqrt{\sum (X-\overline{X})^2}} = \frac{l_{XY}}{\sqrt{l_{XX}}} \quad \text{(公式 41)}$$

$$a = \overline{Y} - b\overline{X} \quad \text{(公式 42)}$$

2. 直线回归的检验　由于用样本数据计算的回归系数 b 和其他统计量一样, 存在抽样误差, 即使总体回归系数 $\beta=0$, 由样本资料计算的回归系数 b 恰好等于 0 的概率也较小。因此, 需对直线回归方程进行假设检验。回归方程的假设检验常用方差分析和 t 检验。

(1) 方差分析。方差分析的基本思想是将因变量 Y 的总变异 $SS_{总}$ 分解为 $SS_{回归}$ 和 $SS_{残差}$, 然后利用方差分析来判断回归方程是否成立。如图 11-3 所示, 散点图中任一点 $P(X, Y)$ 的纵坐标被回归直线和均数 $\overline{Y}$ 截成三段, 即 $Y = \overline{Y} + (\hat{Y} - \overline{Y}) + (Y - \hat{Y})$。其中 $(\hat{Y} - \overline{Y})$ 是 Y 估计值与均数 $\overline{Y}$ 之差, 其大小与回归系数 b 有关。$(Y - \hat{Y})$ 是实测值 Y 与估计值 $\hat{Y}$ 之差, 即残差。数学推导可以证明:

$$\sum (Y - \overline{Y})^2 = \sum [(\hat{Y} - \overline{Y}) + (Y - \hat{Y})]^2 = \sum (\hat{Y} - \overline{Y})^2 + \sum (Y - \hat{Y})^2$$

用符号表示为

$$SS_{总} = SS_{回归} + SS_{残差} \quad \text{(公式 43)}$$

式中, $SS_{总}$ 为 $\sum (Y-\overline{Y})^2$, 即 l_{YY}, 是 Y 的离均差平方和(total sum of square), 它反映了未考虑 X 与 Y 的回归关系时 Y 的总变异。$SS_{回归}$ 为 $\sum (\hat{Y}-\overline{Y})^2$, 是回归离均差平方和, 简称回归平方和(regression sum of square), 它反映在 Y 的总变异中由于 X 与 Y 的直线关系而使 Y 的总变异减少的部分, 即在 Y 的总变异

中可以用 X 解释的部分。$SS_{回归}$ 越大,说明回归效果越好。$SS_{残差}$ 为 $\sum(Y-\hat{Y})^2$,是残差平方和(residual sum of square),它反映除 X 对 Y 的线性影响外,其他一切因素对 Y 的影响;即在总平方和中无法用 X 解释的部分。$SS_{残差}$ 越小,线性回归的估计误差越小,在散点图中表现为各实测点距离回归直线越近。

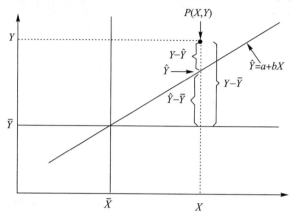

图 11-3　因变量 Y 的分解图

上述三个平方和所对应的自由度为:

$$\nu_{总} = \nu_{回归} + \nu_{残差} \qquad (公式\ 44)$$

其中,$\nu_{总}=n-1$,$\nu_{回归}=1$,$\nu_{残差}=n-2$。

方差分析的步骤与一般假设检验相同。检验统计量 F 的计算公式为:

$$F = \frac{SS_{回归}/\nu_{回归}}{SS_{残差}/\nu_{残差}} = \frac{MS_{回归}}{MS_{残差}} \qquad (公式\ 45)$$

(2) t 检验。t 检验的步骤与一般假设检验相同。检验统计量 t 的计算公式为:

$$t = \frac{b-0}{S_b}, \nu_{残差} = n-2 \qquad (公式\ 46)$$

$$S_b = \frac{S_{Y \cdot X}}{\sqrt{l_{XX}}} \qquad (公式\ 47)$$

$$S_{Y \cdot X} = \sqrt{\frac{\sum(Y-\hat{Y})^2}{n-2}} = \frac{SS_{残差}}{n-2} \qquad (公式\ 48)$$

式中,S_b 为样本回归系数的标准误;$S_{Y \cdot X}$ 为回归的残差标准差(residual standard deviation),它是指扣除了 X 对 Y 的线性影响后 Y 的变异程度,可用于说明估计值 $\hat{Y}$ 的精确性;$S_{Y \cdot X}$ 越小,说明回归方程的估计精度越高。

在直线回归方程中的假设检验中,采用方差分析和 t 检验,$F=t^2$,检验的结论是一致的。

3. 总体回归系数的置信区间 根据样本数据计算出的回归系数 b 是总体回归系数 β 的一个点估计值；由于存在抽样误差，需对总体回归系数 β 的置信区间进行估计。类似于总体均数的置信区间，β 的 $(1-a)$ 置信区间为：

$$b \pm t_{a/2,\nu} S_b \qquad (公式49)$$

三、决定系数

1. **概念** 决定系数（determining coefficient，R^2）为相关系数的平方，即回归平方和在总的离均差平方和中所占的比重，反映因变量的全部变异中能够通过回归关系被自变量解释的比例。R^2 是评价回归效果的一个重要指标。

$$R^2 = \frac{SS_{回归}}{SS_{总}} = 1 - \frac{SS_{残差}}{SS_{总}} \qquad (公式50)$$

2. **意义** 决定系数 R^2 的取值介于 0 和 1 之间。R^2 值越大，表示回归平方和在 Y 的总离均差平方和中所占的比重越大，模型对数据的拟合程度越好，提示利用回归方程进行预测的效果越好；反之，R^2 值越小，表示回归平方和在 Y 的总离均差平方和中所占的比重越小，模型对数据的拟合程度越差。若 R^2 为 0.85，则说明回归关系可以解释因变量 85% 的变异。

四、残差分析

残差（residual）为因变量的实际观测值 Y_i 与根据回归方程求得的预测值 $\hat{Y}_i$ 之间的差，即 $e_i = Y_i - \hat{Y}_i$；它反映了用回归方程预测因变量 Y 所引起的误差。

1. **残差分析（residual analysis）** 残差分析是模型拟合完毕后作模型诊断的第一步，旨在深入了解数据与回归方程间的关系，考察资料是否满足模型的假定条件（独立性、正态性和等方差性等），并检测有无异常值。

2. **标准化残差（standardized residual）** 标准化残差也称 Pearson 残差，是残差除以其标准差得到的比值。若资料满足独立性、正态性和等方差性且无异常值时，则 95% 的标准化残差在 $(-1.96, 1.96)$ 之间；若有较多的标准化残差不在此区间，则提示资料不满足独立性、正态性和等方差性，并可能存在异常值。为更直观地进行残差分析，可以自变量 X 为横轴，以标准化残差为纵轴，绘制标准化残差图。

五、直线回归方程的应用

1. **应用范围** 直线回归方程常用于如下三个方面：

（1）描述两个变量间的数量依存关系。直线回归方程定量地描述了两变量间的线性依存关系；对回归系数 b 进行假设检验后，若 $P<a$，则可认为两变量间存

在直线回归关系;而直线回归方程即为两变量间数量依存关系的定量表达式。

(2)统计预测。利用回归方程进行统计预测是回归分析的重要应用。一方面,可根据直线回归方程,由已知或易测的变量值估计未知或难测的变量值。另一方面,可将预报因子(自变量 X)的值代入方程,计算因变量 Y 的估计值及其总体均数置信区间。

(3)统计控制。统计控制指为满足 Y 值不超过某个值和(或)不低于某个值时,X 值的变化应控制在什么范围;即规定 Y 值的变化范围,通过控制 X 的变化范围,以实现统计控制的目标。实际上,统计控制就是利用回归方程进行的逆估计。

2. 注意事项 作直线回归分析时,需注意以下五个问题:

(1)绘制散点图。作直线回归分析前,应先绘制散点图观察线性趋势的有无。若有直线趋势存在,可作直线回归分析;若提示无直线趋势,则应根据散点的分布类型,选取适宜的曲线模型(curvilinear model),经数据变换后,化为直线回归来解决。若不满足线性条件,进行直线回归分析将毫无意义。另外,若发现离群值,须及时复核检查,进行修正或剔除。

(2)作正态性检验。进行直线回归分析时,通常要求因变量 Y 为来自正态总体的随机变量;而自变量 X 既可是正态随机变量,也可是精确测量或严密控制的值。若资料不满足正态性,可能会影响到标准差的估计,以及假设检验时 P 值的真实性。

(3)回归分析应有实际意义。与相关分析一样,作回归分析要有实际意义。不能把毫无关联的两种现象或事物,随意进行回归分析;如对儿童身高与小树高度资料进行直线回归分析,那样的回归分析既无意义也无用途。另外,两变量间存在回归关系,并不意味着两变量间一定存在因果关系;作结论时须结合专业知识进行合理解释。

(4)回归直线不能外延。直线回归的适用范围一般以自变量 X 的取值范围为限,在此范围内计算的估计值 $\hat{Y}$ 为内插(interpolation),超出 X 的取值范围所求出的 $\hat{Y}$ 为外延(extrapolation)。一般应避免随意外延。

(5)应作假设检验。用样本数据建立的直线回归方程能否反映总体上两变量间的直线回归关系,需要作假设检验进行推断。

例28 利用例27的资料,进行直线回归分析。

(1)绘制散点图。以空腹血糖(X)为横轴、糖化血红蛋白(Y)为纵轴,绘制散点图,可见二者有直线趋势,见图11-2。

(2)考察资料的正态性。经正态性检验,空腹血糖和糖化血红蛋白均满足正态性。

(3)求直线回归方程。$b=0.791, a=1.847$,回归方程为:$\hat{Y}=1.847+0.791X$。

(4)回归方程的假设检验。

①建立假设、确立检验水准。

H_0:空腹血糖与糖化血红蛋白之间的回归方程无统计学意义。

H_1:空腹血糖与糖化血红蛋白之间的回归方程有统计学意义。

$\alpha=0.05$。

②计算检验统计量。

$F=96.997, \nu=1$

方差分析结果见表11-35。

③确定 P 值,作出结论。$P=0.000<0.05$。按 $\alpha=0.05$ 的检验水准,拒绝 H_0,接受 H_1,可认为该地18~40岁健康男子的FPG水平与HbA1c水平之间的直线回归方程成立。

表11-35 例28的方差分析表

变异来源	SS	ν	MS	F	P
回归	6.942	1	6.942	96.997	0.000
残差	2.433	34	0.072		
总	9.375	35			

(5)回归系数的检验。

①建立假设、确立检验水准。

$H_0: \beta=0, H_1: \beta \neq 0; \alpha=0.05$。

②计算统计量:$t=9.849, \nu=34$。

③确定 P 值,作出结论:查 t 界值表,得 $t_{0.05/2(34)}, t=9.849>2.032$,故 $P<0.05$。按 $\alpha=0.05$ 的检验水准,拒绝 H_0,接受 H_1,可认为该地18~40岁健康男子的FPG水平与HbA1c水平之间有直线回归关系。

(6)模型的评价,$R^2=\dfrac{SS_{回归}}{SS_{总}}=0.740$。

(7)绘制回归直线。先在自变量的实测范围内取两个相距较远的空腹血糖值($X_1=4.20, X_2=5.20$),用建立的回归方程算出相应的糖化血红蛋白估计值($\hat{Y}_1=5.169, \hat{Y}_2=5.960$);然后在以空腹血糖(X)为横轴、糖化血红蛋白总体均数的估计值($\hat{Y}$)为纵轴的直角坐标系中确定(4.20, 5.169)和(5.20, 5.960)两个点,用直线连接,延长至 X 的实测值范围即可。

(8)残差分析。以自变量 X(空腹血糖)为横轴,以标准化残差为纵轴,绘制标准化残差图(图 11-4);可见仅有两个标准化残差略大于 2,提示资料基本满足直线回归分析的条件。

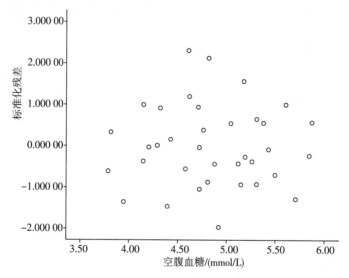

图 11-4　例 28 的标准化残差图

(9)总体回归系数的 95% 可信区间。依据公式 49 可算得：
$$(b-t_{a/2,\nu}S_b, b+t_{a/2,\nu}S_b)=(0.628, 0.954)$$

第七节　多元线性回归分析

上一节已经介绍了直线回归分析,直线回归是研究单个自变量与一个应变量之间呈线性关系的一种统计方法。而在实际的医学研究中,某一因变量的变化往往要受多个自变量的影响,如妇女骨质疏松受年龄、体质量、绝经年限、生育情况、饮食习惯、目前运动习惯、年轻时期运动习惯等指标的影响,因此需要探讨多个自变量(X)与一个因变量(Y)之间的线性关系,叫作多元线性回归分析(multiple linear regression)。

(一)多元回归方程的基本任务

1. 根据因变量与多个自变量的实际观测值建立因变量(Y)对多个自变量(X)的多元线性回归方程。

2. 检验各个自变量(X)对因变量(Y)的综合线性影响有无统计学意义。

3. 检验各个自变量(X)对因变量(Y)的单纯线性影响有无统计学意义,选择仅对因变量影响有统计学意义的自变量,建立最优多元线性回归方程。

(二)多元回归方程的建立

1. 数据结构

(1)因变量(Y)是一个近似服从正态分布的连续性变量,自变量(X)是一系列相互独立的数值变量、分类变量中的二值变量或有序多值变量。

(2)因变量(Y)与一系列自变量(X)($X_1,X_2,\cdots,X_n$)之间具有线性关系。

(3)各例观测值 $Y_i(i=1,2,\cdots,n)$ 相互独立。

2.建立回归方程模型

(1)多元回归方程是简单线性回归方程的扩展,表达式为

$$\hat{Y} = b_0 + b_1X_1 + b_2X_2 + \cdots + b_nX_n \quad \text{(公式 51)}$$

式中,b_0 为常数项,又称 Y 轴截距,是总体参数 β_0 的估计。b_i 为自变量 X_i 的偏回归系数(partial regression coefficient),是总体参数 β_i 的估计值,表示当方程中其他自变量保持常量时,自变量 X_i 每增加(或减少)一个计量单位,反映变量 Y 平均变化 b_i 个单位。

与直线回归相同,多元线性回归模型的参数估计可以用最小二乘法得到,使所建立的回归方程的残差平方和到达最小。

$$\begin{cases} l_{11}b_1 + l_{12}b_2 + \cdots + l_{1n}b_n = l_{1y} \\ l_{21}b_2 + l_{22}b_2 + \cdots + l_{2n}b_n = l_{2y} \\ \cdots\cdots \\ l_{n1}b_1 + l_{n2}b_2 + \cdots + l_{nn}b_n = l_{ny} \end{cases} \quad \text{(公式 52)}$$

$$b_0 = \bar{Y} - (b_1\bar{x}_1 + b_2\bar{x}_2 + \cdots + b_n\bar{x}_n) \quad \text{(公式 53)}$$

其中公式 52 中

$$l_{ij} = \sum(X_i - \bar{X}_i)(X_j - \bar{X}_j) = \sum X_i X_j - \frac{\sum X_i \sum X_j}{n}, ij = 1,2,\cdots,n$$

(公式 54)

$$l_{jy} = \sum(X_j - \bar{X}_j)(Y - \bar{Y}) = \sum X_j Y - \frac{\sum X_j \sum Y}{n}, j = 1,2,\cdots,n$$

(公式 55)

在研究中,判断各个自变量对反应变量的贡献大小,可以通过对自变量进行标化,使其成为无量纲单位的相对变化的自变量,标化公式如下所示:

$$X_i' = \frac{X_i - \bar{X}_i}{S_i} \quad \text{(公式 56)}$$

(2)回归系数的估计。通常采用最小二乘法(least squared method)来估计偏回归系数。基本原理是:寻找适宜的偏回归系数($b_0,b_1,\cdots,b_n$)建立多元回归方程,使反应变量的观测值 Y_i 与回归方程的估计值 $\hat{Y}_i$ 之间的残差平方和最小。

(3)假设检验。检验内容:①对多元回归方程进行假设检验。②对方程中各

偏回归系数作假设检验。

①多元线性回归方程的假设检验。

分析:就是检验原假设 $H_0:\beta_1=\beta_2=\beta_3=\cdots=\beta_n=0$ 是否成立,即检验各总体偏回归系数是否相等且均等于零。用方差分析方法来进行检验,步骤如下。

a. 建立检验假设,确定检验水准。

$H_0:\beta_1=\beta_2=\beta_3=\cdots=\beta_n=0$,各总体偏回归系数是否相等且均等于零。

H_1:各总体偏回归系数不等或不全相等。

$\alpha=0.05$。

b. 选择统计方法,计算检验统计量。

$$F=\frac{SS_{回}/n}{SS_{残}/(m-n-1)}=\frac{MS_{回}}{MS_{残}} \quad \text{(公式 57)}$$

F 服从 $F(n,m-n-1)$ 分布,方差分析见表 11-36。

表 11-36 多元线性回归方程分析表

变异来源	自由度	SS	MS	F	P
总变异	$m-1$	$SS_{总}$			
回归	n	$SS_{回}$	$SS_{回}/n$	$MS_{回}/MS_{残}$	
残差	$m-n-1$	$SS_{残}$	$SS_{残}/(n-m-1)$		

确定 P 值,作出统计推断:如果 $F \geqslant F_{a,(n,n-m-1)}$,则在 α 水准上拒绝 H_0,接受 H_1,认为因变量 Y 与 n 个自变量 $X_1,X_2,\cdots,X_n$ 之间存在线性回归关系。

②对方程中各偏回归系数作假设检验。当多元线性回归方程的假设检验有统计学意义时,还必须对每个偏回归系数进行假设检验,以判断每个自变量对因变量的线性影响是否有统计学意义,以便从回归方程中剔除那些没有统计学意义的自变量,重新建立更为简单的多元线性回归方程。偏回归系数 b_i($i=1,2,\cdots,n$)的假设检验或某一个自变量对因变量的线性影响有无统计学意义的假设检验所建立的无效假设与备择假设为

$$H_0:\beta_i=0, H_1:\beta_i \neq 0 \quad (i=1,2,\cdots,n)$$

有两种完全等价的假设性检验方法:t 检验与 F 检验。

t 检验:

$$t_{b_i}=\frac{b_i}{S_{b_i}}, df=(m-n-1) \quad (i=1,2,\cdots,n) \quad \text{(公式 58)}$$

式中,b_i 为偏回归系数的估计值,S_{b_i} 是 b_i 的标准误,计算要用到矩阵运算才能获得。

检验假设 $H_0:\beta_i=0$,服从自由度 $\nu=n-m-1$ 的 t 分布。如果 $|t_i| \geqslant t_{a/2,m-n-1}$,则拒绝 H_0,接受 H_1,认为 Y 与 X_i 有线性回归关系。

F 检验:回归平方和 SS_R 反映了所有自变量对因变量的综合线性影响,它会

随着自变量的个数增多而有所增加,不会减少。因此,如果在所考虑的所有自变量当中去掉一个自变量时,回归平方和 SS_R 只会减少,不会增加,减少的数值越大,说明该自变量在回归中所起的作用越大,也就是该自变量越重要。设 SS_R 为 n 个自变量 $X_1, X_2, \cdots, X_n$ 所引起的平方和,SS'_R 为去掉一个自变量 X_i 后 $n-1$ 个自变量所引起的回归平方和,它们的差 $SS_R - SS'_R$ 即为去掉自变量 X_i 之后,回归平方和所减少的量,称为自变量 X_i 的偏回归平方和,记为 SS_{b_i}。

$$SS_{b_i} = SS_R - SS'_R \qquad (公式 59)$$

偏回归平方和 SS_{b_i} 是去掉一个自变量使回归平方和减少的部分,也可理解为添入一个自变量使回归平方和增加的部分,其自由度为 1,称为偏回归自由度,记为 df_{b_i},偏回归平方和 MS_{b_i} 为

$$MS_{b_i} = SS_{b_i}/df_{b_i} = SS_{b_i} \quad (i = 1, 2, \cdots, n) \qquad (公式 60)$$

检验各偏回归系数的 F 检验法应用下述 F 统计量

$$F_{b_i} = M_{S_{b_i}}/M_{S_r} \quad (df_1 = 1, df_2 = n - m - 1) \quad (i = 1, 2, \cdots, n)$$

$$(公式 61)$$

上述两种偏回归系数的假设检验得出的结论是一致的,理论上 $t_{b_i}^2 = F_{b_i}$。

例 29 调查某煤矿 2 期高血压病病人 40 例,资料见表 11-37。

表 11-37 某煤矿 2 期高血压病人血压资料

序号	工作面污染程度等级 X_1	井下工龄/年 X_2	体质量/kg X_3	吸烟年限/年 X_4	饮酒年限/年 X_5	收缩压/kPa Y
1	0	10	51	20	10	12.0
2	0	10	65	10	0	13.3
3	0	7	60	0	0	12.8
……	……	……	……	……	……	……
40	0	0	74	1	1	13.3

得各偏回归系数估计值,见表 11-38。

表 11-38 偏回归系数估计及其假设检验

变量	参数估计	标准误	标准化回归系数	t 值	P 值
常量	8.461	0.600		14.094	0.000
X_1	0.126	0.096	0.112	1.321	0.195
X_2	0.046	0.008	0.488	5.896	0.000
X_3	0.056	0.009	0.429	6.490	0.000
X_4	0.032	0.006	0.427	5.072	0.000
X_5	−0.018	0.013	−0.110	−1.397	0.171

因此,回归方程为

$$\hat{Y} = 8.461 + 0.126X_1 + 0.046X_2 + 0.056X_3 + 0.032X_4 - 0.018X_5$$

多元回归方程的假设检验结果见表 11-39，由表可知，$P<0.001$，按检 $\alpha=0.05$ 检验水平，拒绝 H_0，接受 H_1，可认为各自变量与因变量 Y 间存在线性关系。

表 11-39　回归方程方差分析表

变异来源	平方和	自由度	均方	F	P
回归	49.00	5	9.80	43.21	<0.001
剩余	7.71	34	0.23		
总和	56.71	39			

第八节　二分类 logistic 回归分析

一、logistic 回归模型的概念

logistic 回归属于概率非线性回归，常用于流行病学病因分析中，探讨疾病的发生与一些可疑危险因素的关系。其分类有二分类 logistic 回归、多分类 logistic 回归、条件 logistic 回归和非条件 logistic 回归。二分类 logistic 回归是研究二分类观察结果与其影响因素之间关系的一种多变量分析方法。如食管癌的发生与否与吸烟、饮酒、不良饮食习惯等因素之间的关系。

(一) logistic 回归模型

因变量 Y 是一个二值变量，取值为

$$Y = \begin{cases} 1 \rightarrow \text{出现阳性结果（发病、有效、死亡等）} \\ 0 \rightarrow \text{出现阴性结果（未发病、无效、存活等）} \end{cases}$$

有影响 Y 取值的 n 个自变量 $X_1, X_2 \cdots X_n$。记 $P = P(Y=1|X_1, X_2, \cdots, X_n)$ 表示 n 个自变量作用下阳性结果发生的概率，logistic 回归模型为

$$P = \frac{1}{1 + \exp[-(\beta_0 + \beta_1 X_1 + \beta_2 X_2 + \cdots + \beta_n X_n)]} \quad \text{（公式 62）}$$

式中 β_0 为常数项，$\beta_1, \beta_2, \cdots, \beta_n$ 为回归系数。

对公式 62 作对数变换，logistic 回归模型可以表示为如下线性形式

$$\ln\left(\frac{P}{1-P}\right) = \beta_0 + \beta_1 X_1 + \beta_2 X_2 + \cdots + \beta_n X_n \quad \text{（公式 63）}$$

左端为阳性与阴性发生概率之比的自然对数，称为 P 的 $logit$ 变换，记为 $logit P$。虽然概率 P 的取值范围在 $0 \sim 1$ 之间，但 $logit P$ 却没有数值界限。

(二)模型参数的意义

由公式 63 可以看出,常数项 β_0 表示暴露剂量为 0 时个体发病与不发病概率之比的自然对数。回归系数 β_j($j = 1,2,\cdots,n$)表示自变量 X_j 改变一个单位时 $\text{logit}P$ 的改变量,它与衡量危险因素作用大小的比数比(也称优势比,odds ratio, OR)有一个对应的关系。某一危险因素两个不同暴露水平 $X_j = c_1$ 与 $X_j = c_0$ 的发病情况,其优势比的自然对数是

$$\ln OR_j = \ln\left[\frac{P_1/(1-P_1)}{P_0/(1-P_0)}\right]$$
$$= \text{logit}P_1 - \text{logit}P_0$$
$$= (\beta_0 + \beta_j c_1 + \sum_{t \neq j}^{m}\beta_t X_t) - (\beta_0 + \beta_j c_0 + \sum_{t \neq j}^{m}\beta_t X_t)$$
$$= \beta_j(c_1 - c_0) \qquad \text{(公式 64)}$$

即
$$OR_j = \exp[\beta_j(c_1 - c_0)] \qquad \text{(公式 65)}$$

其中 P_1 和 P_0 分别表示在 X_j 取值为 c_1 和 c_0 时的发病概率,OR_j 即为调整后的优势比,表示去除了其他自变量影响后危险因素的作用。

如果 X_j 取值为 $X_j = \begin{cases} 1 \to 暴露 \\ 0 \to 非暴露 \end{cases}$

则暴露组和非暴露组的优势比为 $OR_j = \exp(\beta_j)$ （公式 66）

因此有三种情况:

(1)当 $\beta_j = 0$ 时,$OR_j = 1$,表明因素 X_j 对疾病的发生没有作用。

(2)当 $\beta_j > 0$ 时,$OR_j > 1$,说明 X_j 是一个危险因素。

(3)当 $\beta_j < 0$ 时,$OR_j < 1$,表明 X_j 是一个保护因素。

OR_j 取值与常数项无关,β_0 在危险因素分析中被视为无效项,在发病率较低的疾病中,由于 P 很小,优势比可以看作相对危险度(relative risk,RR)的近似估计。即

$$OR = \frac{P_1/(1-P_1)}{P_0/(1-P_0)} \approx \frac{P_1}{P_0} = RR \qquad \text{(公式 67)}$$

例 30 表 11-40 是流行病血症中研究吸烟、饮酒与食管癌关系的病例—对照资料,试作 logistic 回归分析。

表 11-40 吸烟与食管癌关系的调查资料

分层 k	吸烟 X_1	饮酒 X_2	观察例数 n_k	阳性数 d_k	阴性数 $n_k - d_k$
1	0	0	199	63	136
2	0	1	170	63	107
3	1	0	101	44	57
4	1	1	416	265	151

表 11-41　各变量赋值

变量	赋值 0	赋值 1
X_1	不吸烟	吸烟
X_2	不饮酒	饮酒
Y	对照	病例

经 logistic 回归计算后得

$b_0 = -0.9099, S_{b_0} = 0.1358, b_1 = 0.8856,$

$S_{b_1} = 0.1500, b_2 = 0.5261, S_{b_2} = 0.1572$

吸烟与不吸烟的优势比

$\hat{OR}_1 = \exp(b_1) = \exp(0.8856) = 2.42$

OR_1 的 95% 可信区间

$\exp(b_1 \pm u_{0.05/2} S_{b_1}) = \exp(0.8856 \pm 1.96 \times 0.1500) = (1.81, 3.25)$

饮酒与不饮酒的优势比

$\hat{OR}_2 = \exp(b_2) = \exp(0.5261) = 1.69$

OR_2 的 95% 可信区间

$\exp(b_2 \pm 1.96 S_{b_2}) = \exp(0.5261 \pm 1.96 \times 0.1572) = (1.24, 2.30)$

(三) logistic 回归模型的作用

模型在近些年被广泛应用于医学研究的各个领域,如流行病学的横断面研究、队列研究和病例对照研究以及临床的诊断判别模型和治疗效果评价等,具体概括为以下几个方面。

1. 危险因素的筛选　回归模型在疾病病因的多因素分析中有着较为突出的优点,适用于从很多影响因素中筛选出较为密切的影响因素,并对这些影响因素的作用进行深入分析。当模型中自变量较多时,我们只选择单因素分析时有意义者进入回归模型。

2. 校正混杂因素　在流行病学研究中,常存在着危险因素以外的其他混杂因素对研究因素的影响,如性别、年龄、临床分型等干扰对某治疗措施疗效的分析。年龄、职业、收入等干扰因素对某疾病系的研究。logistic 回归模型可以很方便地控制混杂因素的影响,得到校正后优势比的估计值和置信区间。

3. 预测与判别　通过建立回归模型,以自变量预测因变量 Y 的值,logistic 回归模型是概率型模型,在一定的条件下能预测某事件发生的概率,这是一般线性模型难以做到的。

(四) 二分类 logistic 回归模型的应用条件

1. 回归模型的因变量必须是分类变量,如是否患病、死亡与否、实验的成功与失败等,而多元线性回归模型的应变量为近似服从正态分布的连续性变量。

2. 自变量与因变量的关系基本上呈"S"形曲线关系,或者自变量与 $\log it(P)$ 呈直线关系。

3. 独立性。如甲发病与否不影响乙是否发病。

4. 各暴露因素的联合作用是相乘的。

(五) logistic 回归模型的注意事项

1. 样本含量　logistic 回归的统计推断是建立在大样本基础上的,因此要求有足够的样本含量。经验上关于样本含量,病例和对照的人数应至少各有 30～50 例,方程中变量的个数越多,需要的例数相应来说也越多。关于样本含量的确定,有相应工具表可供参考。

2. 模型意义和评价　对所建立的回归模型能够结合相应专业知识和流行病学的意义,对所研究的问题作出解释,有时需要对模型中的自变量进行多次调整,分析者也可根据专业知识和经验将部分重要的自变量固定在模型中,对其他自变量进行筛选。

3. 自变量的取值形式　自变量可以是无序分类变量、有序分类变量和数值变量。对无序分类变量可用哑变量表示。对有序分类变量如果各等级间程度相同或相近,可赋值为 1、2、3、4 等等级变量,若各等级间程度相差较大,可按无序多分类变量处理。数值变量的参数解释有时较困难,可结合专业将数值变量转换成等级变量,这样会使得参数意义更明确。

二、logistic 回归的参数估计及假设检验

(一) 回归模型的参数估计

用最大似然法(maximum likelihood,ML),其基本思想是先建立似然函数或对数似然函数,求似然函数或对数似然函数达到极大时参数的取值(称为参数的最大似然估计值)。

例 31　研究某社区冠心病危险因素的病例对照研究资料,如表 11-42 表示。

表 11-42　冠心病危险因素的病例对照研究资料

n	X_1	X_2	X_3	Y
35	0	0	0	0
34	0	0	1	0
17	0	1	0	0
19	0	1	1	0
17	1	0	0	0

续表

n	X_1	X_2	X_3	Y
6	1	0	1	0
6	1	1	0	0
6	1	1	1	0
4	0	0	0	1
5	0	0	1	1
4	0	1	0	1
15	0	1	1	1
6	1	0	0	1
15	0	1	1	1
6	1	1	0	1
6	1	1	1	1

注：X_1：高血压史(无＝0,有＝1)；X_2：高血脂(无＝0,有＝1)；X_3：动物脂肪摄入(低＝0,高＝1)；Y：冠心病(对照＝0,病例＝1)。

对表 11-42 进行统计软件分析得到表 11-43 的参数估计与 1、2、3、4 检验结果。

表 11-43 例 31 的参数估计与 1、2、3、4 检验结果

变量名	B	$S.E.$	$Wald x^2$	P	OR
常数项	-2.339	0.376	38.640	0.000	0.096
X_1	1.502	0.350	18.399	0.000	4.490
X_2	0.803	0.340	5.560	0.018	2.231
X_3	1.014	0.349	8.415	0.004	2.756

因此，回归表达式为

$$\ln\left(\frac{P}{1-P}\right) = -2.339 + 1.502 X_1 + 0.803 X_2 + 1.014 X_3$$

由于各回归系数均为正数，说明入选回归方程的各个因素都是冠心病发生的危险因素。

(二) logistic 回归方程的假设检验

与多元线性回归一样，需要对回归方程和回归系数作假设检验，目的是检验整个回归模型是否有统计学意义以及单个总体回归系数是否为零。常用似然比检验和 $Wald$ 检验对 logistic 回归方程进行假设检验。

1. 似然比检验 用于检验整个回归模型是否有统计学意义，常用于比较两个模型的拟合效果，模型 1 含较少自变量，模型 2 含较多自变量。

(1)建立假设。

$H_0: \beta_i = 0$（模型 1 与模型 2 拟合效果相同）

$H_1: \beta_i \neq 0$（模型 1 与模型 2 拟合效果不同）

(2)计算检验统计量。似然比检验的统计量 G 的公式为

$$G = -2\ln L - (-2\ln L') \qquad (公式 68)$$

设模型 1 的负二倍对数似然函数为 $-2\ln L$，模型 2 的负二倍对数似然函数为 $-2\ln L'$，G 反映的是模型 2 较模型 1 拟合优度提高的程度。

(3)确定 P 值，作出结论。在表 11-43 中模型 1 仅有参数 β_0，负二倍对数似然函数为 246.742；模型 2 引入自变量 X_1、X_2、X_3 后，负二倍对数似然函数减少到 215.664，G 等于 31.078，，自由度等于 3，查 χ^2 界值表，$P < 0.001$，拒绝 H_0，接受 H_1，说明引入三个自变量后模型拟合优度的改善有统计学意义，模型 2 比模型 1 预测效果好。

2. Wald 检验 Wald 检验常用于回归系数的假设检验，计算简便。

(1)建立假设。

$H_0: \beta_1 = 0$。

$H_1: \beta_1 \neq 0$。

(2)计算检验统计量。计算 Wald 检验统计量

$$\chi^2 = \left(\frac{\hat{\beta}}{SE(\hat{\beta})}\right)^2 \qquad (公式 69)$$

其中，$\hat{\beta}$ 为回归系数的估计值，$SE(\hat{\beta})$ 为回归系数估计值的标准误。在 H_0 成立的条件下，χ^2 服从 γ 为 1 的 χ^2 分布，表 11-43 中回归系数的 Wald 统计量为 $\chi^2 = \left(\frac{1.502}{0.350}\right)^2 = 18.410$。

(3)确定 P 值，作出结论。查 χ^2 界值表，$P < 0.001$，拒绝 H_0，接受 H_1，说明总体回归系数 β_1 不等于 0。

（姚荣英　俞荷俊）

第十二章　科技论文中常用标准与规范表达

科技书刊的主要功能是记录、总结和传承科研成果。为使科研成果能够更好地交流、传播和利用，撰写科技论文时应遵循相关的标准和规范。科技书刊中量和单位、数字的使用频率特别高，量、单位及数字的使用是否正确、表达形式是否规范统一，对于准确表达论文的内容和提高论文的科学性及可读性非常重要，对于论文能否顺利发表也同样至关重要。由于种种原因，在规范使用量、单位及数字方面仍存在许多问题，例如：

(1) 使用废弃的量名称，如"质量百分比浓度""质量百分比""体积百分比浓度""体积百分比""当量浓度""原子量""分子量""比重"等。

(2) 使用废弃的非法定单位或单位符号，如"斤""千克力(kgf)""rpm(转每分)""目"等。

(3) 未使用国家标准规定的量符号，如质量分数用"wt"表示，体积分数用"vol%"表示，原子数分数用"at%"表示。

(4) 没有正确使用表示数字概数的词，如"大致 180 kg 左右""约 5~6 个"。

(5) 年份用简写，如"1998 年"写成"98 年"等。

对于量、单位及数字的使用，相关国际标准和国家标准均作了有关规定，有的即使在标准中没有明确指出，也有约定俗成的规矩。

国际社会非常重视标准化工作。1946 年 10 月 14 日，来自 25 个国家的代表会聚伦敦决定创建一个"旨在促进工业标准的国际间协调和统一"新的国际标准化组织——ISO(International Organization for Standardization)，ISO 于 1947 年正式开始运作。为了提高国际标准化在世界经济活动中重要性的认识，促进国际标准化工作适应世界范围内的商业、工业、政府和消费者的需要，联合国规定，每年的 10 月 14 日为世界标准日(World Standards Day)，世界标准日是国际标准化组织(ISO)成立的纪念日。历年世界标准日的主题如下：

1986 年第 17 届标准日主题：国际标准化

1987 年第 18 届标准日主题：国际标准化

1988 年第 19 届标准日主题:照明
1989 年第 20 届标准日主题:卫生技术标准
1990 年第 21 届标准日主题:国际标准为世界免遭破坏起的作用
1991 年第 22 届标准日主题:劳动安全
1992 年第 23 届标准日主题:国际标准:打开市场的关键
1993 年第 24 届标准日主题:全球标准使信息处理的更好
1994 年第 25 届标准日主题:标准与消费者:一个更加美好世界的伙伴
1995 年第 26 届标准日主题:一个移动着的世界
1996 年第 27 届标准日主题:呼唤服务标准
1997 年第 28 届标准日主题:世界贸易需要国际标准
1998 年第 29 届标准日主题:标准在日常生活中
1999 年第 30 届标准日主题:耸立在建筑上的标准
2000 年第 31 届标准日主题:国际标准促进和平与繁荣
2001 年第 32 届标准日主题:环境与标准紧密相连
2002 年第 33 届标准日主题:一个标准一次检验全球接受
2003 年第 34 届标准日主题:为全球信息社会制定全球标准
2004 年第 35 届标准日主题:标准连着世界
2005 年第 36 届标准日主题:标准使世界更安全
2006 年第 37 届标准日主题:标准为小企业创造大效益
2007 年第 38 届标准日主题:标准造福人与社会
2008 年第 39 届标准日主题:标准与智能绿色建筑
2009 年第 40 届标准日主题:标准应对气候变化
2010 年第 41 届标准日主题:标准让世界更畅通
2011 年第 42 届标准日主题:国际标准树立全球信心
2012 年第 43 届标准日主题:减损耗,增收益——标准提高效率
2013 年第 44 届标准日主题:国际标准推动积极改变
2014 年第 45 届标准日主题:标准营造公平竞争环境
2015 年第 46 届标准日主题:世界的通用语言
2016 年第 47 届标准日主题:标准建立信任
2017 年第 48 届标准日主题:标准让城市更智慧
2018 年第 49 届标准日主题:国际标准和第四次工业革命

我国同样非常重视标准化工作,我国对国际标准的态度是:尽量采用和使用国际标准,并尽快废止与国际标准有冲突的国家标准和其他标准;制定标准时,在积极采用国际标准的同时,要根据正当理由考虑我国的国情,即不是全盘照搬。

中国标准化大事记如下：

1949年：中华人民共和国中央人民政府中央技术管理局成立，下设标准规格处。

1957年：中国国家科学技术委员会标准局成立，负责全国标准化工作；中国加入国际电工委员会（IEC），并派代表以观察员身份参加了IEC第22届年会。

1963年：中国第一次全国标准计量工作会议召开，会上通过了中国第一个标准化十年发展规划。

1972年：国家标准计量局成立。

1978年：国家标准总局成立，中国加入国际标准化组织（ISO）。

1979年：国务院颁布《中华人民共和国标准化管理条例》。

1984年：国家标准局发布《采用国际标准管理办法》《专业标准管理办法（试行）》。

1988年：为了加强标准化工作，提升产品和服务质量，促进科学技术进步，保障人身健康和生命财产安全，维护国家安全、生态环境安全，提高经济社会发展水平，我国于1988年12月29日第七届全国人民代表大会常务委员会第五次会议通过《中华人民共和国标准化法》，自1989年4月1日起施行。

1990年：国务院颁布《中华人民共和国标准化法实施条例》；国家技术监督局发布《国家标准管理办法》《行业标准管理办法》《地方标准管理办法》《企业标准管理办法》《全国专业技术委员会章程》；国际电工委员会第54届大会在北京召开。

1993年：国家技术监督局发布《采用国际标准和国外先进标准管理办法》；颁布《采用国家标准产品标志管理办法》，实行采标产品标志制度。

1999年：国际标准化组织第22届大会在北京召开。

2001年：国务院组建中国国家标准化管理委员会。

在《国家中长期科学和技术发展规划纲要（2006—2020年）》中，明确把实施技术标准战略作为科技发展的两大战略之一，在《国民经济和社会发展第十一个五年规划纲要》中，有15处对标准化工作提出了新要求。这充分说明，标准化战略已上升为国家意志。

2017年11月4日，第十二届全国人民代表大会常务委员会第三十次会议修订了《中华人民共和国标准化法》，自2018年1月1日起施行。

我国自从1978年重新进入ISO以后，每年的10月14日世界标准日，全国各大、中城市都要举办各种形式的报告会、座谈会、纪念会，紧密结合当年ISO的世界标准日的宣传主题，广泛宣传标准化活动在人类社会发展中的重要作用，提高人们的标准化意识。《国际单位制及其应用》（GB 3100—1993）、《有关量、单位和符号的一般原则》（GB/T 3101—1993）、GB/T 3102.1—1993～GB/T 3102.13—

1993、《出版物上数字用法》(GB/T 15835—2011)是我国目前有关量和单位、数字规范使用的最新标准,其中 GB 3100—1993、GB/T 3101—1993、GB/T 3102 系列标准是我国一项强制性的、基础性的标准。上述标准是保证科技书刊质量和水平的重要标准,也是保证科学文化得以广泛交流的重要标准,在如今的网络化、数字化、智能化时代尤其重要。

第一节　量与符号

正确理解量的概念和特点,搞清量名称与符号的国家标准,才能在实践中规范使用。《国际单位制及其应用》(GB 3100—1993)、《有关量、单位和符号的一般原则》(GB/T 3101—1993)和 GB/T 3102.1—1993～GB/T 3102.13—1993 等标准不仅列出了常用的物理量,并为它们规定了名称和使用的一般原则。

一、量的概念

物质世界的存在状态和运动形式是多种多样的,既有大小的增减,也有性质、属性的变化。量就是反映这种运动和变化规律的一个最重要的基本概念。

国际计量局(BIPM)、国际电工委员会(IEC)、国际标准化组织(ISO)和国际法制计量组织(OIML)在联合制定的《国际通用计量学基本名词》一书中,定义"量"(quantity)为现象、物体或物质的可定性区别和定量确定的一种属性。

《科技论文规范表达——写作与编辑》一书中,定义"量"是物理量的简称,用于定量描述各种物理现象。

无论哪种定义,都可理解为:一方面,量反映属性的大小、轻重、长短或多少等,如物体或物质的质量、导线长度等;另一方面,量反映现象、物体和物质在性质上的区别,可用来区分长度、质量、时间、温度、硬度等不同的物理性质。

量一般具有如下特点。

1. 可测　任何量都可被测定和表达出来。量分很多类别,凡可以相互比较的一类量,如长度、直径、高度、波长等就属于同一类量。同一类量中,选出某一特定的量作为一个称之为"单位"的参考量,则这一类中的任何其他量,都可用这个单位与一个数的乘积表示,这个数为这个量的数值,数值乘单位为这个量的量值。

例:某物的质量可表示为

$$m = 10 \text{ kg}$$

式中:m 是某物质量的符号;kg 是质量单位千克的符号,10 就是以 kg 作单位时某物质量的数值。

2. 量值与计量单位的选择无关 量的大小可以用量值来表示，量值是由数值和计量单位(参照对象)两部分组成的，即量值可以用一个数乘一个参照对象来表示。在使用相同计量单位的条件下，数值越大表示的量越大，数值越小表示的量越小。一般情况下，量的大小并不随所用计量单位而变化，即一个量的量值大小与选择的计量单位无关，变化的只是数值和单位。

例 某个棒的长度为 15 cm，可用 0.15 m 表示，可用 1.5 dm 表示，也可用 150 mm 来表示，即 $l=15\ cm=0.15\ m=1.5\ dm=150\ mm$。

3. 量都可与其他量建立数学关系 没有孤立存在的量，一切量都可以与其他量建立数学关系，由此进行运算。同一类别的量可以相加或相减，不同类别的量可以相乘或相除。

例 匀速运动中质点的速度 v、距离 s 与时间 t 之间的关系可表示为：

$$v=s/t$$

4. 量表达的是物理性质 物理量都有确切的物理定义，表达确定的物理性质，按物理属性可把量分为诸如几何量、力学量、电学量、热学量等不同类量。

物理量不同于计数量。例如：分子数 N 就不是物理量，而是计数量；计算机台数(如 n)也不是物理量，而是计数量，因为它们不能表达分子或计算机的物理性质。

二、量算法或量代数

对于任何一个量 A，都可以写成

$$A=\{A\}\cdot[A]$$

式中，$[A]$ 代表量 A 的单位；$\{A\}$ 代表 A 在使用单位 $[A]$ 时的数值。

上式是一个代数方程式，量 A 与单位 $[A]$ 和数值 $\{A\}$ 之间的运算符合一般代数运算规则，表示的规律称为量算法或量代数。量算法是处理科学技术中量和单位的基础。

例 钠的一条谱线的波长为

$$\lambda=5.896\times10^{-7}\ m$$

式中，λ 为物理量波长的符号；m 为长度单位米的符号；5.896×10^{-7} 为以米为单位时，这一波长的数值。

科技书刊中函数图和表格的标目按量算法应表示成"量/单位"的形式，对于上式波长，若为函数图和表格的标目，则表示为"λ/m"。

三、量名称

每个量都有各自的名称，GB/T 3101—1993、GB/T 3102.1—1993～GB/T

3102.13—1993 列出的量名称是标准化的名称,命名依据是国际标准,同时结合我国国情,适当考虑原有的使用习惯。GB/T 3101—1993 和 GB/T 3102.1—1993~GB/T 3102.13—1993 在继承 1986 版本的基础上,对其中约 200 个量的名称进行了修改和补充,有的还明确地废弃旧名称。科技书刊中应当使用国家标准规定的量名称,不要使用自造的名称或已废弃的旧名称。

(一)使用的一般原则

GB/T 3101—1993 规定了各学科技术领域量名称使用的一般原则。

1. 不应使用废弃的量名称　表 12-1 列出了一些常见的仍在使用的废弃的量名称和标准化的量名称。在撰写论文时不应使用表 12-1 所示的废弃的量名称,应使用标准化的量名称。

表 12-1　废弃的量名称和常见标准化量名称对照表

废弃的量名称	标准化的量名称
比重	体积质量,[质量]密度,相对体积质量,相对密度
重量	质量
比热	质量热容,比热容
绝对温度,开氏温度	热力学温度
电流强度	电流
分子量	相对分子质量,分子质量
原子量	相对原子质量
重量百分数,重量百分比浓度,浓度	质量分数
体积百分数,体积百分比浓度,浓度	体积分数
摩尔浓度,当量浓度	物质的量浓度,浓度
浓度	质量浓度
摩尔数,克原子数,克分子数,克离子数,克当量	物质的量
粒子剂量	粒子注量
放射性强度,放射性	[放射性]活度

注:方括号中的字,在不引起混淆或误解的情况下,可以省略;去掉方括号的字即为其名称的简称。

2. 同一量名称不应有多种写法　一个量有多个名称,如:压力和压强;体积质量、质量密度和密度;吉布斯自由能和吉布斯函数等。对于存在多个名称的量,只要是国家标准中规定的就可以同等使用。但对于同一规范的名称,一篇论文中出现几种不同表述是错误的,这类错误常存在于用人名命名的量名称中。

[示例 1]　阿伏伽德罗常数,阿佛加德罗常数→阿伏加德罗常数;

[示例 2]　傅立叶数,付立叶数,付里叶数,富里叶数→傅里叶数;

[示例 3]　霍尔系数→霍耳系数(GB/T 3101 附录 A);

[示例4] 努赛尔数→努塞尔数(GB/T 3102.12);

[示例5] 驰豫时间→弛豫时间(GB/T 3102.2)。

在实践使用过程中应关注全国科学技术名词审定委员会官网上(http://www.cnctst.cn/)公布的科技名词、术语的变化。

[示例1] "费密温度"已定名为"费米温度";

[示例2] "[动力]粘度""运动粘度"中的"粘"应改为"黏"。

3.应优先使用国标中推荐的名称　国家标准考虑到一个旧规范量名称的废弃需要一段时间,暂时允许少量新旧名称并存一定时间。但国家标准鼓励:优先采用国际标准和国家标准推荐的新名称;不用备注栏或括号内列出的暂时许用但迟早会废除的旧名称(常以"也称""以前称"表述)。因此,为了促进物理量的术语名称早日标准化,撰写论文时尽量不要使用那些迟早废弃的旧名称,优先使用国标推荐的名称。常用的标准量名称与暂时允许并存的旧名称对照如表12-2。对于表12-2中的量名称,建议优先使用左侧的量名称,即标准量名称。

表 12-2　常用的标准量名称与暂时许用旧名称对照

标准量名称	暂时许用旧名称
角频率	圆频率
弹性模量	杨氏模量
切变模量	库仑模量
摩擦因数	摩擦系数
热力学能	内能
光出射度	面发光度
电通[量]密度	电位移
电通[量]	电位移通量
摩尔热力学能	摩尔内能
质量热力学能	质量内能
B的活度因子	B的活度系数
原子或电子的g因数,原子核或核子的g因数	g值,朗德因数
比结合能	[每个核子的]平均结合能
反应堆时间常数	反应堆周期

注:方括号中的字,在不引起混淆或误解的情况下,可以省略;去掉方括号的字即为其名称的简称。

4.不得使用自造的量名称　自造的量名称通常为量的某一单位名称后加一个"数"字。

[示例1] 长度叫"米数";

[示例2] 时间叫"秒数";

[示例3]　功率叫"瓦数"。

也有自造他人不懂的新名称,如将"物质的量"称为"摩尔数"外,还称其为"物量""堆量"等。

(二)常见错误

1. 混淆质量和重量　质量和重量是两个不同的量,科学技术领域重量表达的是力的概念,单位为 N;而质量的单位为 kg,两者不可混淆。1901年,第3届国际计量大会就作出过声明:"千克是质量单位,等于国际千克原器的质量;'重量'一词表示的量与'力'性质相同,物体的重量是该物体的质量与重力加速度之积。"

在人们日常生活和贸易中,"重量"一词按照习惯仍可表示"质量",但 GB/T 3102.3—1993"不赞成这种习惯",即在科学技术领域应严格区分质量和重量。例如:

建议将"载重量 5 t"改为"载质量 5 t";

建议将"鲜重 100 g"改为"鲜质量 100 g";

建议将"体重量 50 kg"改为"体质量 50 kg"。

需要注意的是,物理学、化学领域中经常用到"失重"这个量,化学中的"称重""失重"可表述为"称质量""失质量",因为其单位常为 g、mg。

[示例1]　化学反应中,反应后一种物质的质量减少了 0.5 g,称其为"失重 0.5 g"是不妥的,宜表述为"失质量 0.5 g"。

但物理学中的"超重""失重"不应表述为"超质量""失质量",因为物理学中"超"或"失"是单位为 N 的重量。

[示例1]　一个站在升降机里测力计上的人质量是 50 kg,其重量是 490 N。如果升降机以 1.0 m/s^2 竖直上升,测力计的示数为 540 N,这时人处于超重状态,超重了 50 N;升降机以 1.0 m/s^2 下降,测力计的示数为 440 N,这时人处于失重状态,失重了 50 N。处于超重、失重状态的人,重量大小并没有变化,即人的质量始终恒定,只是看起来好像他的重量有所增大或减小。如果对这里的"失重""超重"也改为"失质量""超质量",显然是错误的。

另外需要注意的是:"体质量"不应改为"体质";"体质量指数"不应改为"体质指数"。

2. 滥用浓度　在化学、医学、生物等领域经常用到"浓度",GB/T 3102.8—1993规定:B 的浓度定义为 B 的物质的量除以混合物的体积,B 的浓度是 B 的物质的量浓度的简称,国际标准的主单位为 mol/m^3,常用国际单位为 mol/L。其他含"浓度"的量名称,一般不应简称浓度。

单位为"g/L"或"kg/L"的某物质的浓度应为质量浓度,即某物质的质量除以混合物的体积。

单位为"1"的质量百分比浓度应为质量分数,即混合物中某物质的质量与混合物的质量之比。

单位为"1"的体积百分比浓度应为体积分数,即混合物中某物质的体积与混合物的体积之比。

单位为"1"的摩尔百分比浓度应为摩尔分数,即某物质的量与混合物的物质的量之比。

单位为"mol/kg"的浓度应为质量摩尔浓度,即溶液中溶质的物质的量除以溶剂的质量。

科技书刊中滥用浓度的现象十分普遍,以下列举几个实例。

[示例1] "HCl 的浓度为 $0.5\ kg/m^3$",这种表达是不正确的,应改为"HCl 的质量浓度为 $0.5\ kg/m^3$";质量浓度的国标字母为"ρ",也可以改为"$\rho(HCl)=0.5\ kg/m^3$"或"$\rho_{(HCl)}=0.5\ kg/m^3$"。

国家标准规定:代表物质的符号表示成右下标,如 ρ_A, w_B, φ_C 等;将具体物质的符号及其状态等置于与主符号齐线的圆括号中,如 $m(CO_2), c(H_2SO_4), w(FeO), \varphi(H_2O), \rho(HCl), V(K_2SO_4, H_2O, 0.1\ mol \cdot dm^{-3}, 298.15\ K)$ 等。故对于"$\rho(HCl)=0.5\ kg/m^3$"或"$\rho_{(HCl)}=0.5\ kg/m^3$"两种形式,推荐采用第一种形式"$\rho(HCl)=0.5\ kg/m^3$"。

[示例2] "Ca 的浓度为 0.20",这种表达不正确。若为 Ca 的质量分数,则改为"Ca 的质量分数为 0.20 或 20%";质量分数的国标字母为"w",可将其修改为"$w(Ca)=20\%$"或"$w_{(Ca)}=20\%$",推荐采用第一种形式"$w(Ca)=20\%$"。

[示例3] "H_2 的浓度为 0.05%",这种表达不正确。若是 H_2 的体积分数,则改为"H_2 的体积分数为 0.05%";体积分数的国标字母为"φ",可改为"$\varphi(H_2)=0.05\%$"或"$\varphi_{(H_2)}=0.05\%$",推荐采用第一种形式"$\varphi(H_2)=0.05\%$"。

[示例4] "O_2 的浓度为 $3\times10^{18}\ L^{-3}$",这种表达不正确,应改为"O_2 的分子浓度为 $3\times10^{18}\ L^{-3}$",或"$c(O_2)=3\times10^{18}\ L^{-3}$"。

需要注意的是:固体物理学中的"电子浓度(电子数密度)""空穴浓度(空穴数密度)""施主浓度(施主数密度)""受主浓度(受主数密度)"是规范的量名称;它们的定义分别是"单位体积中的导带电子数""单位体积中的价带空穴数""单位体积中的施主杂质数""单位体积中的受主杂质数";化学中的"分子浓度"是规范的量名称,表示分子数除以混合物的体积;医学中的"红细胞浓度""白细胞浓度""嗜酸粒细胞浓度"也是规范的量名称,表示细胞数除以体积。

上述三类有关浓度量名称的 SI 主单位均为"每立方米""负三次方米",单位符号为"m^{-3}"。

3. 误用含量 "含量"这一概念,无论在日常用语中,还是在科学技术领域中常常用到。含量是用于定性描述混合物组成的一个笼统概念，而非物理量，在量与单位的国家标准中均未将其列为物理量。含量可用于定性描述混合物中各组分的多少或作为一般性术语使用。

[示例1] 大米的淀粉含量高，蛋白质含量低。

但在科技书刊中，常出现"淀粉含量5％"和"酒精含量70％"等表达，这种形式看似简单明了，但实质是误用含量。对于误用含量的形式可采取以下方式规范。

(1)当含量指量纲为一的量，并用％、10^{-6}等纯数作单位时，应指明量的标准化名称，通常可将其改为"质量分数""体积分数""摩尔分数"等。

[示例1] "空气中O_2的含量为20％"，对于气体，含量通常指体积分数，改为"空气中O_2的体积分数为20％"或"$\varphi(O_2)=20％$"。

[示例2] "某固体含水量50％"，应改为"某固体含水的质量分数为50％"。

[示例3] "DNA G＋C 含量50％"，应改为"DNA G＋C 的摩尔分数为50％"；表示摩尔分数的国标字母为"x"或"y"，也可将其修改为"x(DNA G＋C)＝50％"或"y(DNA G＋C)＝50％"。(DNA 分子的4种碱基中G和C的物质的量与4种碱基的总物质的量之比为50％)

(2)当含量为量纲不同量的比值时，应根据含量的具体所指，将其改为标准化的名称及表达方式。

[示例1] "葡萄糖水的含量为15 g/100 mL"，应改为"葡萄糖水的质量浓度为0.15 g/mL"。

[示例2] "15％葡萄糖"，正确表述为"质量浓度为0.15 g/mL 的葡萄糖"。

(3)当含量指不同量纲的量的比值时，必要时可用两个单位之比表示含量。

[示例1] "茶叶含硒量为3.5 μg/kg"，这种表示比较直观且不会产生歧义。

四、量符号

GB/T 3102.1—1993～GB/T 3102.13—1993对每个量都给出了1个或2个以上的符号，这些符号都是标准化的量符号。《有关量、单位和符号的一般原则》(GB/T 3101—1993)规定了量符号使用的一般原则。量符号可用以替代量名称，如定义P为功率的符号，文中就可以有"P为150 W"的表述。对于科技书刊，尤其在数理公式中，必须采用量符号。

(一)使用的一般原则

1.使用斜体字母 《有关量、单位和符号的一般原则》(GB/T 3101—1993)规定：量符号必须使用斜体字母，对于矢量和张量，应使用黑斜体；只有量 pH 例外，以正体书写和印刷。

2. 使用标准中规定的量符号　应使用标准中规定的量符号,量的标准符号见 GB/T 3102.1—1993～GB/T 3102.13—1993。有些作者使用量符号有较大的随意性,不使用标准中规定的量符号,而任意选个字母作为某个量的符号。易犯错误示例见表 12-3。

表 12-3　非标准量符号与标准量符号对照示例

量名称	非标准量符号	标准量符号
质量	M, W, P, μ	m
力	f, N, T	F
压力,压强	P	p
摄氏温度	T	t, θ
热力学温度	t	T, Θ
B 的浓度	C_B	c_B
细胞浓度	c_{cell}	C_{cell}
质量分数	ω	w
体积分数	ψ	φ
元电荷	e	e

常见不规范示例(箭头左边的为不规范表达形式,右边的为规范表达形式):

[示例 1]　$M = 10 \text{ kg} \rightarrow m = 10 \text{ kg}$;

[示例 2]　$p = 100 \text{ MW} \rightarrow P = 100 \text{ MW}$;

[示例 3]　$T = 20 \text{ ℃} \rightarrow t(\text{或 } \theta) = 20 \text{ ℃}$;

[示例 4]　$Q = 5 \text{ e} \rightarrow Q = 5 \text{ e} (1 \text{ e} = 1.602 \, 177 \, 33 \times 10^{-19} \text{ C})$;

[示例 5]　$a = 10 \text{ g} \rightarrow a = 10 \text{ g} (1 \text{ g} = 9.8 \text{ m/s}^2)$。

3. 一般为单个拉丁字母或希腊字母　《有关量、单位和符号的一般原则》(GB/T 3101—1993)规定:量的符号通常是单个拉丁字母或希腊字母,有时带有下标或其他说明性标记。如:质量 m,体积质量 ρ,声压级 L_p,标准平衡常数 $K^{\ominus}$;由两个字母构成的 25 个用来描述传递现象的特征数除外,如马赫数 Ma、雷诺数 Re、傅里叶数 Fo 等。25 个特征数是以人名来命名的,所以首写字母采用大写体。25 个特征数符号和名称见表 12-4。

表 12-4　特征数符号与名称

符号	名称	符号	名称	符号	名称
Re	雷诺数	Pe	贝克来数	Pr	普朗特数
Eu	欧拉数	Ra	瑞利数	Sc	施密特数
Fr	弗劳德数	Nu	努塞尔数	Le	路易斯数

续表

符号	名称	符号	名称	符号	名称
Gr	格拉晓夫数	St	斯坦顿数	Rm	磁雷诺数
We	韦伯数	Fo^*	传质傅里叶数	Al	阿尔芬数
Ma	马赫数	Pe^*	传质贝克来数	Ha	哈脱曼数
Kn	克努森数	Gr^*	传质格拉晓夫数	Co	考林数
Sr	斯特劳哈尔数	Nu^*	传质努塞尔数		
Fo	傅里叶数	St^*	传质斯坦顿数		

值得注意的是，实践中常见用多个字母构成量符号的现象，且多个字母通常来自某个量英文名称的缩写。例如：临界高温的英文 critical highest temperature 缩写为CHT，有些作者将临界高温的量符号用"CHT"表示，这是不正确的，但CHT可作为临界高温的替代词，即作为名称的缩写形式。常见多字母构成的错误量符号及建议符号见表12-5。

表12-5 常见多字母构成的错误量符号及建议符号

量名称	错误符号	建议符号
体质量(体重)	BW	m，(m_b)
临界高温	CHT	$T_{c,h}$
临界低温	CLT	$T_{c,l}$
干质量(干重)	DW	m_d
鲜质量(鲜重)	FW	m_f
动脉血压	AP	p_a
静脉血压	VP	p_v
氧分压	PO_2	$p(O_2)$
一氧化碳分压	PCO	$p(CO)$
信噪比	SNR	R_{SN}，γ_{SN}

在一些医学书刊中常见用"PO_2""PCO""PCO_2"分别表示氧分压、一氧化碳分压、二氧化碳分压，还有的将其表述成"PaO_2""$PaCO$""$PaCO_2$"。将"PO_2""PCO""PCO_2"作为量名称氧分压、一氧化碳分压、二氧化碳分压的替代词是允许的，但作为量符号出现在公式中，无论是正体还是斜体，都是不规范的。

《标准化工作导则第1部分：标准的结构和编写》(GB/T 1.1—2009)指出："公式不应使用量的名称或描述量的术语表示。量的名称或多字母缩略术语，不论正体或斜体，亦不论是否含有下标，均不应用来代替量的符号。"故在数理公式中，应将"PaO_2""$PaCO$""$PaCO_2$"分别修改为 $p(O_2)$，$p(CO)$，$p(CO_2)$。例如某医学教科书中有下列公式：

$$P_AO_2 = P_iO_2 - P_ACO_2/R$$

式中:P_AO_2为肺泡气氧分压;P_iO_2为吸入气氧分压;P_ACO_2为肺泡气二氧化碳分压;R为呼吸商。

以上是一个不规范的公式,式中的各量均未采用量符号,呼吸商 R 也未用斜体。正确的表达形式应为:

$$p_A(O_2) = p_i(O_2) - p_A(CO_2)/R$$

式中:$p_A(O_2)$为肺泡气氧分压;$p_i(O_2)$为吸入气氧分压;$p_A(CO_2)$为肺泡气二氧化碳分压;R为呼吸商。

(二)常见错误

1. 把化学元素符号作为量符号使用　这类情况比较普遍,如 $CO_2 : O_2 = 1:5$,这是典型的不规范表达形式,规范的表达形式如下:

如指质量比,应为 $m(CO_2) : m(O_2) = 1:5$

如指体积比,应为 $V(CO_2) : V(O_2) = 1:5$

如指浓度比,应为 $c(CO_2) : c(O_2) = 1:5$

2. 在元素或分子式等符号后加"%"作为量符号使用　这类表达是不正确的,而实践写作或书刊中这类情况却比较普遍。

[示例 1]　$FeO\% = 5.4\%$,不正确。这里一般指 FeO 的质量分数,故规范的表示为 $w(FeO) = 5.4\%$。

[示例 2]　wt%、vol%、mol%、at%等表示方式也是不正确的,正确的表示方式分别为质量分数 w,体积分数 φ,摩尔分数 x 或 y,原子数分数 x 或 y。

3. 把量符号当作量的数值来使用　量符号虽然不暗含某一特定的单位,但是,根据 $A = \{A\} \cdot [A]$,每个量符号确实存在着某个未指明的单位。如 l 是长度的量符号,l 中必定包含着 km,m,cm,mm 等单位中的某个单位。因此,绝不能把表示量的符号当作纯数来使用。但在实践中,把量符号当作量的数值使用也比较常见,常见不规范示例(注:箭头左边的为不规范表达形式,右边的为规范表达形式)为:

[示例 1]　压强的对数 $\lg p(kPa) \rightarrow \lg(p/kPa)$;

[示例 2]　氮分子数为 $0.5L$,L 是阿伏加德罗常数→氮分子数为 $0.5\{L\}$,$\{L\}$是阿伏加德罗常数以 mol^{-1} 为单位时的数值;

[示例 3]　$t = T - 273.15 \rightarrow t = T - 273.15$ K;

[示例 4]　物质的量为 n mol→物质的量为 n,单位为 mol。

只有当量纲为一的量这种特殊情况时,量符号才可以看作纯数。

五、量符号的下标

为了表示量的特定状态、位置、条件或测量方法等,需在量的符号上附加其他标志,如右上标加星号"*"(表示纯的)、"⊖"(表示标准)、"∞"(表示无限稀薄),撇号"'",下标等。实践中,附加下标的情况最多。

《有关量、单位和符号的一般原则》(GB/T 3101—1993)规定:在某些情况下,不同的物理量有相同的符号或是同一物理量在不同应用或要表示不同值,可采用下标予以区别。

[示例1]　质量定压热容、质量定容热容和质量饱和热容这三个量的主符号都是 C,为区分不同状态下的热容,分别采用 p、V 和 sat 作下标,量符号分别为 C_p、C_V 和 C_{sat}。

[示例2]　为区分热量 Q 的理论值、实验值和计算值,采用主符号加下标的形式,如分别用 Q_{th}、Q_{exp} 和 Q_c 表示热量 Q 的理论值、实验值和计算值。

(一)使用的一般原则

量符号下标的书写和印刷有比较严格的规则,现已广泛为各国采用的量的下标书写规则,是由国际性标准化组织之一——国际电工委员会(IEC)提出的。

国家标准对于量符号下标的选用也作了规定,其主要依据是国际电工委员会(IEC)提出的规则,即首先选用国际性规定的下标,这些下标通常来自专门名称或者拉丁文、希腊文及其他国际性科技词汇的缩写,具体可参考 IEC 推荐使用的下标符号及其含义;当找不到国际性规定的下标时,才可以用汉语拼音或汉字名称的缩写作下标。

对于选用的下标,《有关量、单位和符号的一般原则》(GB/T 3101—1993)规定:表示物理量符号的下标用斜体;用作下标的数字用正体;表示数的字母符号一般都应当用斜体;其他下标的应用,参阅 GB/T 3102.6 和 GB/T 3102.10 的特殊说明。

(二)常见错误

实践中下标使用的常见错误是没有区分下标符号的正斜体、大小写。

区分正斜体的规则:下标为量符号,表示变动性数字的字母,坐标轴符号,几何图形中点、线、面、体的字母时用斜体;其余用正体。

区分大小写的规则:量符号、单位符号等作下标,大小写同原符号;来源于人名的缩写作下标用大写;一般情况用小写。

量符号下标字体的正误对照示例见表 12-6。

表 12-6　量符号下标字体的正误对照示例

量名称	正确量符号	错误量符号	下标字母说明
质量定容热容	c_V	c_V,c_v	V 为体积量符号
(2个)电压	$U_i(i=1,2)$	$U_i(i=1,2)$	i 代表变动的数字

续表

量名称	正确量符号	错误量符号	下标字母说明
力的 x 分量	F_x	F_x	x 为坐标轴符号
△ABC 面积	$S_{\triangle ABC}$	$S_{\triangle \mathrm{ABC}}$	△ABC 为三角形的符号
最小压强	p_{min}	p_{min}, E_{MIN}	min 是 minimum(最小的)的缩写
费密温度	T_F	T_f, T_F	F 是 Fermin(物理学家费密的姓)的缩写
5 h 的能量	$E_{5\mathrm{h}}$	$E_{5\mathrm{H}}, E_{5\mathrm{hr}}$	h 是时间的单位
能谱角截面	$\sigma_{\Omega, E}$	$\sigma_{\Omega, E}$	Ω 是立体角的量符号,E 是能量的量符号
粒子线电离	N_{il}	N_{il}, N_{il}	i 为 iron(离子)的缩写,l 是长度的量符号
最大磁阻	$R_{m,max}$	$R_{m,max}$	m 是 magnetic(磁学的)的缩写,max 是 maximum(最大的)的缩写

第二节 我国法定单位概述

无论是经济、科技、文教等领域,还是人们的日常生活,都离不开计量单位。世界各国历来对统一计量制度十分重视,几乎无一例外地制定了计量单位方面的法律,明确规定该国强制使用的计量单位,并运用国家机器来强制推行。

SI 是在公制基础上发展完善而成的一种新的单位制,于 1960 年第十一届国际计量大会通过,推荐各国采用。SI 具有科学、合理、精确、统一、实用等优点,已被世界各国广泛接受并采用。1977 年 5 月第 30 届世界卫生大会通过了关于在医学中应用国际单位制的决议,世界卫生组织(WTO)随即印发了《国际单位制(SI)——供医药卫生各专业用》。

1984 年 2 月 27 日,国务院发布了《关于我国统一实行法定计量单位的命令》,明确规定:我国的计量单位一律采用中华人民共和国法定计量单位。确定了以先进的国际单位制(法语:Système International d'Unités,SI)单位为基础的我国法定计量单位(简称法定单位)。这是进一步统一我国计量制度的一项重要决策。

1985 年 9 月 6 日,全国人民代表大会常务委员会通过了《中华人民共和国计量法》,该法规定:我国采用 SI,使用法定单位,非法定单位应当废除。这是以法律的形式确保了国家计量制度的统一。

我国的法定单位是由国家以法令形式规定强制使用或允许使用的计量单位,推行法定单位具有强制性,各行各业都应贯彻执行。

一、我国法定单位的构成

《国际单位制及其应用》(GB 3100—1993)规定:国际单位制是我国法定单位的基础,一切属于国际单位制的单位都是我国的法定计量单位。GB 3100—1993、GB/T 3101—1993、GB/T 3102.1~13—1993 系列标准给出的计量单位均为我国法定计量单位。

(一)国际单位制的构成

国际单位制简称 SI,包括 SI 基本单位、SI 导出单位和 SI 词头与以上单位构成的倍数单位。

1. SI 基本单位　国际单位制 SI 以表 12-7 中的 7 个为基础,它们是相互独立的最重要的 7 个基本物理量的单位,所有的 SI 单位都是由这 7 个基本单位推导出的。其中,2 个物理量的单位来源于人名,分别为电流的单位安[培],A;热力学温度的单位开[尔文],K,这两个单位符号均大写。

表 12-7　SI 基本单位

量的名称	单位名称	单位符号
长度	米	m
质量	千克(公斤)	kg
时间	秒	s
电流	安[培]	A
热力学温度	开[尔文]	K
物质的量	摩[尔]	mol
发光强度	坎[德拉]	cd

注:无括号的量名称和单位名称均为全称;圆括号中的名称,是前面名称的同义词;方括号中的字,在不引起混淆或误解的情况下,可以省略;去掉方括号的字即为其名称的简称。

2. SI 导出单位　SI 导出单位是用基本单位以代数形式表示的单位。这种单位中的乘和除采用数学符号。例如,速度的 SI 单位为米每秒(m/s),属于这种形式的单位称为组合单位。某些 SI 导出单位具有国际计量大会通过的专门名称和符号,使用这些专门名称并用它们表示其他导出单位,往往更为方便、准确,即专门名称的 SI 导出单位或(和)SI 辅助单位,共 22 个。

(1)专门名称的 SI 导出单位。表 12-8 为具有专门名称的 SI 导出单位,其中酶催化活性(量符号为 z)的单位 kat 是 1999 年第 21 届国际计量大会决定增加的。

表 12-8　具有专门名称的 SI 导出单位

量名称	单位名称	单位符号	其他表示实例
频率	赫[兹]	Hz	s^{-1}
力	牛[顿]	N	$kg \cdot m/s^2$
压力,压强,应力	帕[斯卡]	Pa	N/m^2
能[量],功,热量	焦[耳]	J	$N \cdot m$
功率,辐[射能]通量	瓦[特]	W	J/s
电荷[量]	库[仑]	C	$A \cdot s$
电压,电动势,电位,(电势)	伏[特]	V	W/A
电容	法[拉]	F	C/V
电阻	欧[姆]	Ω	V/A
电导	西[门子]	S	A/V
磁通[量]	韦[伯]	Wb	$V \cdot s$
磁通[量]密度,磁感应强度	特[斯拉]	T	Wb/m^2
电感	亨[利]	H	Wb/A
摄氏温度	摄氏度	℃	K
光通量	流[明]	lm	$cd \cdot sr$
[光]照度	勒[克斯]	lx	lm/m^2
[放射性]活度	贝可[勒尔]	Bq	s^{-1}
吸收剂量,比授[予]能,比释动能	戈[瑞]	Gy	J/kg
剂量当量	希[沃特]	Sv	J/kg
酶催化活性	卡塔(未标准化)	kat	mol/s

注：无括号的量名称和单位名称均为全称；圆括号中的名称，是前面名称的同义词；方括号中的字，在不引起混淆或误解的情况下，可以省略；去掉方括号的字即为其名称的简称。

使用专门名称表示导出单位主要有以下 4 个原因。

①用 SI 基本单位表示比较复杂，而用专门名称的导出单位比较方便。

[示例 1]　电压单位伏特如果用基本单位表示应为"$m^2 \cdot kg \cdot s^{-2} \cdot A^{-1}$"，用伏特"V"即可代替"$m^2 \cdot kg \cdot s^{-2} \cdot A^{-1}$"。

②区别相同量纲、相同单位表达式的不同物理量，有些单位仅用基本单位表示不便区分，用专门名称容易区分。

[示例 1]　赫兹"Hz"和贝可勒尔"Bq"的基本单位的表达式都是"s^{-1}"；

[示例 2]　吸收剂量戈瑞"Gy"和剂量当量希沃特"Sv"的基本单位的表达式都是"$m^2 \cdot s^{-2}$"。

③在实际应用中，一些物理量的量值传递和量值溯源，在很多情况下并不与基本

单位发生直接的联系,如电压、电阻等。

④为了纪念杰出的科学家,20个具有专门名称的SI导出单位中17个用科学家的名字命名。

[示例1]　热和能量的单位,通常用"焦耳(J)"代替"牛顿米(N·m)";

[示例2]　电阻率的单位,通常用"欧姆米(Ω·m)"代替"伏特米每安培(V·m/A)"。

(2)SI辅助单位。SI单位弧度rad和球面度sr称为SI辅助单位,它们是具有专门名称和符号的量纲为一的量的导出单位。在许多实际情况中,用专门名称弧度rad和球面度sr分别代替数字1是方便的。例如角速度的SI单位可写成弧度每秒(rad/s)。表12-9所示为SI辅助单位。

表12-9　SI辅助单位

量的名称	单位名称	单位符号
[平面]角	弧度	rad
立体角	球面度	sr

注:方括号中的字,在不引起混淆或误解的情况下,可以省略;去掉方括号的字即为其名称的简称。

之所以称为辅助单位,是因为它们在单位属性上的二重性:一方面,这两个单位是纯几何量的单位,在许多场合起着和长度m相同的作用,是重要而独立的单位,如光照度单位勒克斯$lx(m^{-2}·cd·sr)$中,球面度sr是一个独立而具体的单位;另一方面,它们是长度单位的导出单位。

(3)组合形式的SI导出单位。用SI基本单位和专门名称的SI导出单位或(和)SI辅助单位以代数形式表示的单位称为组合形式的SI导出单位。

2.SI词头与以上单位的倍数单位　这些单位是SI的重要组成部分。表12-10给出了SI词头的名称、简称和符号(词头的简称为词头的中文符号),共20个。词头用于构成倍数单位,加在计量单位前面构成十进倍数单位或分数单位,但不得单独使用。

表12-10　SI词头

表示的因数	名称	符号	表示的因数	名称	符号
10^{24}	尧[它]	Y	10^{-1}	分	d
10^{21}	泽[它]	Z	10^{-2}	厘	c
10^{18}	艾[可萨]	E	10^{-3}	毫	m
10^{15}	拍[它]	P	10^{-6}	微	μ
10^{12}	太[拉]	T	10^{-9}	纳[诺]	n
10^{9}	吉[咖]	G	10^{-12}	皮[可]	p

续表

表示的因数	名称	符号	表示的因数	名称	符号

10^6	兆	M	10^{-15}	飞[母托]	f
10^3	千	k	10^{-18}	阿[托]	a
10^2	百	h	10^{-21}	仄[普托]	z
10^1	十	da	10^{-24}	幺[科托]	y

注:10^4为万,10^8为亿,10^{12}为万亿,这类词的使用不受词头名称的影响,但不应与词头混淆。

词头符号与所紧接的单位符号应作为一个整体对待,它们共同组成一个新单位(十进倍数或分数单位),并具有相同的幂次,而且还可以和其他单位构成组合单位。

[示例1] $1\ cm^3=(10^{-2}m)^3=10^{-6}m^3$

[示例2] $1\ \mu s^{-1}=(10^{-6}s)^{-1}=10^6\ s^{-1}$

[示例3] $1\ mm^2/s=(10^{-3}m)^2/s=10^{-6}m^2/s$

不得重复使用词头,如只能写 nm,而不能写 mμm。由于历史原因,质量的 SI 单位名称"千克"中,已包含 SI 词头"千",所以质量的十进制倍数单位由词头加在"克"前构成。如毫克(mg)而不得用微千克(μkg)。

(二)我国选定的非 SI 单位

可与国际单位制单位并用的我国选定的法定计量单位共 11 种 16 个,具体见表 12-11。其中,可与 SI 并用或暂时可与 SI 并用的单位 13 个;根据我国具体情况和实际需要,从科技和工业生产活动中常用的计量单位选取了"转每分""分贝""特[克斯]"3 个单位。

表 12-11 可与国际单位制单位并用的我国法定计量单位

量名称	单位名称	单位符号	换算关系和说明
时间	分	min	1 min=60 s
	[小]时	h	1 h=60 min=3 600 s
	日,(天)	d	1 d=24 h=86 400 s
[平面]角	[角]秒	″	$1''=(1/60)'=(\frac{\pi}{648\ 000})$ rad
	[角]分	′	$1'=(1/60)°=(\frac{\pi}{10\ 800})$rad
	度	°	$1°=(\pi/180)$ rad
长度	海里	n mile	1 n mile=1 852 m(只用于航行)
质量	吨	t	$1\ t=10^3\ kg$
	原子质量单位	u	$1\ u\approx1.660\ 565\ 5\times10^{-27}\ kg$

续表

| 量名称 | 单位名称 | 单位符号 | 换算关系和说明 |

速度	节	kn	1 kn=1 n mile/h=(1 852/3 600)m/s（只用于航行）
能	电子伏	eV	1 eV≈1.602 177×10^{-19} J
级差	分贝	dB	
线密度	特[克斯]	tex	1 tex=10^{-6} kg/m
面积	公顷	hm^2	1 hm^2=10^4 m^2
旋转速度	转每分	r/min	1 r/min=(1/60)s^{-1}
体积	升	L(l)	1 L=1 dm^3=10^{-3} m^3

注：r 为转的符号；角度单位度分秒的符号不处于数字后或组合单位时，应采用(°)、(′)、(″)的形式，例如，不用°形式而用(°)/s。

需要说明的是：

1. "公顷"是我国的法定单位，法定符号为 hm^2，而不是 ISO 推荐的"h"。因为符号"a"是公亩的国际符号，在我国于 1990 年公布的土地面积计量单位系列中，没有公亩这一单位，所以公顷的符号不用 ha，而采用 SI 的十进倍数单位符号 hm^2。

2. "升"的单位符号原先为"l"，因易与阿拉伯数字 1 混淆，1979 年第 16 届国际计量大会通过了用"L"作为升的单位符号。在国际标准中升的单位符号为"l，L"，科技界倾向于用"L"，我国和美国等国推荐采用"L"（标准中表示为"L，(l)"）。加词头后不宜改为小写，如"mL"不宜为"ml"。

(三) 由以上单位构成的组合单位及倍数单位

凡由以上单位通过乘或除代数运算构成的具有物理意义的组合单位，以及添加了 SI 词头的组合单位，都是法定单位。如电阻率的单位为"Ω·m"，浓度的单位为"mol/L"。

二、我国法定单位的具体形式

我国法定单位的具体应用形式是 GB 3100～3102—1993《量和单位》。GB 3100～3102—1993《量和单位》是关于量、单位和符号的一般原则及一系列具体量和单位的国家标准，这套系列标准共 15 个，是等效采用了国际标准 ISO 1000：1992 和 ISO 31—0～13：1992，参考了其他国家和地区的标准，结合我国的国情制定的。这套系列标准涉及自然科学各个领域，是各行各业必须执行的强制性、基础性的国家标准，具体形式为：

GB 3100 《国际单位制及其应用》

GB/T 3101 《有关量、单位和符号的一般原则》

GB/T 3102.1 《空间和时间的量和单位》

GB/T 3102.2 《周期及其有关现象的量和单位》

GB/T 3102.3 《力学的量和单位》

GB/T 3102.4 《热学的量和单位》

GB/T 3102.5 《电学和磁学的量和单位》

GB/T 3102.6 《光及有关电磁辐射的量和单位》

GB/T 3102.7 《声学的量和单位》

GB/T 3102.8 《物理化学和分子物理学的量和单位》

GB/T 3102.9 《原子物理学和核物理学的量和单位》

GB/T 3102.10 《核反应和电离辐射的量和单位》

GB/T 3102.11 《物理科学和技术中使用的数学符号》

GB/T 3102.12 《特征数》

GB/T 3102.13 《固体物理学的量和单位》

这套系列国家标准也列出了一些暂时可以与 SI 单位并用的非 SI 单位，这与法定单位不矛盾。因此，执行国家标准与执行法定单位是一致，在实际撰写论文的过程中，量、单位规范表达的依据依然是这套系列国家标准。

三、我国法定单位的特点

世界许多国家都有自己的法定计量单位，且均是以 SI 单位为基础。与其他国家的法定单位相比，我国的法定单位在法令的内容、形式和非法定计量单位的选用等方面独具特色，其主要特点是简单明了，合理实用，顾及习惯，留有余地。具体表现在以下几方面：

1.清晰地给出了单位名称、符号，一目了然。

2.只给出了用来构成法定组合单位的 44 个单位和 20 个词头，未给出哪些形式的组合单位属于法定单位。这样，我国法定单位既完整、系统地包括了 SI 单位，又灵活而实用。

3.国内有争议和国际上有争议的或少数国家使用的单位未列入。

4.适当照顾了我国人民的习惯，保留了"公斤"和"公里"这两个不恰当的名称，分别作为"千克"和"千米"俗称；采用了"兆""千""百""十"等数词作为 SI 词头的名称。

5.非 SI 单位可与 SI 单位构成组合单位。根据实用、需要和习惯，属于我国法定单位的单位，都可构成组合单位。如 km/h（千米每小时），kW·h（千瓦小时）。

6.留有余地。规定"个别科技领域中，如有特殊需要，可使用某些非法定单位，但必须与有关国家组织规定的名称、符号相一致"。

四、我国法定单位与国际单位制的关系

国际标准 ISO 1000《SI 单位及其倍数单位和一些其他单位的应用推荐》是对国际单位制的具体描述，GB 3100～3102—1993《量和单位》则是以国际单位制为基础的国

家法定计量单位的具体描述。SI 基本单位、SI 导出单位、SI 单位的倍数单位都是我国法定计量单位的主体组成部分。因而 GB 3100 与 ISO 1000 在国际单位制构成的表述上是完全相同的,不同的是非国际单位制的单位。即根据我国实际情况选择了 16 个可与国际单位制并用的非 SI 单位,作为我国法定计量的一部分。因此,对于法定计量单位应该认识到:

1. 法定计量单位是我国境内规定使用的计量单位制度,各行各业都需严格遵守,正确使用。

2. 法定计量单位包括了全部的国际单位制单位,因而它与国际单位制是等同的。

3. 我国选定的 16 个非 SI 单位,是法定单位的重要组成部分,具有与 SI 单位同样的地位。

4. 不许使用非法定单位。不得使用国家标准、国际标准或有关国际组织的出版物中列出的非法定单位,对于个别科技领域,如有特殊需要使用某些非法定单位时,必须遵照有关规定。

5. 法定计量单位是与国际接轨的,为使科研成果更好地参与国际交流与传播,科技人员需进一步增强国际化标准意识,撰写科技论文时应使用法定单位。科学文化与国际接轨,一定程度上也是与国际标准、国际学科组织的推荐规范接轨,而不是跟某本"权威"的书或刊接轨。

第三节 单位名称和符号

单位名称有全称和简称两种,用于口述,也可用于叙述性文字中,在不致引起混淆的场合可以使用简称。单位符号也包括两种,即中文符号和国际通用符号(简称国际符号),在国家标准中只推荐国际符号,未列出单位的中文符号。

一、单位名称

在 GB/T 3102 的"单位名称"栏中,没有括号的名称均为单位中文名称的全称,去掉方括号及其中的字为单位中文名称的简称。单位名称示例如表 12-12。

表 12-12 单位名称示例

单位名称	全称	简称
安[培]	安培	安
开[尔文]	开尔文	开
[小]时	小时	时

注:方括号中的字,在不引起混淆或误解的情况下,可以省略;去掉方括号的字即为其名称的简称。

读写单位名称时,应遵守如下规则。

1. 组合单位的中文名称与其符号表示的顺序一致,符号中乘号没有对应名称,除号对应的名称为"每"字,无论分母中有几个单位,"每"只能出现一次。

[示例1] 比热容单位为"J/(kg·K)",读为"焦耳每千克开尔文"或"焦每千克开",而不是"每千克开尔文焦耳"或"焦耳每千克每开尔文"。

2. 乘方形式的单位名称,其顺序应是指数名称在前,单位名称在后,指数名称由相应的数字加"次方"构成。

[示例1] 断面惯性矩的单位 m^4,其名称是"四次方米"。

3. 当长度的二次和三次幂:

(1)分别表示面积和体积单位时,指数名称分别为"平方"和"立方"。

[示例1] 面积单位 m^2 读为"平方米";体积单位 m^3 读为"立方米"。

(2)其他情况,对应的指数名称分别为"二次方"和"三次方"。

[示例1] 运动黏度的单位为 m^2/s,读为"二次方米每秒";

[示例2] 截面系数的单位为 m^3,读为"三次方米",而不是"立方米"。

4. 书写单位名称时,不加任何表示乘或除的符号或其他符号。

[示例1] 电阻率单位 $\Omega \cdot m$ 的全称为"欧姆米",而不是"欧姆·米"或"[欧姆][米]"或"欧姆—米";

[示例2] 动力黏度 $Pa \cdot s$ 的全称为"帕斯卡秒",而不是"[帕斯卡][秒]"或"帕斯卡·秒"或"帕斯卡—秒"。

二、单位符号

(一)单位的中文符号

单位中文名称的简称即为单位的中文符号,只在小学、初中教科书和普通书刊中在有必要时使用。单位中文名称的示例如表12-13。

表12-13 单位中文名称的示例

单位名称	全称	简称
安[培]	安培	安
开[尔文]	开尔文	开
[小]时	小时	时

注:方括号中的字,在不引起混淆或误解的情况下,可以省略;去掉方括号的字即为其名称的简称。

中文符号的组合单位由各单位的中文符号与乘除号组合而成。

1.相乘组合单位的中文符号只有加中圆点"·"(代表点乘)一种形式。示例如表 12-14。

表 12-14　相乘组合单位的中文符号表示相关示例

量的名称	单位简称	中文符号	错误的中文符号
动力黏度	帕秒	帕·秒	帕秒
力矩	牛米	牛·米	牛米

2.相除组合单位的中文符号有 3 种形式。示例如表 12-15。

表 12-15　相除组合单位的中文符号表示相关示例

量的名称	单位简称	中文符号	错误的中文符号
表面张力	牛每米	牛/米,牛·米$^{-1}$,$\frac{牛}{米}$	牛米$^{-1}$
速度	米每秒	米/秒,米·秒$^{-1}$,$\frac{米}{秒}$	米·秒$^{-1}$

3.组合单位的斜分数线"/"不能多于 1 条。

[示例 1]　比热容单位的中文符号"焦/(千克·开)",不能写成"焦/千克/开"。

(二)单位的国际符号

《关于贯彻〈中华人民共和国法定计量单位〉的联合通知》明确指出:表达量值时,在公式图表和文字叙述时,一律使用单位的国际符号,只在通俗出版物中使用单位的中文符号。显然,科技书刊中应使用单位的国际符号。

单位的国际符号是国际上通用的以拉丁字母或希腊字母表示的单位符号,也称标准化符号,是由国际计量大会通过的全人类共同的计量语言。鉴于科技论文和学术性期刊中不允许使用单位的中文符号,所以文中提及的"单位符号"均指单位的"国际符号"。单位符号可以用于一切使用单位的场合。只要不会产生误解,单位符号也可以单独使用。

1.使用的一般原则　使用单位符号时,应遵守如下原则。

(1)单位符号一律按其名称(全称或简称)读音,而不按字母名称读音。示例例如表 12-16。

表 12-16　单位符号的读音

单位和词头符号	读音
J	焦或焦耳
kPa	千帕

(2)单位符号无例外地采用正体字母。

(3)区分单位符号的大小写。一般单位符号为小写体;来源于人名的单位,其符号的首写字母大写。前者如 m(米),kg(千克),s(秒),mol(摩尔),cd(坎);后者如 J(焦),Pa(帕),N(牛),Wb(韦),Bq(贝可)。法定计量单位中,体积单位升是例外,符号为"L(l)",国标中推荐采用"L"。

(4)组合单位符号的构成规则。

①相乘组合单位有2种形式,如力矩的单位为"N•m"或"N m",对于后一种形式,单位符号间可不留空隙。

②相除组合单位有3种形式,如速度的单位为"m/s"或"m•s^{-1}"或"$\frac{m}{s}$"。

③相除组合单位的"/"不能多于1条,当分母有两个以上单位时,分母应加圆括号。在实践中相除组合单位中出现2条以上"/"的情况并不少见。如:

[示例1]　把服药量的单位写作"30 mg/kg/d",应改为 30 mg/(kg•d);

[示例2]　心脏指数的单位写成"L/min/m^2",应改为"L/(min•m^2)"。

④分子为1的组合单位符号,一般采用负数幂的形式。

[示例1]　波数的单位为"s^{-1}",一般不写作"1/s";

[示例2]　B的分子浓度单位为"m^{-3}",通常不写成"1/m^3";

[示例3]　白细胞浓度为 6.24×10^9/L,建议改为 6.24×10^9 L^{-1}。

⑤平面角的单位度、[角]分、[角]秒的符号在组合单位中时,应采用(°)、(′)、(″)的形式。

[示例1]　"15′/min"应改为"15(′)/min";

[示例2]　"α/°"应改为"α/(°)"。

2. 常见错误

(1)使用不是单位符号的"符号"。

①旧标准符号,如用表示时间的旧标准符号 sec、m、hr、y 或 yr,应将它们相应修改为 s、min、h、a。

②将单位名称缩写为单位。

[示例1]　rpm 应为 r/min;

[示例2]　kmph 应为 km/h;

[示例3]　bps 应为 bit/s;cps 应为 s^{-1}。

(2)使用表示数量份额的缩写为单位。《有关量、单位和符号的一般原则》(GB/T 3101—1993)明确规定:不能使用 ppm,pphm,ppt,ppb 这类缩写。但在科技书刊中,ppm 等缩写的混乱使用情况仍比较常见。长期被用作单位符号的4个英文缩写词见表 12-17。

表 12-17　长期被用作单位符号的4个英文缩写词

缩写	全称	原义
ppm	parts per million	10^{-6}

pphm	parts per hundred million	10^{-8}
ppb	parts per billion	10^{-9}（美、法等），10^{-12}（英、德等）
ppt	parts per trillion	10^{-12}（美、法等），10^{-18}（英、德等）

对于 ppm 等缩写有如下几种规范表达形式。

①将 ppm 改为 10^{-6}。

[示例1]　"空气中 CO 浓度为 20 ppm"，应改为"空气中 CO 的体积分数为 20×10^{-6}"或 $\varphi(CO)=2.0\times10^{-5}$；

[示例2]　"生物机体中某元素含量为 25 ppm"，应改为"生物机体中某元素的质量分数为 25×10^{-6}"。

②将 ppm 改为两个单位之比。这两个单位应是同类的，如 mg/kg，mL/m³，nmol/mmol。

③当用 ppm 表示化学位移 δ 时，如 $\delta=2.5$ ppm 时，根据化学位移的定义，应改为 $\delta=2.5$，而不是 $\delta=2.5\times10^{-6}$。

④对于 ppb，ppt 的换算，首先需分清 ppb，ppt 是哪个国家的，然后代入相应的数值，具体换算见表 12-17。

(3)对单位符号进行修饰：GB/T 3101—1993 规定：单位符号没有复数形式，符号上不得附加任何其他标记或符号；在单位符号上附加表示量的特性和测量过程信息的标志是不正确的。科技书刊中常见错误表达形式如下。

①加下标（注：箭头左边的为不规范表达形式，右边的为规范表达形式。下同）。

[示例1]　$I=15$ $A_{max} \rightarrow I_{max}=15$ A

[示例2]　$V=200$ $L_n \rightarrow V_n=200$ L

②在组合单位上插入修饰性字符。

[示例1]　0.25 mg(Pb)/L $\rightarrow \rho(Pb)=0.25$ mg/L

[示例2]　1 mg/(kg(体质量)·d) $\rightarrow$ 1 mg/(kg·d)

[示例3]　0.30 mmol(+)/L $\rightarrow c_+ =0.30$ mmol/L

③修饰单位 1。

[示例1]　CO 为 0.12%(V/V) $\rightarrow \varphi(CO)=0.12\%$

[示例2]　声压级 60 dBA $\rightarrow L_{pA}=60$ dB

④使用习惯性修饰符号。

[示例1]　标准立方米(Nm³，m_n^3) $\rightarrow$ 立方米(m³)

[示例2]　标准升(NL，Ln) $\rightarrow$ 升(L)

(4)量值表达形式不规范。量值的运算表达形式为

$$A=\{A\}\cdot[A]$$

即量值=数值×单位。由此可以看出,量值表达涉及数值与单位符号的规范表达,如 $U = 15$ V。常见不规范形式如下。

①数值与单位符号间未留适当空隙 GB/T 3101—1993 规定:表示量值时,单位符号应置于数值之后,数值与单位符号之间应留空。唯一例外为平面角的单位度、分、秒,数值和单位间不留空。

②把单位插在数值中间或把单位符号拆开(注:箭头左边的为不规范表达形式,右边的为规范表达形式。下同)。

[示例1] 1m85,9s06,30″5 → 1.85 m,9.06 s,30.5″

[示例2] 26℃ → 26 ℃

[示例3] 30°~ 37℃ → 30 ~ 37 ℃

[示例4] 摄氏25度 → 25 摄氏度

③量值和差表示错误。

GB/T 3101—1993 规定:如果所表示的量为量的和或差,则应当加圆括号将数值组合,置共同的单位符号于全部数值之后或写成各个量的和或差。

[示例1] 30±1 mm → (30±1) mm 或 30 mm±1 mm

[示例2] 220 W/(m·K) ±2% → 220×(1±0.02)W/(m·K)

(5)量值范围表示错误。量值范围表达形式有两种:"0.2~0.3 mg/(kg·d)",这种形式简明易懂;"0.2 mg/(kg·d)~0.3 mg/(kg·d)",这种形式显累赘。

国标要求量值的范围应简明,故在不引起歧义的情况下,推荐使用第一种表达形式。

对于百分比范围的表示,每个量值后的"%"不能省略,不能将"10%~15%"写成"10~15%"。

表示量值或数值范围的符号为"~",而不用"—"或"-"。

(6)图表等中用特定单位表示量的数值时未采用标准化表示方式。标准化方式有两种:量与单位的比值,如 $A/[A]$;量符号加上"{ }",单位符号作下标,如 $\{A\}_{[A]}$。相对而言,第一种方式较好。

[示例1] $v/(\text{km/h})$ 或 $v/(\text{km}\cdot\text{h}^{-1})$,不是传统的括号法"$v(\text{km/h})$"或逗号法"$v,\text{km}\cdot\text{h}^{-1}$";

[示例2] $\lg(p/\text{MPa})$,不是 $\lg p(\text{MPa})$;

[示例3] $w/10^{-6}$ 或 $w\times 10^6$,不是 w/ppm 或 $w/\times 10^{-6}$。

在图表中量符号可用量的名称替代,如质量热容/(J/(kg·K)),但需要注意的是,当单位为组合单位时,单位上需加"()"。

第四节 词 头

在实际使用中法定计量单位有时显得太大或太小,如长度单位米用来计量细胞的大小就显得太大,压力单位帕[斯卡]用来计量血压就显得太小。为方便使用,有必要将计量单位放大或缩小,即在单位名称前加上一个符号,构成计量单位的十进倍数或分数单位,该符号就叫词头。如毫米的毫(m→mm),千帕[斯卡]的千(k→kPa)。词头的名称和符号见表12-10。

一、词头符号

1. 词头中文名称的简称为词头的中文符号。如 Z 的名称仄普托,仄就是 Z 的中文符号。

2. 词头符号一律用正体字母表示。

3. 注意区分词头符号的大小写。区分大小写规则为:

因数 $\geqslant 10^6$ 的词头用大写字母表示,共 7 个:$M(10^6)$,$G(10^9)$,$T(10^{12})$,$P(10^{15})$,$E(10^{18})$,$Z(10^{21})$,$Y(10^{24})$;

因数 $\leqslant 10^3$ 的词头用小写字母表示,共 13 个:$k(10^3)$,$h(10^2)$,$da(10^1)$,$d(10^{-1})$,$c(10^{-2})$,$m(10^{-3})$,$\mu(10^{-6})$,$n(10^{-9})$,$p(10^{-12})$,$f(10^{-15})$,$a(10^{-18})$,$z(10^{-21})$,$y(10^{-24})$。

实践中,常见大小写混淆的情况有:$P(10^{15})$ 和 $p(10^{-12})$;$M(10^6)$ 和 $m(10^{-3})$;$Y(10^{24})$ 和 $y(10^{-24})$;$Z(10^{21})$ 和 $z(10^{-21})$。故实际写作过程中,易把"3 pF"写成了"3 PF",扩大了 27 个数量级;"MV"写成了"mV",缩小了 9 个数量级等;"k"(10^3) 写成"K"(如 Kg,KW,KeV);"c"(10^{-2}) 写成"C"(如 Cm 的情形)。

此外,易搞混淆的另外一个词头字母为"μ"。"μ"为希腊文,实际写作过程中易将其写为英文字母"u",如"umol"应为"μmol"。

4. 词头符号与单位符号之间不留空隙。

5. 词头符号按其名称(全称或简称)读音,而不按字母读音。如,m 读作"毫",而不读 m[em];k 读作"千",而不读作 k[kei]。

6. 兆欧、纳米、皮法等采用词头后不得改变量值有效数字的位数。

二、词头符号使用的一般原则

(一)不能独立使用

词头只有与单位连用才具有因数的意义,离开单位而独立使用词头是错误的。在实践中常见独立使用的词头有"μ""k""M"。

[示例1]　长度 $l=10$ μ，应改为 $l=10$ μm；

[示例2]　电阻 $R_1=3$ k，应改为 $R_1=3$ kΩ；

[示例3]　电阻 $R_2=6$ M，应改为 $R_2=3$ MΩ。

又如在医学书刊中"红细胞浓度为 4.55 T/L"，应改为 $4.55×10^{12}$ L^{-1}。如果一定要采用词头，则应表示为 4.55 pL^{-1}。但为了直观地进行比较，通常不主张采用不同的分数单位，而都用 L^{-1} 为单位。

计算机存储设备常用词头"M""G"和"T"作为单位，如 512 M 内存、4 G 优盘、2 T 硬盘等都是不规范的。计算机存储设备的计量单位是字节(B)，其换算关系如下：

1 Byte(字节)= 8 bit(二进制的位数)；

1 KB=1 024 B，1 MB=1 024 KB；

1 GB=1 024 MB，1 TB=1 024 GB。

(二)不能重叠使用

在实践写作过程，也常出现重叠使用词头的现象，例如：

[示例1]　纳米的单位符号为"nm"，其中"n"表示的因数为 10^{-9}，不能把"n"分解为毫(m, 10^{-3})和微(μ, 10^{-6})，写成"mμm"；

[示例2]　电容的单位符号为"F"，以前小电容单位常用"μμF"表示，应改写为"pF"；

[示例3]　功率的单位符号为"W"，不能重叠使用词头"kM"组成"kMW"，应改写为"GW"，但"3 000 kW"可以使用，读作"3 千千瓦"，这里"3 千"是数值，不是词头。

组合单位一般也只用一个词头，词头通常用在组合单位的第一个单位前。

(1)通过相乘构成的组合单位，词头通常在组合单位之前与第一个单位连写。

[示例1]　力矩的单位"牛[顿]米"，符号是"N·m"。如果加词头"k"，应写成"kN·m"，而不能写成"N·km"。

(2)通过相除构成的组合单位，词头只加在分子之前，分母中一般不用词头。

[示例1]　"焦每摩[尔]"的符号是"J/mol"，若需表示 1 000 倍，应写成"kJ/mol"，而不应写成"J/mmol"。

但"kg"可以在分母中使用，如 mg/kg。因为 kg 是 SI 基本单位质量的符号，不能将其看作带词头的质量单位。另外，当分母是长度、面积、体积单位时，可以选用词头，如密度单位用 g/cm^3。

(三)非十进制的单位，不得使用词头构成倍数和分数单位

如°，′，″，r/min，n mile，kn，min，h，d 等，不得用 SI 词头构成倍数和分数单位。

(四) 一般应使数值处于 0.1～1 000 的范围内

[示例 1] "0.003 m"应写"为 3 mm";

[示例 2] "11 000 Pa",应写为"11 kPa"。

但在对数值进行调整时,不得改变量值的有效数字,如"0.004 57 m",可写成"4.57 mm"。

(五) 我国习惯用法

万(10^4)、亿(10^8)、万亿(10^{12})是我国习惯用法,虽然词头中没有,但可作一般数词使用,如"50 万 t/a""24 亿 m³"等。

第五节 应停止使用的非法定单位

根据 GB 3100～3102—1993《量和单位》,应停止使用的非法定单位具体包括:市制单位,如斤、尺、里、两、寸等;除公斤、公里、公顷以外的公尺(米)、公分(厘米)、公升(升)、公亩(百平方米)、公方(立方米)、公吨(吨)等公制单位;英制单位,如英寸、英尺、英里、加仑、磅、英吨、(英制)马力、英热单位等;其他旧杂制单位,如 ppm 等。

常见废弃单位及换算关系见表 12-18。

表 12-18 常见废弃单位及换算因数

单位名称	符号	换算因数
微(米)	μ	1 μ=1 μm
费密	Fermi	1 Fermi=10^{-15} m=1 fm
达因	dyn	1 dyn=10^{-5} N
千克力	kgf	1 kgf=9.806 65 kN
吨力	tf	1 tf=9.806 65 kN
标准大气压	atm	1 atm=101.325 kPa
工程大气压	at	1 at=9.806 65×10^4 Pa

续表

单位名称	符号	换算因数
托	Torr	1 Torr=133.322 Pa
毫米汞柱	mmHg	1 mmHg=133.322 Pa
毫米水柱	mmH₂O	1 mmH$_2$O=9.806 65 Pa
泊	P	1 P=0.1 Pa·s

斯(托克斯)	St	1 St=1 cm²/s
西西	cc	1 cc=1 mL
丹尼尔	den	1 den=(1/9) tex
兰氏度	°R	1 °R=(5/9)K
华氏度	°F	t_F/°F=(9T/5 K)−459.67
道尔顿	D,Da	1 D=1 u
[米制]克拉	carat	1 carat=200 mg
尔格	erg	1 erg=10^{-7} J
卡	cal	1 cal=4.186 8 kJ
大卡	kcal	1 kcal=4.186 8 kJ
度(电能)		1 度 =1 kW·h
[米制]马力		1 马力 =735.499 W
辐透	ph	1 ph=10^4 lx
熙提	sb	1 sb=10^4 cd/m²
尼特	nt	1 nt=1 cd/m²
屈光度	D	1 D=1 m^{-1}
奥斯特	Oe	1 Oe≌79.578 A/m
高斯	Gs	1 Gs≌10^{-4} T
买克斯韦	Mx	1 Mx≌10^{-8} Wb
体积克分子浓度	M	1 M=1 mol/L
当量浓度	N	1 N=(1 mol/L)/基本单元离子价

根据《全面推行我国法定计量单位的意见》中"个别科学技术领域中,如有特殊需要,可使用某些非法定单位,但也必须与有关国际组织规定的名称、符号相一致"的原则,ISO 1000 及 ISO 31 所提出的暂时可使用的其他单位列于 GB/T 3102—1993 附录 A 中。结合我国具体情况,需要说明的几个常见问题如下。

一、亩

关于土地面积的法定计量单位,考虑到我国的实际情况,对于以农民为主要读者的普通书刊,土地面积单位用公顷时,可以括注亩。

[示例1] 30 公顷(450 亩)。

土地面积法定单位及其大致使用场合如表 12-19。

表 12-19 土地面积法定单位及其大致使用场合

名称	中文符号	国际符号	换算关系	大致使用场合

平方千米,平方公里	千米²	km²	1 km²=10⁶ m²	国家版图,地区疆域面积
公顷	公顷	hm²	1 hm²=10⁴ m²=15 亩	耕地、林地、草地面积
平方米	米²	m²		建筑面积,宅基地面积

单位"公顷"与"亩"的换算关系为:1 hm²=15 亩,1 亩=666.7 m²。

[示例 1] 亩产 500 kg,可改为面[积]产量 7.5 t/hm² 或 500 kg/667 m²。

按计量单位新定义,"667 m²"可以作为自然单位使用。涉及小面积时最好使用 hm² 的分数单位或 m² 的倍数单位,如"500 kg/亩"写作"75 kg/100 m²"或"75 kg/dam²"。

二、毫米汞柱(mmHg)

毫米汞柱与 kPa 的换算关系为:1 mmHg=133.322 Pa。

我国临床医学在测量血压时曾一度不使用"mmHg"作为单位,改用法定计量单位"kPa"。但由于习惯,世界卫生组织规定,在其他领域广泛采用帕[斯卡]以前,血压测定仪的标度可将"kPa"和"mmHg"同时保留。也就是说,"mmHg"在医学中表示血压时可用,但须给出其与 kPa 的换算关系;其他场合仍不许使用。

三、当量浓度 N

换算当量浓度 N 时,需先弄清楚 N 所指的基本单元是什么,即

1 N=(1 mol/L)/基本单元离子价

[示例 1] 1 N HCl 改成 $c(HCl)=1$ mol/L;

[示例 2] 1 N H_2SO_4 改成 $c(H_2SO_4)=1$ mol/L 是错误的,应改成 $c(H_2SO_4)=(1\ mol/L)/2=0.5$ mol/L。这里强调的基本单元是 H^+,当基本单元由 (1/2)H_2SO_4 变为 H_2SO_4 时,其浓度便为原来的 1/2。

第六节　数字用法

科技书刊中包含大量有关计量、计数的数据、图表、符号,撰写要求科学精确、简洁明晰的特殊性,致使科技书刊中数字的使用频率较高。其中的数字包括汉字数字、阿拉伯数字,相对来说阿拉伯数字的使用频率更高。长期以来,对于科技书刊中的数字用法没有统一的体例,致使数字使用出现了相当混乱的情况。为改变

数字使用混乱的状况,使出版物在涉及数字时体例统一,1987年1月1日,国家语言文字工作委员会等7家单位公布了《关于出版物上数字用法的试行规定》。1995年12月13日,国家技术监督局发布了GB/T 15835—1995《出版物数字用法的规定》,1996年6月1日起实施。2011年7月29日,国家技术监督局在修订GB/T 15835—1995的基础上,发布了GB/T 15835—2011《出版物上数字用法》,同年11月1日起实施。

自1987年国家语委、国家标准局等家单位发布《关于出版物上数字用法的试行规定》以来,出版物上的数字用法越来越统一。GB/T 15835—1995《出版物数字用法的规定》中强调:在科技出版物中,为使数字用法做到规范统一,仍应坚持凡是可以使用阿拉伯数字而且又很得体的地方,均应使用阿拉伯数字的总原则。而GB/T 15835—2011《出版物上数字用法》不再强调原标准在汉字数字和阿拉伯数字中,明显倾向于使用阿拉伯数字。

一、使用数字的原则

(一)得体

科技书刊中,数字的使用应符合科学性原则和汉语言体例,不滥用阿拉伯数字。不得体的示例:

[示例1]　12指肠;

[示例2]　王老5;

[示例3]　1天忙到晚;

[示例4]　不管3721。

(二)一致

某些场合,对选定阿拉伯数字或汉字数字的用法应遵循"同类型同形式"和"局部体例一致"的原则,同一篇文章或同一本书刊中不宜有以下类似示例情况。

[示例1]　"五根"与"15根";

[示例2]　"两人"与"22人"的写法。

(三)简洁

出版物尤其是科学技术书刊,无论选用哪一类数字,应当体现简洁清晰、易于辨识的原则。

[示例1]　"1999年"比"公元一千九百九十九年"简洁清晰;

[示例2]　"95.55%"比"百分之九十九点五五"更易于辨识。

(四)规范

从科技出版物的实际出发,正确执行新标准GB/T 15835—2011《出版物上数字用法》的规定和有关国家标准GB 3101—1993《有关量、单位和符号的一般规则》的规定。

二、应使用阿拉伯数字的场合

(一)用于计量的数字

GB/T 15835—2011《出版物上数字用法》规定,计量中的数字,"为达到醒目、易于辨识的效果,应采用阿拉伯数字"。这一规定与 GB 3101—1993《有关量、单位和符号的一般规则》中的相关规定一致,即量＝数值×单位,数值一律采用阿拉伯数字,单位采用符号,并写在全部数值之后。如下示例中括号外的表达形式为规范表达形式。

[示例 1]　523.56 km(523.56 千米)

[示例 2]　605 g(605 克)

[示例 3]　567 mm^3(567 毫米^3)

[示例 4]　12 d(12 天)

[示例 5]　34～39 ℃(34～39 摄氏度)

[示例 6]　220 V(220 伏)

[示例 7]　0.5 mol/m^3(0.5 摩/米^3)

[示例 8]　40°(40 度)

[示例 9]　120 dB(120 分贝)

[示例 10]　20 kHz(20 千赫[兹])

[示例 11]　0.15 mg/(kg·d)(0.15 毫克/(千克·天))

(二)用于计数的数字

计数与计量是两个不相同的概念。计数是统计数目,数事物的个数,计数的数字包括正、负整数,小数,分数,百分数,比例,概数(含"几"字的除外)等。GB/T 15835—2011《出版物上数字用法》规定:"用于计数的数字,为达到醒目、易于识别的目的,应采用阿拉伯数字。"例如:

140 余	−25	0.65	−125.08
1/4	1/10 万	34.05%	98∶107
1 倍	2 个	3 件	4 册
25 页	100 周年	50 上下	20 余人
约 70 岁	第 1 届	第 2 次	第 3 季度

第 8 天(不写为第 8 d)

1.关于"1"的使用　需注意是否得体的问题,不应一见到汉字数字"一"就改成阿拉伯数字"1"。判断"1"的使用得体与否的"规则"为:用一以外的数字去替代

"一",若合情理,则可将"一"可改为"1";若不合情理,则不应改为"1"。

[示例1] "张三忙碌了一天"可以改为"张三忙碌了1天",这里的"1天"可用阿拉伯数字。

[示例2] "李四一天忙到晚"改为"李四1天忙到晚"不合理,这里的"一天"必须用汉字。

2.关于"2"的使用 在计量、计数等场合,也需得体使用。实践中,不少人不愿或不敢用"2",主要障碍是"2"的读音。"2"既可读"二",也可读"两"。"2"用在计量单位前2种读法均可,如"2伏",可以读作"两伏"或"二伏";在计数单位前通常读作"两",如"2种""2个",分别读"两种""两个"。

(三)用于编号的数字

编号的数字在出版物中使用很普遍,GB/T 15835—2011《出版物上数字用法》规定:用于编号的数字,为达到醒目、易于辨识的效果,应采用阿拉伯数。编号的数字包括:

电话号码:0552-3175456

邮政编码:233030

通信地址:安徽省蚌埠市东海大道2600号

电子邮件地址:byxb@186.net

网页地址:http://39.97.182.88:58999/

图书编号:ISBN 978-7-80184-224-4

图书章节编号:2.1.5

刊物编号:CN 34-1067/R

公文编号:国办发[2008]8号

机动车号牌:京A00016

公交车号:22路公共汽车

道路编号:104国道

产品型号:MFC-7220

行政许可登记编号:浙工商广字第01041号

(四)用于表示日期和时刻的数字

1.年月日 使用阿拉伯数字表示年月日时阻力较小,只有少数人认为用汉字数字"庄重",仍在坚持旧的写法。采用阿拉伯数字表达年月日的顺序应按照口语中的年月日的自然顺序书写。

[示例1] "2014年"不能写作"14年""一四年";

[示例2] "2010—2014年"不能写作"2010—14年"。

其中,年份不能用简称,用4位数字;月、日用2位数字;年月、月日间的分隔符为半字线"-"。年月日采用全数字表示时的示例如下。

[示例1]　2014年5月23日,基本格式为20140523,扩展格式为2014-05-23。

2.时分秒　采用阿拉伯数字表达时分秒的顺序应按照口语中的时分秒的自然顺序书写。其中,时、分、秒均用2位数字;时分、分秒间的分隔符为冒号":",而不是比例号。

[示例1]　16时20分4秒,时分秒采用全数字表示时,基本格式为162004,扩展格式为16:20:04。

日期与时间组合的表示方法是:年-月-日T时-分-秒,"T"为时间标志符。

[示例1]　"2014年10月5日10时15分24秒"可表示为"2014-10-05T10-15-24",也可表示为"20141005T101524"。

3.世纪、年代　采用阿拉伯数字书写。

[示例1]　20世纪70—90年代。

(五)已定型的含阿拉伯数字的词语

GB/T 15835—2011《出版物上数字用法》规定:现代社会生活中出现的事物、现象、事件,其名称的书写形式中包含阿拉伯数字,已经广泛使用而稳定下来,应采用阿拉伯数字。

[示例1]　MP3播放器

[示例2]　G8峰会

[示例3]　维生素B_{12}

[示例4]　97号汽油

GB/T 15835—2011《出版物上数字用法》规定:含有月日的专名采用阿拉伯数字表示时,应采用间隔号"·"将月、日分开,并在数字前后加引号。

[示例1]　"3·15"消费者权益日

[示例2]　"5·27"事件

[示例3]　"12·5"枪击案

三、应使用汉字数字的场合

(一)已定型的含汉字数字的词语

GB/T 15835—2011《出版物上数字用法》规定:汉语中长期使用已经稳定下来的包含汉字数字形式的词语,应采用汉字数字。例如:一律,一方面,一元二次方程,第二,三叶虫,三氧化二铁,星期四,五讲四美,六十四边,七上八下,九牛二虎之力,十字螺丝刀,十滴水,白发三千丈,不管三七二十一,八届二中全会,"十二五"规划,五四青年节,"一·二八"事变,"一二·九"运动。

(二)数字作为形容词时用汉字数字

[示例1]　长江是我国三大河流之一；

[示例2]　湿法冶金有下面两大优点。

示例中,"大"是形容词,前边的数字用汉字数字,故"三大河流"不宜写作"3大河流","两大优点"不宜写作"2大优点"。

(三)相邻2个数字连用表示的和带"几"字的概数

GB/T 15835—2011《出版物上数字用法》规定:相邻2个数字连用表示的和带"几"字的概数,应采用汉字数字。

[示例1]　三四千米

[示例2]　七八十年代

[示例3]　七十五六岁

[示例4]　几十

[示例5]　五十几

[示例6]　三千几百

[示例7]　一百零几万

(四)非公历纪年

GB/T 15835—2011《出版物上数字用法》规定:干支纪年、农历月日、历史朝代纪年及其他传统上采用汉字形式的非公历纪年等,应采用汉字数字。

[示例1]　农历正月初五

[示例2]　清咸丰十年九月二十日

[示例3]　丙寅年十月十五日

[示例4]　日本庆应三年

[示例5]　腊月二十三,正月初五,八月十五中秋

四、数字的书写形式

(一)阿拉伯数字的书写规则

1. 多位数字采用三位分节法书写　为便于阅读,对于四位以上的整数或小数,GB/T 15835—2011《出版物上数字用法》给出了2种并列的书写形式:

第一种千分撇:即整数部分每三位一组,以","分节,小数部分不分节。

[示例1]　624,318.2314

第二种千分空:从小数点符号起,向左或向右每3位数字为一组,组间空1/4

个汉字的间隙。四位数以内的整数可以不加千分空。

［示例1］ 23 456,2.345 6,2.345 67

［示例2］ 2345 或 2 345

但是 GB/T 15835—2011《出版物上数字用法》最后指出：各科学技术领域的多位数字分节方式参照 GB/T 3101—1993 的规定执行。而 GB/T 3101—1993 规定：任何数，均应从小数点符号起，向左或向右每 3 位数字为一组，组间空 1/4 个汉字的间隙，但表示年号的四位数除外。由此可以看出，对于科技出版物上的多位数宜采用三位分节法千分空的形式书写。

2. 纯小数应写出小数点前定位的"0" GB/T 15835—2011《出版物上数字用法》规定：纯小数必须写出小数点前用来定位的"0"，小数点是齐阿拉伯数字底线的实心点"."。

［示例1］ 0.46 不写为.46，也不写为 0·46。

3. 多位数避免被断开转行 GB/T 15835—2011《出版物上数字用法》规定：多位数值应"避免被断开"。一个用阿拉伯数字的多位数值（包括小数和百分数）应处在同一行中，不得断开转行。例如：不应把一个小数从小数点处断开，小数点留在行末，小数点后的数字移到下行行首；不应把百分号在"％"前断开，将"％"移至下行行首。

4. 竖排文本中的数字方向 竖排文字中的阿拉伯数字按顺时针方向转 90 度，旋转后要保证同一个词语单位的文字方向相同。示例如右：

5. 阿拉伯数字只许与汉字数字"万""亿"连用 GB/T 15835—2011《出版物上数字用法》规定：如果一个数值很大，数值中的"万""亿"可以采用汉字，其余部分采用阿拉伯数字。

［示例1］ 4 000 不应写作"4 千"

［示例2］ 25 300 册可以写为 2 万 5 300 册（不写为 2 万 5 千 3 百册）

6. 正确表示数值范围

(1) 数值范围符号。GB/T 15835—2011《出版物上数字用法》规定：在表示数值范围时，可采用浪纹线连接号"～"或一字号连接号"—"。

(2) 单位相同的数值范围。GB/T 15835—2011《出版物上数字用法》规定：前后两个数值的附加符号或计量单位相同时，在不造成歧义的情况下，前一个数值的附加符号或计量单位可省略；如果省略数值的附加符号或计量单位会造成歧义，则不应省略。

参照文献[10]；确定HPLC-UV测定条件为：色谱柱为 Hypersil ODS2柱（4.6 mm×250 mm·10 μm），检测波长365 nm；流速1 mL/min，柱温20 ℃，进样量10 μL，分析时间26 min，流动相梯度洗脱条件见表1。

［示例1］ "10 mol/L～20 mol/L"可写成"10～20 mol/L";

［示例2］ "18％～25％"不能写成"18～25％"。后面的数值范围其实已变为0.25了;

［示例3］ "13万元～17万元"不能写为"13～17万元";

［示例4］ "9亿～16亿"不能写为"9～16亿"。

(3)单位不相同的数值范围,每个数值的单位应写出。

［示例1］ "3′～3′30″"不得写成"3～3′30″";

［示例2］ "2 h～2 h 30 min"不得写成"2～2 h 30 min"。

上述两个例子最好分别改为"3～3.5′"和"2～2.5 h"

(4)对于相同幂次的数值范围,每个数值的幂次都需写出。

［示例1］ "3×10^3～6×10^3"不得写成"3～6×10^3"。

示例中"3～6×10^3"的数值范围已变为"3～6 000",故对于相同幂次的数值范围,每个数值的幂次都需写出,否则表达的数值范围发生改变。"3×10^3～6×10^3"这种表达形式显累赘,故也可采用简化的形式,即"$(3～6)\times10^3$"。

7. 正确表示公差

(1)参量与其公差的单位相同时,单位可以只写一次。

［示例1］ "15.2 mm±0.2 mm"可以写作"(15.2±0.2)mm",但不得写作"15.2±0.2 mm"。

在实践中,经常见到公差用百分数表示的情形。

［示例1］ "220 W/(m·K)±2％",这种表示是错误的,应改为"220×(1±0.02)W/(m·K)"。

(2)表示带百分数公差的中心值时,百分号"％"只需写1次,且"％"前的中心值与公差应当用圆括号括起。

［示例1］ "(55±4)％"不得写作"55±4％",也不宜写作"55％±4％"。

8. 附带单位的量值相乘表示面积、体积的书写方法　国家标准规定:每个量值的单位均应一一写出。

［示例1］ "30 mm×40 mm"不应写作"30×40 mm",也不应写作"30×40 mm^2"。

9. 相同计量单位数值的表示方法　一组数值的单位相同时,可以只在最末一个数值后写出单位,其余数值单位省略;各数值的点号可用",",也可以用"、",但应全文统一。

［示例1］ "0.71 kg/m^3,0.74 kg/m^3,0.77 kg/m^3,0.80 kg/m^3"可写成"0.71,0.74,0.77,0.80 kg/m^3"。

(二)汉字数字的书写规则

1. 概数　GB/T 15835—2011《出版物上数字用法》规定:两个数字连用表示

数时,两数之间不用"、"分隔。

[示例1]　"一两小时"不写为"一、两小时";

[示例2]　"八十五六岁"不写为"八十五、六岁"。

2.年份　GB/T 15835—2011《出版物上数字用法》规定:年数简写后的数字可理解为概数,年数一般不简写。

[示例1]　"一九九八"不能写为"九八"。

3.含月日的专名　含月日的专名采用汉字数字表示时,如果涉及一月、十一月、十二月,应采用间隔号"·"将表示月日数字隔开,涉及其他月份时,不用间隔号。

[示例1]　"一二·九"运动

[示例2]　"一·二八"事件

[示例3]　五一国际劳动节

4.大写汉字数字　GB/T 15835—2011《出版物上数字用法》规定:大写汉字的书写形式为零,壹,贰,叁,肆,伍,陆,柒,捌,玖,拾,百,仟,万,亿;法律文书和财务票据上采用大写汉字数字。

5."0"的汉字形式　"0"的汉字形式为"零"和"○"。用于计数、计量时,"0"的汉字形式书写为"零";用于编号时,"0"的汉字形式写书为"○"。

[示例1]　"85.07"的汉字形式为"八十五点零七",不应写为"八十五点○七";

[示例2]　"306 kg"的汉字形式为"三百零六千克",不应写为"三百○六千克";

[示例3]　"102国道"的汉字形式为"一○二国道",不应写为"一零二国道";

[示例4]　"2008年"的汉字形式为"二○○八年",不应写为"二零零八年"或"二00八年"。

五、数值的修约

在数据处理时,常遇到一些准确度不相等的数值,如果按一定的规则对数值进行修约,既可节省计算时间,又可减少错误。现被广泛使用的数值修约规则主要有四舍五入规则和四舍六入五留双规则。四舍五入修约规则,逢五就进,必然会造成结果的系统偏高,误差偏大。为了避免这样的状况出现,尽量减小因修约而产生的误差,在某些时候需要使用四舍六入五留双的修约规则。

对于数值的修约,相关国家标准有 GB/T 8170—2008《数值修约及极限数值的表示方法和判定方法》及 GB 3101—1993 中"附录 B 数的修约规则"等。本章节根据上述标准,对数值修约的相关术语及规则进行介绍。

(一)术语

1.数值修约　通过省略原数值的最后若干位数字,调整所保留的末尾数字,使最后得到的值最接近原数值的过程。经数值修约后的数值称为(原数值的)修约值。

2. 修约间隔　是确定修约保留位数的一种方式,也是修约值的最小数值单位。修约间隔一经确定,修约值应为"修约间隔"的整数倍。例:指定修约间隔为 0.5,修约值即应在 0.5 的整数倍中选取。

(二)数值修约规则

1. 修约间隔与修约位数的确定

(1)指定修约间隔为 10^{-n}(n 为正整数),或指明将数值修约到 n 位小数。

(2)指定修约间隔为 1,或指明将数值修约到个位数。

(3)指定修约间隔为 10^n(n 为正整数),或指明将数值修约到 10^n 位数,或指明将数值修约到"十""百""千"……位数。

(4)0.5 单位修约与 0.2 单位修约。

实践过程中,修约间隔往往由技术文件规定。例如:YB/T 081—1996《冶金技术标准的数值修约和检测数据的判定原则》中规定:材料的强度极限 R_m,在 $R_m \leqslant 200$ MPa 时,修约间隔为 1;$R_m > 1000$ MPa 时,修约间隔为 10;$R_m > 200 \sim 1000$ MPa 时,修约间隔为 5。GB/T 230.1—2004《金属洛氏硬度试验　第 1 部分:试验方法》中规定:洛氏硬度值至少应精确到 0.5 HR。

2. 有效位数的确定　有效数字的位数即为有效位数。对于没有小数位且以若干个零结尾的数值,从非零数字最左一位向右数得到的位数减去无效零(即仅为定位用的零)的个数,即为有效位数;对于其他十进位数,从非零数字最左一位向右数而得到的位数,就是有效位数。

[示例 1]　35 000,若有两个无效零,则为三位有效位数,应写为 350×10^2;若有三个无效零,则为两位有效位数,应写为 35×10^3。

[示例 2]　3.2,0.32,0.032,0.003 2 均为两位有效位数;0.032 0 为三位有效位数。

[示例 3]　12.490 为五位有效位数;10.00 为四位有效位数。

3. 四舍六入五留双的修约规则　依据 GB/T 8170—2008《数值修约及极限数值的表示方法和判定方法》,四舍六入五留双的修约规则为:4 舍 6 入 5 看右,5 右有数则进 1,5 右为 0 看左,左位奇数要进 1,左位偶数全舍去,左位为 0 视作偶,无论舍去多少位,均应一次修完毕。示例见表 12-20。

表 12-20　数值的修约口诀及示例

口诀	示例	
	已知数	修约数(设保留 1 位小数)

4舍6入5看右	5.741 8	5.7(小于等于4,舍去)
	5.761 8	5.8(大于等于6,进1)
5右有数则进1	5.750 8	5.8
5右为0看左		
左位奇数要进1	5.750 0	5.8
左位偶数全舍去	5.650 0	5.6
左位为0视作偶	5.050 0	5.0
无论舍去多少位均应一次修完毕	5.745 46	5.7(5.745 46→5.746→5.75→5.8)

(1)进舍规则。

①拟舍弃数字的最左一位数字小于5时则舍去,保留其余各位数字不变。

[示例1] 将12.149 8修约到个位数,得12。将12.149 8修约到一位小数,得12.1。

②拟舍弃数字的最左一位数字大于5,而其后有并非全部为0的数字时则进一,即保留数字的末位数加1。

[示例1] 将1 268修约到百位数,得1 300。

③拟舍弃数字的最左一位数字等于5,且其后有非0数字时进一,即保留数字的末位数加1。

[示例1] 将10.500 2修约到个位数,得11。

④拟舍弃数字的最左一位数字等于5,且其后无数字或均为0时,若所保留的末位数字为奇数(1、3、5、7、9)则进一;若所保留的末位数字为偶数(0、2、4、6、8)则舍去。

[示例1] 将1.050修约到一位小数,得1.0;将0.35修约到一位小数,得0.4;3 500,修约间隔为1 000,得4 000。

(2)负数修约。先将负数的绝对值按上述进舍规则进行修约,再在所得的值前加负号。

[示例1] -355,修约到十位数,得-360;-325,修约到十位数,得-320;-0.0365,修约到三位小数,得-0.036。

(3)0.5单位修约。将拟修约数值乘以2,按指定数位依一般规则修约,所得数值再除以2。

[示例1] 将下列数字修约到个数位的0.5单位(或修约间隔为0.5)。

拟修约数值乘2	2A修约值	A修约值
(A)	(2A)	(修约间隔为1)	(修约间隔为0.5)
60.25	120.50	120	60.0

| 60.38 | 120.76 | 121 | 60.5 |
| −60.75 | −121.50 | −122 | −61.0 |

(4) 0.2单位修约。将拟修约数值乘以5,按指定数位依一般规则修约,所得数值再除以5。

[示例1] 将下列数字修约到"百"数位的0.2单位(或修约间隔为20)。

(A)	拟修约数值乘5 (5A)	5A修约值 (修约间隔为100)	A修约值 (修约间隔为20)
830	4 150	4 200	840
842	4 210	4 200	840
−930	−4 650	−4 600	−920

(三)注意事项

在具体实施中,有时测试部门与计算部门先将获得的数值按指定的修约位数多一位或几位报出,而后由其他部门判定。为避免产生连续修约的错误,应按下列步骤进行。

1. 当报出数值最右边的非零数字为5时,应在数值右上角加＋或－或不加符号,分别表示已进行过舍、进或未进未舍。

[示例1] 16.50＋表示实际值大于16.50,经修约舍弃为16.50;16.50－表示实际值小于16.50,经修约进一为16.50。

2. 如报出值需修约,当拟舍弃数字的最左一位数字为5,且其后无数字或均为零时,数值右上角右＋者进一,右－者舍去,其他仍按前述规定进行。

[示例1]

实测值	报出值	修约值
15.454 6	15.5−	15
−15.454 6	−15.5−	−15
16.520	3	16.5＋17
17.500 0	17.5	18

六、连续性数据的分组

在科技书刊中,连续性量值如温度、速率、高度、时间等数据分组的情形很常见。

[示例1] 筛选临床健康居民638名,依据年龄分为4组:10岁以下,10～20岁,20～30岁,30～40岁。

示例中年龄数据分组不准确、不科学,相邻两组数据间有一个数值重叠,即存在包容不当的问题。这里其实涉及极限数值的表示方法,GB/T 8170—2008《数值修约及极限数值的表示方法和判定方法》给出下列允许用语和表示方式:

从 A 到 B　　$A\sim B, A\leqslant X\leqslant B$；

超过 A 到 B　　$>A\sim B, A<X\leqslant B$；

至少 A 不足 B　　$A\sim<B, A\leqslant X<B$；

超过 A 不足 B　　$>A\sim<B, A<X<B$。

据此,上述关于"年龄"数据不科学的分组可作如下修改。

(1)如果 10 在第 1 组,则"年龄"数据分组表示为：$\leqslant 10, >10\sim 20, >20\sim 30, >30\sim 40$。

(2)如果 10 在第 2 组,则"年龄"数据分组表示为：$<10, 10\sim<20, 20\sim<30, 30\sim<40$。

实践中对"以上""以下"的理解存在歧义,按正确理解,"10 以下""10 以上"均不应包括 10。如果是连续数,则"10 以下"后只能说"10 及以上",至于"10 以上(含 10)"的表述也不科学。若表示为"<10""$\geqslant 10$",则科学、简明。

科技书刊中实数数值范围绝大多数是有限区间实数的集合,如果采用 GB/T 8170—2008《数值修约及极限数值的表示方法和判定方法》推荐的极限数值表示方法,即"$\leqslant$""$<$""$>$""$\geqslant$""$\sim$"等符号配合表示,在使用过程中易出现数据疏漏、断点。确定实数数值范围的准确表达方式还有区间表达方式,即高等数学函数中常见的开(闭)区间、半开(闭)区间等形式的有限区间表达方式,即"( )""( ]""[ )""[ ]"这 4 种符号的有限区间表达方式。若 A, B 均为实数,且 $A<B$,则

从 A 到 B　　$[A, B]$；

超过 A 到 B　　$(A, B]$；

至少 A 不足 B　　$[A, B)$；

超过 A 不足 B　　(A, B)。

这种表达方式符号简单明了,更具有简洁、准确、严谨等优势。

七、其他问题

(一)数值增减

GB/T 15835—2011《出版物上数字用法》规定：数值的增加(提高、扩大、上升、延长),用倍数或百分数表示；数值的减少(降低、缩小、下降、缩短),用分数或百分数表示。

1.区分"增加到几倍"与"增加了几倍"。

[示例 1]　增加到 4 倍——原来为 1,现在为 4；

[示例 2]　增加了 4 倍——原来为 1,现在为 5。

2.减少不能用倍数,常用分数、百分数或几成。

[示例 1]　减少 1/5——原来为 1,现在是 4/5；

[示例2] 降低了80%——原来为1,现在是0.20;

[示例3] 降低到80%——原来为1,现在是0.80;

[示例4] 减产2成——原来为1,现在是0.8。

"倍"只用于"增加"而不用于"减少"。只能说"降低(减少)百分之多少"或"降低(减少)几分之几",而不能说"降低(减少)多少倍"。

3.正确使用"百分点" 百分点是从西方引进的主要用于财经金融领域的一个初等数学概念,1百分点=1%。百分点仅用于比较用百分数表示的数值增减。

[示例1] GDP从8.5%下降到7.5%,就说降低了1百分点(8.5%−7.5%)。

[示例2] 不可将"2011年GDP增长8.5%"说成"2011年GDP增长8.5个百分点"。百分点前面的计数单位"个"是多余的。

减少1百分点≠减少1%:减少1百分点是原来为10%,现在是9%;如果是减少1%,则原来为10%,现在是9.9% (10%−10%×0.01)。

4.翻番问题 翻番是指在原基数的基础上数值加倍。

[示例1] 翻1番——原基数的$2(2^1)$倍(增加1倍),即原来为3,现在为6;

[示例2] 翻2番——原基数的$4(2^2)$倍(增加3倍),即原来为3,现在为12;

[示例3] 翻4番——原基数的$16(2^4)$倍(增加15倍),即原来为3,现在为48;

[示例4] 翻n番——原基数的2^n倍(增加2^n-1倍),即原来为3,现在为$3×2^n$。

(二)准确使用表示概数的词

1.约、近、左右、上下等以及概数不能并用 要正确使用数字前后的"约""近""左右""上下"等表示概数的词,它们不能同时用在一个数字的前后。

[示例1] 今天来听课的人数约120人左右;

[示例2] A,B两端的电压约10 V左右。

上述示例中的说法都是不正确的。

2.最大、最小值不应采用概数 "最大""最小"不应与概数连用。

[示例1] 最高血压170~190 mmHg(22.66~25.33 kPa);

[示例2] 最低温度9~14 ℃;

[示例3] 最大直径为0.5~5.0 cm。

上述示例中的说法不合乎逻辑。

3.避免混乱的表述。

[示例1] 用时最多不到3 h;

[示例2] 功率至少280 kW以上;

[示例3] 大气压强超过500多 kPa;

[示例4] 直线距离接近300多 km;

[示例5] 精确称取试验样品约20.0 mg。

上述示例中的表述混乱,前后用词矛盾。

第七节 中国人名、地名汉语拼音字母拼写规则

一、汉语人名拼写规则

1. 正式的汉语人名由姓和名两个部分组成。姓和名分写,姓在前,名在后,姓名之间用空格分开。复姓连写。姓和名的开头字母大写。例如:

Wáng Fāng	王芳	Yáng Wèimín	杨为民
Mǎ Běnzhāi	马本斋	Luó Chángpéi	罗常培
Ōuyáng Wén	欧阳文	Sīmǎ Xiàngnán	司马相南
Lǚ Lüè	吕略	Zhào Píng'ān	赵平安

2. 由双姓组合(并列姓氏)作为姓氏部分,双姓中间加连接号,每个姓氏开头字母大写。例如:

| Liú-Yáng Fān | 刘杨帆 | Zhèng-Lǐ Shūfāng | 郑李淑芳 |
| Dōngfāng-Yuè Fēng | 东方岳峰 | Xiàng-Sītú Wénliáng | 项司徒文良 |

3. 笔名、字(或号)、艺名、法名、代称、技名、帝王名号等,按正式人名写法拼写。例如:

Lǔ Xùn	鲁迅(笔名)	Cáo Xuěqín	曹雪芹("雪芹"为号)
Gài Jiàotiān	盖叫天(艺名)	Lǔ Zhìshēn	鲁智深("智深"为法名)
Dù Gōngbù	杜工部(代称)	Wáng Tiěrén	王铁人(代称)
Lài Tāngyuán	赖汤圆(技名)	Qín Shǐhuáng	秦始皇(帝王名号)

4. 国际体育比赛等场合,人名可以缩写。汉语人名的缩写,姓全写,首字母大写或每个字母大写,名取每个汉字拼音的首字母,大写,后面加小圆点,声调符号可以省略。例如:

Lǐ Xiǎolóng	缩写为:Li X. L.	或 LI X. L.	李小龙
Róng Guótuán	缩写为:Rong G. T.	或 RONG G. T.	容国团
Zhūgě Zhìchéng	缩写为:Zhuge Z. C.	或 ZHUGE Z. C.	诸葛志成
Chén-Yán Ruòshuǐ	缩写为:Chen-Yan R. S.	或 CHEN-YAN R. S.	陈言若水

5. 中文信息处理中的人名索引,可以把姓的字母都大写,声调符号可以省略。例如:

Zhāng Yǐng	拼写为:ZHANG Ying	张颖
Wáng Jiànguó	拼写为:WANG Jianguo	王建国
Shàngguān Xiǎoyuè	拼写为:SHANGGUAN Xiaoyue	上官晓月

  Chén-Fāng Yùméi   拼写为：CHEN-FANG Yumei   陈方玉梅

  6. 公民护照上的人名，可以把姓和名的所有字母全部大写，双姓之间可以不加连接号，声调符号、隔音符号可以省略。例如：

  Liú Chàng   拼写为：LIU CHANG   刘畅

  Yáo Rénbīn   拼写为：YAO RENBIN   姚仁斌

  Zhào-Lǐ Shūgāng   拼写为：ZHAOLI SHUGANG   赵李书刚

  Wú Xīng'ēn   拼写为：WU XINGEN   吴兴恩

  7. 三音节以内不能分出姓和名的汉语人名，包括历史上已经专名化的称呼，以及笔名、艺名、法名、神名、帝王年号等，连写，开头字母大写。例如：

Kǒngzǐ	孔子（专称）	Bāogōng	包公（专称）
Xīshī	西施（专称）	Mèngchángjūn	孟尝君（专称）
Bīngxīn	冰心（笔名）	Liúshāhé	流沙河（笔名）
Hóngxiànnǚ	红线女（艺名）	Jiànzhēn	鉴真（法名）
Nézha	哪吒（神仙名）	Qiánlóng	乾隆（帝王年号）

  8. 四音节以上不能分出姓和名的人名，如代称、雅号、神仙名等，按语义结构或语音节律分写，各分开部分开头字母大写。例如：

  Dōngguō Xiānsheng   东郭先生（代称）

  Liǔquán Jūshì   柳泉居士（雅号 蒲松龄）

  Jiànhú Nǚxiá   鉴湖女侠（雅号 秋瑾）

  Tàibái Jīnxīng   太白金星（神仙名）

  9. 少数民族语姓名，按照民族语用汉语拼音字母音译转写，分连次序依民族习惯。音译转写法可以参照《少数民族语地名汉语拼音字母音译转写法》执行。

  10. 在一定的场合，可以在少数民族语人名音译转写原文后备注音译汉字及汉字的拼音；也可以先用或仅用音译汉字及汉字的拼音。例如：

  Ulanhu（乌兰夫，Wūlánfū）

  Ngapoi Ngawang Jigme（阿沛·阿旺晋美，āpèi āwàngjìnměi）

  Seypidin（赛福鼎，Sàifúdǐng）

  11. 出版物中常见的著名历史人物、港、澳、台人士、海外华侨及外籍华人、华裔的姓名，以及科技领域各科（动植物、微生物、古生物等）学名命名中的中国人名，原来有惯用的拉丁字母拼写法，必要时可以附注在括弧中或注释中。

  12. 根据技术处理的特殊需要，必要的场合（如公民护照、对外文件和书刊等），大写字母 ü 可以用 YU 代替。例如：

  Lǚ Hépíng   拼写为：LYU HEPING   吕和平

二、中国地名汉语拼音字母拼写规则

(一)分写和连写

1.由专名和通名构成的地名,原则上专名与通名分写。

太行/山　松花/江　汾/河　太/湖　舟山/群岛　台湾/海峡　青藏/高原　密云/水库　西藏/自治区　江苏/省　襄樊/市　西峰/镇　京津/公路

2.专名或通名中的修饰、限定成分,单音节的与其相关部分连写,双音节和多音节的与其相关部分分写。

西辽/河　潮白/新河　新通扬/运河　北雁荡/山　小金门/岛

景山/后街　造币/左路　后赵家楼/胡同　朝阳门内/大街

3.自然村镇名称不区分专名和通名,各音节连写。

王村　江镇　郭县　周口店　文家市　油坊桥　铁匠营　大虎山

4.已专化的,按专名处理。

渤海/湾　黑龙江/省　景德镇/市　解放路/南小街

5.以人名命名的地名,人名中的姓和名连写。

左权/县　张之洞/路　欧阳海/水库

(二)数词的书写

1.地名中的数词一般用拼音书写。

五指山　Wǔzhǐ Shān　　九龙江　Jiǔlóng Jiāng

二道沟　Èrdào Gōu　　第二松花江　Dì'èr Sōnghuā Jiāng

三眼井胡同　Sānyǎnjǐng Hútong

2.地名中的代码和街巷名称中的序数词用阿拉伯数字书写。

1203 高地　　1203 Gāodì　　二马路　　2 Mǎlù

经五路　　Jing 5 Lù　　第九弄　　Dì-9 Lòng

(三)大语音的依据

1.汉语地名按普通话语音拼写。地名中的多音字和方言字根据普通话审音委员会审定的读音拼写。

十里堡(北京)　Shílǐpù　大黄堡(天津)　Dàhuángbǎo

吴堡(陕西)　Wúbǔ

2.地名拼写按普通话语音标调,特殊情况可不标调。

李庄　Lǐzhuāng　天宁寺西里一巷　Tiānníngsì Xīlǐ 1 Xiàng

3.地名中的第一个字母大写,分段书写的,每段第一个字母大写,其余字母小写。特殊情况可全部大写。

4.凡以 a、o、e 开头的非第一音节,在 a、o、e 前用隔音符号"'"隔开。

西安　Xi'ān　　　天峨　Tiān'é

5.地名汉字书写中有"儿"字的儿化音用"r"表示,没有"儿"字的不予表示。

盆儿胡同　　pénr Hútong

6.移行以音节为单位,上行末尾加短横。

海南岛　Hǎi-
nán Dǎo

(四)起地名作用的建筑物、游览地、纪念地和企事业单位等名称的书写

1.能够区分专、通名的,专名与通名分写。修饰、限定单音节通名的成分与其通名连写。

解放/桥　　星海/公园　　武汉/长江/大桥　　上海/交通/大学

2.不易区分专、通名的一般连写。

一线天　　三潭印月　　铜壶滴漏

3.企事业单位名称中的代码和序数词用阿拉伯数字书写。

501矿区　　501 Kuàngqū　　前进四厂　　Qiánjìn 4 chǎng

4.含有行政区域名称的企事业单位等名称,行政区域名称的专名和通名分写。

浙江/省/测绘局　　北京/市/宣武/区/育才/学校

第八节　数学符号与数学公式的规范表达

一、数学符号的字体

数学中的各种符号除了大、小写的区别外,还有白正、白斜体,黑正、黑斜体的区别。按 GB/T 3102.11—1993《物理科学和技术中使用的数学符号》的要求和约定俗成原则,未知量符号,表示变量的字母,变量符号以及表示点、线段及弧的符号用白斜体;矢量、张量和矩阵符号用黑斜体;特殊集合符号用黑正体;其他符号和数字码等用白正体。

白正体如:cm(厘米)、kg(千克)、三角函数(sin,cos,tan)等。

白斜体如:x,y,z(坐标)、o(原点)、Φ(直径符号)、R(半径符号)等。

黑正体如:**N**(非负整数集或自然数集)、**Q**(有理数集)、**Z**(整数集)、**R**(实数集)、**C**(复数集)等。

黑斜体如:$\boldsymbol{a}$(矢量)、$\boldsymbol{e}$(单位矢量)、$\boldsymbol{T}$(张量)等。

二、数学公式

数学公式是用量符号、数学符号和数字等组合起来表达科学内容的式子。数学公式包括关系式、算式、方程等,各自有自己的结构和编排格式。它们形式繁多,层次重叠,所用字母符号庞杂,因此公式的编排必须做到准确、简明和规范。

(一)数学公式表达的一般要求

1.公式在正文中的书写和排版方式 对于形式简单的一般叙述性公式可以直接串排于正文行中,这种排版方式称为串文排;对于重要的、正文中需引用而需加序号的公式以及比较复杂的公式,一律单独占行,排于每行中间,这种排版方式称为另行居中排,简称居中排。

2.公式的标点符号 公式中的标点符号无论是在串文排公式还是另行居中排的公式中,均应视为正文行文的一部分,因而公式末宜加标点符号,所加标点符号与公式的主体对齐。公式中常用的标点符号有圆括号"()"、方括号"[ ]"、花括号"{ }"、逗号","、分号";"、三点省略号"⋯"和句点"."或句号"。"等。科技书中多用句点而少用句号。

"()""[ ]""{ }"三种括号多重使用时,一般是圆括号外套方括号,外再套花括号。如果一个公式需同时使用三重以上括号时,则第四重以后的括号可以循环重复使用字号稍大的前3种括号,即:$\{[(\{[()]\})]\}$。

数学公式中的省略均用三点省略号,并根据情况在其前后加逗号或运算符号。例如:$a_1, a_2, \cdots, a_n$。

居中排公式前、后标点符号的使用和公式后面的标点符号的使用,都应遵守标点符号的使用规则。对于公式前面,如上行末文字是"令""为""有""得"等字时,其后不加任何标点符号。对于公式后,根据公式在文中的语句位置使用标点符号。有时为了省略起见,居中排公式后面也可以不用标点符号,但须全文或全书统一。

3.公式中符号的说明 公式中各符号的意义一般在公式后进行说明,也有在公式前设定各符号意义的。说明文字要求准确、简洁,说明文字之间用"式中"或"其中"连接。

(1)串文排公式符号说明的排法。串文排公式的符号说明紧接公式排,若说明文字插入时断开了表述语句,则可将说明文字括注起来。例如:

根据病人预后情况将疗效分为无效、显效、痊愈。根据以下公式计算病人总有效率[总有效率=(显效人数+痊愈人数)/总人数×100%]来对疗效进行评价。

(2)居中排公式符号说明的排法。居中排公式中的符号说明排在另行顶格排的"式中"或"其中"之后,其排版格式有两种:一种是接排式,即符号与说明文字之间用"为""表示"连接,各项接排,各项间用分号隔开。例如:

$$v = s/t$$

式中:v 为运动速度;s 为运动距离;t 为运动时间。

接排式排法具有版面紧凑的优点,多为科技期刊采用。另一种是分列式,即将各项分开另行排,符号与说明文字之间用破折号"——"或等号"="连接,各项间用分号隔开。例如:

$$v=s/t$$

式中:v＝运动速度;

s＝运动距离;

t＝运动时间。

分列式排法中破折号"——"和等号"="要上下对齐,说明文字转行时,转行的第一个字与上行说明文字的第一个字对齐。

用公式表示符号说明的排法。科技期刊中公式符号说明常有用公式表示的,如果这种说明性的公式比较简单,则可在"式中"之后按接排式的版式排;如果说明性公式较复杂,或者公式虽简单但后文要引用需排公式序号,则可将其另行居中排。

4.公式的序号　书刊中重要的且正文中需引用的公式应加序号,以便引证和检索。公式序号采用阿拉伯数码,并用圆括号括起,放在公式右边行末版口(版心右沿,下同)处,公式和序号之间不加点线连接。

(1)序号的编排。科技书刊中公式序号一般按章连续编号,章号与序号之间用下圆点"."序或连接号"—"隔开。如第一章第一个公式序号为(1.1)或(1—1)。

对于篇幅大而公式多的图书,也可按章分节连续编号,章号、节号、序号之间用下圆点"."或连接号"—"隔开,如(1.1.1)或(1—1—1);也可在章号与节号之间用连接号"—",而节号与序号之间用下圆点".",如(1—1.1)。

对于篇幅小且公式少的图书(含论文集),可全书(论文集按各篇论文)连续编号,如(1)。

附录中的公式序号一般在前冠以 Appendix(附录)的首字母 A,如(A.1)或(A—1)。

一本图书的公式序号形式只能选择一种,并与图、表的序号形式一致,如公式序号用"(1.1)",图、表的序号也相应采用"图 1.1"和"表 1.1"。

(2)序号的排版格式。并列公式用一个序号时,一行能排下的则排一行,序号排在行末版口处;一行排不下的则各式另行排,用一个前花括号在并列公式右边把这几个公式括起来,序号放在括号中间位置的右版口处。对于本身就有花括号的公式,序号放在右版口并对准前面花括号的尖角。使用一个序号的方程组,如无法在一个版面排完,则可将方程组分开排在两个版面上。

(二)公式中符号的字距

公式中的数学符号与量符号除了字体不同外,两者还须在字距上隔开予以区别。各种数学符号(如+、−、×、÷、=、<、>以及 sin、arcsin、sinh、lim、log、exp、max 等)与其前后的量符号和数码字之间,要空三开或四开。

(三)一般数学公式的书写和排版要点

排版数学公式时,要注意将式中的主体对齐;分清式中的主、辅线,主线对齐;式中各单元不要交叉。

1. 主体对齐　无论公式中的符号是否为上、下角,无论公式是直排还是横排,凡属公式的主体都须前后对齐,排在同一水平线上,不能偏高或偏低。

2. 主线对齐　分式中往往有主、辅线之分。其中,主线要比辅线长,并要与数学符号在同一水平线上(即主线与数学符号对齐)。

3. 各单元不能交叉　公式中的求和号、求积号、积分号等,无论它们上、下限的符号有多少,均应与左右两侧的其他单元符号隔开,不能左右交叉混排。

4. 相关公式的排法　方程组和有若干相关关系的公式,如各公式形式相同(含方程组),则采用上下等号对齐的排法;如各相关公式形式不同,则采用左边对齐的排法,以表示各公式有相关关系。

(何　莉　刘　畅)

第十三章 医学论文修改与评价

"玉不琢,不成器",医学论文的写作也是如此。任何人写就的任何形式、篇幅的医学论文,都需经过修改这一环节。一篇未经修改过的论文,至多只能算是半成品,只有经过反复推敲,不断修改之后,论文才能更加完善。因此,作者在论文成稿后,切忌对修改工作"不屑一顾",认为修改是编辑部的事情,这样只能使自己的工作功亏一篑,辛勤的劳动付之东流。

另外,什么样的论文才是好论文?或者说,怎样评价医学论文?弄清这一问题对指导论文写作、提高论文写作水平无疑具有十分重要的意义。

第一节 医学论文的修改

"文章不厌百回改,一回更比一回强,反复推敲出佳句,精心修改出华章。"论文的修改是论文写作的一个重要组成部分,也是一篇论文的完善阶段和论文质量提高的重要环节。

论文的修改不仅要注意其表达形式、语言修辞,而且要对论文内容反复斟酌、修改,对论文的论点、论据及论证反复锤炼和推敲,使其更准确地反映主题,更深刻地揭示规律。

医学论文起着传播和承载医学科技信息,交流医学科技成果的作用。医学论文的修改不仅对其是否能发表具有重要的决定意义,而且是作者对所报道的科研成果负责的表现,因此,应重视医学论文的修改。

一、草稿、清稿与定稿

(一)草稿

草稿是作者根据所收集到的资料,按照写作提纲,为表现好论文的主题,编排组织材料而形成的文稿雏形。

在写作草稿时,作者一般不考虑篇幅的长短,而是把所有想要写的内容全部写出来；选用材料时，将所有材料尽可能都用进去（因为修改时删去一些内容要比增加内容来得容易，更何况在写作的准备阶段，我们已经对材料进行了一番取舍）；不过多地考虑用词和炼句的问题。写作时，应尽可能地按照写作提纲去撰写，不要轻易地更改写作内容和范围。

应注意：①草稿虽不是精制的文稿，但它已有了明确的主题、较充实的材料、较完整的结构，为论文的修改完善确立了基础。写作时切不可因是草稿而草率从事，应认真对待，尽可能使之完善。②草稿中引用的文献，需加注明的地方，应该在紧接着正文的相应处加以标明或注释清楚，并用括号括起来，以免遗漏或出差错。③草稿是要修改的，为了修改时查找方便，可在每一节和每一段列出分标题并加以鲜明的标记。

(二)清稿

清稿是经过誊抄清楚的草稿修改稿。清稿的目的是为了更好地修改。清稿的卷面要留有"天地"，每一张稿纸要上留"天"，下留"地"，左边留有装订线，行与行之间留有余地，以便修改、加批。

(三)定稿

定稿是作者经过反复推敲、认真修改以后，自认为无须再作进一步的改动并经誊抄清楚，可以直接投寄编辑部的文稿。

定稿的格式应符合所投寄刊物的"稿约"要求；参考文献的序号与正文中的标注应反复核实，保持一致；恰当处理好脚注等。

二、重视"退修稿"的修改

"退修稿"是指论文投寄到编辑部后，经编辑部审查，认为内容符合该刊的要求，有刊用的价值，但必须做进一步的修改、补充或删减等，返回给作者本人修改的文稿。

一般"退修稿"都附有具体的修改意见和要求，作者应该正确对待并加以重视，珍惜这一机会，全面分析审稿者的意见，千万不要"顶牛"不改或马马虎虎修改一下。修改"退修稿"时做到既不应太急，一夜之间就改好发回，这往往达不到修改的真正效果，造成二次退修甚至退稿；也不能太缓，一拖再拖，从而被其他同类稿件抢了先，使编辑部为难。应当紧而不乱，有条不紊。

"退修稿"的修改意见，一般都是编辑部对审查基本合格的文稿，经有关的专家审定并拟出具体的修改方案，再由编辑部综合各方面的意见而提炼出来的。作者首先应认真阅读所附的修改意见，同时反复对照文稿，深刻理解其含义，从而抓住要点进行修改。修改意见一般可分为以下几种。

(一)原则性的修改意见

作者应认真思考，慎重处理。总的来说，由于意见大多是由专家们提出的，出现错误的可能性相对较少,作者有必要细心领会,合理的意见就应坚决采纳。当专家的意见与自己的本意一致,但由于写作问题而造成他们的误解处,应当妥善修改甚至增加材料,把自己真正想表达的东西说清楚,讲透彻,将模棱两可的或易造成误解的字、词、句予以删除;如经认真、周密的思考,认为专家的修改意见确实有错时,作者可保留意见,并向编辑部申诉,将自己的理由、对修改意见的不同看法加以详细说明,编辑部会再送高层次的专家重审。对于按修改意见修改的结果与自己的原文意义一致时,最好按修改意见进行修改,因为各种期刊有各自的编排及写作风格。

(二)缩减篇幅的修改意见

对于编辑部限定字数的要求,作者应认真阅读原文,取其精华,按照要求的字数加以修改。作者自认为不可缩减的文稿,可向编辑部说明,实在不行时再改投其他的刊物。

(三)文字和图表的修改意见

此类意见,作者应严格按照要求一一加以改正。要求删减的图表应当删去,但有意义的内容一定要叙述清楚;要求简化的图表应当保留主要的、能说明问题的部分,不必要的内容可以删去。文字的精练、书写要按具体的意见进行修改。

(四)内容和结构的修改意见

作者应当充分理解其合理性,考虑退修意见对说明主题是否有所帮助,比自己所作出的安排是否更加妥当,如果确实如此,应当予以修改。

(五)写作格式的修改意见

作者首先应熟悉温哥华格式,因为大多数期刊均采用此格式。同时,每种刊物又有各自的特点,这就要求作者认真阅读所投期刊的"投稿须知"或"稿约",并严格按规定对写作格式作出修改,使之达到刊登要求。

三、修改的内容

(一)修改论点

论点体现论文的价值和水平,是修改时首先应注意的问题。主要从以下两方面进行修改。

1.论点的修正　论点要反复斟酌与推敲,如全文的论点及由它说明的若干问题是否带有片面性,是否有表达不准确的地方;围绕论点所进行的实验设计是否严密,结论是否合乎逻辑,有无逻辑矛盾、缺乏逻辑联系、因果颠倒,结果是否可靠。如发现问题,应重新查阅资料,核对实验方法及数据,视具体情况增补或删改。若发现立论错误,或立论不足而又不可改补,则宁可废弃,也不勉强凑合。

2.论点的深化　论点在修改时应注意文内论点是否陈旧,缺乏新意,是否与别人雷同,缺乏深度。若论文所表达的观点都是别人已阐述过的,肤浅而缺乏创新性,则需作重大修改。

(二)修改材料

为了使材料更有力地支持论点,增强论证效果,必须对材料增、删、改、换,以达到观点明确,论点和材料和谐统一。

1. 增　为了使支持和说明论点的材料更充分,需要多种层次、多种属性的材料做多方面的论证。如果材料单薄,立论不稳,则应再次选材,增加内容,弥补缺陷,使之丰润饱满。实验研究类论文,往往要增补实验内容,以获得实验数据。遇到此种情况也绝不可等待,应毫不犹豫地重新进行实验。

2. 删　即净化和精练材料,突出重点。相仿或相似的材料应归类合并,保留精华,删去累赘。纵观全文,做到论文材料增一分嫌多,减一分嫌少,使之达到精练、可靠、适度和丰满。

3. 改　改换材料在全文中的位置,使各部分材料遵旨到位,不可更移,以强有力地支持论点,增强论证的效果。

4. 换　更换新的材料,删掉不甚典型、与主题无关、不甚新颖、说服力不强的材料,使论文中心突出,内容精练。

(三)压缩字数

论文的质量与水平与论文的长短无直接关联;而且由于撰写论文是为了发表,刊物因版面限制,往往对字数有明确规定;另外,也为了节约读者的阅读时间,所以对文稿往往要进行压缩,使论文更精练、重点突出。

1. 压缩引言　论文的引言通过交代研究背景、研究动态、研究目的、研究手段等,对引导论文入题是必要的,对支持论点也是必需的,但它毕竟不是论文的核心。因此,要力求简练,能删的全删,不能删的则尽量压缩,寥寥数语,只要起到辅助论点的作用即可。否则会喧宾夺主,给人以头重脚轻之感。

2. 压缩论证过程　论文主要是论证论文中提出的论点,只要能阐明问题即可。一不要将大小论据罗列,不分主次,不看是否需要,似乎论据越多,论证越深刻,唯恐论证有漏洞;二不要事事从头讲起,唯恐读者看不明白,为使文章"天衣无缝",不惜笔墨从基本知识讲起,结果大大降低了论文的学术价值。因此,应尽量压缩可有可无、似是而非的论证过程及尽人皆知的内容。使论证简洁有力,重点突出,读后令人赏心悦目,心悦诚服,耳目一新,难以忘却。

3. 压缩图表　图表是医学论文中应用频率极高的一种特殊语言。论文中好的图表是少而精,不可以其他形式替代;结构合理,项目清楚,数字准确,大小适度。图表不宜过大,文字尽可能精练。图表中已表达清楚的内容,不再做过多的文字叙述,以免重复;能用文字叙述清楚的图表,可以不用图表。

4. 压缩参考文献　参考文献是论文的组成部分,其地位和作用不可取代。但是参考文献不是越多越好,一般只录入对论文论点、论据有关联作用的文献,并且限于作者亲自阅读过的。从时间上看,以选最新文献为宜,尽量删去那些次要的、陈旧的文献。

(四)调整结构

论文结构是表达论文主题的关键因素之一,层次不清,条理不明,会直接影响论文的表达效果。因此,调整论文结构要抓主要矛盾,从论文的全篇着眼,以能准确、鲜明、生动地表达论文主要论点为目的。

修改时,首先看全篇结构是否符合论文的要求;论点、论据、论证三要素是否具备而且得当;是否层次分明,脉络清晰。再看结构的各部分安排是否妥当,开头、结尾、段落、层次是否合适。如论文准备投寄某刊物,还应看论文的格式是否符合该刊投稿要求。

(五)修改文题

文题是文章的眼睛,直接影响人们对全文的阅读兴趣。在进行上述修改后,应针对原拟的文题,再结合实际情况,重新进行推敲和修正,使之与内容更加相符。

写作前,一般所拟的文题都是很粗糙的,在用字和措辞上不会多加考虑。待论文完成后,再重新推敲论文的文题,则能够使文题的意义更明确,措辞更妥当,更能吸引人。一方面,可将论文显现的主题用简短、易读、易懂的文字高度概括出来;另一方面,重新审查原拟的文题,看其是否深刻,有无片面性,是否与修改后的文稿内容一致,从而发现问题,加以修改。对文题的用字、用词须认真推敲,使文题既精练且能说明论文的性质和内容,又不过于简单,造成意义不明。力求达到"少一字不行,多一字不必"的境界。

(六)修改语言

医学论文对语言的要求,首先是准确性,应准确应用医学术语,"肚子痛""假牙""脚脖子""牛皮癣"之类的语言不应出现于医学论文中。另外,论点和论据的表达应实事求是,切忌夸张。对自己的成果和结论,不应做过多的评价,尽量避免使用"国内首创""填补空白""国内领先"之类的词汇。医学论文一般用第三人称,少用第一、二人称。争鸣性论文应以商榷的口气,摆事实,讲道理,千万不可大话压人,令人生厌。图表是医学论文的特殊语言,注意图表格式是否规范,数据是否可靠,符号是否符合要求。还应注意标点符号运用是否准确。其次,可读性也不容忽视,文稿中的啰嗦、重复、生涩,"中西"语句混杂,应给以加工修改。

四、修改的方法

医学论文的修改并无固定的模式可循,每个人的思维方式和写作习惯不同,修改的方法自然不同。

(一)整体着眼,通篇考虑

修改时应反复阅读文稿,注意从全文大的方面发现问题,先不要被枝节上的毛病纠缠住。大的方面主要指论文的基本观点、主要论据是否成立;全文布局是否合理;论点是否明确;结论是否自然、必然、恰当;全文各个部分是否形成了一个有机整体。

(二)逐步推敲,精雕细琢

在第一种方法的基础上,逐字、逐句、逐段审看,挑问题、找毛病,发现不妥之处及时修改。事先一定要通读全文,对文中各个部分表达基本上做到心中有数,如果盲目进行则收效甚微,甚至越改越乱,越改越不称心。

(三)虚心求教,请人帮助

作者头脑里对自己的文稿已经形成了一个框架,修改时很难从这个框架里跳出来;同时,由于对自己煞费苦心炮制出的文稿往往十分偏爱,很难割舍。因此,为了保证论文质量,把自己的论文送给同行专家或导师审阅,请别人提出修改意见,然后认真分析这些意见和建议,再作修改,这样往往可以避免较大的失误。

(四)搁置几天,过后再改

文稿初步完成后,作者的头脑往往处于高度兴奋状态,陶醉于论文的内容和写作结束的成功之中。此时修改,往往不容易发现主要问题。若能暂时搁置,让紧张的头脑放松,待心情平静下来,头脑清醒后再改,往往可以更成功地进行。

第二节 医学论文的常见问题及处理

在医学论文形成过程中,不可避免地会出现这样或那样的问题,特别对于初写者来说,往往顾此失彼。下面分别就文题、作者署名、摘要、关键词、引言、材(资)料与方法、结果、讨论及参考文献部分的常见问题及处理方法作一介绍。

一、文题

文题是读者认识全文的窗口,是对论文内容的高度概括,是以最简明、最恰当的词语体现论文中最主要的特定内容的逻辑组合。医学论文文题应准确、精练、规范,为读者提供尽可能多的信息,并有利于读者检索。

医学论文文题的常见问题如下所述。

(一)题文不符

题文不符即文题所包含的信息内容与论文所表述的重点内容不符合。如"抢救危重胸外伤的处理程序",文中作者论述的是不同类型严重胸外伤时所采取的各种抢救措施,故改为"危重胸外伤52例的不同抢救措施"。

(二)小题大做

文题未准确反映研究的内容。如"25例男性乳腺癌与50例配对女性乳腺癌的对比分析",二者可比较的点非常多,论文内容主要是探讨预后影响因素,故改为"男性乳腺癌与女性乳腺癌的预后影响因素分析"更具体。又如很多文题常冠以"研究""探讨"等夸大性词语。再如常见"某地区……分析",实际上文中收集的研究对象只是某医院的,并不能代表某地区的疾病情况。

(三)文题冗长

文题字数一般不宜超过20个汉字。如"门体分流术、门奇断流术及分流断流联合手术治疗食管、胃底曲张静脉破裂出血疗效对比研究",39个字和2个顿号组成的文题太长太烦琐,阅读全文后删改为"手术治疗食管胃底曲张静脉破裂出血682例经验总结"就足以说清文章内容。

(四)表达不当

使用错字,如"适应征/症"应为"适应证","综合症"应为"综合征";使用废弃名,如"宫外孕"应为"异位妊娠","脑梗塞"应为"脑梗死";用词不准确,如"食道癌"应为"食管癌","高血压病"应为"高血压";随意简化,如"心梗"应为"心肌梗死","磁酶免系统"应为"磁分离酶联免疫测定系统"。

以外国人名命名的疾病或综合征不必译成中文,不加"氏"字。如《深低温停循环手术治疗Budd-Chiari氏综合征12例》的"氏"就可以去掉。"Budd-Chiari综合征"不译成"布-加或布-加氏综合征"。"革兰氏阳性"和"革兰氏阴性"的"氏"均删除。

以外国人名命名的体征,如康氏反应可直接使用"Kahn反应";已习用成汉语的人名,只用一个汉字者则可加"氏"字,如"克氏征""布氏征"等。

(五)缩写不当

缩略语是医学名词术语的简略形式,具有专业性强、信息量大、简明便捷等特点。在医学论文中缩略语的使用特别多,如果使用得当,可以帮助读者增加对论文的理解和记忆;如果使用不当,就给读者增添一定的难度,甚至可能对论文内容的理解起到相反的作用。缩略语使用不规范的现象普遍存在,有的全文均使用缩略语;有的第一次出现时写法是对的,但在后文中重复使用原形词和缩略语。应引起高度重视。

文题中公知公用的缩略语,如"CT、MRI、ATP、DNA、RNA、HBsAg"等可以直接使用。但不得使用非公知公用、同行不熟悉的外来语、缩写词、符号(化学符号)、代号和商品名称。不应拘泥于文题字数的要求,尤其是论著和基础研究类论文。如"TK1 在 HBsAg 阳性病人中的意义"应改为"胸苷激酶 1 在乙型肝炎表面抗原阳性病人中的意义";"ERAS 在 TURP 围术期的应用研究"应改为"快速康复外科理念在经尿道前列腺电切术围术期的应用"。

文题中更不能将原形词与缩略语并用,如"阻塞性睡眠呼吸暂停低通气综合征(OSAHS)病人外周血淋巴细胞免疫及 C 反应蛋白检测的临床意义",这是画蛇添足,规范书写方法是将英文缩略语"(OSAHS)"删除。又如"纤维支气管镜(纤支镜)在诊断肺真菌病中的应用"中的中文缩略语"(纤支镜)"不需要。

中文文题中不宜同时出现中、英文原形词(又叫中、英文全称),如"β-连环素(β-catenin)与 VEGF-C 在甲状腺乳头状癌中的表达及其相关性"中,同时出现了"β 连环素(β-catenin)"的中文和英文原形词,这是不允许的,在中文文题中用"β 连环素",在英文文题中用"β-catenin"是规范的。该文题中还出现了非公知公用的英文缩略语"VEGF-C",该词的原形词是"血管内皮生长因子-C",故该文题应改为《β 连环素与血管内皮生长因子-C 在甲状腺乳头状癌中的表达及其相关性》。

(六)选词不当

文题有提供给二次文献机构、数据库系统检索和收录的特有功能,因此,应尽可能包含较多的关键词,以提高读者的检索效率和查全率。如"纸血片 AFP 及 β-hCG 检测用于 Down's 综合征的产前出生缺陷疾病筛查的研究",此文题不仅太长,而且混用了 2 个非公知公用的英文缩略语,试改为"甲胎蛋白和人绒毛膜促性腺激素纸血片法筛查 Down's 综合征",更突出了该研究中的关键词。

(七)数字不当

文题中的数字尽量使用阿拉伯数字,但不包括作为名词或形容词的数字,如"十二指肠""三叉神经""四肢"等。

阿拉伯数字不能放在文题之首。如"82 例甲状腺癌再手术分析"宜改为"甲状腺癌再手术 82 例临床分析"。

(八)标点不当

文题中尽量不出现标点,能用文字代替的尽量代替。目前,出现频率最高的标点是顿号,很多情况下可以省略或用连词代替。如"人肝癌细胞系 HLE 细胞表面抗原多肽的提取、纯化及鉴定",此文题中的顿号可删去;"内皮素、内皮素转化酶在自体静脉移植术后内膜增生中的作用",此文题中的顿号可改为"和"字。

(九)符号不当

符号缺如,如"缺血再灌注"应为"缺血-再灌注","CA199"应为"CA-199";符号误用,常见一字线代替半字线,如"D—D 二聚体"应为"D-D 二聚体"。

(十)副题不当

副题用于补充、完善论文中的特定内容。目前,期刊文题尽量不使用副题。

如"肺部真菌感染——附 62 例 CT 诊断分析"改为"肺部真菌感染 62 例 CT 诊断分析"更适宜。

有些特殊情况下也可使用副题。用一个标题不能说明问题，或者文题语意未尽的，如"临床病例讨论——发热、胸痛、胸壁肿块、肝功能异常""临床病理讨论——发热、腹痛、腹壁肿块、肝功能异常"。研究系列论文需要分期发表的，如"新生儿内脏器官的解剖学研究（一）——新生儿肺脏的解剖学研究""新生儿内脏器官的解剖学研究（二）——新生儿肝脏的解剖学研究"。

（十一）移行不当

有些文题较长，排版时要分排为两行，此时应注意在朗诵或默读可以停顿的地方断开，切忌将必须连接的医学专用名词排在两行，且助词"的"不能置于行首。

（十二）翻译不当

"Study on""Investigation of""Discussion on"等词组被称为"waste words"，影响文题简洁性。再如"A correlative study on …and …"也应简化为"Correlative between …and …"。

在翻译人或动物为研究对象时尽量使用名词复数形式，如"patiens""rats"，从而减少文题中定冠词 the 和不定冠词 a/an 的使用。

翻译时还应注意中英文表达在词序方面的差异。如"蚌埠市（地点）农村居民（对象）健康状况及健康知识需求（目的）调查（方法）"，翻译为"Investigation on（方法）the health status and health knowledge needs（目的）of rural residents（对象）in Bengbu city（地点）"。

二、作者署名

作者署名是为标明论文的责任人，以保证文责自负，包括政治上、科学上和法律上的责任。如果文章中存在剽窃、抄袭的内容，或者有政治性、技术性错误，署名者应负完全责任。规范的作者署名也便于出版物的编辑、检索，以及读者与作者的联系与沟通。

医学论文中作者及单位署名的常见问题如下。

（一）书写格式不规范

作者在投稿前，应先阅读所投刊物的投稿须知及编排格式中对于作者署名及单位的格式要求。

（二）署名随意性较强

作者署名的顺序在投稿前由全体作者共同讨论决定，应按对该文的贡献大小排列，投稿后或在编排过程中署名顺序不应再作改动。如确需改动时，必须出示单位证明以及所有作者亲笔签署的署名无争议的书面证明。随意增加作者或随意编排作者署名顺序,会损害真正作者的利益,挫伤作者的积极性,甚至影响学术诚信问题。

(三)借声望署名

有些作者为了提高和扩大自己在某学科领域的影响,常将该学科领域的知名专家学者列为自己论文的署名作者,甚至列为第一作者或通信作者,而有些挂名者出于自己科研工作量或其他利益考虑,采取默认态度。这种现象不仅会误导该学科领域的学术研究方向,还扰乱了学术道德伦理秩序和学风,往往会影响广大科学工作者的价值取向。

(四)人情署名

有些作者出于亲情、友情、恩情,还有出于公关和工作需要等原因,将夫妻、上下级、同学、同事、朋友,甚至父母子女、兄弟姐妹等列入署名作者中,这些人情署名使得论文真正"作者"难以辨认。

(五)利益署名

目前大多数单位将职称评定、职务晋升、业绩考核,以及各种类型不同等级的奖励评定,均与发表论文和署名位次挂钩,因此,很多作者署名采取"按需排序"原则。这种显失公平的做法,长此以往会形成一种潜规则,严重影响学术道德伦理精神,也难免会出现产权纠纷。

(六)中英文署名及单位不对应

应注意中英文作者署名的数目和顺序一致。此外,英文作者单位应遵照小单位在前、大单位在后的习惯,与中文习惯相反。

三、摘要

摘要是论文全部内容的高度概括和总结,是读者筛选阅读论文的重要参考,是科技信息工作者编制二次文献的基本素材。摘要应准确、完整地反映论文的实质内容。

医学论文摘要的常见问题如下。

(一)摘要类别选择不当

目前我国绝大部分生物医学期刊均采用结构式摘要,包括目的、方法、结果、结论四部分。有的作者把研究性原著的摘要写成了指示性摘要,主要介绍研究的目的和背景,而方法、结果和结论部分写得非常简单;还有的作者只是简要罗列标题。

(二)摘要冗长且未反映论文内容

摘要应尽量用最少的文字表达最多的、有价值的信息。国家标准规定,摘要一般应保持在400字左右。国外有专家认为,摘要字数不应超过全文字数的5%,

英文摘要一般不超过 250 个实词或 1 100 个字符。摘要应准确完整地反映论文的实质内容,并能独立成文。摘要是不加任何注释和评论的短文。

(三)人称使用不规范

撰写摘要时应使用第三人称。避免使用"我们研究了……""作者观察了……""本文报道了……"等语言表达。提倡用"对……进行了研究""对……进行了调查""探讨……""分析……""观察……"等。如"我们共收治 56 例 HBsAg 和抗-HBs 均阳性的乙型肝炎病人,分别采用 ELISA 法和 PCR 法进行 HBV-M 和 HBV DNA 检测"应改为"分别采用 ELISA 法和 PCR 法,对 56 例 HBsAg 和抗-HBs 均阳性的乙型肝炎病人进行 HBV-M 和 HBV DNA 检测"。

(四)缩略语使用不当

对非公知公用的缩略语应先写中文原形词,圆括号内用英文全称,逗号,再写英文缩略语。如摘要中多次(3 次及以上)出现"系统性红斑狼疮",就在第一次出现时用"系统性红斑狼疮(systemic lupus erythematosus,SLE)",以下凡是出现该词时,均用 SLE 即可。或者先写中文原形词,圆括号内用中文缩略语。如慢性肺源性心脏病(肺心病),切忌重复使用原形词和缩略语。

例

[摘要] 目的 评价奥沙利铂联合吉西他滨(GEMOX)方案治疗晚期原发性肝癌(PLC)的疗效与安全性。方法:对 30 例接受奥沙利铂联合吉西他滨(GEMOX)方案治疗的晚期原发性肝癌(PLC)病人,分别以……

规范写法是将方法内容中的两个中文原形词及圆括号删去,保留英文缩略语:"方法:对 30 例接受 GEMOX 方案治疗的晚期 PLC 病人,分别以……"。以下摘要内容中凡是出现该词时均用 GEMOX 或 PLC 即可。

这种现象在我们编辑加工过程中经常遇到,不仅出现在中文摘要中,也经常出现在英文摘要或者正文中。

另外,摘要中也不能使用图、表、公式、化学结构式等。

(五)目的部分叙述不明确

医学论文摘要的目的部分应该简洁明确,直截了当地指出本文的主要研究目的,不要拖泥带水,让作者去猜测。很多作者将一些具体的概念也当作目的,或者将目的写得像引言一样,最后一句才指出"本文旨在探讨……问题"。

(六)方法部分叙述笼统或不完整

医学论文摘要的方法部分应包括分组方法、辅助检查方法、调查方法、管理方法、手术方法、药物的剂量及使用方法、护理方法、观察指标等,不能笼统地一句话带过。如"方法:回顾性分析我科 2005—2014 年收治的 21 例位于胸骨后甲状腺肿的临床资料",根本没有交代方法,单从本句看,不知道作者对该病是如何治疗的。

还有的方法书写不完整,如"免疫组织化学 ABC 法",该方法看不出作者要检测什么,该方法的具体内容及观察什么指标。又如"采用 χ^2 检验",该方法只是说了统计学方法,动物实验或者治疗疾病的具体方法只字未提。

还有些作者为控制摘要篇幅,方法部分叙述过于简单,缺乏重要的和必要的信息,致使结果部分数据来源缺乏依据。如"准分子激光原位角膜磨镶术矫正近视术后 5 年疗效"一文的摘要。

目的 评价准分子激光原位角膜磨镶术矫正近视术后 5 年的效果和安全性。**方法** 对接受激光原位角膜磨镶术矫正近视术后 5 年的 49 例病人(89 眼)进行裸眼视力、屈光度数和最佳矫正视力的随访。**结果** 术后 5 年各组的裸眼视力≥1.0 的分别为 100%、83%、49% 和 4%。与术后 6 个月比较,术后 5 年各组屈光度数回退≥1.0D 的分别为 0.17%、18% 和 28%,最佳矫正视力≥1.0 的分别为 100%、100%、85% 和 56%。术后最佳矫正视力不变或上升 1 行分别为 86%、79%、70% 和 20%,最佳矫正视力比术前上升 2 行以上的分别为 14%、13%、15% 和 48%。**结论** 准分子激光原位角膜磨镶术治疗近视远期效果稳定,手术安全性好。

从结果部分可知,该研究把 49 例病人分为 4 组,但究竟怎样分组,从摘要的方法中看不出来。

(七)结果部分缺乏必要的数据

医学论文摘要的结果部分应包括观察、实验测定的数据结果,病人的治疗结果及统计学处理结果等。最常见的问题是缺乏必要的数据,而把研究的结论作为结果。有些实验研究,可能数据结果太多,可作省略,但主要的数据不得省略。

如一篇论文摘要的结果为:"结果:研究结果表明血压升高病人的年龄偏大、出血量大、神经功能缺损明显、临床疗效差和病死率高。"根据正文中的内容,应改为:"结果:血压升高病人的年龄偏大(收缩压升高病人的平均年龄为 60 岁,舒张压升高病人的平均年龄为 61 岁),出血量大(>15 mL),神经功能缺损明显(GCS 评分≤7 分、出院时 MRS 评分级别高),临床疗效差,病死率高。"

(八)样本数和数据前后不符

摘要中的实验动物数、病人例数、标本数或者细胞数以及各种检查或治疗结果的数据等应准确无误,前后一致。数据前后不符的错误是最常见的,应引起重视。

(九)分组名称不统一

例

[摘要] **目的** 探讨米非司酮联合利凡诺用于疤痕子宫中期妊娠引产的可

行性、临床效果、安全性的研究。**方法** 我们将98例疤痕子宫中期妊娠孕妇随机分为实验组和对照组,实验组采用米非司酮联合利凡诺引产;实验组采用利凡诺引产,两组各49例。比较两组总产程、引产成功率、胎盘胎膜残留、宫颈裂伤发生情况的差异。**结果** 米非司酮联合利凡诺引产组49例均引产成功,对照组3例因先兆子宫破裂改行剖宫取胎术;两组宫缩发动时宫颈成熟度、引产成功率、胎盘胎膜残留率、宫颈裂伤率的比较,差异有显著性意义($P<0.05$)。

该摘要有很多问题:"利凡诺"为商品名,通用名为"依沙吖啶";方法中使用了第一人称;"疤痕"应写"瘢痕";分组中用于人的,一般不称"实验组",可称"观察组"或"治疗组";在用药方法中,"实验组"和"对照组"均错写成"实验组";结果中分组名称与方法中分组名称不统一,"实验组"写成"米非司酮联合利凡诺引产组";"差异有显著性意义",规范词是"差异有统计学意义";"($P<0.05$)"中的"P"是统计学符号,应为斜体;缺少结论内容。

经编辑加工,交作者修改后的摘要如下:

[摘要] **目的** 探讨米非司酮联合依沙吖啶用于瘢痕子宫中期妊娠引产的可行性、临床效果和安全性。**方法** 98例瘢痕子宫中期妊娠引产孕妇随机分为米非司酮联合依沙吖啶组(观察组)和单用依沙吖啶组(对照组),各49例。比较2组引产成功率、胎盘胎膜残留、宫颈裂伤发生情况。**结果** 观察组均引产成功,对照组有3例因先兆子宫破裂改行剖宫产术;2组引产成功率差异无统计学意义($P>0.05$);2组孕妇胎盘胎膜残留率、宫颈裂伤率差异均有统计学意义($P<0.01$);观察组引产效果明显优于对照组。**结论** 米非司酮联合依沙吖啶用于瘢痕子宫中期妊娠引产有效、安全,值得临床推广。

(十)方法与结果混为一谈

例

[摘要] **目的** 探讨下肢动脉硬化闭塞症的治疗方法。**方法** 回顾性分析我院4年来96例下肢动脉硬化闭塞症的临床资料。**结果** 本组所有病例进行了手术治疗:传统动脉搭桥手术,采用自体大隐静脉或人工血管解剖外转流术,传统手术与介入手术相结合的杂交手术等多种方式。绝大多数病例取得良好疗效,症状明显改善,ABI值提高,CTA远端动脉通畅率明显增加。……

该内容中出现了第一人称"我院、本组",未讲方法内容;方法混在结果中,未说哪种手术方法治疗多少例;结果中还出现了模棱两可的数据:"绝大多数病例";英文缩略语用法不规范,"ABI""CTA"各出现1次,应均为中文原形词;96例和正文中例数不一致,正文为82例,请作者核实例数。经过编辑加工,修改为:

[摘要] **目的** 探讨下肢动脉硬化闭塞症的外科治疗方法。**方法** 对82例病人采用单纯传统动脉搭桥或转流术37例,腔内介入治疗27例,传统手术与介

入相结合的杂交手术18例。**结果** 71例取得良好疗效,症状明显改善,踝肱指数明显提高,术后CT血管造影检查提示远端动脉通畅率明显增加,6例移植血管内血栓形成,3例术后无明显改善而行截肢术,2例因并发症病死。**结论** 下肢动脉硬化闭塞症的外科治疗方法多样,根据病人全身情况、病变部位、范围等进行综合考虑,才可能取得较好的疗效。

(十一)结论与目的不对应,或随意夸大

医学论文摘要的结论部分应能从结果部分推导出来,并回答或解决目的部分提出的问题,且表达要客观、尊重事实,不要夸大或贬低自己的研究成果。

很多作者在摘要的结论部分未对目的部分提出的问题进行明确阐述,使人感觉目的中提出的问题未得到解决。

还有的作者随意下结论,提出文章方法和结果部分不能充分支持的结论。如一篇研究胃上皮化生、十二指肠炎与十二指肠溃疡关系的论文,结论部分为"重度胃上皮化生引起的三级十二指肠炎是十二指肠溃疡癌变的病理学基础"。仔细研读全文后发现,只能得出十二指肠炎和十二指肠溃疡的关系,而十二指肠溃疡发生癌变的因素比较复杂,缺乏实验依据。

另外,常见的是以动物为研究对象的实验研究,把结论随意夸大到人,夸大了适用对象的范围。

还有的结论就是结果的重复,也应注意修改。

(十二)英文摘要翻译中的常见错误

1. 语法和拼写错误。

2. 标点符号错误,如顿号(、)应为逗号(,),句号(。)应为点号(.)。

3. 数字错误,一句话若一定要以数字开头,则不应用阿拉伯数字表示。

4. 时态错误,摘要中描述方法和结果时应使用一般过去时,结论若被广泛认可,可以使用一般现在时。

5. 语态错误,英语多用被动语态体现其表达的客观性,尤其在科技英语中,而汉语则多用主动句。

6. 其他,如"*in vivo*""*in vitro*"来源于拉丁文的短语,应用斜体,微生物和动植物的学名,也要用斜体,且第一个词的首字母大写,如"*Streptococcus pneumonia*"。

四、关键词

关键词是为了适应标引人员、编目人员及计算机检索的需要而从文章题目、摘要或正文中选取的能表达文献主题的、有实质意义的词、词组或短语。读者通过关键词索引查阅文献,或根据该文提示的关键词判定全文是否需要精读。信息检索人员根据文章提供的关键词编制供计算机检索用的医学主题词及编制医学

文献数据库。医学论文关键词的常见问题有如下。

(一)关键词数量过少或过多

关键词一般选择3～8条。内容较为简单的临床医学文章选定关键词时应粗标,即选择3～4条有代表性的词;基础医学或研究进展等文章选定关键词应细标,即选择5～8条关键词,以便全面、深入地反映文章中心内容。

(二)关键词未能反映文章的主题内容

大多数文题和摘要已明确表现文章中心内容,即可从文题和摘要中直接选定关键词。若从文题与摘要中不能选出足够的检索信息,则应进一步对正文的内容进行分析、浓缩、提炼,用少而精的词准确、全面地表现主题关键内容。如文题为"谷胱甘肽转移酶的过表达对抗化疗药物抗肿瘤的作用",作者提供的关键词是"结直肠癌;外科手术;临床病理学",只有第一个关键词与论文相关,论文的核心内容是讲谷胱甘肽转移酶表达与大肠癌化疗敏感与否的关系,故应将"谷胱甘肽转移酶"选为关键词。

(三)关键词标引范围过大

很多作者将论文所属的学科类别或学科技术类别作为关键词。如用某些外科手术治疗某些疾病,就把"外科手术"作为关键词,应明确究竟使用的什么具体手术,如"肝切除术""胃肠吻合术""角膜移植术"等。再如很多作者将"免疫组织化学"作为一个关键词,让人感觉泛泛而笼统,应选择最重要的一种或两种欲检测的相关抗原或抗体、蛋白质名称并配以免疫组织化学方法作为关键词。

(四)首标词选择不准确

首标词是表达文章主题的最核心的关键词,其选择是否准确,直接关系到关键词标引的质量,并会影响医学文献检索的速度和准确度。首标词应首先从文题中选取,但又不能局限于文题的范围内,因为文题中经常将研究对象或实验(手术)方法排在前面,所以常见以研究对象、实验方法和诊断与治疗手段作为首标词,这是错误的。如"儿童药物中毒原因分析与护理干预",该文的首标词不应为"儿童",而应为"药物中毒";再如"超声心动图结合声学造影对早期心尖肥厚型心肌病的诊断"一文的首标词不应为"超声心动图",而应为"肥厚型心肌病"。

(五)随意组配关键词

关键词之间可以相互组配,但词与词之间大多是孤立的,语法上无关联,因此不宜用过长的句子成分来代替关键词。如"眼眶良性淋巴组织增生性疾病"应改为"淋巴组织增生病;眼眶"。

(六)混淆概念

微生物、寄生虫与疾病混淆,如"破伤风杆菌与破伤风""血吸虫与血吸虫病";研究对象与疾病混淆,如"新生儿与新生儿窒息""老年人与老年性痴呆";组织器官与疾病混淆,如"神经纤维与神经纤维瘤""视神经乳头与视神经乳头炎";诊断治疗仪器与诊断治疗手段混淆,如"纤维支气管镜与纤维支气管镜检查""X线与X线治疗"。

(七)将不应选取的内容作为关键词

以下几种情况不可作为关键词标引:

1. 化学分子式。如"NaOH"应标"氢氧化钠"。

2. 缩略语。应该用相应的文种原形词。

3. 文中提到的常规技术,内容为大家熟知,也未加探讨和改进的。如某心脏病诊断的论文,提到常规的"心电图描记术"则不需标引。一些具体说明的字样,如"抗肿瘤抗生素放线菌素D",其中词表上有"抗肿瘤抗生素"这个主题词,也不需标引,只需标"放线菌素D"。

4. 文中未加讨论或尚不够成熟的某些概念,如关于生物化学方面的文章,提到某种新的、尚未经证实的某种氨基酸。

5. 已被所标关键词概括的无检索价值的概念,如"技术""应用""观察""调查"等。

6. 词表中或标引规划中规定不作标引的概念。如副主题词反对主题词起限定作用,以便提高文献查全和查准率,而不能作为关键词。

7. 要根据文章论述的实质性内容选择词表中最恰当、最专指的主题词标引,一般不得用上位或下位主题词。如一篇论述心肌梗死的论文,专指性主题词是"心肌梗死",而不标"心脏病"或"心肌疾病"。

8. 凡文献中冠词、介词、感叹词及某些无检索意义的副词、形容词、动词(情态动词、助动词)和一般文章中非常通用的名词(理论、报告、实验、观察等)。

(八)中英文关键词不对应

中英文关键词的数目及排列顺序应注意对应。且中英文关键词均应使用原形词,不用缩略语。如:"[关键词]RA;OP;…"改为"[关键词]类风湿关节炎;骨质疏松;……"。"[Key words]RA;OP;…"改为"[Key words] rheumatoid arthritis;osteoporosis;…"

原形词和缩略语不可并用。如:"[关键词]心房扑动(房扑);心房颤动(房颤);…"改为"[关键词]心房扑动;心房颤动;……"。"[Key words] atrial flutter(AFL); atrial fibrillation(AF);…"改为"[Key words] atrial flutter; atrial fibrillation;…"

中英文原形词也不可并用。如:"[关键词]幽门螺杆菌(Helicobacter pylori);……"改为"[关键词]幽门螺杆菌;……"

五、引言

引言是科技论文的开场白,应以简短的篇幅介绍论文的写作背景和目的,以及相关领域内前人所做的工作和研究的概况,说明本研究与前人工作的联系,目前研究的热点、存在的问题及作者工作的意义,引导读者进入论文主题,帮助读者理解论文内容。医学论文引言的常见问题如下。

(一)无引言

引言是论文整体的有机组成部分,虽然 ICMJE 推荐的 IMRaD 以及我国 GB 对论文格式作出了明确的规定已有数十年,然而,目前还有少数作者论文中不写引言,致使论文的质量受到了影响。

(二)引言太长

引言是正文的开头,起到与读者建立思想联系的"自我介绍"作用。引言不宜作长篇历史回顾,过多地罗列文献。过长的引言会分散读者的注意力,甚至失去继续读下去的兴趣。一篇 3 000~5 000 字的论文引言字数在 150~250 字较为合适。

(三)引言无研究背景或背景过于简单

引言背景资料叙述应该包括与研究有关的已知论点和尚存的问题。无研究背景或背景过于简单的引言会给人这样的感觉:作者没有认真检索和复习文献,不了解该领域的国内外最新进展,因此容易被退稿。

(四)引言无研究目的或目的叙述过于简单

对论文研究目的的描述应是引言的重要组成部分,叙述应当具体,不应笼统地描述成"为……提供科学依据"。

(五)引言无参考文献或文献罗列过多

引言无参考文献问题很普遍。原因一是作者在研究设计和撰写论文前未系统地进行文献检索,不掌握本课题相关文献,二是不知道如何恰当地在引言中引用文献。

而另一些作者又罗列出了一大堆参考文献,甚至将一些与作者的研究毫无关系的文献也列在其中。缺乏分析和归纳,没有概括出不同研究的成果和存在的问题。

引言中,尤其是描述课题背景和对前人所做工作进行复习时,引用文献特别重要。应引用能反映关键性工作的文献,宜少而精,最好不超过 3 条,且应尽量引用新近(近 3~5 年内)的文献。

(六)引言中缩略语不规范

引言中缩略语的使用方法与摘要相同。如:

TOF 是小儿最常见的发绀型先天性心脏病,婴儿期自然死亡率约为 25%,所有的 TOF 病人都需要手术治疗。随着麻醉、体外循环、手术和术后监护技术的不断进步,越来越多的国内外学者提倡早期行根治术。2006 年 11 月至 2014 年 10 月,我院心脏中心对 77 例 TOF 患儿实施一期根治术,手术效果满意,现作报道。

该引言出现了非公知公用的缩略语"TOF",用了前人背景资料的数据"……25%……"。但没引用参考文献,没有说明本文研究的缘由、目的和意义。修改为:

法洛四联症(tetralogy of Fallot,TOF)是小儿最常见的发绀型先天性心脏病,婴儿期自然死亡率约为 25%[1],所有的 TOF 患儿都需要手术治疗。随着麻醉、体外循环、手术和术后监护技术的不断进步,越来越多的国内外学者提倡早期行根治术;TOF 多能行一期根治手术,死亡率逐步降低[2]。为了探讨一期根治手术治疗 TOF 的经验,提高手术技巧,降低病死率,2006 年 11 月至 2012 年 10 月,我科对 77 例 TOF 患儿实施一期根治术,手术效果满意,现作报道。

六、材(资)料与方法

结果是否可靠,结论是否可信,要看材料与方法;论文是否能够发表,很大程度上还要看材(资)料与方法。医学论文材(资)料与方法的常见问题如下。

(一)未明确说明研究对象

应告诉读者研究对象是人还是动物,以及是什么样的人和什么样的动物,应描述受试者的年龄、性别和其他重要特征。如研究对象是病人,还应交代选例的时间。

(二)未交代具体的研究时间和地点

如"最近 3 年,我们对 82 例胃癌病人进行了手术切除……",研究时间具体是哪 3 年,这些胃癌病例选自何处,是选自作者单位还是加入了其他医院的病人,读者不得而知。

(三)未说明诊断标准、纳入标准、剔除标准和疗效评价标准

诊断标准是让读者知道研究对象是否准确;纳入标准是让读者知道研究对象所代表的人群;剔除标准是保证受试者的安全。诊断标准和疗效评价标准应选择权威的国内外最新资料为依据,并标注参考文献。

(四)未交代样本量和分组方法

明确确定样本量的依据,以反映研究样本的代表性。对照研究应交代分组方法;随机分组应说明如何随机分。同时注意总样本量与各组样本量之和要吻合。

(五)未说明干预措施和实施办法

如是否使用了"盲法"等。如受试者是人,还应说明研究是否符合《赫尔辛基

宣言》的伦理学要求。

(六)未说明测量指标和结果的判定标准

如一项观察涂阳肺结核疗效的研究,判定疗效指标用的是痰菌阴转率,文中除说明通过痰菌阴转率来判定疗效外,还应明确是如何确定痰菌阴转的,是通过涂片法、培养法还是分子生物学方法等。

(七)未详细介绍实验方法、材料和操作程序

使用已有的方法,应标明参考文献;对已经发表但大家不是很熟悉的方法,除给出参考文献外,还要作简要说明;如使用的是新的或经过修改、改进的方法,应说明其修改、改进之处。

(八)未简要介绍所采用的统计学方法或统计学方法错误

作者应根据研究的对象和方法,正确选用统计学方法,并在文中说明研究所用的统计学方法。统计学资料按其性质分为计量资料、计数资料及介于其中的等级资料,应按照不同的资料采用不同的统计学方法进行处理。可是,在众多来稿中,不论是什么资料,基本上都是一个模板。如:"1.4 统计学分析 采用 SPSS 17.0 软件进行统计分析,计量资料采用均数±标准差($\bar{x}\pm s$)表示,组间比较采用 t 检验,计数资料采用 X^2 检验,p<0.05 为差异有显著性。"

该例中出现了许多错误:统计学符号"t"应为小写斜体"t","p"应为大写斜体"P","X"应为希腊字母"χ"。经过统计学专业审稿,根据作者文中的资料内容改为:"1.4 统计学方法 采用方差分析和 q 检验、t 检验、χ^2 检验及秩和检验。"

七、结果

结果是论文的核心,判断推理由结果导出,讨论由结果引发,结论由结果得出。结果部分一般要列出相应的统计图表,并进行定量或定性分析;重点描述主要的实验数据分析和临床观察结果;并对结果进行说明解释或与研究假设及其他作者的研究结果进行比较。医学论文结果的常见问题如下。

(一)无具体数据

无数据不称为结果,且提供的数据应具体,切忌使用"大约""个别""多见""少数""明显下降"等不限定词,影响论文的科学性。

(二)无样本数据或样本数太小

如有的论文写出"有效率为 80.0%",但没有报道样本数(n)。同样是有效率 80.0%,4/5 与 800/1 000 的可重复性是完全不同的。4/5 因样本数过小,难以重复,结果不可靠。如确需表示,则只能用 4/5,而不能用 80.0%。

(三)前后数据不符

如一般资料里的病例数与结果部分病例数不符;文字内容与图表中的数据不

符;多个统计表之间的重要统计指标(如病人例数、分组人数、合计等)前后不符等。

(四)概念不清

如率和构成比的混淆。计算率时,分子为某现象实际出现的例数,分母为可能出现该现象的总例数,用以说明某现象出现的频繁程度;计算构成比时,分子为某一个组成部分的例数,分母为各组成部分的合计例数,用以说明事物内部某一组成部分占全体的百分比是多少。

又如病死率与死亡率的混淆。死亡率是在一定时期内,在一定人群中,死于某病(或死于所有原因)的频率。

$$死亡率 = \frac{某期间内因某病死亡总数}{同期平均人口数} \times 100\%$$

病死率是表示一定时期内(通常为一年),患某病的全部病人中因该病死亡者的比例。

$$病死率 = \frac{某时期内因某病死亡人数}{同期患某病的患者数} \times 100\%$$

再如发病率和患病率。

$$发病率 = \frac{一定时期内新发病例数}{该期间内可能发生该病的平均人数} \times 100\%$$

$$患病率 = \frac{某时点发现的某病现患病例数}{该时点受检人数} \times 100\%$$

(五)统计学方法选用不当

1. 计量资料　每例观测结果是用度量衡等单位来表示的,如心率是多少次/分、平均动脉压是多少 mmHg 等。一般用 t 检验,有时也用 t' 检验、u 检验等。

2. 计数资料　计数资料是指每个个体只能发生有限几种情况(一般是正反两种情况),根据表现把个体放在这一组或那一组,如治疗后的死亡与存活、某不良反应的有或无等。一般用 χ^2 检验。

(六)只凭数字大小下结论

比较优劣的结果,要考虑样本数,要作统计学分析,不可以认为治愈率 90% 高于 80% 就下"有效率前者优于后者"的结论。

(七)文字与表重复

例　在行钼靶检查的 1 288 名女性中,患乳腺疾病 834 例,患病率 64.75%;其中乳腺增生症 676 例(81.06%),乳腺良性肿瘤 144 例(17.27%),乳腺癌 3 例(0.35%),其他乳腺疾病 11 例(1.32%)(见表 1)。

表1　调查对象乳腺疾病分类与构成

疾病分类	患病人数	构成比(%)
乳腺增生性疾病	676	81.06
乳腺良性肿瘤	144	17.27
乳腺癌	3	0.35
其他	11	1.32
合计	834	100.00

不难看出,表的内容与文字重复,文字已经能够说明结果的内容,故删除"表1"及"(见表1)",保留文字。

(八)文字与图重复

例　各组色氨酸含量平均值(μmol):组Ⅰ为16.6±1.5,组Ⅱ为16.9±1.9,组Ⅲ未检测到色氨酸,组Ⅳ为14.8±0.9。组Ⅰ、组Ⅱ和组Ⅳ组间差异不显著(见图1)。

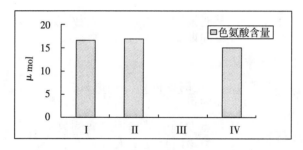

图1　各组色氨酸含量比较

从该结果的内容可明显看出,文字与图1重复;还将文字和图1中的罗马数字均错写为英文大写字母"I、II、III、IV"。正文内容为建立大鼠骨髓间充质干细胞和同种异体淋巴细胞共培养体系,以SD大鼠的脾T淋巴细胞为刺激细胞,以Wistar大鼠的脾T淋巴细胞为反应细胞,混合培养120 h,检测共培养体系中色氨酸含量。文字中"组Ⅰ、组Ⅱ和组Ⅳ组间差异不显著",好像是作者凭想象作出的结论,因为文中没有作统计学处理。后经统计学专业审稿给予统计学处理及编辑加工,修改为:"各组色氨酸含量平均值(μmol):组Ⅰ为16.6±1.5,组Ⅱ为16.9±1.9,组Ⅲ未检测到色氨酸为0,组Ⅳ为14.8±0.9。组Ⅰ、组Ⅱ和组Ⅳ组间差异均无统计学意义($F=2.90,P>0.05,MS_{组内}=2.223$)。"

因文字已经叙述得很清楚,"(见图1)"和"图1"均应删除。

(九)图与表重复

结果中有图或者有表,或两者皆有,但文中找不到"见图几"、"见表几"的字样,更没有图几或者表几在文中概括叙述的文字内容,读者无法从中知道图或表的具体内容及图表在文中的位置,这种无自明性的写作风格屡见不鲜。下列例子就是采用图表并用、无文字匹配的方式来表达结果内容的。

2.3　2型糖尿病和健康对照组APLN基因启动子区甲基化比较，见表2和图3。

表2　2型糖尿病和健康对照组APLN基因启动子区甲基化比较

分组	n	甲基化水平
2型糖尿病组	24	18.55＋14.18
对照组	24	19.14＋14.12
t	—	0.14
P	—	0.649

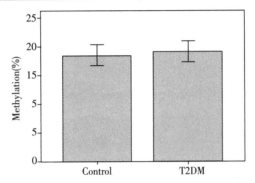

图3　2型糖尿病和健康对照组APLN基因启动子区甲基化比较

该文选取24例2型糖尿病患者和24例非糖尿病患者，利用在线预测网站预测潜在的CpG岛，用Sequenom MassArray法检测CpG位点的APLN基因甲基化情况。上面的图表是从作者原始稿件中扫描而得，不难看出，其中表2与图3的内容完全重复。图表在文中无概括性文字提示。因观察指标只有1个，用文字直接就可以表达清楚，因此，原文经统计学专业审稿及编辑加工修改如下：

2.3　2型糖尿病患者和对照组APLN基因启动子区甲基化比较　对照组甲基化水平为(18.55±14.18)，与2型糖尿病组的甲基化水平(19.14±14.12)差异无统计学意义($t=0.14, P>0.05$)。

(十)方法与结果混写

众所周知，方法是作者研究设计时所采取的具体措施，应该专写为方法项；经过处理而获得的结果列为结果项，才显得层次分明。可有的作者把方法已经写得很具体，而又在结果中把方法重新叙述一遍，显得内容混乱。有的稿件不另列方法项内容，直接把方法和结果混淆叙述。如：

嘱所有病人绝对卧床休息，避免情绪激动，减少声光刺激。予甘露醇、呋喃苯胺酸和/或白蛋白脱水降颅压，氨甲环酸止血，尼莫地平防治脑血管痉挛，常规口服果导片防治便秘，调整血压，补充水、电解质，苯巴比妥钠镇静，曲马多、达宁止痛等治疗，交代病人及家属如何同院方配合。58例经积极动员，于72小时内行数字减影血管造影检查,并行介入或手术治疗,成功7例未再复发。单纯保守治疗再出血10例中,2例行介入或手术成功,另8例24小时内死亡。有5例入院后病情进行性加重于72小时内死亡。另1例死于脑积水(拒绝手术者)。

该稿件无方法项内容,方法与结果混为一谈,且两者叙述都不清楚,方法太笼统、累赘,58例治疗结果无法合拢,还出现3处药物商品名,如"呋喃苯胺酸、果导、达宁"(中文通用名分别为呋塞米、酚酞、丙氧氨酚)。

(十一)标题式文字匹配

如:DFU组和NDFU组血糖情况比较,见表1。

表1 DFU组与NDFU组血糖情况比较

组别	例数	FBG(mmol/L)	2hPG(mmol/L)	HbA1c(%)
DFU	201	8.37±3.62	13.85±5.06	9.14±2.05
NDFU	302	7.78±3.26	14.42±4.74	8.70±2.20

注:与糖尿病足溃疡组比较,$*P>0.05$,$\triangle P<0.05$,$\triangle\triangle P<0.01$。

该结果没有配以适当的文字概括表中内容,仅用标题式文字代替;且表中"组别"应为"分组";"例数"改为英文小写斜体"n";"FBG(mmol/L)"和"2hPG(mmol/L)"的单位前加"/";"HbA1c(%)"圆括号删除,"%"前加"/";表下有注释可表中无任何标注符号;表中缺统计量。这种不规范的现象在结果中经常出现。经统计学专业审稿及编辑加工,根据文中内容,给予这样修改:"DFU组和NDFU组血糖情况比较 2组FBG和2hPG差异均无统计学意义($P<0.05$),但DFU组HbA1c高于NDFU组($P<0.05$)(见表1)。"

表1 DFU组与NDFU组血糖情况比较

分组	n	FBG/(mmol/L)	2hPG/(mmol/L)	HbA1c/%
DFU组	201	8.37±3.62	13.85±5.06	9.14±2.05
NDFU组	302	7.78±3.26	14.42±4.74	8.70±2.20
t	—	1.90	1.29	2.26
P	—	>0.05	>0.05	<0.05

(十二)结果与讨论混淆

例

两组术后1个月内死亡比较,缺血组高于非缺血组(5/60与1/60),但无统计学意义($P>0.05$)。原因可能是观察例数少。但手术死亡的原因涉及多因素,包括麻醉、手术方式、原发病、病人的基础状态、其他合并症及功能状况等。缺血组死亡的5例中,2例系晚期肿瘤行姑息手术后死亡;1例为食管癌合并症状性病态窦房结综合征,术后突发室上性心动过速后又发生室性心动过速而猝死;1例84岁女性病人行食管癌手术,发现已广泛转移,术后15天突发左心衰竭而猝死;1

例是外伤性血胸肺破裂合并重度脑外伤死亡。非缺血组死亡1例为食管癌晚期,心电图正常,但进食困难,电解质平衡失调,合并肺部感染。

该文作者将术前有心肌缺血的60例与同期同类手术无心肌缺血的60例病人,比较血钾、心肌酶等生化指标及发生严重心律失常次数、心功能Ⅲ级和Ⅳ级例数、术后1个月内病死例数等观察项目。此结果内容既有研究结果的文字叙述,又解释了各组死亡病例的原因,这种因果关系应该是讨论的内容。结果应是第一手资料,不作解释,不加讨论,不作评价。

该结果经过统计学专业审稿以及编辑加工,修改为:"2组病人术后1个月内病死例数比较,缺血组病死5例(8.3%),非缺血组病死1例(1.7%),差异无统计学意义($\chi^2=1.58, P>0.05$)。"

各组病死原因及解释因果关系的内容改放在讨论中叙述。

八、讨论

讨论是以作者的研究结果为依据,验证原来的假说是否正确,是否达到预期的研究目的;阐述研究结果的理论价值和实际意义并说明本研究的重要性;同时与国内外类似的研究结果结论进行对比,说明本研究的创新之处;指出本研究结果中存在的局限性甚至误差;最后提出今后进一步研究的方向、设想和建议等。

医学论文讨论的常见问题如下。

(一)面面俱到

很多作者将讨论部分写成了小综述。讨论切忌面面俱到,要针对引言所提出的问题,围绕本文工作和结果解释因果关系,突出亮点。

(二)本末倒置

讨论中引证别人的观点、结果是十分必要的,但是绝不能喧宾夺主。讨论的核心是本研究结果,再辅以引用同行的研究结果来阐述自己的观点、论点。

(三)论证没有说服力

常见的是如何正确运用和分析相关系数问题。如两个参数之间具有相关性,即使r值很高,但并不一定说明两者间存在因果关系。另外,临床许多情况下,一个因变量是许多自变量综合作用的结果,此时如果只进行单因素分析,或者即使进行多因素回归分析,但包括的因素不全,得出的结论可能是片面的甚至是错误的。

(四)主观臆测

讨论中的任何结论都要有依据。很多作者在解释自己的研究结果没有统计学意义时,最常用的一个说法就是"可能与样本数不足有关",这是很不负责任的说法。因为在立项进行课题之初,一项重要的内容就是确定样本数。

(五)过分夸大

讨论中说话要留有余地,尽量避免使用"首次发现""未见报道""填补了……空白"等词句。应实事求是,保持谦虚谨慎的学术作风。

(六)未正确引用文献

首先一定要引用亲自阅读过的参考文献的原文,其次有些作者只引用国外学者的文献,故意不引用国内同行的文献,造成自己是国内该领域第一人的假象,这种做法往往适得其反。

例1

通过阴性干扰实验研究表明,该方剂中其他成分在本色谱测定条件下,对人参皂苷 Rg_1、人参皂苷 Re 的总含量测定无干扰。

本实验采用正交试验对渗漉法提取生脉散的工艺进行了研究,渗漉法除了具有操作简便、提取率高的优点外,更重要的是,它可以避免有效成分受热损失。红参作为生脉散处方中的君药,且为贵重药材,近年来,有关人参制剂的研究、检验等,对人参皂苷单体成分的含量提出了客观指标。因此,本实验以人参皂苷 Rg_1、Re 的总含量测定作为该正交实验设计的评价指标,具有合理性。

本讨论的不足之处是:①没有阐述与本文有关的相关概念和基本原理。②只说了自己的实验结果,没有与国内外相关研究的异同处进行比较。③"……近年来,有关人参制剂的研究、检验等,……"这句话好像是作者引用了别人的观点,但没有引用参考文献。④没有对本研究所涉及的理论结合研究结果进行充分分析和讨论。⑤文后著录参考文献共 6 条,没有 5 年之内的,全文中也没有标注文献角码。

例2

输血安全已成为医疗卫生工作中的一个重要问题,并引起全社会的高度关注。为此应采取一切措施预防和控制经血传播的传染病,以及其他输血不良反应和并发症的发生。近十年来,我国提倡成分输血、无偿献血,并对献血员进行乙肝病毒、丙肝病毒、HIV 和梅毒等严格检测,使经输血传播的感染性疾病明显下降[1]。但病毒基因型的变异,检测试剂的敏感性,病毒感染的窗口期[7],以及新病毒的发现和未知病毒的存在,使得输血导致血源性疾病的传播仍是不可避免[3,4,5]。另外,血源性疾病并非输血是唯一感染途径,有的病人在入院前已经是病毒携带者[1]。为明确医患双方的责任,减少由于输血引起的医疗纠纷,为可能发生的医疗事故鉴定提供有力依据,对拟定输血病人在输血前及手术前进行乙肝病毒两对半、抗-HIV、抗-TP、抗-HCV 等相关病原学标志物检测尤为重要[8]。

随着我国经济的发展、社会的日益开放,以及吸毒人群的增多,经性传播的这两种疾病也会增多[2],因此,做好抗-TP、抗-HIV 的检测不仅有利于病人的治疗,防止疾病扩散,而且对于医务工作者的自我保护,预防医院感染有重要意义[6]。

总之,对拟受血者进行输血前检查不但能早期发现病人的疾病,及时治疗,而且能避免和预防交叉感染,增强医护人员的自我保护,减少医疗纠纷的发生,更好地适应新的"医疗事故处理条例"中举证倒置原则[8]。

该讨论也存在常见的问题:①均为引用的资料,自己的资料只字不提,没有结合自己的工作和结果与国内外研究结果的异同处作比较。②参考文献集中在讨论中,共引用了 8 条,没有按照顺序编码制,使人看了眼花缭乱;"[3、4、5]"应为"[3-5]"。

九、参考文献

在论文中,凡是引用前人或他人的观点、数据等,都要在文中出现的地方标明,并在文末列出参考文献表。其重要性在于作者明确地标引了他人的学术思想、理论、成果和数据,既体现对他人劳动的尊重,又表明了学术的继承性和严肃性。读者可以通过参考文献表进一步检索有关资料、核实数据或共享资源。

医学论文参考文献的常见问题如下。

(一)未引用或引用较少

除极罕见病的个案报道外,都应有参考文献。

(二)引用文献陈旧

除经典文献外,一般应选择与论文密切相关的近 3~5 年的文献,综述应有近 2 年的文献。新近的文献说明文章的新颖性和时效性强。

(三)非必要引用

医学论文中引用的应该是与论文中的方法、结果和讨论内容密切相关的文献,对于本学科常识性的内容以及人们熟知的定义、公式及教科书常见的内容不必引用参考文献。

(四)将间接引用作为直接引用著录

如文中"张三等报道",文后参考文献却是"李四"的,这表明作者未查阅原文,采用的是间接引用二次文献或三次文献,这种转引容易误导读者。

(五)参考文献排序混乱

参考文献的著录可采用顺序编码制和著者-出版年制。期刊常用前者,即引用的文献应按照文中出现的先后顺序用阿拉伯数字连续排序,将序号放在方括号里,在文中用右上角标来标注。

(六)正文中参考文献数目与文后参考文献表不符

一种情况是文后列出的文献,在正文中未见引用;另一种情况是文内引用文献,文末未列出。作者和编辑都应注意前后核对。

(七)文献角码位置不当或重复标注

引用文献角码应该置于作者姓名的右上角或者在引用资料的句末。如"张华玉等[2]报道……""近年来,虽然诊断技术不断提高,但经输血和使用血制品感染的疾病,尤其输血后肝炎仍有报道[4]。"

同一处引用多篇文献时,应将各篇文献的序号在方括号内全部列出,各序号间用",",如遇连续序号,起讫序号间用短横线连接。如:"廖星[5,9]提出……""董燕萍等[5-6]研究显示……"。

文中多次引用同一文献时,不要在文末形成多个参考文献序号,只需标注首次引用的序号,并在方括号外著录引文页码。

(八)参考文献著录项缺失或错误

《信息与文献 参考文献著录规则》(GB/T 7714—2015)里明确规定了各种参考文献的著录格式。

1. 专著 主要责任者.题名:其他题名信息[文献类型标识/文献载体标识].其他责任者.版本项.出版地:出版者,出版年:引文页码[引用日期].获取和访问路径.数字对象唯一标识符.

其中文献类型标识和其他责任者是任选项。获取和访问路径以及数字对象唯一标识符是电子资源必备项。

例:余敏.出版集团研究[M].北京:中国书籍出版社,2001:179-193.

2. 专著中析出文献 析出文献主要责任者.析出文献题名[文献类型标识/文献载体标识].析出文献其他责任者//专著主要责任者.专著题名:其他题名信息.版本项.出版地:出版者,出版年:析出文献的页码[引用日期].获取和访问路径.数字对象唯一标识符.

其中文献类型标识和析出文献其他责任者是任选项。获取和访问路径以及数字对象唯一标识符是电子资源必备项。

例:贾东琴,柯平.面向数字素养的高校图书馆数字服务体系研究[C]//中国图书馆学会.中国图书馆学会年会论文集:2011年卷.北京:国家图书馆出版社,2011:45-52.

3. 连续出版物 主要责任者.题名:其他题名信息[文献类型标识/文献载体标识].年,卷(期)—年,卷(期).出版地:出版者,出版年[引用日期].获取和访问路径.数字对象唯一标识符.

其中文献类型标识和年卷期或其他标识是任选项。获取和访问路径以及数字对象唯一标识符是电子资源必备项。

例:中华医学会湖北分会.临床内科杂志[J].1984,1(1)—.武汉:中华医学会湖北分会,1984-.

4. 连续出版物中的析出文献　析出文献主要责任者.析出文献题名［文献类型标识/文献载体标识］.连续出版物题名:其他题名信息,年,卷(期):页码［引用日期］.获取和访问路径.数字对象唯一标识符.

其中文献类型标识是任选项。获取和访问路径和数字对象唯一标识符是电子资源必备项。

例:袁训来,陈哲,肖书海,等.蓝田生物群:一个认识多细胞生物起源和早期演化的新窗口［J］.科学通报,2012,55(34):3219.

李幼平,王莉.循证医学研究方法:附视频［J/OL］.中华移植杂志(电子版),2010,4(3):225-228［2014-06-09］.http://www.cqvip.com/Read/Read.aspx?id=36658332.

5. 电子资源　主要责任者.题名:其他题名信息［文献类型标识/文献载体标识］.出版地:出版者,出版年:引文页码(更新或修改日期)［引用日期］.获取和访问路径.数字对象唯一标识符.

例:中国互联网络信息中心.第29次中国互联网络发展现状统计报告［R/OL］.(2012-01-16)［2013-03-26］.http://www.cnnic.net.cn/hlwfzyj/hlwxzbg/201201/P020120709345264469680.pdf.

各种类型参考文献著录时的常见问题如下。

1. 主要责任者或其他责任者著录不规范　个人著者采用姓在前、名在后的著录形式。

欧美著者的名可用缩写字母,缩写名后省略缩写点"."。应分清欧美著者的姓和名,勿将"MD(医学博士)、CD(外科学博士)、Jr(表示儿子)、Sr(表示父亲)"等作为名。且姓名前的介词、冠词或前缀及其变体,如"le""von""de"等不应随意省略。复姓也不能省略。欧美著者的中译名只著录其姓;同姓不同名的欧美著者,其中译名不仅要著录其姓,还需著录其名的首字母。

用汉语拼音书写的人名,姓全大写,其名可缩写,取每个汉字拼音的首字母。如"Li Jiangning"应为"LI J N"。

责任者不超过3个时,应全部列出,并用逗号相隔。超过3个时,只需列出前3个,其后加",等"或",et al"。

无责任者或者责任者情况不明的文献,"主要责任者"项应注明"佚名"或与之相应的词。凡采用顺序编码制组织的参考文献可省略此项,直接著录题名。

凡是对文献负责的机关团体名称,通常根据著录信息源著录。机关团体名称应由上至下分级著录,上下级间用"."分隔,用汉字书写的机关团体名称除外。

2. 题名著录不规范　题名包括书名、刊名、报纸名、专利题名、报告名、标准名、学位论文名、档案名、舆图名、析出的文献名等。题名按著录信息源所载的内容著录。

同一责任者的多个合订题名,著录前3个合订题名。对于不同责任者的多个合订题名,可以只著录第一个或处于显要位置的合订题名。在参考文献中不著录并列题名。

其他题名信息根据信息资源外部特征的具体情况决定取舍。其他题名信息包括副题名,说明题名文字,多卷书的分卷书名、卷次、册次,专利号,报告号,标准号等。

外文连续出版物题名缩写不规范。单个词构成的刊名,如"Nature, Cell, Science"均不能缩写;刊名中的虚词未省略,如"Annals of Neurology"应为"Ann Neurol";单音节词和少于5个(含5个)字母的单词,如"Food, Chest, Child, Heart"等不缩写;刊名中的虚词如"the, in, of, for, and, on"等一律省略;单词缩写应省略在辅音之后、元音之前(以辅音字母结尾);图书名不缩写;国际通用的以首字母组合构成的刊名未全部大写,如"Journal of the American Medical Association(美国医学协会杂志)"应写为"JAMA";国家(地区)名称的缩写有特定的形式,如"Am(美国),Br(英国),Eur(欧洲)"等。

3. 版本著录不规范　第1版不著录。版本用阿拉伯数字、序数缩写形式或其他标识表示。如"5th ed."。

4. 出版项著录不规范　出版项应按出版地、出版者、出版年顺序著录。

出版地著录出版者所在地的城市名称。对同名异地或不为人们熟悉的城市名,宜在城市名后附省、州名或国名等限定语。文献中载有多个出版地,只著录第一个或处于显要位置的出版地。无出版地的中文文献著录"出版地不详",外文文献著录"S. l.",并置于方括号内。无出版地的电子资源可省略此项。

出版者可以按著录信息源所载的形式著录,也可以按国际公认的简化形式或缩写形式著录。文献中载有多个出版者,只著录第一个或处于显要位置的出版者。无出版者的中文文献著录"出版者不详",外文文献著录"s. n.",并置于方括号内。无出版者的电子资源可省略此项。

出版年采用公元纪年,并用阿拉伯数字著录。如有其他纪年形式时,将原有的纪年形式置于"()"内。报纸的出版日期按照"YYYY-MM-DD"格式,用阿拉伯数字著录。出版年无法确定时,可依次选用版权年、印刷年、估计的出版年。估计的出版年应置于方括号内。

依据GB/T 7408—2005,专利文献的公告日期或公开日期按照"YYYY-MM-DD"格式,用阿拉伯数字著录。依据GB/T 7408—2005,电子资源的更新或修改日期、引用日期按照"YYYY-MM-DD"格式,用阿拉伯数字著录。

5. 年、卷、期、页码著录不规范　凡是从期刊中析出的文章,应在刊名之后注明其年、卷、期、页码。阅读型参考文献的页码著录文章的起讫页或起始页,引文参考文献的页码著录引用信息所在页。专著或期刊中析出文献的页码或引文页码应采用阿拉伯数字著录。引自序言或扉页题词的页码,可按实际情况著录。如"2019,44(3):450-453."应分清楚卷和期,并将期数放入括号中,若无卷,则表示为"2019(3):450-453."。

6. 获取和访问路径著录不规范　根据电子资源在互联网中的实际情况,著录其获取和访问路径。

7. 数字对象唯一标识符著录不规范　获取和访问路径中不含数字对象唯一标识符时,可依原文如实著录数字对象唯一标识符。否则,可省略数字对象唯一标识符。

第三节　医学论文的评价

医学论文是医学科研人员和医疗卫生工作者科研成果的记录和实践经验的总结,是进行学术交流和医学科技推广的有力手段,也是考核医学科技人员工作业绩和培养人才的重要途径。因此,有必要对医学论文进行公正、客观、科学的评价。

一、医学论文评价的作用

1. 及时发现创新的理论、先进的诊疗技术、有开发应用前景的研究成果以及有实用价值的先进经验,为各类医学期刊审查、评价、推荐、发表稿件提供依据。

2. 为各级科研主管部门评审出学术水平高、有重大科学价值、有较高实用意义和社会经济效益的论文,作为评奖的依据。

3. 为医学科教部门评定学位、职称、学术带头人提供依据,以便更好地发现、培养人才。

4. 为各类医学学术会议评审出学术价值高、实用性强的医学论文,以提高学术会议的质量。

二、医学论文评价的原则

1. 创新　论文要具有科学性和先进性,即在认识中有新的突破和新的发现,在应用中不断创造出新理论、新技术、新方法。

2. 求实　论文来源于医学实践经验的总结,并接受实践的检验,即在实验和观察中坚持"实事求是",其研究结果应经得起重复验证,且有实用性效果,能造福于人类,为保健防治实践服务。

3. 达理　论文是理性思维的产物,以科学论据和逻辑思维来阐述论点。其结构严谨,语法正确,言之成理,论证有严密的科学性,具有一定的学术水平和理论水平,对指导科学技术发展和社会实践更具实际意义。

三、医学论文评价的方法

(一)审阅法

审阅包括编辑审阅、专家审阅、主编审阅、作者和读者审阅等。编辑审阅论文首先要审查论文选题有无参考价值,并初步决定有无发表价值。其次要审查文章内容是否翔实,是否符合本刊的要求,文章重点是否突出,有无创造性。另外,尚要审查论文是否首次发表,是否"一稿多投",引用他人工作是否已在文中以参考文献形式注明等。为了避免个人认识的局限性,可采用几个编辑"传阅"的办法,各自写出审稿意见。对倾向于录用的稿件,应提出具体修改或补充意见及具体删节的要求;对不拟发表的论文,则应提出具体理由和意见。

主编对论文的取舍有举足轻重的作用,所以审阅稿件更应持审慎的态度,既要认真听取编辑和专家的意见,充分发挥他们的专长,又要集思广益,统筹兼顾,对刊物全面负责,把好质量关。有些编辑对论文的取舍,一般都尊重专家的意见,而较少考虑作者的看法。作者为了能使论文发表,往往忍痛割爱,甚至委曲求全,这是很有害的学风。其实作者是论文的第一"审稿人",在论文寄送之前,他必须根据论文的质量和期刊的分类,决定投向哪种期刊,因为这在很大程度上影响发表率。因此,编辑对作者的每一篇论文都必须持慎重态度,必要时听听作者对文章的意见。作者则要了解编辑部审阅论文的一些要求和做法,具备这方面的知识,坚持论文的正确内容,申述自己的观点,修改错误部分,指出审稿人某些肤浅或错误的判断,进行学术争鸣。但态度必须谦虚诚恳。

(二)讨论法

在科学领域,不同学派和学术观点之间的争论是经常发生的,争论的存在本身是好事情,没有争论说明没有创新,这种争论是非常必要的,这就是所谓的"讨论法"。

开展讨论,就是平等地给予不同学派和学术观点之间发表论文的机会,这也是期刊为人类社会进步作贡献的大好机会,我们之所以要办杂志,也正是出于这个目的。可以有意识地开辟争鸣园地,专门刊登不同学派和不同观点的有价值的文章。也可以开辟读者、作者、编者专栏,及时反映不同意见,活跃学术气氛。或就某一专题组织专门学术座谈会或笔谈会,开辟技术讨论专栏。还可以将审阅人对论文的一些不同看法在刊物上发表,与作者开展讨论;既可以写短文阐述自己的观点,又可以写大块文章,或以提问的形式请作者回答。

开展讨论是评价论文的一种方法,也是进行学术研究、发展科学研究的重要手段。因此必须保障学术上的自由探索、自由讨论,使人们无所畏惧地去追求真理,提倡各种学派在争鸣中多作建树,使科学技术工作者的智慧和创造精神得到充分发挥。

(三)答辩法

公开答辩是论文评价的一种重要形式。审查委员会(亦称答辩委员会)可以就论文中阐述不清楚、不详细、不确切、不完善之处,在答辩会上提出问题,作者当场作答或略做准备后回答,从而进一步考察作者对所述的问题是否有深广的基础、创造性的见解及充分的理由。作者也可以在答辩中集思广益,进一步修改充实论文,提高论文质量。

在答辩过程中,作者要保持严谨的学风与谦虚大度的态度,虚怀若谷,冷静对待,欢迎各方面的不同意见。应认真听取审查委员的评判,进一步思考,总结整篇论文写作的经验教训。而问者应该诚恳温厚,不宜盛气凌人或讽刺刻薄,一切要从团结的愿望出发,尊重作者,平等待人。所提问题,应在论文所涉及的学科范围内。如果是学位论文答辩,则应针对作者申请学位的性质,对论文的学术水平有相应的要求,提问应有一定的深度和广度,尤其要重视学科学术问题范畴内带有基本性质的问题或作者应该具备的基础知识。如果对别人的工作有怀疑,或者认为别人的研究工作不正确,结论不恰当,建议不妥善,应该用科学事实和实验数据进行讨论,切忌感情用事。只有这样,才有利于科学技术的发展。

学术会议是科学论文答辩讨论的场所,是各种学派交流的园地。近年来,各国学术会议盛行。作者应尽量利用学术会议使自己的论文得到补益。论文价值的大小可以在学术会议上得到公正的评价。

(四)实践检验法

科学论文只有通过实践的检验,才能真正体现出其价值所在。实践检验就是从生产实践与实验研究来检验论文,从读者和社会的反馈信息来评价论文的学术价值、思想价值乃至美学价值。

科学论文公开发表后,读者不仅要从中获得科技知识,应用实验结果,还必然借鉴有关的方法与研究的思想和思路。好的论文会产生好的经济效益和社会效益,同时可以从群众来信来访中收到好的反馈;反之亦然。因此,作者和编者都应十分重视读者和从以后的科研工作中反馈回来的信息,并随时作出妥善的相应处理。

群众的智慧、读者的评论,是呕心沥血的作者和编者的一面镜子,它可以给作者提供参考,可以弥补编者埋头苦干时的疏忽。有时读者来信含有某些可取的内容或启示性的问题。有的信提出了典型性、普遍性的问题,有的信本身就是一篇好的论文。对于这些来信,应引起作者和编者的足够重视,甚至全文发表。即使读者信中的评论与论文细节有出入,也应该核实清楚,帮助读者认识事实,不能求全责备。要牢牢记住,实践是检验真理的唯一标准,读者是评价论文的真正权威。

四、医学论文评价的标准

(一)理论价值

1. 学术水平　①高(相当于国际先进水平):独创性的新发明、新理论、新学术;②较高(相当于国内先进水平):继前人成果的基础上有新发现、革新和创造;③一般(相当于区域性一般水平):具有一定水平的新认识、新见解、新论点。

2. 科学意义　①重要:对医学科学的发展或指导实践具有普遍意义;②一般:对医学科研或临床医疗有借鉴作用;③无意义:对医学基础或临床诊疗均无任何意义。

(二)实用价值

1. 经济价值　①显著效益:论文成果的推广使用有助于社会保健和防治工作提高质量,效果显著,直接保护劳动力,间接创造社会财富;②一般效益:社会效益明显,但小于上项;③无效益:无推广使用价值。

2. 技术意义　①重大:对保健和防治工作上的创造发明、新技术、经验正确,有显著效果;②一般:推广应用效果明显,但小于上项;③无意义:无推广使用价值。

(三)文学标准

好:论文结构严谨,概念准确,语言精练,修辞优雅,图文并茂,令人爱读。

中:论文层次分明,表达清楚,语法正确,通顺易懂,读者喜看。

差:论文结构松散,层次不清,语句枯燥,标点错漏,令人费解,平淡乏味。

五、医学论文评价中的问题

(一)评价论文的标准不统一

编辑评价论文,主要看其是否符合本刊刊稿范围,论文的技术内容、文风、篇幅是否符合本刊的要求等。作者评价论文,主要强调是否反映了自己的科技工作,是否能对自己的学术业务声誉产生良好的影响。而读者则要求论文有新颖、确切的科技信息,有相当的水平,明白易懂,可读性强。

专家审阅,一般着重于论文的观点是否正确,论据是否充分,实验数据是否真实合理,文章是否有创造性,对国家当前生产技术的作用,对发展科学的潜在价值或社会价值。由于标准不统一,要求不一样,所以在论文评价中就难免出现分歧。

(二)评价者的素质差异

一般来说,评价者(审阅人)都具有一定的业务、政治和思想水平,有一定的工作责任心,一般是能审出论文的价值,看出论文的水平的。但是由于每一位评价者的工作环境、生活经历不同,业务水平、思想道德素养等方面的差异,往往形成不同或截然相反的评价结果。比如有些专家,由于工作繁忙,兼职又多,或由于别的原因,审阅比较马虎,作了一些不正确的或错误的评价,造成"冤假错案"。在评价工作中,由于评价者个人意见,使一些稿件长期被压而得不到面世,给作者和科技工作造成的损失是屡见不鲜的。

(三)不正之风的影响

在科学论文的评价中,各种各样的丑恶思想和精神垃圾也是存在的。例如有的利用论文评价搞"关系学",弄虚作假;有的出于门户之见及嫉妒心,倚势压人;有的在论文发表与奖励中搞"平衡",送人情,等等。

论文评价的实质是对科技人员所从事的科技工作的评价,往往影响科技人员的声誉和科研积极性。因此,评价者必须树立良好的思想意识和崇高的道德风尚。道德,作为一种社会意识形态,是调整人们之间及个人与社会之间关系的行为规范。

第四节 医学论文的校对

医学论文的校对是刊物出版前对打印出来的校样作最后的检校和核对,是消灭论文内容中文字、图表等差错的一个不可缺少的程序,故其工作是十分细致而慎重的,容不得半点粗枝大叶。

一、校对的概念

校样是根据原稿按照版式设计要求排版后输出的供校对用的样张,可反映即将出版的出版物的内容、版式和页面数量。

校对是指根据原稿核对校样,订正差错,提出疑问,以保证出版物质量的工作。这一概念包含两层意思:其一,校对工作的依据是经过三审和编辑加工整理的原稿;其二,校对的职责是既要根据原稿来发现、订正校样中的差错,又要注意原稿本身可能存在的差错并提交编辑处理。校对工作旨在为读者提供符合质量要求的出版物,这也是对作者负责的行为。

"校对"一词也指从事校对工作的专业人员和出版专业技术职务系列之一。

二、校对的功能

校对工作具有"校异同"与"校是非"两大主要功能。

(一)校异同

校异同是指以原稿为唯一依据来核对校样,分辨二者的异同:同则通过,异则以原稿为准对校样进行订正。它的功用在于显真保值,保证排版过程完整、准确地体现原稿内容。

校样与原稿相异,是图文排版过程中发生差错而造成的。原稿与校样的异同,除文字异同之外,还有符号、图表、公式的异同。校异同要求校对人员不但要工作认真细致,而且要经过长期校对实践逐步积累经验,才能得心应手地发现排版差错,并规范地加以改正,保证出版物质量。

(二)校是非

校是非是指校对者凭借自身储备的知识或其他权威资料来判断原稿内容是否正确,确认其"是"就通过,确认其"非"就提出疑问,交给编辑核实后处理。它的功用在于纠错增值,协助编辑纠正原稿中的错误,从而使原稿的价值得到提升。

原稿中存在的错误,从理论上讲应该在编辑加工整理过程中发现并订正,但由于主观或客观的原因,交付排版的原稿中往往还存在一些错漏。校是非要求校对者不仅要有很强的责任心,而且要具备扎实的文字功底、广博的知识积累,是一种层次更高、难度更大的校对功能,因此又称"活校"。

(三)校异同与校是非的关系

校异同与校是非是紧密相连、互相依存的互融关系,两项功能都是以剔除出版物中的差错作为目标。

校异同与校是非具有功能上的互补性。校异同的显真保值功能主要是通过消除校样中的显性差错实现的,校是非的纠错增值功能则主要是通过消除校样中的隐性错误实现的。校对质量的保证,必须建立在显性差错与隐性错误同时消除的基础上。

在传统的活字排版技术条件下,由于校样与原稿相异是出版物差错的突出问题,校异同就成为校对的主要功能。应用计算机排版技术后,从作者提交的原稿电子文件到校样的过程中所产生的异同性差错总体上有所减少,校异同的作用相对减弱,但作者原稿中除包含以往常见的是非差错外,又增加了作者输入过程中产生的差错,因此,校是非的作用增强。

三、校对的重要性

(一)校对是出版工作的重要环节之一

在书刊生产流程中,校对是编辑后、印刷前对内容、文字的最后一道质量把关工序,是书刊编校质量的重要把关环节,作用是将文字差错和其他差错消灭在书刊印刷之前,从而保证出版物的传播和积累价值。

校对工作的失误将无可挽回地造成书刊成品的差错。"一颗子弹只能打死一个人,而一个错字却能害很多人。"列宁曾指出"这件非常麻烦的工作要认真去做""印出来的书应当准确无误"。鲁迅也曾把校对摆在与创作等同的地位,说"校对和创作的责任是一样重大的"。

(二)校对工作是编辑工作的延续,是对编辑工作的补充和完善

校对工作通过校异同订正排版过程中产生的差错,保证编辑工作成果不受损害;通过校是非发现原稿中可能存在的疏漏,向编辑提出质疑,帮助编辑把好稿件质量关。校对和编辑相互合作,相互配合,二者的目标都是消灭差错,提高编校质量。

四、校对的方法

(一)对校法

对校法是比照原稿核对校样,使校样上的文字、符号、图表、公式等内容与原稿完全相符,版式符合设计要求的一种校对方法。

1. 折校　折校是把原稿放在桌子上,再将一页校样夹在两手的手指间压在原稿上面,并把校样上的字句对准原稿相应位置的字句,逐字比对。折校的优点:多字、漏字易被发现;原稿与校样的距离短,校对员的视力可集中在一个注视点上,头部不需大幅摆动,可以减少视力疲劳和降低体力消耗,有助于校对人员保持充沛的精力,保证校对质量;节省来回看原稿和校样的时间,加快校对速度。折校的缺点:形似字易被忽略;易忽略对内容的理解,不利于校是非;有些符号被折缝或手指遮盖,导致漏校。

2. 点校　点校是将原稿放在校样上方或左方,先看原稿,后看校样,逐字逐句进行校对。这种方法在原稿文字排列方向与校样横竖不一的情况下必须采用。点校的优点:校对人员阅读原稿和校样的视野比较宽,便于看清原稿上的各种修改和标注。点校的缺点:校对人员头部要上下或左右摆动,两手也受到约束,容易疲劳;原稿与校样距离较大,不易完全记住原稿上的文字和符号,容易漏校或误校。

3. 读校　读校是一人朗读原稿,一人看校样,对每个字、每个句子、每个标点符号进行校对。不宜用于公式多、图表多、符号多、外文多的文稿校对。现已很少用。

(二) 本校法

本校法是通过本稿件上下文的互证和比较来发现问题,提出疑问,以订正差错的一种校对方法。

(三) 他校法

他校法是在对校样内容存在疑问时,利用内容相关的其他权威文献(工具书和各类标准、规范)来判断正误的一种校对方法。

(四) 理校法

理校法是通过推理分析作出是非判断的一种校对方法。

五、校对的程序

《图书质量保障体系》规定,"坚持责任校对制度和'三校一读'制度",这是我国校对工作的基本制度,必须严格执行。

(一) 初校

初校也称"一校",是对排版单位初次送出版单位的校样进行第一次校对。初校的主要任务是校异同,校对者必须依据原稿核对校样,订正排版时产生的文字、符号、图表、公式等方面的差错和版式错误。

(二) 二校

二校是对校样的第二次校对,即再次依据原稿核对校样,同时还要检查初校者的校改之处是否正确,并消灭初校可能遗留的差错。

(三) 三校

三校是对校样的第三次校对,继续履行校异同的职责,消灭初校、二校可能遗留的差错,同时显著增强校是非的作用。

(四) 通读

通读是脱离原稿审读校样。重点检查校样中的政治性、思想性、科学性、知识性、语言文字、逻辑等方面的差错。发现疑问时,应仔细核对原稿。

六、校对符号的准确使用

校对符号是校对时标注在校样上的专用符号,是作者、编辑、版式设计、校对和排版人员之间进行业务联系时采用的表达修改要求的一套符号,必须依照国家标准《校对符号及其用法》(GB/T 14706—1993)来正确使用。

(刘　璐)

第十四章 医学论文的投稿与发表

科技论文只有发表了,才能使学术研究和科技成果成为人类的共同财富,才能对后续的科学研究起桥梁作用,才能逐步使科技成果转变为生产力。医学论文的发表是医务工作者将研究成果以书面形式公之于众,进行学术交流,从形式上得到社会的承认,并通过传播、推广应用,丰富人类的医学宝库。近年来,发表论文的质量和数量已成为衡量一位医务工作者学识水平与业务成绩的重要指标之一,也是考核其能否获得学位和晋升专业技术职称的重要依据。随着医学科学事业的迅速发展和医疗科研水平的提高,医学专业分科越来越细,医学期刊的种类也日益增加,这就给不同专业、不同层次的医务工作者选择与自己专业对口、层次相当的投稿对象创造了有利条件,同时也给作者选择向何种期刊投稿发表增加了困难。对科研工作者而言,科研论文的发表是其科研成果的重要组成部分,如何选择合适的期刊投稿就成为作者在论文发表过程中首先慎重考虑的问题。

第一节 概 述

一、发表论文的意义

医学论文是科技文献的重要组成部分,是医学进步的历史轨迹,是促进医学研究和发展的信息源。随着改革开放的深入,随着世界科技和经济的飞速发展,在国内,尤其是在国际期刊上发表学术论文,对促进国内、国际科技发展和交流日益显示出其重要意义。

(一)积累医学科学知识

人类的科学知识宝库是由无数人经过艰苦的研究和探索逐渐积累起来的,我们已在这些知识宝库中受益匪浅。如果我们能够将自己的科研成果用文字记录下来,使其成为人类科学宝库的共同财富,继续发挥教育、科研、促进人类社会进步的作用,将是一件非常有意义的事。

(二) 提高个人、单位，乃至国家的学术地位

发表在国内外期刊上论文的数量和质量直接或间接地反映了个人、一个单位，乃至一个国家目前的科研水平以及它在国际上的学术地位。正因为如此，很多单位，乃至国家政府都想方设法鼓励本单位、本国科研工作者尽可能多地在期刊上发表有价值的论文和研究成果，为提升本单位、本国的学术地位进而增强国家的影响力作出贡献。这反过来也促进了一个单位，乃至国家的科技发展。

(三) 交流科研信息，促进研究发展

在这个科技发展日新月异的信息时代，科研领域的分工日趋复杂和精细，独门独户、闭门造车很难有大作为。因此，知识和技术共享与交流便成为促进科技工作的重要因素。发表一篇有价值的国内论文，尤其是国际论文，会让作者结交一大批国内，甚至世界各地的同行和朋友，建立一个国际信息网，而作者从中获得的益处也是难以估量的。作者的研究成果会通过论文的发表得到全国，乃至世界各地专家同行的关注，有价值的建议和评论可能也会反馈回来。这些通过其他途径很难获得的宝贵意见会对作者深化其研究工作大有裨益。

(四) 为专业技术职称晋升准备

专业技术职称晋升中，在国内外医学期刊上发表一定等级和数量的学术论文是一个重要条件。在国内，尤其是在国外期刊上发表一定篇数有价值的论文，会让作者满足晋升中在期刊上发表学术论文的要求，作者从中获得的益处也是难以估量的。

二、国内期刊评价组织及国际重要检索系统

目前，有些单位人为地将期刊划分为国家级、省级期刊的规定是不科学的、不客观的，国家还没有单纯以反映期刊学术水平和影响力为标准的杂志分级标准和方法。期刊质量的评价主要是通过期刊的计量学指标来分析，以及是否被国际和国内的重要检索系统收录来反映期刊整体水平。

(一) 国内知名的科技期刊评价组织及其评价报告

国内知名的科技期刊评价组织主要有 5 家，分别为中国科学院文献情报中心、中文核心期刊要目总览课题组、中国科学技术信息研究所、中国学术文献计量评价研究中心和中国科学评价研究中心，分别定期发布《中国科学引文数据库来源期刊》《中文核心期刊要目总览》《中国科技期刊引证报告》《中国学术期刊影响因子年报》和《中国学术期刊评价研究报告》。

1. 中国科学院文献情报中心　中国科学院文献情报中心又名国家科学图书馆，成立于 1950 年，1989 年创建年刊中国科学引文数据库 (Chinese Science Citation Database，CSCD)。1995 年，出版了我国第一本印刷本《中国科学引文索

引》;1998年,出版了我国第一张中国科学引文数据库检索光盘;2007年,中国科学引文数据库与美国Thomson-Reuters Scientific合作,以ISI Web of Knowledge为平台,实现与Web of Science的跨库检索,是ISI Web of Knowledge平台上第一个非英文语种的数据库。

CSCD在我国科研评价等领域的地位非常重要,已在我国科研院所、高等学校的课题查新、基金资助、项目评估、成果申报、人才选拔以及文献计量与评价研究等多方面作为权威文献检索工具获得广泛应用,主要包括:自然基金委国家杰出青年基金指定查询库;第四届中国青年科学家奖申报人指定查询库;自然基金委资助项目后期绩效评估指定查询库;众多高校及科研机构职称评审、成果申报、晋级考评指定查询库;自然基金委国家重点实验室评估查询库;中国科学院院士推选人查询库;教育部学科评估查询库;教育部长江学者;中科院百人计划,等等。CSCD被誉为"中国的SCI"。CSCD来源期刊每两年遴选一次,每次遴选均采用定量与定性相结合的方法,定量数据来自于CSCD,定性评价则通过聘请国内专家对期刊进行定性评估。定量与定性综合评估结果构成了中国科学引文数据库来源期刊。

2019—2020年,CSCD来源期刊1 229种,其中英文期刊228种,中文期刊1 011种;核心库907种,扩展库322种;医学领域277种(核心库201种,扩展库76种,英文40种)。

2.中文核心期刊要目总览课题组　中文核心期刊要目总览课题组是由北京大学图书馆与北京19所高校图书馆及中国科学院国家科学图书馆、中国社会科学院文献信息中心、中国人民大学书报资料中心、中国学术期刊(光盘版)电子杂志社、中国科学技术信息研究所、北京万方数据股份有限公司、国家图书馆等27个相关研究单位组成的。该课题组主要研究期刊的动态发展变化特点,并将其研究成果以印刷型图书形式出版,即《中文核心期刊要目总览》,为图书情报部门期刊采购、典藏、导读等工作提供参考,及时反映国内中文期刊发展变化的新情况,现今也成为高等院校、科研院所等普遍采用的核心期刊评价工具。《中文核心期刊要目总览》已由北京大学出版社出版了8版。该项目的研究方法和特点是:分学科、多指标综合评价;定量评价和定性评价相结合,以定量评价为依据,以专家定性评审为补充。其中第8版(2017版)课题组认真总结了前7版的研制经验,对核心期刊评价的基础理论、评价方法、评价软件、核心期刊的作用与影响等问题进行了深入研究,进一步改进对期刊的评价方法,采用了被摘量、被引量、他引量、被摘率、影响因子、他引影响因子、5年影响因子、5年他引影响因子、特征因子、论文影响分值、论文被引指数、互引指数、获奖或被国内外重要检索工具收录、基金论文比、Web下载量等一级评价指标。2017年版共收录1 983种核心期刊,其中医药卫生篇收录255种期刊。

3. 中国科学技术信息研究所　中国科学技术信息研究所(Institute of Scientific and Technical Information of China，ISTIC)是在周恩来总理、聂荣臻元帅等党和国家领导人的指示和关怀下，于1956年10月成立的，是科技部直属的国家级公益类科技信息研究机构。ISTIC按照美国科学情报研究所(ISI)《期刊引证报告》(JCR)的模式，在与国际接轨的同时，结合中国科技期刊发展的实际情况，从1986年起每年研制《中国科技期刊引证报告》(China Journal Citation Reports，CJCR)。其特点是：采用层次分析法，由专家打分确定重要指标的权重，然后对每种期刊进行综合评定；不断开发新的评估和计量指标；采用期刊高自引、集团互引和末位淘汰机制。2018年CJCR共收录2 019种期刊为中国科技核心期刊(中国科技论文统计源期刊)。

4. 中国学术文献计量评价研究中心　从2003年开始，中国学术期刊(光盘版)电子杂志社与清华大学图书馆联合成立的中国学术文献计量评价研究中心，每年对中国学术期刊进行统计分析和定量评价，并出版《中国学术期刊影响因子年报》(2010年前为《中国学术期刊综合引证报告》)，分为自然科学与工程技术年报和人文社会科学年报。其特点是：①评价期刊多。依托于同方知网的《中国学术期刊网络出版总库》，收录了全国各学科绝大多数学术期刊。②引文统计源期刊库大。将科技期刊的引文统计源扩展到了人文社科类期刊，与科技类统计源期刊一起总称为综合统计源期刊，并在综合统计源期刊的基础上增加了我国部分博、硕士学位论文与会议论文。③对统计源文献分类，并相应统计计算出针对每一类的影响因子，如复合影响因子、技术研究类影响因子、学科复合影响因子等。④引入学术不端文献检测。《中国学术期刊影响因子年报》根据同方知网的学术不端文献检测系统，在数据统计规范中制定了相关统计原则，尽可能排除了严重疑似抄袭、一稿多发文献的引用和被引。⑤《中国学术期刊影响因子年报》(2012)首次进行了最大规模的中国学术期刊被Web of Science数据库引用的统计，初步反映了中国学术期刊的国际影响力，拓展了中国学术期刊的评价范围。

5. 中国科学评价研究中心　中国科学评价研究中心(Research Center for Chinese Science Evaluation，RCCSE)成立于2000年，是一个文理交叉的跨学科的学术机构，设在武汉大学，主要由武汉大学信息管理学院、武汉大学图书馆、计算机中心与图书情报研究所等单位联合组建。从2009年起，每2年发布一次《中国学术期刊评价研究报告》，其特点是：将评价对象明确限定为"中国内地出版的中文学术期刊"，所有检索类期刊都不列入评价的范畴；采用得分排序和划分等级相结合的方法，对中国学术期刊分类分级排行。

(二)国际重要检索系统

1. 美国《科学引文索引》(Science Citation Index，SCI)　SCI于1957年由美国

科学信息研究所(Institute for Scientific Information, ISI)在美国费城创办。半个多世纪以来，SCI数据库不断发展，已成为当今世界最重要的大型数据库，曾被列在国际六大著名检索期刊之首。SCI以布拉德福文献离散律理论、加菲尔德引文分析理论为主要基础，通过论文的被引用频次等的统计，对学术期刊和科研成果进行多方位的评价研究，从而评判一个国家或地区、科研单位、个人的科研产出绩效，来反映其在国际上的学术水平。SCI是目前国际上被公认的最具权威的科技文献检索工具。截至2018年10月，SCI共收录9 015种期刊，其中中国238种。

2. 美国《生物医学检索系统》(MEDLINE) MEDLINE是美国国立医学图书馆(The National Library of Medicine, NLM)建立的国际性综合生物医学信息书目数据库，是当前国际上权威的生物医学和生命科学领域文献数据库之一。内容包括美国《医学索引》(Index Medicus, IM)的全部内容和《牙科文献索引》(Index to Dental Literature)、《国际护理索引》(International Nursing Index)的部分内容，涉及基础医学、临床医学、环境医学、营养卫生、职业病学、卫生管理、医疗保健、微生物、药学、社会医学等领域。MEDLINE收录1966年以来世界上70多个国家和地区出版的3 400余种生物医学期刊的文献，近960万条记录。目前每年递增30万～35万条记录，以题录和文摘形式进行报道，其中75%是英文文献，70%～80%文献有英文文摘，数据可回溯到1949年。目前收录中国110余种期刊。

3. 俄罗斯《文摘杂志》(Abstracts Journal, AJ) AJ曾被列为国际六大著名检索期刊和世界三大综合检索期刊，现由俄罗斯全俄科学技术信息研究所(VINITI)主办。根据VINITI亚洲、非洲经理提供的数据，AJ收录中国期刊曾一度达769种，但受金融危机、经费短缺、机构改革等影响，两次拒收中国生物医学期刊130余种。

4. 美国《剑桥科学文摘》(Cambridge Scientific Abstracts, CSA) CSA于1965年由美国剑桥科学文摘社创办，是近几年发展最快的大型综合性数据库。CSA分为艺术与人文、自然科学、社会科学和工程技术4个部分，过去分散在美国东、西部的4个城市，自2010年起，陆续搬迁到安阿伯市(美国密歇根州)。截至2015年1月1日，CSA的69种分文摘总计列出了全世界(含活动Actively Indexed和终止Indexing Ceased)期刊总计216 366种次，其中中国(活动Actively Indexed)期刊为13 167种次，1 015种，而有47种期刊在数据库沿用了旧刊名需要更新，因此实际有效的只有968种。968种期刊至少进入1种分文摘，最多达到23种。

5. 荷兰《医学文摘》(Excerpta Medica, EM) EM是一套世界医学文献的文摘索引出版物，现由荷兰的Elsevier Science B. V. 出版商出版。它包括EM文摘杂志(EM Abstracts Journals)和文献索引(Literature Indexes)，是查阅世界医学期刊论文的重要工具，创刊于 1947 年。EM 收摘世界各国多语种的医学及相关期刊 7 000 余种，每年收录报道约 40 万篇文献。文献的学科范围主要包括生物医学、药理学、公共卫生、职业卫生、工业医学、社会医学、环境卫生、法医学等，但不包括牙科、护理和兽医。

三、我国医学科技期刊出版现状

生命科学是 21 世纪的领衔学科，而医学科学又是生命科学的重点学科和热门领域。随着医学科学和相关学科的发展，医学交叉学科、新兴学科和亚学科不断派生，学科或专业分科愈加细化。因此，作为承载医学科技成果和学术发展信息的医药卫生科技期刊(医学科技期刊)也不例外，其专科化趋势愈加凸显，专科学术期刊数量不断增加。在我国，医学科技期刊无论是数量还是质量都有长足发展，已跻身世界医学科技期刊大国的行列，基本形成了具有一定数量和规模、学科和专业比较齐全、基本能满足医药卫生技术人员成果发表和学术交流需要的医学科技期刊体系，并形成了较好的品牌系列，如"中华系列""中国系列""国际系列""学报系列"等；国际影响不断提升，被国际著名检索系统或数据库收录的医学科技期刊不断增多。截至 2017 年底，我国科技期刊共 5 025 种，其中医药卫生类期刊 1 196 种。

第二节　医学期刊的分类和投稿期刊的选择

投稿是论文得以发表的第一步。能否在期刊上发表除取决于论文质量外，还取决于期刊的选择。只有对期刊进行全面了解，才能够顺利地选择好期刊。目前，了解期刊主要是通过互联网检索一些大型在线数据库，并进一步了解期刊的稿约、栏目和内容，了解这些期刊的办刊宗旨、性质、刊期等，做到有的放矢，选择适宜的期刊进行投稿，提高论文中选率。还应注重投稿技巧，首先选择与自己论文专业对口的期刊作为投稿对象。

一、医学期刊的分类

(一)按内容类别分类

1991 年 6 月 5 日国家科技部、新闻出版总署发布的《科学技术期刊管理办法》(下称《管理办法》)，将科学技术期刊划分为综合性期刊、学术性期刊、技术性期刊、检索性期刊和科普性期刊五大类。

1. 综合性期刊　指以刊登党和国家的科技方针、政策、法律、法规、科技发展动态和科技管理为主要内容的期刊。如《中国卫生政策研究》《中国卫生事业管理》等就属于综合性期刊。

2. 学术性期刊　主要刊登研究报告、学术论文、综合评述等内容。如《中华医学杂志》《中华解剖与临床杂志》及《蚌埠医学院学报》等高校学报均属此类期刊。

3. 技术性期刊　指以刊登新的技术、工艺、设计、设备、材料为主要内容的期刊。如《医疗设备信息》《医疗卫生装备》等即为此类期刊。

4. 检索性期刊　指以刊登对原始科技文献经过加工、浓缩，按照一定的著录规则编辑而成的目录、文摘、索引为主要内容的期刊。如《中国医学文摘》各分册均属此类期刊。

5. 科普性期刊　指以刊登科普知识为主要内容的期刊。如《家庭医生》《大众医学》等。

(二)按主管部门不同分类

《管理办法》按期刊主管部门将其划分为全国性期刊和地方性期刊。

1. 全国性期刊　指国务院所属各部门、中国科学院、各民主党派和全国性人民团体主管的期刊。如《中华医学杂志》《中国肿瘤外科杂志》等医学期刊。

2、地方性期刊　指各省、自治区、直辖市各厅、局主管的医学期刊。如《北京医学》《安徽医学》等医学期刊。

全国性期刊和地方性期刊的分类仅根据管理上的需要而制定，仅限于主管部门的不同，不能反映期刊本身及其刊登论文的学术质量水平，绝不可认为地方性医学期刊的水平一定低于全国性医学期刊，更不能认为刊登在全国性期刊上的所有论文一定比刊登在地方性期刊上的所有论文水平高。

(三)按出版方式分类

《管理办法》按出版形式将期刊划分为正式期刊和非正式期刊。

1. 正式期刊　指经国家指定的行政管理部门审批，并在省、自治区、直辖市新闻出版主管部门登记注册，领取"期刊登记证"，编入国内统一连续出版物号的期刊。其标志为在期刊封面右上方和版权页上标注的国内统一连续出版物号，如《蚌埠医学院学报》的国内统一连续出版物号为 CN 34-1067/R(R 代表医学类期刊)。

2. 非正式期刊　指经中央各主管部门审核同意或省、自治区、直辖市科技厅或新闻出版局审核同意，并在省、自治区、直辖市新闻出版主管部门登记注册，领取"内部期刊准印证"的期刊。该类期刊不编入"国内统一连续出版物号"(即无 CN 号)，只用于本系统、本行业、本单位指导工作、交流经验及信息。

(四)按文献级别分类

按文献级别可将科技期刊分为一次文献、二次文献和三次文献，又称一级文献、二级文献和三级文献，即第一手资料、第二手资料和第三手资料。这种分类主要是根据文献的信息含量有无变更来决定的。

1. 一次文献期刊　即原始文献期刊，系指刊登原始论文的期刊，包括学术论文、学术会议文、会议论文、研究报告、临床报告、专利说明书等。它是期刊的主要类型。此类期刊学术性很强，科学价值较高，能代表某个国家、某个地区、某专业或学科领域的学术水平。

2. 二次文献期刊　系指各种书目、题录、文摘、索引等定期或不定期连续出版物。因为它是供读者检索原始文献之用，所以又称"检索性期刊"，属于文献检索工具。在二次文献期刊中，文摘具有特殊的作用。

3. 三次文献期刊　是指通过二次文献，选用大量的一次文献内容，经过深入分析和综合而撰写出来的综述、述评一类连续出版物。通过这类文献，可以比较全面地了解某一阶段内，某一学科或某一课题的进展、成就和动态，颇受科技人员的欢迎和重视。

(五)按发行范围分类

按发行范围可分为公开发行和内部发行，只针对于正式期刊。

1. 公开发行　即正式期刊在国内外公开发行和销售。该类期刊的版权页上有订阅范围、国内(外)发行的地点、邮发代号及国内(外)定价。

2. 内部发行　即正式期刊只在国内公开发行和销售，但不能向国外发行。非正式期刊不可在社会上公开征订和销售，不能用于出口和对外交换，只收取工本费，版权页无邮发代号和公开定价。

(六)按发行方式分类

按发行方式可分为邮局发行和自办发行两种。

1. 邮局发行　有些医学期刊通过邮局发行，读者可通过《全国报刊征订目录》检索订阅。

2. 自办发行　有些正式医学期刊和所有非正式医学期刊不通过邮局发行，而由编辑部自己发行。有时少数自办发行正式期刊的材料也可通过《全国报刊内容汇编》查找到，而所有非正式医学期刊在此汇编中查不到。

(七)按出版载体形式分类

随着科学技术的发展，电子信息化的到来，期刊出版的电子版越来越多。

1. 印刷型　此类借助于纸质印刷出版。

2. 电子型　此类是在载体形式上与纸媒体相互补的多媒体光盘期刊(CD-ROM)。如《中国产前诊断杂志(电子版)》是国内专注于产前诊断领域的学术电子期刊，综合运用文字、语音、视频等多媒体手段，根据学科发展，及时跟踪报道国内外该领域的新研究、新理念、新指南、新技术。

(八)按出版周期分类

目前的医学期刊可分为年刊、半年刊、季刊、双月刊、月刊、半月刊、旬刊、周刊等。

二、投稿对象的选择方法

选择向哪本期刊投稿是很重要的。论文的研究内容及其学术质量是选择拟投稿期刊的出发点。所以投寄稿件前,要查阅有关的期刊,结合自己论文的内容及水平,查阅投寄的期刊是否有相关栏目,近来有无类似的论文发表,若有类似的论文,其水平如何,自己的论文是否有新的补充,然后再决定投寄哪一级哪一类期刊。其次还应了解该期刊对稿件的一些具体要求,如格式、篇幅等,如稿件与之有出入,就应先作相应的调整和修改。专业性较强的论文,应选投专业对口的期刊,不要投综合性期刊。面对1 000余种医学期刊,投稿时就必须作出正确选择,也就是要产销对路。故应了解期刊的办刊宗旨、性质和栏目设置,收稿要求,有针对性地投稿,才有命中的可能。否则,即使论文质量很高也可能脱靶。投稿对象的选择应从以下几方面考虑。

(一)专业对口

首先要了解所投期刊对稿件的要求,可以通过阅读"期刊介绍""稿约""投稿须知"等资料,或浏览期刊目录等方法了解杂志的主要报道内容及编辑规范和要求。大多数医学期刊在每年第1期刊出稿约,稿约是各医学期刊编辑部为使来稿符合该刊的宗旨和内容的编排格式而制定的书面指导性文件,规定了作者投稿需注意的事项及规范化要求,并对论文内容、格式、字数等作了独特的要求。从某种意义来说,稿约是一位不会说话的审稿专家,又是指导作者投稿前再作修改的参谋。因此,作者一定要认真阅读欲投期刊的稿约,选择与自己论文专业对口的期刊作为投稿对象。

(二)期刊知名度

任何一种科技期刊,都有其相对固定的读者群、作者群及一流的专家审稿队伍。一本期刊的高知名度主要体现在发表的论文能代表我国在某一专业领域中的最高或较高水平,在读者中具有较高的学术威望。同时,还可从期刊的影响因子、发行量、被著名数据库收录情况等权威性方面来判定。作者都希望自己的论文能在权威期刊上发表。因这些期刊发行量大,影响较广,更能体现论文的价值,这也是作者的目的所在。但知名度高的期刊稿源丰富,录用稿件的创新性方面要求很高,其退稿率自然就高。所以向高知名度期刊投稿时应考虑自己稿件的学术质量,如果论文学术质量很高,不妨先投向这类期刊。这并不是说知名度不高的期刊上发表的论文水平低。事实上,一些专业性很强的医学期刊和某些高校学报刊登的很多论文也是高水平的,因此,作者可首先选择录用概率大、刊发快的期刊,不可一味追求知名度。

(三)栏目设置

每种期刊都有自己固定的栏目设置,作者可仔细研究。一般来讲,期刊的各个栏目,都有着不同的报道内容及写作方法,作者论文内容如不符合其栏目要求,即使论文质量再高,编辑也无法采用。还应注意栏目是否为固定栏目,如有些期刊虽然设有某栏目,但该栏目并非每期出现,向此类期刊投稿命中率很低,应选择每期均有的固定栏目的期刊投稿。

(四)出版周期

出版周期是指多长时间出版一期,半月刊、月刊比双月刊、季刊出版周期短,半年刊、年刊出版周期更长,如果作者急用该论文,就应投向出版周期短的期刊。但这也不是绝对的,有的半月刊、月刊因稿源丰富,刊用时按投稿先后排队发表,可能也会造成稿件积压现象。而双月刊、季刊相对稿源较少,有时向这些期刊投稿有可能发表周期比半月刊、月刊还短。

(五)论文发表时滞

论文发表时滞是指编辑部收稿之日到发表之日的时间差距,许多期刊都将收稿日期刊登在每篇论文的某个固定位置,据此和出版之日相比,便可得知其发表时滞。就我国目前的医学期刊而论,时滞小的在 2 个月左右,一般为 6~9 个月,有的在 1 年以上。了解时滞的大小后,作者可根据自己论文所需要的缓急程度有针对性地投稿。

通过以上期刊方面知识的了解,我们一般不难选择合适的投稿期刊。在投稿前,还要对稿件的格式和规范化等方面作技术修改,以便达到拟投稿期刊的要求。

第三节 投 稿

在选择好了期刊及论文做规范化处理后,就进入了投稿程序。随着计算机的普及,网络的广泛应用,现在投稿除用纸质稿件寄送外,更多的是用稿件的电子文档通过网络投稿。投稿一般有 3 种途径。

1. 应约投稿 一般是期刊编辑部根据最新医学研究热点问题向某专家或基金稿作者约稿。医学期刊的主要任务就是通过聚焦医学研究热点,报道最新科研成果来提高期刊质量。该热点问题具有时间性,应按约定时间完成。如专家笔谈的论文为约稿范围。

2. 自由投稿 经对多种期刊进行全面分析,确定一种发表论文可能性大的期刊投稿,如果做到知彼知己,投向对路,投中率就会高。目前,我国医学期刊来稿大部分是自由投稿。

3.专家推荐稿　有的论文作者完稿后,自己先送给某专家阅改,专家提出修改意见或直接修改后达到发表要求,直接推荐给期刊编辑部,既加快了编辑与作者的了解和沟通,又缩短了论文的编审时间,被认为是一种效果较好的投稿方式。

一、投稿推荐及授权信的要求

作用是推荐稿件,说明稿件的真实性和介绍稿件的有关情况。一般应包括下述内容:①说明该论文的立题和内容资料诚实可靠,不涉及保密问题;②声明没有重复发表和重复投稿;③声明稿件已经所有作者阅读和同意投稿,署名无争议,并附所有作者签名,所有作者均符合著作权标准;④声明在论文被刊用时,将论文的著作权及相关财产权转让给杂志等;⑤作者的姓名、地址、电话和 E-mail 地址等联系信息。

二、投稿

(一)纸质稿件的投稿

纸质稿件的投稿有两种方法。

1.送稿　直接将稿件送往编辑部,这是最直接的投稿方法。这种方法适用于投稿者为本单位医务人员或工作单位、居住地距编辑部较近,或借助于出差的机会,将稿件送到编辑部。这种方法有一定的优越性,作者可当面向编辑部讲明论文的一般情况,使编辑对论文有初步的了解,加深印象。再者,编辑经快速浏览全文,对有些论文不符合投稿要求者,直接向作者提出,缩短稿件流程。

2.邮寄　邮寄投稿是目前最常用的投稿方法。若邮寄方法不适当,在邮寄中可能造成稿件丢失,所以,邮寄前应保存一份,并尽可能地把论文存盘,利于修改及提交电子文档。邮寄稿件可采取平信、挂号信、特快专递等方式。一般来讲,平信易丢失,不宜首选。最佳邮寄方式为挂号信,理由是减少稿件丢失,可安全准确寄达,也显示作者对投稿的重视。

(二)电子稿件的投稿

电子稿件的投稿一般采用电子邮件和在线投稿的方式。

1.电子邮件投稿具有方便、快捷等特点,尤其向国外期刊投稿,更显示了电子邮件投稿的优越性,所以,采用该方式投稿的作者越来越多。越来越多的期刊编辑部充分利用网络技术为读者、作者服务,作者可在期刊的版权页或稿约、征订启事上查到其 E-mail 地址。电子邮件投稿注意事项:①核实 E-mail 地址是否正确;②主题应简洁明了,如"投稿"两字即可;③稿件的电子文档不能直接拷贝到信纸,应作为附件发送;④邮件发送后一般在投稿当天或 1~2 天应查收 E-mail,查看期刊编辑部是否有回执、是否受理稿件、是否还需补充其他资料等,投稿 3 天后如未收到回执等,应向编辑部加以询问,以免其中某一环节出现问题而得不到及时解决。

2. 在线投稿是作者通过注册登录到期刊网站,登记期刊编辑部要求的相关信息,将欲投稿件的电子文档上传期刊网站的服务器后,编辑可就可以审阅稿件。除具有电子邮件投稿优点外,更具有完全、无误和零等待的优点。作者欲了解稿件在编辑部处理中的状态,可直接登录期刊网站,以自己注册过的身份登记,可以详细了解所投稿件的处理情况,非常方便。国内越来越多的医学科技期刊采用在线投稿的方式受理稿件,这也是以后投稿的主要途径。

三、投稿注意事项

(一)投稿要求

1. 齐　即论文投向期刊前应齐全、整齐,要求论文摘要、正文、图表、页码等完整无缺。并附作者联系地址、单位、单位介绍信、第一作者简介、联系电话、E-mail 地址、邮政编码等。如为基金稿,应注明批文编号、附批文复印件。

2. 清　即要求论文稿面整洁、全文层次分明,外文字母大小写标准,标点符号准确,图像清晰,表格设计合理,参考文献规范。若为研究生论文,毕业后可能不在原单位,应注明通信作者。

3. 定　即以原稿为准,修改及校改样稿时不得对论文自行作较大的改动,除非编辑部要求作者增加中文或英文摘要、图或表等及其他修改内容,否则作者不得改动论文作者(一位或多位以原稿为准)及病人例数等。

(二)杜绝重复投稿和重复发表

1. 重复投稿　大多数生物医学期刊都不会接受那些正在被其他期刊所考虑刊用的稿件,主要的考虑是:①对于同时投寄给一个以上期刊的稿件,两个(或更多的)期刊在要求得到发表该稿件的权利方面可能出现潜在的争执;②两个或更多的期刊在事先不了解的情况下,对同一篇稿件进行不必要的审稿和编辑工作,甚至发表同一篇稿件。许多编辑部都在投稿须知或稿约中郑重声明,反对重复投稿。这就要求作者投稿后,经常主动与编辑部联系,得到编辑部明确答复退稿或在编辑部规定的时间没接到用稿通知后再改投他刊。

2. 重复发表　国际医学期刊编辑委员会 2001 年对重复发表的定义是"发表的论文与以前发表的论文实质内容相重叠"。这一界定,主要侧重内容上,也可以说"两篇或多篇论文的假设、数据、讨论观点或结论相同,而没有充分的文献交叉引证"。因此,无论怎样变化文题、结构、文字、数字、图表、参考文献等,论文都属重复发表之列。出现重复发表的原因有三种：①期刊编辑部收稿后，审稿周期过长，未能在规定的时间内通知作者稿件审理的结果，作者另投他刊；②作者明知故犯，一稿多投，一旦刊出，仍不向相关期刊说明；③作者所在单位未严格审核把关，或缺少发表道德委员会一类管理机构。

(三)不要多稿一投

多稿一投就是同一项研究内容，各参加人员同时分头撰写了同一内容的多篇论文投向同一期刊。这也是不允许的。这就要求同一组研究人员在某项研究结题后，互相沟通，可从不同角度、不同结果协调分工撰写不同内容的论文。

(四)可接受的二次发表

某些类型的文章(如由政府机构和专业组织制定的诊疗指南)可能需要被最广泛的读者所接受。在这种情况下，编辑有时会在征得作者和其他杂志编辑同意的前提下，有意地发表那些其他杂志也正在准备发表的材料。如果符合下列全部条件，无论是什么原因，用同一种语言还是另一种语言，尤其是在其他的国家，二次发表都是正当的，并且可能是有益的。

1.作者得到各个杂志编辑的许可；编辑在考虑二次发表时，必须得到最初版本的复印件、单行本或稿件。

2.尊重首次发表的优先权，二次发表距首次发表至少间隔1周(除非双方编辑专门协商)。

3.二次发表的论文面向的是不同的读者群；一个简本可能就够了。

4.二次版本真实反映最初版本中的数据和解释。

5.在二次版本文题页的脚注中，告诉读者、同行和文献机构该文已经被全文或部分发表，并注明首次发表的文献出处。

(五)常与编辑部联系

当编辑部收到稿件时，大多数编辑部都会把收稿通知经不同方法通知作者，收稿通知有论文编号、论文的编辑流程时间、编辑部联系电话等信息。当然也有少数编辑部不发收稿通知。作者应经常打电话或发 E-mail 询问，其中，打电话询问最直接，编辑部会给一个明确的答复，论文若有需作者办理的事宜，作者可直接办理，减少往返邮寄的时间，这有益于缩短工作流程，使论文获得尽早发表。

第四节　论文的发表过程

医学论文的发表过程中有审稿、编辑修改加工和校对、作者修改和校对等重要环节。医学期刊编辑对录用稿件有审阅内容和编辑修改权。医学论文，特别是临床研究论文有特殊性,有严格的科研设计要求,其资料须经过严格的统计学处理,审稿人和编辑对著作者稿件提出退稿、质疑和修改是建立在人类对科学真实性、严肃性的最高利益之上的。《著作权法》规定著作者"拥有作品修改权",但权利的度往往很难界定。对稿件一般性修改与删节(实质内容及纯文字)要经作者允许,非经作者允许而修改、删节、发表,属编辑侵权;作者拒绝修改而无正确的科学理由,编辑有权退稿,但作者有权另投他刊。

有些论文作者误认为投稿后,编辑人员读一遍,就可决定取舍。还有的作者急等用稿时才临阵磨枪,仓促上阵,随便凑上一篇急忙投稿。如快到职称晋升报材料或快作科研鉴定前才投稿,且投稿后就要求编辑部马上刊登,这种情况并不少见。这样就会产生两个突出的问题,一是论文的质量达不到发表的要求;二是即使论文质量达到了要求,但因编辑流程有一定的时间限制,可能无法按作者期待的时间发表。这也是作者对编辑出版流程不了解所致的。多数医学期刊对来稿实行"三审制",即初审、复审和终审,以及"三校一对红"、印刷、装帧等过程,需要的时间可想而知。因此,如作者因晋升技术职务等需要而发表论文,宜早做准备。

一、审稿

审稿是决定稿件取舍、保证期刊质量的重要环节。编辑部收到来稿后,要查看来稿是否符合办刊宗旨、是否属于刊登范围、有无同类稿件已经发表和准备发表,从而判断是采用还是退稿。科技期刊拥有一批高学术水平的专家审稿队伍和编辑队伍,通常由他们来审查鉴别,区别来稿知识的新旧、科学的真伪、学术或应用价值的大小、文稿质量的优劣等。

(一)初审

初审是指来稿先由期刊编辑部责任编辑作初步审选,选择标准为论文的科学性、新颖性与实用性如何,近期是否已发表过此类内容,是否符合办刊宗旨,有无新经验、新见解,标准化、规范化如何。有些稿件在初审时被淘汰。

(二)复审

复审是指初审通过的稿件被分送到有关编委或特邀审稿专家审阅,对稿件学术质量进行把关的一种有效途径。它侧重评价论文的学术内容是否有科学性、先进性、创造性和实用性等。专家通常根据对稿件很好、较好、一般或较差的总体评价,提出可发表、修改补充后发表或不宜发表的建议。有些编辑部要求作者投两份稿件分别送两位专家审阅,当两位审稿专家对稿件评价不同时,再送第三位专家审阅后再决定取舍。有的编辑部只送一位专家审阅即可。

复审工作多由在学术上造诣较深的专家担任,旨在决定稿件的取舍,提出权威性修改意见。送审时多采取专业对口审阅,使审稿者提出的意见与建议具有针对性、专业性;审稿人对作者是保密的。另外,有些论文有统计学处理及英文摘要,经对口专家审阅拟刊用后,再送统计及英文专家审阅。一般来讲,编辑部给审稿专家审阅时间为每次2周。

(三)终审

许多编辑部将复审合格的稿件送主编终审及专业对口的副主编、常务编委传阅,并集体讨论决定稿件的最终取舍。

二、编辑修改加工和作者修改

(一)编辑修改加工

编辑修改加工是编辑人员对对口专家复审合格的稿件进行文字和技术性加工的一道重要工序,也是保证论文质量的一项重要措施之一。论文通过编辑加工,从内容到形式更趋完美,可谓"锦上添花"。编辑修改加工过程中,可把编者的修改意见及有疑问的地方标注在文中相应处,或直接作文字加工,然后再将对口专家及统计学专家的审稿意见及编者的意见进行归纳,写在稿件修单上,寄(交)作者修改。

(二)作者修改

稿件退回作者修改是保证论文质量的重要步骤之一,是编辑人员对原稿经编辑加工后,归纳审稿专家及编者意见,成为具体、明确的退修意见,退给作者修改的过程。同时,也意味着自己的论文有被刊出的希望。事实上,论文不经过作者反复认真的修改和编辑加工是发表不了的,了解此点对作者采取正确的修改稿件的态度很有必要。当作者接到退修通知时,应对审稿专家和编辑所提出的意见,结合原稿仔细阅读审改意见,分析、判断这些意见是否正确,确定哪些意见应该采纳并作修改;哪些方面应该坚持自己的见解与审稿专家或编辑商榷。对可能有重大出入或有错误的意见,应采取慎重态度,反复查阅有关文献资料,认真核实原始科研记录,以证明自己的见解是正确的。对待这类情况,作者不应回避问题,而应真诚地进行书面答辩或作出必要的解释。一般情况下,编辑会对答辩中涉及的问题作出分析、判断;涉及审稿专家提出的问题,必要时还可能请原审专家或另请专家重新评审。另外,对直接写在稿件上的批注、提出的疑问同样应该认真对待。对每一处疑问、每一处修改,作者都必须确定是修改还是坚持原来的写法。坚持原来的写法时,一定要给编辑部一份书面的坚持理由。不要忽视有疑问的地方而将问题交回编辑部,这样会延误发表时机,甚至遭遇退稿。

1.认真研读退修函 退修函是编辑人员对原稿字句进行斟酌分析后,将论中存在的问题作整理,再结合对口审稿专家的意见,以书面形式向作者提出的具体修改要求,建议作者如何修改,文中哪些部分需加以补充,哪些部分需删减,哪些地方有疑问,需作者核实润色等,最大限度地使作者论文符合刊登要求,让作者修改,是对作者负责。要求作者对编辑提出的问题,应认真对待,逐条修改。对于正确的意见,应虚心接受,并在文中作相应修改。对于不能接受的某条意见,可不作修改,但应附申述,说明哪条修改意见不做修改的理由,并和修改稿一同寄回期刊编辑部。

还应提醒的是,多数退修函上附有几条固定的注意事项,为作者修改稿件提供指导。作者应针对注意事项的内容,逐条核对并对号入座。

2. 认真参考稿旁意见　许多审稿专家及编辑人员习惯在稿件上进行审修及编辑加工,将修改意见直接标注在稿纸旁边,以帮助作者更具体地了解自己所需修改的内容,稿旁修改意见有的归纳在退修函上,有的则不再另写。因此,作者不但要对退修函上的意见进行逐条修改,而且要对稿旁意见进行修改,以使修回稿基本达到可以刊登的要求。

(三)修回前的最后核查

稿件修好后,应再认真通读全文,核查有无疏漏之处,以防修改时产生新的错误。对于有的意见无法修改补充时(除不能接受的意见之外),应实事求是地以书信形式向编辑部说明情况,切忌凭空臆造、弄虚作假。寄回时应将原稿、一修稿、退修函等一并附上,稿件修改后的电子文档通过 E-mail 等方式发送到编辑部,注意电子文档应与修改后的纸质稿件一致。修回稿最迟在编辑部规定的时间内寄回,否则,会延误发表时机,甚至编辑部认为可能作者不修回,已作了自动撤稿处理。

第五节　退　稿

撰写论文的目的是在科技期刊上刊登发表,但由于刊物对发表论文有一定要求,且刊登论文的篇幅有限,因此来稿不能全部被录用,而是从中选出一些符合刊物办刊宗旨、有一定创新、可读性强的学术质量较高的稿件。这就意味着部分,甚至大部分论文不能发表,遭遇退稿。

一、退稿常见原因

归纳不录用论文的原因主要是选题不当、科学性不强、稿件撰写质量差、与所投期刊办刊宗旨不符等。

(一)选题不当

1. **与已发表稿件的内容相同** 科技论文贵在创新,稿件应该有自己的特色,其结论和观点应新颖,作者投稿前应浏览欲投期刊近年发表的论文,了解刊登论文的内容,以避免雷同,提高论文发表的可能性。

2. **论文结论已是共识** 研究结论已是共识,不能为读者提供有借鉴意义的新观点和新经验的论文不会被刊物录用。

3. **缺乏先进性,无临床参考价值** 有些论文介绍的诊疗技术和方法已明显落后,缺乏先进性。

4. 与国家的有关政策法规相抵。

(二)科学性不强

1. 样本不具有代表性。

(1)样本量太小。这在来稿中较常见,对于常见疾病的疗效、诊断方法、检测方法的研究,如果样本量太小,代表性就差,可能导致错误的结论。常见有些作者急于晋升用论文,致使临床资料积累不足。

(2)样本取材局限或不合理,缺乏代表性。研究样本应进行整群抽样和随机抽样,才具有代表性。有些论文的研究样本取材随意,缺乏科学性。

2. **未设对照组或对照组设置不当** 未设对照组的研究结果科学性不强。再如有些稿件选择"历史病例"作为对照,由于在不同年代,技术设备和诊疗水平都不尽相同,故缺乏可比性。有的文稿没有选择常规或现行的最好方法的治疗方案作为对照,导致其结果无临床参考价值。

3. **未随机分组** 临床上常用随机数字表进行随机分组。有些论文由于没有进行随机分组,故两组可比性差。还有的文稿没有介绍随机分组的方法,结果不能令人信服。

4. **统计学方法使用不当** 原始数据必须经过统计学处理,才能得出正确的结论。退稿中,有些是因为采用的统计学方法不合理;有的文稿没有对原始数据进行必要的统计学处理,就写入文章之中了,科学性明显不足。

5. **误用统计参数** 构成比、发病率、患病率等统计参数不可混用和误用。

6. **无科学的诊断标准和疗效判定标准** 没有统一的诊断和疗效判定标准,会影响结果的客观性和可重复性。诊断和疗效判定标准应采用世界卫生组织(WHO)标准或全国统一标准。有的作者自拟疗效标准,使临床结果缺乏客观性,导致文稿不被录用。

7. **无第一手临床数据资料** 如果一篇科技论文没有第一手临床数据和资料,则文章讨论的内容就成了无源之水、无本之木,不能称之为科技论文。常见有些文稿没有第一手临床数据和资料,只是引用他人结果,或照抄照搬教科书内容,泛泛而谈，此类作者多是对论文写作的基本要求缺乏了解。

8. 结论依据不足　罕见病例报告中应有病理、手术或目前公认检测结果证实，否则难以服人。

(三)稿件写作质量差

论文撰写质量虽然可通过编辑的退修和加工，在一定程度上得到改善而达到录用要求，但在编辑初审稿件时，这类稿件往往不具优势，常被"枪毙"，应引起作者重视，在细节上多加注意。

1. 结构混乱　科技论文一般要有三大部分，即材料与方法、结果、讨论。对各部分内容都有明确的划分，有的论文结构层次混乱，出现方法与结果、结果与讨论内容交叉的情况。

2. 讨论未针对结果进行　讨论应紧紧围绕论点，针对文稿的结果进行论述，具有逻辑性。有些文稿的讨论没有针对观察结果进行，而是泛泛而谈，介绍一些常识性内容，导致讨论和结果毫不相干，或结果与讨论之间缺乏逻辑性，随意推论，甚至结论与结果相互矛盾。

3. 不引用参考文献或引用参考文献陈旧　参考文献是医学论文的重要资料依据，文中凡是引用他人观点、数据和方法的都要在正文中出现的地方标出，并在文后著录。引用参考文献一般要求为近5年以内公开发表的文献。有的文稿不引用参考文献，或引用文献陈旧，使其研究缺乏理论依据，或使读者对其先进性表示怀疑。

4. 医学术语不规范　不规范地使用医学术语，或同一个概念在同一篇文章中前后不统一的情况应注意避免。

5. 没有体现论文体裁的特点　医学论文有多种体裁，不同体裁的医学论文有不同的特点，撰写论文时应特别注意突出重点。例如，临床分析是利用临床积累的资料进行总结、归纳和分析，强调新意。有些论文只是罗列临床资料，没有对临床资料进行总结、分析或仅作一般分析，没有总结归纳出新的对临床有指导意义的结论。再如，介绍临床新技术、新方法的论文，没有详细介绍其原理、操作方法、操作步骤，或讨论时带有主观偏见，或没有总结实际应用体会和应用中所发现的问题。还有，个例报告类论文的病例资料介绍得过于详细，而讨论却寥寥数语，没有针对病例资料去充分阐述鉴别诊断的方法、诊疗的得失和误治的原因。

(四)与所投期刊办刊宗旨不符

有些作者盲目投稿，对所投稿刊物缺乏基本的了解，致使因论文内容与刊物报道内容不符而不被录用。作者在投稿前应仔细阅读稿约，了解期刊的报道内容、范围和栏目设置等情况，有的放矢，有针对性地投稿，才有可能"中标"。

二、投稿不中的对策

一般情况下,许多编辑部会把具体退稿意见反馈给作者,以便使作者在今后撰稿中避免这些缺陷。作者在接到退稿函时,要正确对待,保持冷静,要牢记"失败是成功之母"的道理。稳妥的做法是仔细琢磨退稿原因,如果是与所投期刊办刊宗旨不符,可将稿件另投专业对口的期刊。如果是稿件质量问题,就要根据退稿意见重新修改,这对提高作者写作水平是有帮助的。

(一)另选合适的期刊再投

稿件没有投中,作者应当认真地分析一下原因,因为往往同一篇文章,由于各方面的原因,审者站在不同的角度看问题,就可能得出完全不同的两种结论。一种意见认为文章质量不错,应予刊登;而另一种则得出相反的结论。如果论文由一位专家审稿来决定命运的话,就很可能把一些质量尚可的论文拒之"刊外";相反,也可能把一些质量较低的论文刊登了,这是很多期刊目前普遍存在的一个问题。所以作者的论文质量若确实很好,一次投不中,不要失去信心,还应鼓起勇气,另选一种合适的期刊再投,千万不要就此罢休。

(二)再修改,提高质量后再投

很多论文没有投中,主要是质量问题,这就要求作者冷静地思考文章在哪些方面应该进行修改和补充。有的可能还需进一步做些调查研究,或进行适当的实验,获得更加充分、准确的材料和数据,在论点、论据和结构等方面作进一步的调整,进行更加深入、系统、有力地论述,使论文的主题更加鲜明、突出,更具新鲜感和自身的特色,使论文的水平在原来的基础上提高一大步,达到一个新的高度,使得各方面都符合投稿的要求;并与编辑部取得联系,虚心听取编辑部的意见。还可以请同事提出意见,再进行必要的修改,达到自己满意后,再寄给编辑部,投中的可能性就比较大了。

(三)重新选题

有的论文主要是选课不恰当,不符合期刊发表的要求,有的选题虽然符合了,但是作者在主观和客观两个方面都缺乏足够的条件完成这个课题,就只好把退稿论文彻底推翻,重新选择一个最合适的课题。要认真地分析主客观两方面的原因,对研究这个课题,完成该篇论文的必要性和可行性进行充分的估计。然后重新设计,重新实验或重新进行调查研究,搜集各种有关的文献信息,再认真地总结、分析、综合和撰写,要认真吸取失败的教训,完全按照所投期刊的要求和撰写论文规范,严肃、认真地撰写,不要马虎草率,疏忽大意,竭力使论文达到较高水平。即使这样,作者还应当在思想上做好两手准备,尽力争取好的可能,第一次就投中;也要做好坏的准备,第一次投不中,再投第二次、第三次。

(四)暂时不写,创造条件后再写

有的作者在论文没有投中后,暂时放下不写,好好地针对论文的不足,有选择地精读几篇水平较高的本专业文章,学习人家的写作方法和风格,这样坚持下去,必有成效。如果再加上平时注意搜集和积累有关的资料,做到水到渠成,瓜熟蒂落,这时,再来按要求撰写论文,就一定得心应手,写出来的论文会有较大的进步,再投稿,一定会有好的结果。

第六节　校对样稿

校对样稿是期刊印刷前对排印出来的论文样稿作进一步把关的过程,也是编辑工作的继续。在稿件发排前的三审和修改过程中,对论文中大量的问题已经做了处理,由于是在稿纸上以作者的文字为准进行的,在最终成书上,可能还会有问题存留,需要在校样中解决。通过校对,校正编排技术和版式的差错,还能进一步发现论文中作者和编者疏漏之处。随着计算机排版的普及,和作者修改后交付软盘,使校对工作的任务发生了根本性的变化。但在排版过程中计算机本身工作时出错或排版人员录入错误是难免的,为保证刊出质量,需要编者和作者共同校对样稿,以使论文差错减少到最低限度。

一、编者校对

编者校对基本上采取传统的"三校一核红"的办法,目的是依照原稿改正校样,使样稿和原稿保持一致;同时,在校对过程中,进一步找出原稿中编辑疏漏的问题和消除样稿中排版的差错。

二、作者校对

一般情况下,编辑部对样稿作三校后的清样给作者校对,以使校对质量进一步得到保证。作者在通读样稿过程中,能及时发现原稿遗漏、笔误或写错的内容。作者校对在发现原稿中的问题方面是编辑人员所不及的。作者校对时,应按校对要求尽快对样稿认真细致地通读。对编者在校样中提出的问题或缺项应作认真改正或补充。校毕立即寄回编辑部,以不误印刷。

三、校对注意事项

1. 校对样稿必须用色笔(红、蓝、黑墨水笔、圆珠笔等)书写校对符号和示意改正的字符,不用铅笔改样稿。校样上改正的字符要书写清楚。

2.校样中的校对引线要从行间画出。墨色相同的校对引线不可交叉。

3.不能增加成句或成段的文字和图表(除非编者要求增加)。

4.勿重描编者校对过的字符。

5.不应重新打印全文,只需将样稿通读1~2遍即可。

6.必须在规定的时间内将校样寄回编辑部,否则,延期发表责任自负。

7.校毕签名,以示对样稿负责。

(章新生)

中国科学引文数据库来源期刊列表（2019—2020年度）（医药类）

《中文核心期刊要目总览》（2017年版）（医药、卫生类期刊名录）（255种）

附　录

附录一　医院、科室及医务人员中英文对照

一、医院类型名称

General hospital 综合医院
Children hospital 儿童医院
Tumor hospital 肿瘤医院
Field hospital 野战医院
Isolation hospital 隔离医院
Military hospital 陆军医院
National hospital 国立医院
Provincial hospital 省立医院
Municipal hospital 市立医院
Infectious hospital 传染医院
Leprosy hospital 麻风医院
Mental hospital 精神医院
Affiliated hospital 附属医院
Training hospital 教学医院
Top three hospital 三甲医院

二、医院部门及科室名称

Out-patient department（OPD）门诊部
In-patient department 住院部
Nursing department 护理部
Admission office/admitting office 住院处
X-ray room X光室
Discharge office 出院处
Registration office 挂号处
Waiting room/reception room 候诊室
Consulting room 诊查室
Isolation room 隔离室
Delivery room 分娩室
Emergency room 急诊室
Ward 病房
Department of internal medicine 内科
Department of surgery 外科
Department of pediatrics 儿科
Department of obstetrics and gynecology 妇产科
Department of neurology 神经科
Department of ophthalmology 眼科
E. N. T. department 耳鼻喉科
Department of stomatology 口腔科
Department of urology 泌尿科
Department of orthopedics/osteology 骨科
Department of traumatology 创伤科
Department of endocrinology 内分泌科

Department of anesthesiology 麻醉科
Department of dermatology 皮肤科
Department of infectious diseases 传染病科
Department of pathology 病理科
Department of psychiatry 精神科
Department of orthopedic surgery 矫形外科
Department of cardiac surgery 心脏外科
Department of cerebral surgery 脑外科
Department of thoracic surgery 胸外科
Department of physiotherapy 理疗科
Operating room/OR 手术室
Treatment room 治疗室
Intensive care unit/ICU 重症监护病房
Supply room 供应室

Dressing room 换药室
Disinfection room 消毒室
Blood bank 血库
Pharmacy/dispensary 药房
Mortuary 太平间
Electrotherapy room 电疗科
Heliotherapy room 光疗科
Wax-therapy room 蜡疗室
Central laboratory 中心实验室
Clinical laboratory 临床实验室
Bacteriological laboratory 细菌实验室
Biochemical laboratory 生化实验室
Serological laboratory 血清实验室

三、医务人员名称

Director of the hospital 院长
Physician 内科医师
Chief physician 主任医师
Associate physician 副主任医师
Attending doctor 主治医师
Resident doctor 住院医师
Intern doctor 实习医师
General practitioner 全科医师
Specialist 专科医师
Head of the nursing department 护理部主任
Head nurse 护士长
Student nurse 实习护士
E. N. T. doctor 耳鼻喉医师
Ophthalmologist 眼科医师
Dentist 牙科医师
Orthopedist 骨科医师/矫形外科医师

Dermatologist 皮肤科医师
Urologist surgeon 泌尿外科医师
Neurosurgeon 神经外科医师
Cosmetic surgeon 整形外科医师
Anesthetist 麻醉科医师
Physiotherapist 理疗医师
Dietician 营养科医师
Pediatrician 儿科医师
Obstetrician 产科医师
Midwife 助产士
Gynecologist 妇科医师
Radiologist 放射科医师
Epidemiologist 流行病医师
Pharmacist 药剂师
Laboratory technician 化验员
Registrar 挂号员
Sanitation worker 消毒员

（刘佳佳）

附录二 部分医学名词术语新旧对照

标准名词	旧名词	标准名词	旧名词
5-羟色胺	血清素	库欣综合征	柯兴病综合征、皮质醇增多综合征
阿尔茨海默病	老年前期痴呆	朗格汉斯细胞组织细胞增生症	组织细胞增生症X
阿司匹林	阿斯匹林	朗汉斯巨细胞	朗罕巨细胞
艾迪生病	阿狄森病	朗汉细胞	郎罕氏细胞
艾滋病	爱滋病	老视	老花
巴宾斯基征	巴彬斯基征	冷冻切片	冰冻切片
白细胞	白血球	冷心脏停搏	冷心脏麻痹法
半衰期	半寿期	林格液	任氏液
胞吐作用	出胞作用	淋巴结	淋巴腺
胞吞作用	入胞作用	淋巴母细胞	原淋巴细胞
胞质	胞浆	淋巴小结	淋巴滤泡
暴露性角膜炎	兔眼性角膜炎	磷脂酰胆碱	卵磷酯
贝赫切特综合征	白塞综合征	铃蟾肽	蛙皮素
本周蛋白尿	凝溶蛋白尿	流行性出血热	肾综合征出血热
鼻出血	鼻衄	流行性乙型脑炎	日本乙型脑炎
鼻窦	副鼻窦	硫喷妥钠	硫贲妥钠
鼻塞	鼻堵	罗库溴铵	罗库溴胺
鼻中隔偏曲	鼻中隔弯曲	马方综合征	马凡综合征
闭角型青光眼	窄角型青光眼	慢性淋巴细胞性甲状腺炎	桥本病
壁腹膜	壁层腹膜	梅克尔憩室	美克尔憩室
壁细胞	泌酸细胞	梅尼埃病	美尼尔病
扁桃体	扁桃腺	每分通气量	每分钟通气量
标志物	标记物	弥散性血管内凝血	弥漫性血管内凝血
布鲁津斯基征	布鲁金斯基征	膜迷路积水	内淋巴水肿
侧支循环	侧枝循环	脑出血	脑溢血
层析法	色谱法	脑梗死	脑梗塞

续表

标准名词	旧名词	标准名词	旧名词
猖獗牙	猛性牙	脑桥	桥脑
肠石	粪石	脑神经	颅神经
潮式呼吸	陈—施二氏呼吸	脑卒中	中风
成人型呼吸窘迫	成年人呼吸窘迫	内镜	内窥镜
迟牙	第三磨牙、智牙	凝血因子Ⅷ	抗血友病因子
耻区	下腹部	牛带绦虫病	牛肉绦虫病
出血性梗死	红色梗死	耦联	偶联
粗面内质网	糙面内质网	帕金森病	震颤麻痹
促胃液素	胃泌素	旁路移植术	搭桥术
大脑皮质	大脑皮层	盆内脏神经	勃起神经
单核—吞噬细胞系统	网状内皮系统	皮质激素	皮质类固醇
单卵双胎	同卵双生	贫血性梗死	白色梗死
胆道口壶腹	乏特壶腹	剖宫产术	剖腹产术
胆道口括约肌	奥狄括约肌	期前收缩	过早搏动、早搏
胆红素脑病	核黄疸	脐区	中腹部
胆囊收缩素	胰酶素	前磨牙	双尖牙
胆总管	总胆管	浅筋膜	皮下筋膜
蛋白印迹	免疫印迹	去皮质强直	去大脑强直
低氧血症	低血氧症	子痫前期	妊娠中毒症
第三磨牙	智牙	妊娠期高血压疾病	妊高征
丁卡因	地卡因	三酰甘油	甘油三酯
丁哌卡因	布比卡因	上睑下垂	眼睑下垂
多器官功能障碍综合征	多系统器官功能衰竭	上肢带骨	肩带骨
呃逆	打嗝	少突胶质	少突胶质细胞
恶病质	恶液质	神经垂体	垂体后叶
恶性组织细胞增多症	恶性网状细胞增多症	神经症	神经官能症
腭垂	悬雍垂	肾梗死	肾梗塞
二尖瓣关闭不全	二尖瓣闭锁不全	肾衰竭	肾功能衰竭
二卵双胎	异卵双生	声嘶	声哑
发绀	紫绀	失声	失音
法洛三联症	法乐三联症	失用性	废用性

续表

标准名词	旧名词	标准名词	旧名词
法洛四联征	法乐四联征	施万细胞(神经膜细胞)	雪旺细胞
法洛五联征	法乐五联征	十二指肠壶腹	十二指肠球
翻译(遗传学)	转译	石棉沉着病	石棉肺
樊尚咽峡炎	奋森咽峡炎	食管	食道
反流	返流	视盘	视乳头
反胃	返胃	适应证	适应症
反转录病毒	逆转录病毒	嗜碱粒细胞	嗜碱性白细胞
反转录酶	逆转录酶	嗜酸粒细胞	嗜酸性白细胞
泛醌	辅酶Q	受体阻断(或阻滞)剂	受体拮抗剂
放射性核素	同位素	疏松结缔组织	蜂窝组织
非典型结核杆菌	非典型分枝杆菌	水痘-带状疱疹病毒	水痘病毒、带状疱疹病毒
非霍奇金淋巴瘤	非何杰金病	水肿	浮肿
非洲锥虫病	睡眠病	松弛性瘫痪	软瘫
肺孢子菌病	肺囊虫、卡氏囊虫	苏木精	苏木素
肺尘埃沉着病	尘肺	髓袢	亨利袢、肾单位袢
肺梗死	肺梗塞	缩胆囊素	胆囊收缩素
肺循环	小循环	唐氏综合征	21三体综合征
分裂象	分裂相	糖类	碳水化合物
分枝杆菌	分支杆菌	糖原	糖元
氟牙症	斑釉牙	体循环	大循环
副缢痕	次缢痕	听力图	听力曲线
腹股沟管浅环	腹股沟管皮下环、腹股沟管腹环	通气增强	通气过度
腹股沟镰	联合腱	同工酶	同功酶
腹腔积液	腹水	突发性耳聋	暴耳
腹上区	上腹部	外阴白色病变	外阴白斑
腹式呼吸	膈呼吸	围生期心脏病	围产期心脏病
钙离子通道阻断剂	钙拮抗剂	围生医学	围产医学
概率	几率	维生素C缺乏症	坏血病
肝(脾)大	肝(脾)肿大	维生素D缺乏症	佝偻病

续表

标准名词	旧名词	标准名词	旧名词
肝豆状核变性	Wilson病	畏光	羞明
肝性脑病	肝昏迷	畏食	厌食
肝硬化	肝硬变	胃灼热	烧心
感光细胞	视细胞	文氏型房室传导阻滞	莫氏Ⅰ型房室传导阻滞
感染性心内膜炎	细菌性心内膜炎	无效腔	死腔
肛提肌	提肛肌	无效腔	死区
咯血	咳血	细粒棘球蚴病	囊型包虫病
弓形虫病	弓形体病	腺垂体	垂体前叶
功能	机能	小脑上脚	结合臂
宫颈上皮内瘤变	宫颈上皮不典型增生	小脑中脚	脑桥臂
巩膜血管膜部	葡萄糖醛酸	心包脏层	心外膜
骨盆上口	骨盆入口	心搏出量	心输出量
骨盆下口	骨盆出口	心动过速	心跳过快
固醇	甾醇	心房钠尿肽	心钠素、心房肽
硅沉着病	矽肺	心肌梗死	心肌梗塞
哈钦森牙	郝秦生牙	心尖冲动	心尖搏动(触诊)
海马旁回	海马回	心律失常	心率紊乱
核糖体	核蛋白体	心前区导联	心前导联
黑热病	内脏利什曼病	心脏按压	心脏挤压
红细胞	红血球	心脏停搏	心跳停止、心脏停跳
虹膜角膜角隙	前房角隙	心脏压塞	心脏填塞、心包填塞
呼吸道阻力	气道阻力	新生儿肺透明膜病	新生儿呼吸窘迫综合征
花粉病	枯草热、季节性变应性鼻炎	新生儿寒冷损伤综合征	新生儿硬肿症
滑面内质网	光面内质网	胸廓上口	胸廓入口

续表

标准名词	旧名词	标准名词	旧名词
化学性睾丸切除	化学性阉割	胸廓下口	胸廓出口
霍奇金淋巴瘤	何杰金病	胸腔积液	胸水
机制	机理	血管升压素	血管加压素、抗利尿激素
肌质	肌浆	血红蛋白	血色素
基底核	基底节	血流动力学	血液动力学
急性呼吸窘迫综合征	成人呼吸窘迫综合征	血—脑脊液屏障	血脑屏障
急性炎症性脱髓鞘性多发性神经病	格林-巴利综合征	血细胞比容	红细胞压积
急性重型肝炎	急性肝坏死	牙腔	髓腔
棘球蚴病	包虫病	烟酰胺腺嘌呤	辅酶Ⅱ
脊髓灰质炎	脊髓灰白质炎	延髓性麻痹	球麻痹
加压呼吸	正压呼吸	盐皮质激素	盐皮质类固醇
甲氨蝶呤	氨甲喋呤	眼干燥症	干眼病
甲状腺功能亢进	甲状腺机能亢进	眼睑闭合不全	兔眼
假膜性结膜炎	伪膜性结膜炎	药物依赖	药瘾
减数分裂	成熟分裂	药源性	药原性
睑板腺囊肿	霰粒肿	伊红	曙红
睑腺炎	麦粒肿	依托泊苷	鬼臼乙叉甙、足叶乙甙
结缔组织疾病	胶原疾病	义齿	假牙
结核球	结核瘤	义眼	假眼
禁忌证	禁忌症	瘾症	瘾病
精囊	精囊腺	隐静脉裂孔音	卵圆窝罗音
精曲小管	曲细精管	游走性舌炎	地图舌
精神卫生	心理卫生	右淋巴导管	右胸导管
精直小管	直细精管	原发复征	原发综合征
颈静脉切迹	胸骨上切迹	原发性高血压	高血压病
颈前区	颈前三角	增生	增殖
痉挛性瘫痪	硬瘫	展神经	外展神经
静止龋	休止龋	真菌	霉菌

续表

标准名词	旧名词	标准名词	旧名词
局限性肠炎	节段性肠炎	直立性低血压	体位性低血压
巨细胞病毒	巨细胞包涵体	植物状态	植物人
距小腿关节	踝关节	智力低下	精神发育迟缓
聚合酶链反应	多聚酶链反应	中性粒细胞	多形核粒细胞、嗜中性白细胞
开角型青光眼	广角型青光眼	周期性瘫痪	周期性麻痹
凯尔尼格征	克尼格征	猪带绦虫病	猪肉绦虫病
抗感染治疗	抗炎治疗	猪囊尾蚴病	囊虫病
抗结核治疗	抗痨治疗	主缢痕	初缢痕
抗生素	抗菌素	注意缺陷障碍	儿童多动症，脑功能轻微失调
咳痰	咯痰	自身免疫	自家免疫
克罗恩(Crohn)病	克隆病	自主神经系统	内脏神经系统、植物神经系统
空晕病	晕机	卒中	中风
库普弗(Kupffer)细胞	枯否细胞	组胺	组织胺
库欣病	柯兴病	坐骨肛门窝	坐骨直肠窝

（刘　畅）

参考文献

[1] 张学军.医学科研论文撰写与发表[M].北京:人民卫生出版社,2014.

[2] 张传甫,吴振川.医学论文写作规范与投稿指南[M].北京:中国广播电视出版社,2005.

[3] 白永权.医学专业英语写作分册[M].北京:人民卫生出版社,2001.

[4] 孟庆仁.实用医学论文写作[M].4版.郑州:河南科学技术出版社,2017.

[5] 王禾,武国军.医学论文写作指南[M].2版.北京:人民卫生出版社,2016.

[6] 刘雪立.医学论文写作[M].北京:人民军医出版社,2004.

[7] 代涛,赵文龙,张云秋,等.医学信息搜集与利用[M].2版.北京:人民卫生出版社,2014.

[8] 王庭槐.医学电子资源获取与利用[M].北京:高等教育出版社,2006.

[9] 罗爱静,于双成,马路,等.医学文献信息检索[M].3版.北京:人民卫生出版社,2015.

[10] 张传甫,吴振川,王涛,等.医学论文写作规范与投稿指南[M].北京:中国广播电视出版社,2005.

[11] 李晓松.卫生统计学[M].8版.北京:人民卫生出版社,2017.

[12] 李康,贺佳.医学统计学[M].6版.北京:人民卫生出版社,2017.

[13] 孙振球.医学统计学[M].3版.北京:人民卫生出版社,2011.

[14] 吴学森.医学统计学[M].北京:中国医药科技出版社,2016.

[15] 赵延延,王杨,李卫.如何正确使用方差分析[J].中国循环杂志,2013,28(8):629.

[16] 梁洁玲,杨景波,羊东晔,等.17β-雌二醇对去卵巢 SD 大鼠小肠动力的影响[J].胃肠病学和肝病学杂志,2013,22(1):62.

[17] 王丽萍,张和韡,张勇,等.基于药物反证的 IgA 肾病血瘀证血清蛋白组学研究[J].中国中西医结合肾病杂志,2014,15(2):134.

[18] 黄之品,杨伟,李增彩,等.216 例乙肝病人 HBeAg、HBV DNA、PreS1-

Ag 相关性的临床分析[J].辽宁医学院学报,2014,35(3):42.

[19] 张敏,杭蕾,袁晓洁,等.饮食干预对有营养风险肝硬化病人的效果观察[J].临床肝胆病杂志,2014,30(8):764.

[20] 关红阳,郭铁男.统计分析随机区组设计非参数检验的多重比较[J].数理医药学杂志,2013,26(6):673.

[21] 国家技术监督局.量和单位:GB 3100～3102—1993[S].北京:中国标准出版社,1994.

[22] 中华人民共和国国家质量监督检验检疫总局,中国国家标准化委员会.出版物上数字用法:GB/T 15835—2011[S].北京:中国标准出版社,2011.

[23] 陈浩元,张铁明,郑进宝,等.科技出版物应正确执行 GB/T 15835—2011《出版物上数字用法》[J].编辑学报,2013,25(3):128.

[24] 中华人民共和国国家质量监督检验检疫总局,中国国家标准化委员会.数值修约及极限数值的表示方法和判定方法:GB/T 8170—2008[S].北京:中国标准出版社,2008.

[25] 中华人民共和国教育部语言文字信息管理司.出版物上数字用法的规定:GB/T 15835—2011[S]. http://www.moe.gov.cn/s78/A19/yxs_left/moe_810/s230/.

[26] 栾照钧.从新国标和公文常见病例看标点符号的使用规范[J].秘书之友,2013(5):43.

[27] 汪继祥.科学出版社作者编辑手册[M].北京:科学出版社,2004.

[28] 陈浩元.科技书刊标准化 18 讲[M].北京:北京师范大学出版社,2000.

[29] 教育部语言文字信息管理司.标点符号的用法:GB/T 15835—2011[S]. http://www.moe.gov.cn/s78/A19/yxs_left/moe_810/s230/.

[30] 赵大良.科研论文写作新解:以主编和审稿人的视角[M].西安:西安交通大学出版社,2011.

[31] 马继红,赵青兰,余明莲.护理科研与论文写作一本通[M]. 2 版.北京:中国医药科技出版社,2017.

[32] 颜巧元.护理论文写作大全[M].北京:人民卫生出版社,2017.

[33] 李冬利.从初审角度谈护理论文撰写需要注意的问题[J].中国实用护理杂志,2018,34(22):1759.

[34] 罗隆明,朱明瑶.护理科研[M].北京:人民卫生出版社,2007.

[35] 贺石林,陈修.医学科研论文方法导论[M].北京:人民卫生出版社,1998.

[36] 郭继军.医学文献检索[M].2 版.北京:人民卫生出版社,2006.

[37] 肖顺贞.护理研究[M].3版.北京:人民卫生出版社,2008.

[38] 崔其福,瑞云,张永旺,等.实用临床技能培训教程[M].北京:人民军医出版社,2009.

[39] 刘雪立.文章综述的写作[EB/OL].(2010-5-10)[2019-5-31].http://www.ykxjz.com/docs/AuthorPark/details.aspx?Nid=A1585F35-29D2-4AC7-A4EB-B3ED067DE48E&documentid=11.

[40] 周传敬,陈新.综述的写作[J].中国生育健康杂志,2006,17(2):126.

[41] 左丽丽,富校轶,王舒然,等.Endnote X7文献管理软件在科技论文写作中的应用[J].中国教育技术装备,2015(6):43.

[42] 左红梅.怎样利用国外文献进行医学综述的写作[J].医学信息,2005,18(7):769.

[43] 邹小筑,李宏芳.参考文献管理软件的比较分析[J].情报杂志,2010,29:157.

[44] 李根林.如何撰写医学文献综述[J].中华眼科杂志,2003,39(8):506.

[45] 陶雅军.浅谈医学本科生综述写作中的常见问题[J].西北医学教育,2007,15(2):222.

[46] 国家新闻出版广电总局出版专业资格考试办公室.出版专业实务:初级[M].武汉:崇文书局,2015.